Visual Anatomy Series 4

한눈에 보는 근육 · 관절 기능해부학

근육·동작·스포츠 손상

Visual Anatomy Series 4

한눈에 보는
근육·관절 기능해부학

근육·동작·스포츠 손상

KAWASHIMA Toshio
KURIYAMA Setsuro

이혜선 이승주
이종복 박정범
이한춘 감수

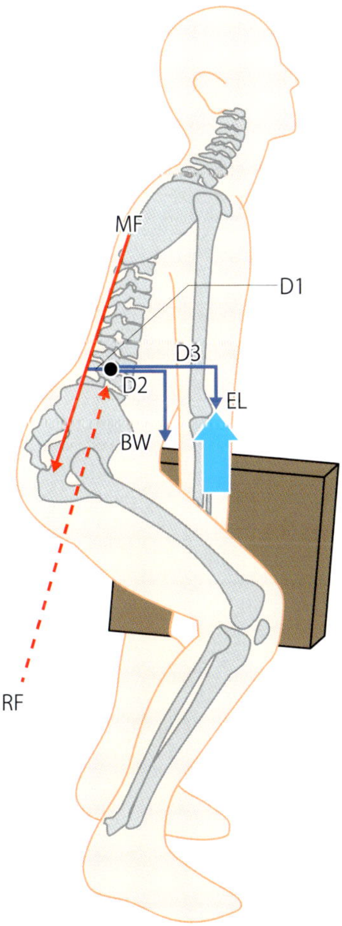

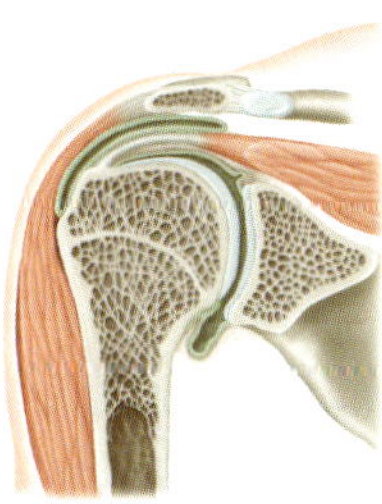

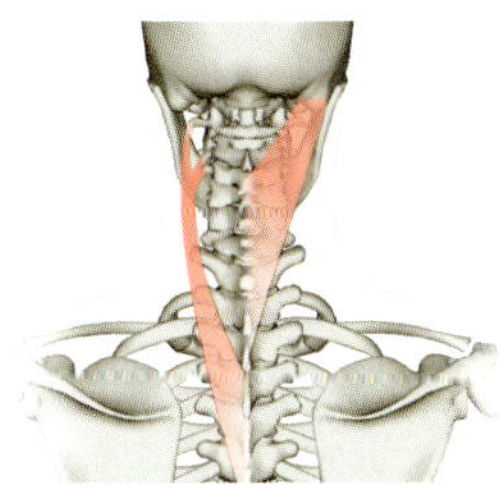

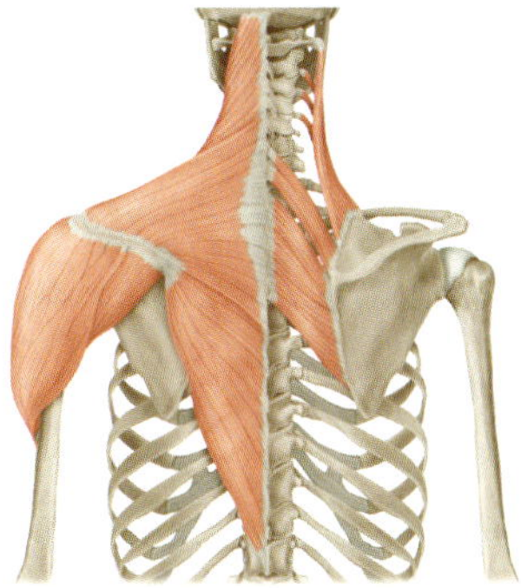

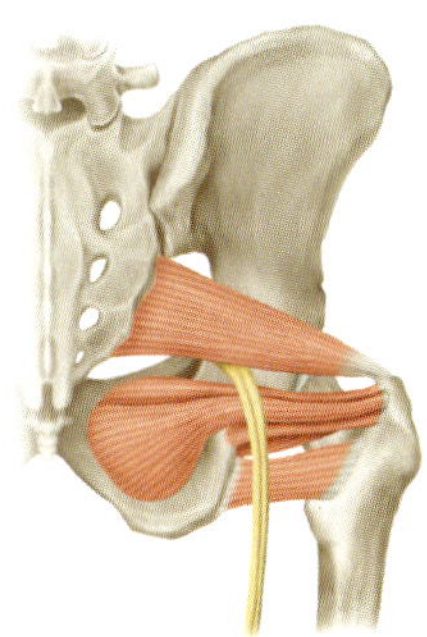

신흥메드싸이언스

■ 감수

이 혜 선 광주여자대학교 작업치료학과
이 승 주 강남대학교 복지융합인재학부
이 종 복 부천대학교 재활스포츠과
박 종 범 부천대학교 재활스포츠과
이 한 춘 마산대학교 재활과

한눈에 보는 Visual Anatomy Series 4

근육 · 관절 기능해부학

근육·동작·스포츠 손상

발 행 2017년 8월 30일
지은이 KAWASHIMA Toshio, KURIYAMA Setsuro
감 수 이혜선, 이승주, 이종복, 박정범, 이한춘
발행인 홍 성 혁
발행처 신흥메드싸이언스
편 집 정 민 지
디자인 박 은 경
주 소 서울시 영등포구 양산로 53, 501호(양평동3가, 월드메르디앙비즈센터)
등록번호 제318-2007-000077호
전 화 02-2165-8670
팩 스 02-2165-8675
홈페이지 www.shmed.co.kr
ISBN 978-89-6498-058-3 93510
정 가 29,000원

머리말

전작의『한눈에 보는 근육뼈대계의 기능과 운동해부학』에서는 인체의 부위별 기능해부, 운동학에 필요한 지식과 용어의 정의, 인간의 기본적인 동작과 그것이 인체에 주는 스트레스, 운동 중에 발생하는 손상과 그에 대한 치료 등을 설명하였습니다.

이번에는 일상에서 자주 취하는 동작, 보행, 주행, 그리고 스포츠의 기본적인 동작인 도약 동작, 투구 동작, 차는 동작 등에 관하여 설명하였습니다. 또한 대표적인 스포츠 종목의 경기 특성과 발생하기 쉬운 스포츠 손상, 재활에 대해서도 설명하였습니다.

무심코 일상생활에서 행하는 동작이라도 그것을 분석하면 인간이 얼마나 효율적으로 신체를 사용하고 있는지, 또 성장과 노화에 따라 그 동작들이 어떻게 변화하는지도 알 수 있을 것입니다. 그리고 친숙한 스포츠라도 경기 특성상 발생하기 쉬운 스포츠 손상이 있다는 것을 이해할 것입니다.

동작 분석에서는 전문적인 용어와 정의 등이 많아 이해하기 어려울 수 있는데, 최대한 평이한 단어를 사용하였고, 일러스트를 많이 활용하여 시각적으로 이해할 수 있도록 하였습니다.

인간은 각종 일상생활 중 동작이나 스포츠 동작을 효율적으로 수행합니다. 그러나 노화로 인해 변화하면서 신체를 잘못 사용하면 다양한 부위에 부담을 주어 손상이 발생하게 됩니다. 본서를 통해 인체의 구조를 이해하고, 건강하게 나이를 먹으며 스포츠를 즐길 수 있게 되기를 바랍니다.

KAWASHIMA Toshio

차례

본서의 구성과 보는 방법

01 부위별

근육 · 관절의
움직임과 구조

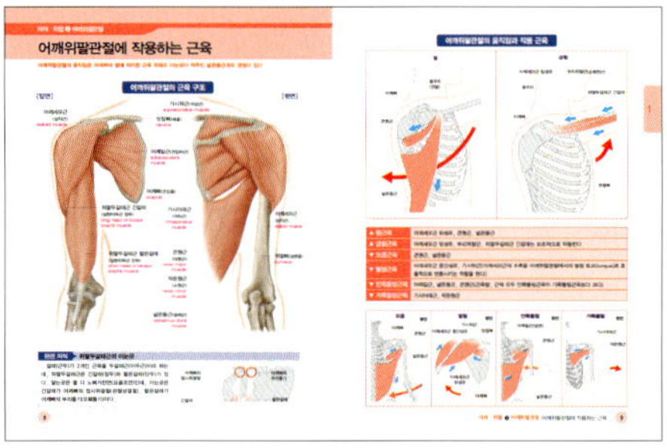

인체의 부위별로 뼈 · 관절 · 근육의 구조를 상세한 일러스트로 재현하고, 그 움직임을 설명!

02 일상생활 동작별

근육 · 관절의
움직임과 구조

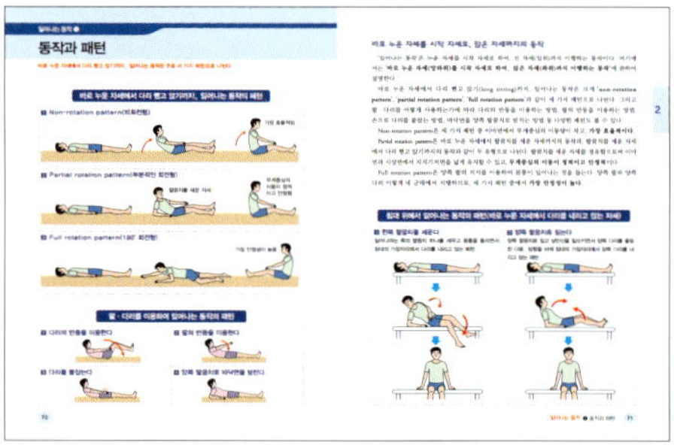

'걷기', '일어서기' 등 일상생활 동작별로 동작 패턴, 관절의 움직임, 근육의 작용을 설명!

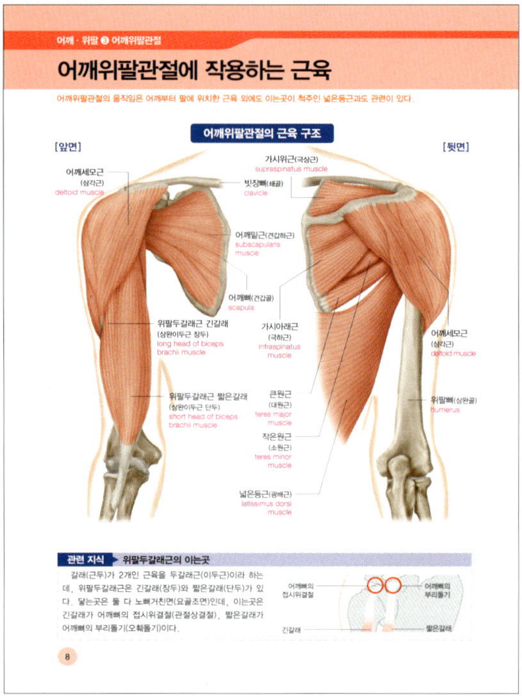

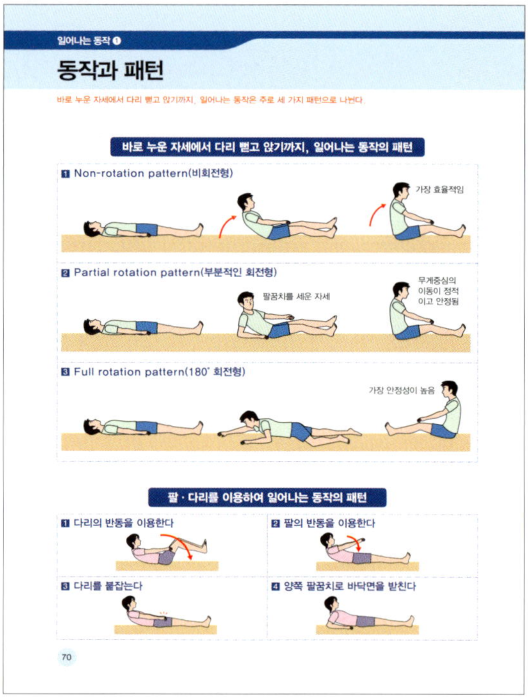

본서는 인체를 구성하는 근육 · 관절에 관하여 그 움직임과 작용을 '부위별', '일상생활 동작별', '운동별'로 나누었고 상세한 일러스트로 철저하게 설명하였다. 스포츠에서 발생하는 손상은 '종목별'로 설명하였고, 발생 메커니즘 · 재활 방법을 이해하기 쉽게 소개하고 있다.

03 운동별

근육 · 관절의
움직임과 구조

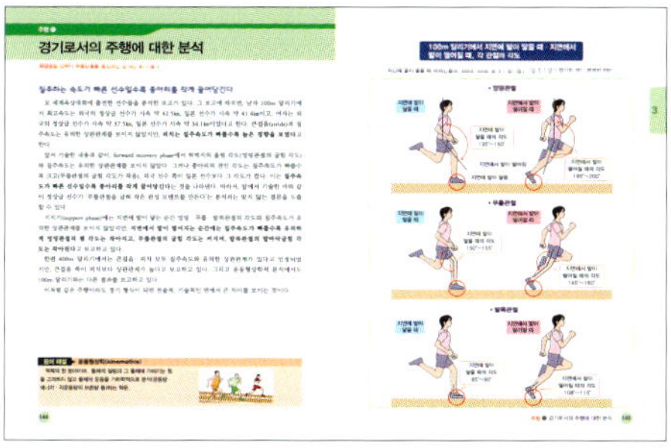

'달리기', '던지기' 등 운동 동작별로 관절의 움직임, 근육의 작용을 설명!

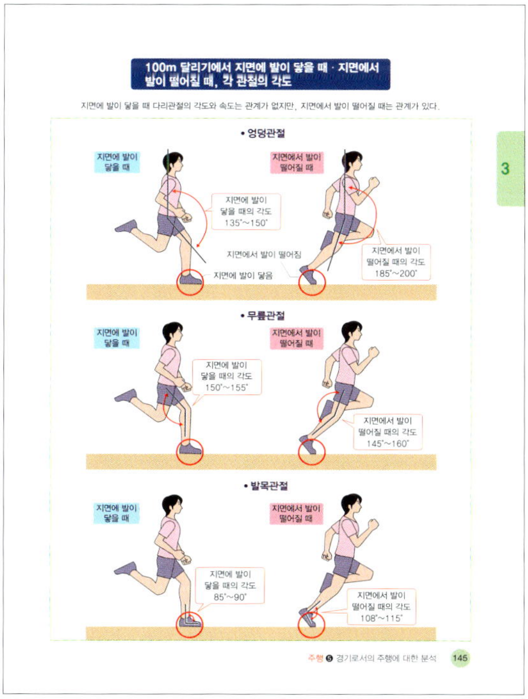

100m 달리기에서 지면에 발이 닿을 때 · 지면에서 발이 떨어질 때, 각 관절의 각도

지면에 발이 닿을 때 다리관절의 각도와 속도는 관계가 없지만, 지면에서 발이 떨어질 때는 관계가 있다.

주행 ❺ 경기로서의 주행에 대한 분석 145

04 종목별

발생하기 쉬운
손상과 재활

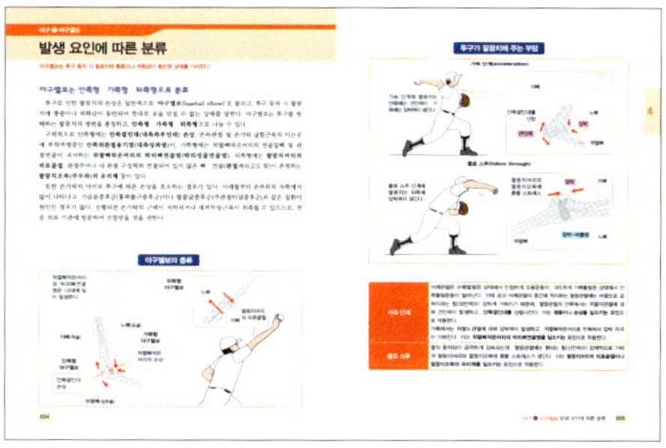

'야구', '축구' 등 종목별로 손상의 발생 요인, 재활 방법을 설명!

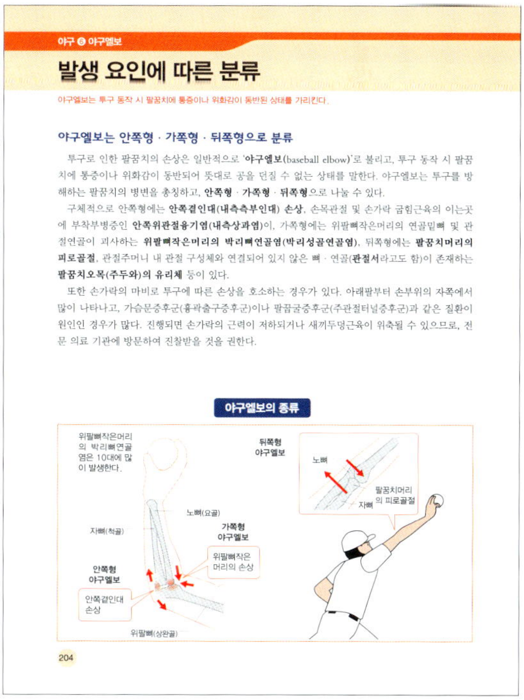

야구 ❻ 야구엘보

발생 요인에 따른 분류

야구엘보는 투구 동작 시 팔꿈치에 통증이나 위화감이 동반된 상태를 가리킨다.

야구엘보는 안쪽형 · 가쪽형 · 뒤쪽형으로 분류

투구로 인한 팔꿈치의 손상은 일반적으로 '**야구엘보**(baseball elbow)'로 불리고, 투구 동작 시 팔꿈치에 통증이나 위화감이 동반되어 뜻대로 공을 던질 수 없는 상태를 말한다. 야구엘보는 투구를 방해하는 팔꿈치의 병변을 총칭하고, **안쪽형** · **가쪽형** · **뒤쪽형**으로 나눌 수 있다.

구체적으로 안쪽형에는 **안쪽곁인대(내측측부인대) 손상**, 손목관절 및 손가락 굽힘근육의 이는곳에 부착부병증인 **안쪽위관절융기염(내측상과염)**이, 가쪽형에는 위팔뼈작은머리의 연골밑뼈 및 관절연골이 괴사하는 **위팔뼈작은머리의 박리뼈연골염(박리성골연골염)**, 뒤쪽형에는 **팔꿈치머리의 피로골절**, 관절주머니 내 관절 구성체와 연결되어 있지 않은 뼈 · 연골(**관절서**라고도 함)이 존재하는 **팔꿈치오목(주두와)의 유리체** 등이 있다.

또한 손가락의 마비로 투구에 따른 손상을 호소하는 경우가 있다. 아래팔부터 손부위의 자쪽에서 많이 나타나고, 가슴문증후군(흉곽출구증후군)이나 팔꿉굴증후군(주관절터널증후군)과 같은 질환이 원인인 경우가 많다. 진행되면 손가락의 근력이 저하되거나 새끼두덩근육이 위축될 수 있으므로, 전문 의료 기관에 방문하여 진찰받을 것을 권한다.

야구엘보의 종류

204

01

부위별 근육 · 관절의 움직임과 구조

어깨관절을 구성하는 뼈와 구조

어깨관절은 어깨복합체를 가리키는 경우와 어깨위팔관절을 가리키는 경우가 있다.

어깨부위의 뼈 · 관절

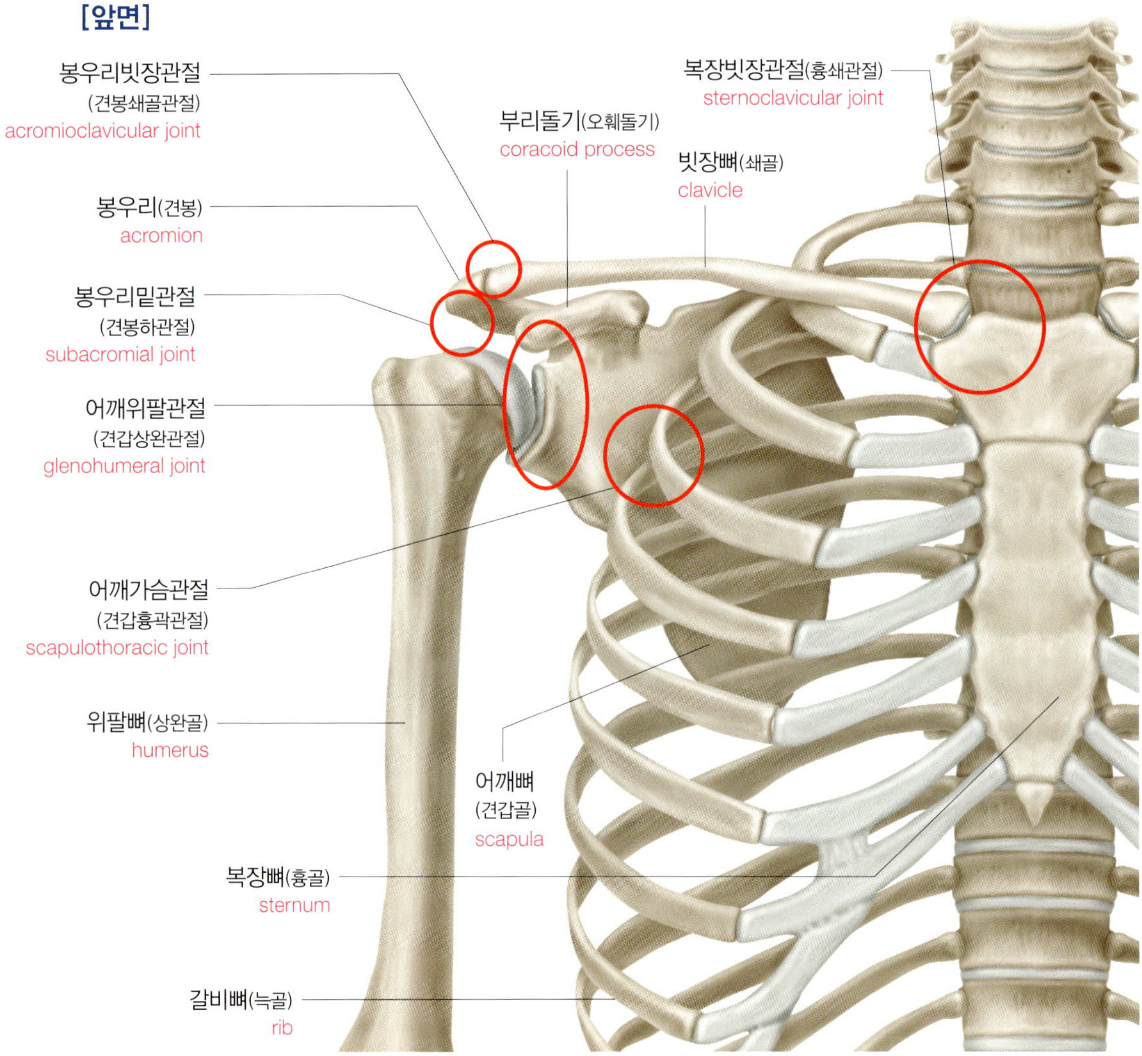

팔(신체 구분 중 하나)				몸통
위팔	**아래팔**	**손 · 손가락**	팔이음부위(어깨뼈, 빗장뼈)로 팔과 몸통을 연결. 어깨관절은 팔에 큰 가동성을 부여한다.	• 머리부분 • 목부분
• 위팔뼈	• 자뼈(척골)	• 손목뼈(수근골)		• 가슴부분 • 배부분
	• 노뼈(요골)	• 손허리뼈(중수골)		• 골반부분
		• 손가락뼈(지골)		

해부학적 관절과 기능적 관절

어깨관절은 복장뼈 · 빗장뼈 · 어깨뼈 · 갈비뼈 · 위팔뼈로 구성된 어깨복합체(shoulder complex)를 가리키는 **'넓은 의미의 어깨관절'**과 그 일부인 어깨뼈와 위팔뼈의 관절(어깨위팔관절)을 가리키는 **'좁은 의미의 어깨관절'**로 분류된다.

넓은 의미의 어깨관절은 3개의 **해부학적 관절**(뼈와 뼈가 접해 있는 관절)과 2개의 **기능적 관절**(뼈와 뼈가 연결되어 있지는 않지만, 관절의 기능을 하는 관절)로 구성된다.

1

해부학적 관절	
1. 어깨위팔관절 (좁은 의미의 어깨관절)	어깨뼈의 접시오목(관절와)과 위팔뼈머리(상완골두)로 이루어진 관절로, 가동성은 가장 크고 시상면 · 이마면 · 수평면 모두에서 움직임이 가능하다(자유도 3).
2. 봉우리빗장관절	어깨뼈(봉우리)와 빗장뼈로 이루어진 관절로, 자유도는 3이지만 그 가동범위는 작다.
3. 복장빗장관절	복장뼈와 빗장뼈로 이루어진 관절로, 자유도는 3이지만 그 가동범위는 작다.
기능적 관절	
1. 봉우리밑관절	위팔뼈머리와 그 위에 위치한 봉우리 사이에서 미끄러져 움직이는 부위로, '제2의 어깨관절'이라 불린다. 기능적으로는 매우 중요하지만, 어깨에서 손상이 발생하기 쉬운 부분이기도 하다.
2. 어깨가슴관절	어깨뼈 앞면과 가슴우리(흉곽) 뒤가쪽면 사이에 있는 기능적 관절로, 어깨뼈가 등쪽부분의 근육 안에 있어 갈비뼈 위를 미끄러지듯 움직인다. 이 부분의 가동성으로 인해 어깨복합체는 광범위한 운동을 할 수 있다.

관련 지식 ▶ 어깨뼈의 운동

↑ 올림(거상, elevation): 가슴우리 위를 어깨뼈가 위쪽으로 미끄러지듯 움직임

↓ 내림(하강, depression): 가슴우리 위를 어깨뼈가 아래쪽으로 미끄러지듯 움직임

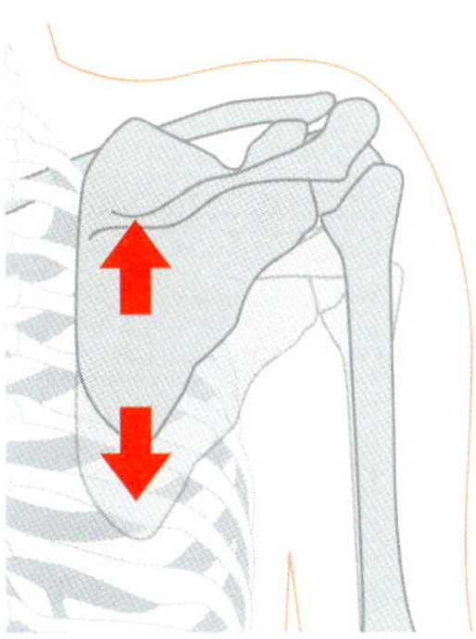

들임(후인, retraction): 어깨뼈의 안쪽모서리를 몸의 중심으로 미끄러지듯 움직임

내밈(전인, protraction): 어깨뼈의 안쪽모서리를 앞·가쪽으로 미끄러지듯 움직임

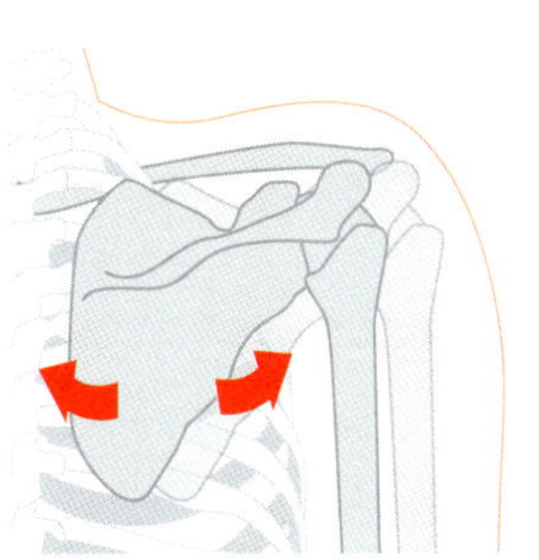

위쪽돌림(상방회전, upward rotation): 아래각(어깨뼈에서 가장 아랫부분의 각)을 위가쪽으로 돌림

아래쪽돌림(하방회전, downward rotation): 위쪽돌림에서 원위치로 돌림

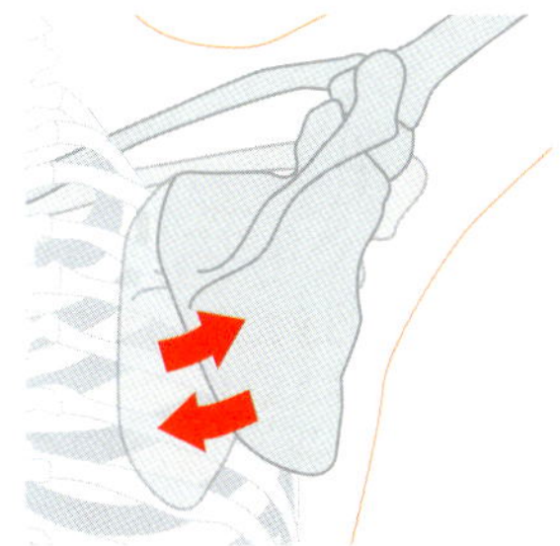

어깨위팔관절의 구조와 특징

어깨위팔관절은 광범위한 가동성을 가지지만, 그만큼 불안정한 구조로 되어 있다.

어깨위팔관절의 구조

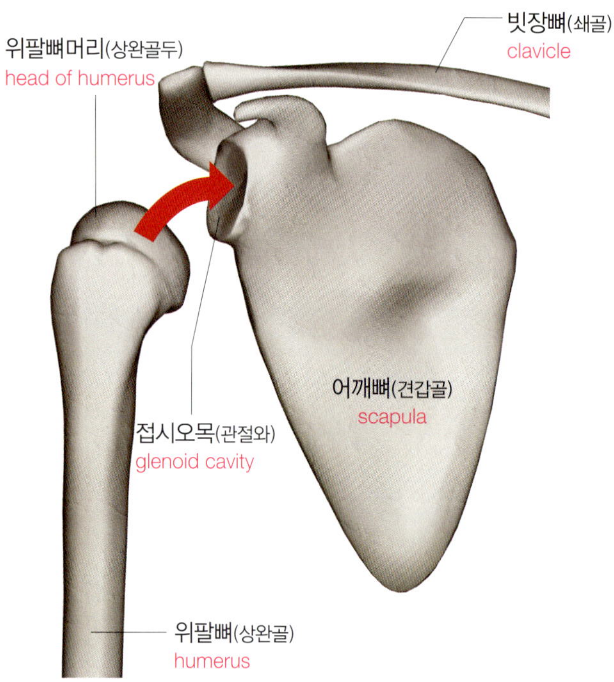

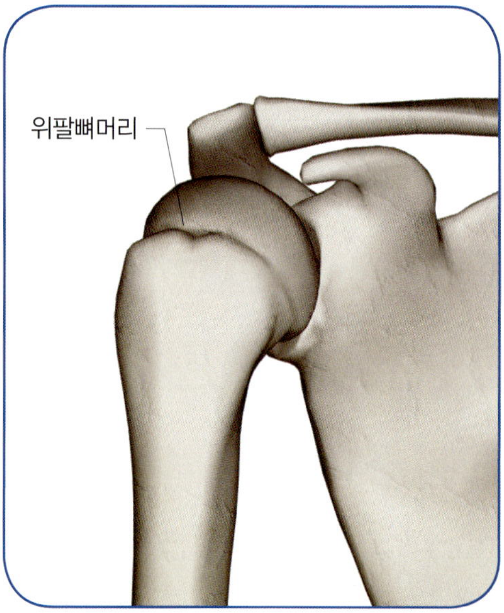

오목한 모양의 접시오목은 볼록한 모양을 한 위팔뼈머리의 약 1/3을 덮는 만큼 위팔뼈머리와 느슨하게 맞닿아 있다.

어깨위팔관절		
뼈머리 위팔뼈에서 크고 볼록한 부분	**접시오목** 어깨뼈에서 얕고 오목한 부분	접시오목은 위팔뼈머리의 약 1/3을 덮는 만큼 위팔뼈머리와 느슨하게 맞닿아 있기 때문에, 매우 광범위한 가동성을 가지며, 어깨뼈의 움직임과 연동하여 더욱 큰 운동을 가능하게 한다.

관련 지식 ▶ 잠금 기전(locking mechanism)

접시오목이 위쪽으로 돌림된 위치가 되면, 관절주머니 윗부분에 가해지는 장력과 중력을 합친 힘은 위팔뼈머리가 접시오목에 대해 압박력을 가하게 한다. 이에 위팔뼈머리는 접시오목에 지그시 눌린다.

시스템 ON

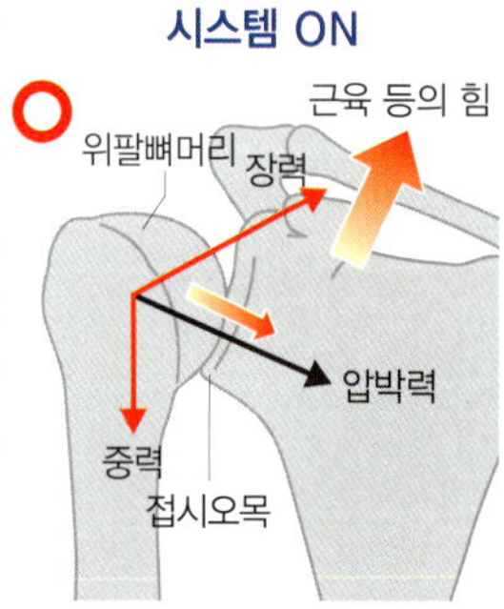

근육 등의 힘이 작용하지 않으면 접시오목이 위쪽으로 돌림된 위치를 상실하거나 위팔뼈머리에서 나오는 압박력이 약화되어, 위팔뼈머리는 아래쪽으로 미끄러진다.

시스템 OFF

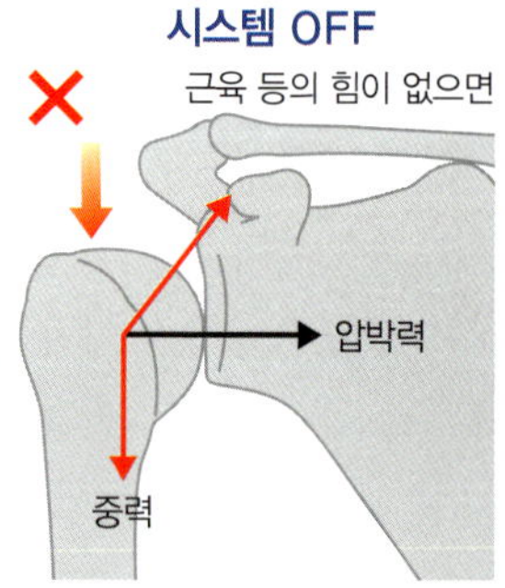

정적 · 동적 안정화 기구의 구조

구조적으로 불안정한 어깨위팔관절에는 '**정적 안정화 기구**'와 '**동적 안정화 기구**'라는 안정성에 기여하는 두 가지 기구가 있다.

정적 안정화 기구 임의적으로는 움직이지 않지만, 그것 자체가 접시오목에 대해 뼈머리를 일정한 방향으로 제한하는 역할을 한다.	❶ 관절주머니(인대)	관절주머니의 바깥층은 부분적으로 두껍고, 섬유성 결합조직으로 보강되는데, 이를 **접시위팔인대(관절상완인대)**라고 한다. 접시위팔인대는 위쪽에서 아래쪽 순으로 위접시위팔인대(**SGHL**, superior glenohumeral ligament), 중간접시위팔인대(**MGHL**, middle glenohumeral ligament), 아래접시위팔인대복합체(**IGHLC**, inferior glenohumeral ligament complex)로 나뉜다. 주로 제한되는 방향은 위접시위팔인대(SGHL)가 뼈머리의 아래쪽 변위, 중간접시위팔인대(MGHL)는 뼈머리의 앞쪽 변위, 아래접시위팔인대복합체(IGHLC)의 앞부분은 벌림 · 가쪽돌림, 뒷부분은 굽힘 · 안쪽돌림이다. 부리위팔인대(오훼상완인대)는 위접시위팔인대(SGHL)와 함께 뼈머리의 아래쪽 변위를 제한한다.
	❷ 접시테두리	접시오목 주위를 에워싼 **섬유연골성 고리**. 접시오목의 깊이 중 50%는 접시테두리(관절순)가 차지하고 있다. 접시테두리는 접시오목의 파인 곳을 깊게 하여 접촉 면적을 크게 하고, 안정성을 향상시킨다.
	❸ 접시오목의 기울임	어깨뼈의 접시오목은 수직선에서 **약 5도 위쪽으로 기울어져** 있고, 인대와의 공동 작업으로 뼈머리의 아래쪽 변위를 제한한다.
	❹ 관절안의 내부 압력	관절안(관절강)의 내부 압력은 외부보다 낮은 상태이며, 이것이 뼈머리와 접시오목 사이에서 흡인력으로 작용한다.
동적 안정화 기구 각각의 근육이 수축함으로써, 접시오목에 대해 뼈머리를 일정한 방향으로 제한하는 역할을 한다.	❶ 돌림근띠를 형성하는 근육	가시위근(극상근), 가시아래근(극하근), 작은원근(소원근), 어깨밑근(견갑하근)의 힘줄은 **돌림근띠(회전근개)**로 불리고, 판 모양으로 관절주머니를 구조적으로 보강한다. 가시위근은 위쪽, 가시아래근과 작은원근은 뒤쪽, 어깨밑근은 앞쪽에서 관절주머니를 덮는다. 돌림근띠로 인해 생기는 근력은 위팔근(상완근)의 운동(안쪽돌림, 가쪽돌림, 벌림)에 작용할 뿐만 아니라, 위팔뼈머리가 중심을 향하게 하여 **접시오목을 안정**시킨다.
	❷ 그 밖의 근육	**위팔두갈래근 긴갈래(상완이두근 장두)의 힘줄**은 활동 시 벌림이나 가쪽돌림 상태에서 앞쪽 안정성에 기여하고, 던지는 동작에서 중요한 역할을 한다. **어깨세모근(삼각근)**은 강하고 큰 근육으로, 동적 제동인자로서 각 방향의 안정성에 기여한다.

안정화 기구에 관련된 조직

[앞면(단면)]

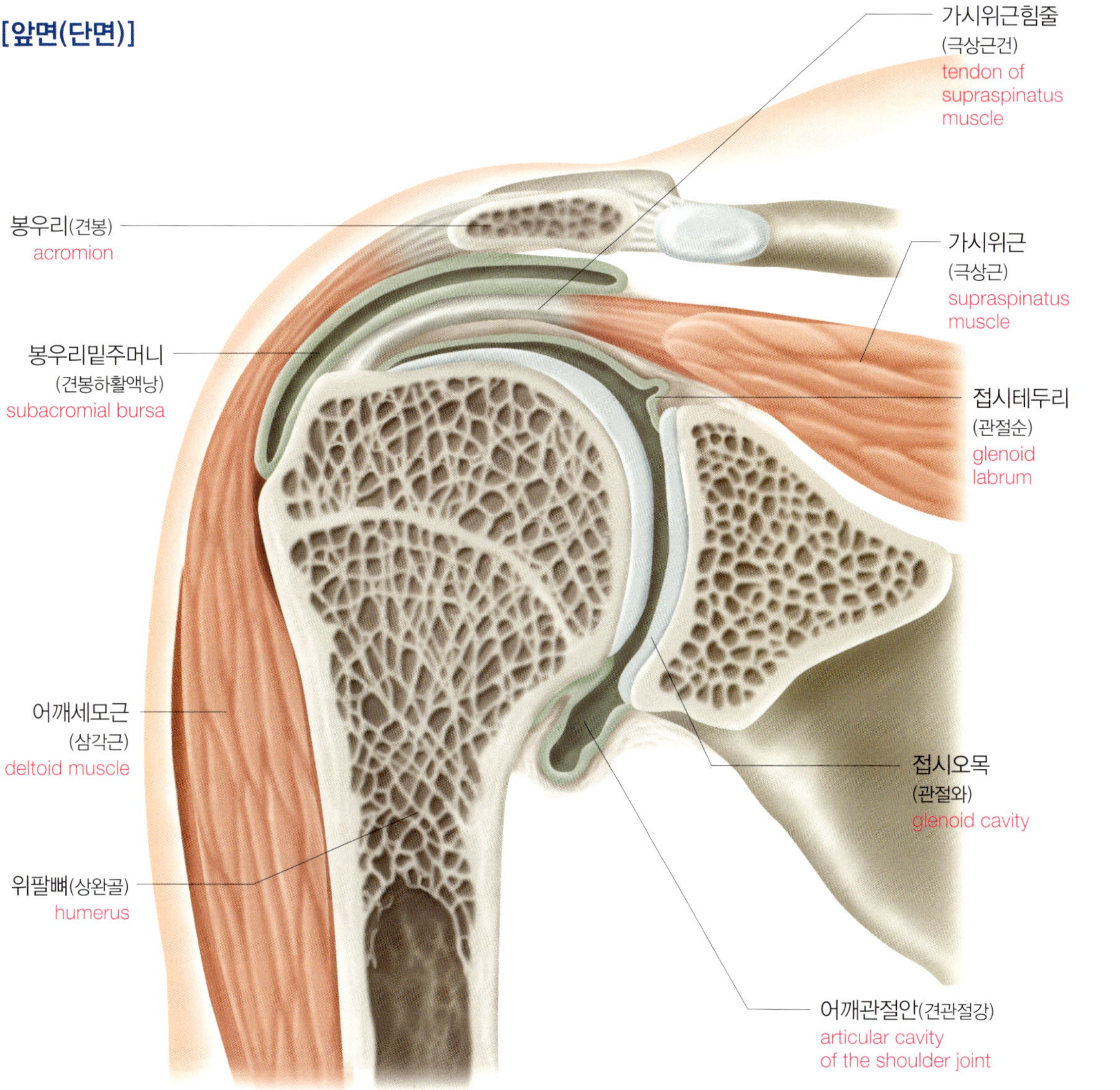

관련 지식 **어깨관절의 운동에 대한 표현**

굽힘 · 폄

시상면에서 일어나는 운동으로, 몸분절(다른 부위와 구분되는 일부분)끼리 가까워지는 운동이 '굽힘(굴곡, flexion)', 그와 반대되는 운동이 '폄(신전, extension)'이다.

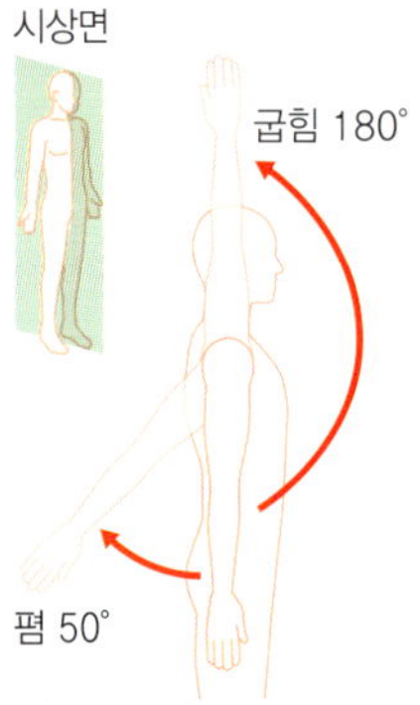

벌림 · 모음

이마면에서 일어나는 운동으로, 몸분절을 신체 중심에서 멀어지게 하는 운동이 '벌림(외전, abduction)', 그와 반대되는 운동이 '모음(내전, adduction)'이다.

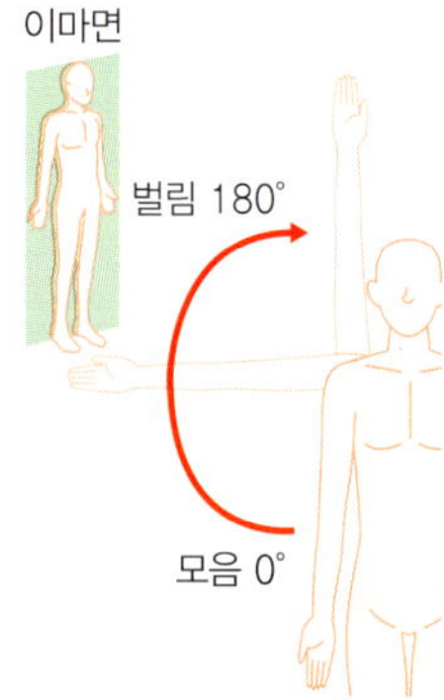

[옆면(단면)]

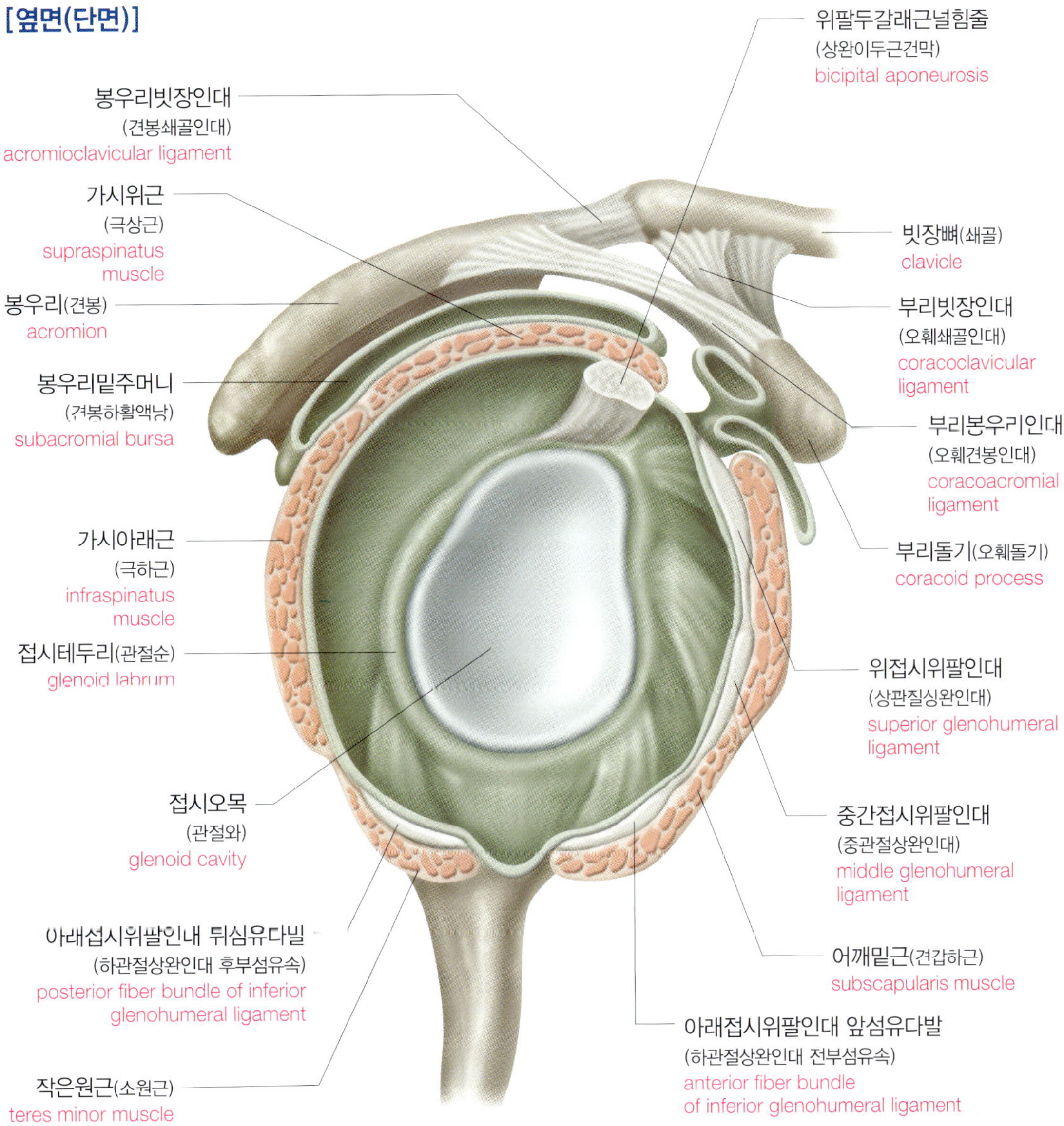

가쪽돌림 · 안쪽돌림

수평면에서 일어나는 운동으로, 시작 자세에서 앞면이 가쪽을 향한 운동이 '가쪽돌림(외회전, external rotation)', 그와 반대되는 운동이 '안쪽돌림(내회전, internal rotation)'이다.

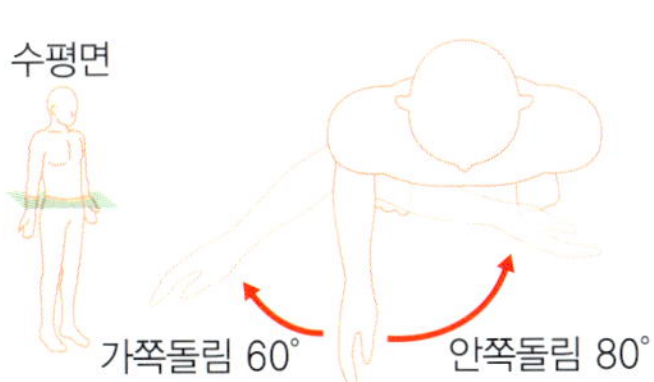

뒤침 · 엎침

아래팔에서는 가쪽돌림에 해당하는 운동이 '뒤침(회외, supination)', 안쪽돌림에 해당하는 운동이 '엎침(회내, pronation)'이다.

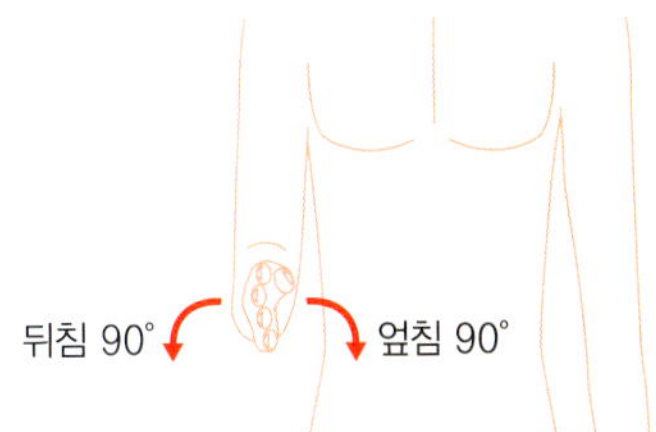

어깨위팔관절에 작용하는 근육

어깨위팔관절의 움직임은 어깨부터 팔에 위치한 근육 외에도 이는곳이 척주인 넓은등근과도 관련이 있다.

어깨위팔관절의 근육 구조

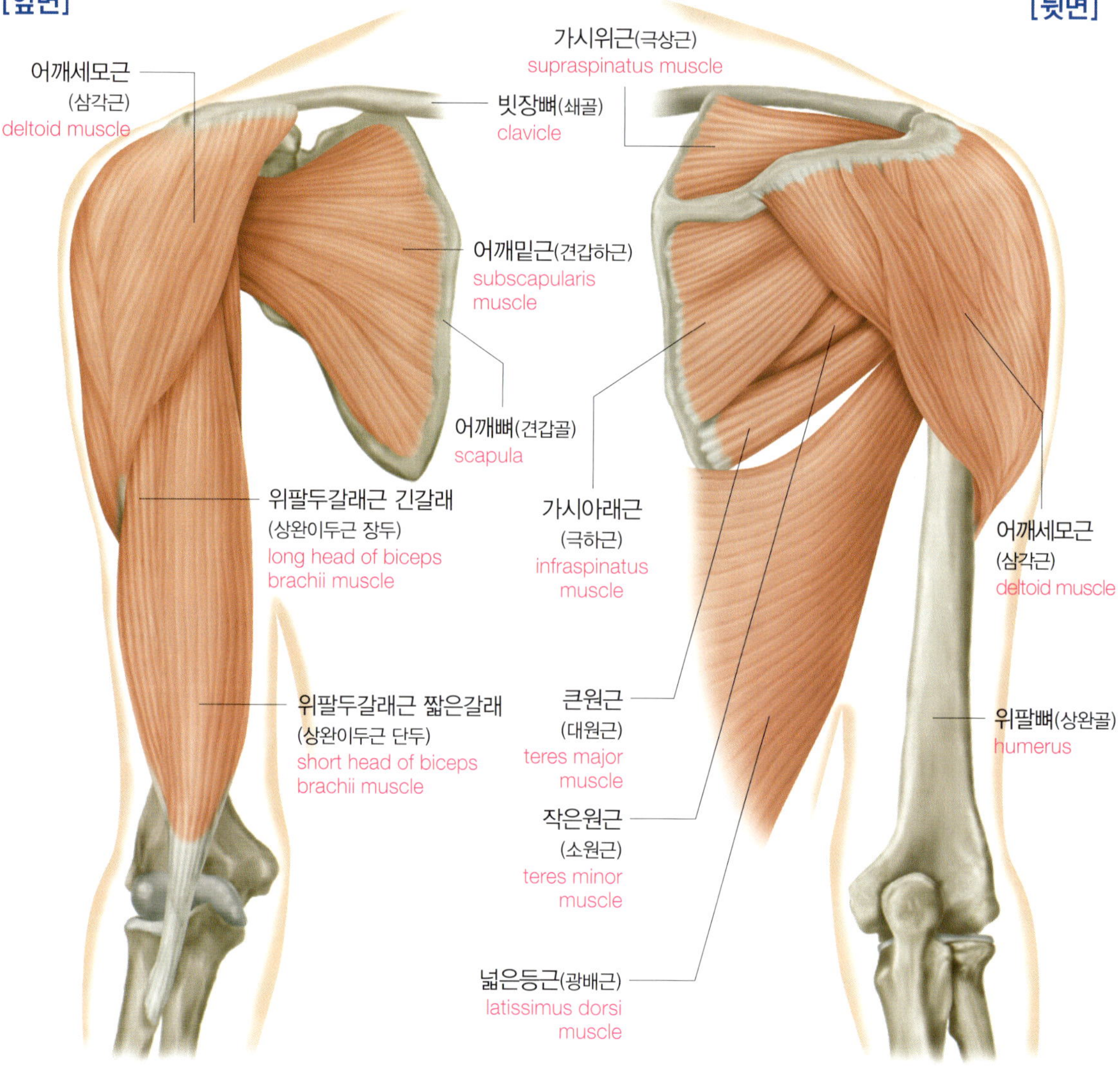

관련 지식 ▶ 위팔두갈래근의 이는곳

갈래(근두)가 2개인 근육을 두갈래근(이두근)이라 하는데, 위팔두갈래근은 긴갈래(장두)와 짧은갈래(단두)가 있다. 닿는곳은 둘 다 노뼈거친면(요골조면)인데, 이는곳은 긴갈래가 어깨뼈의 접시위결절(관절상결절), 짧은갈래가 어깨뼈의 부리돌기(오훼돌기)이다.

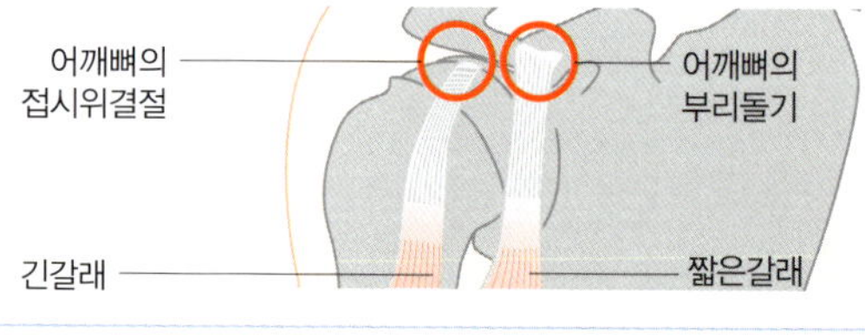

어깨위팔관절의 움직임과 작용 근육

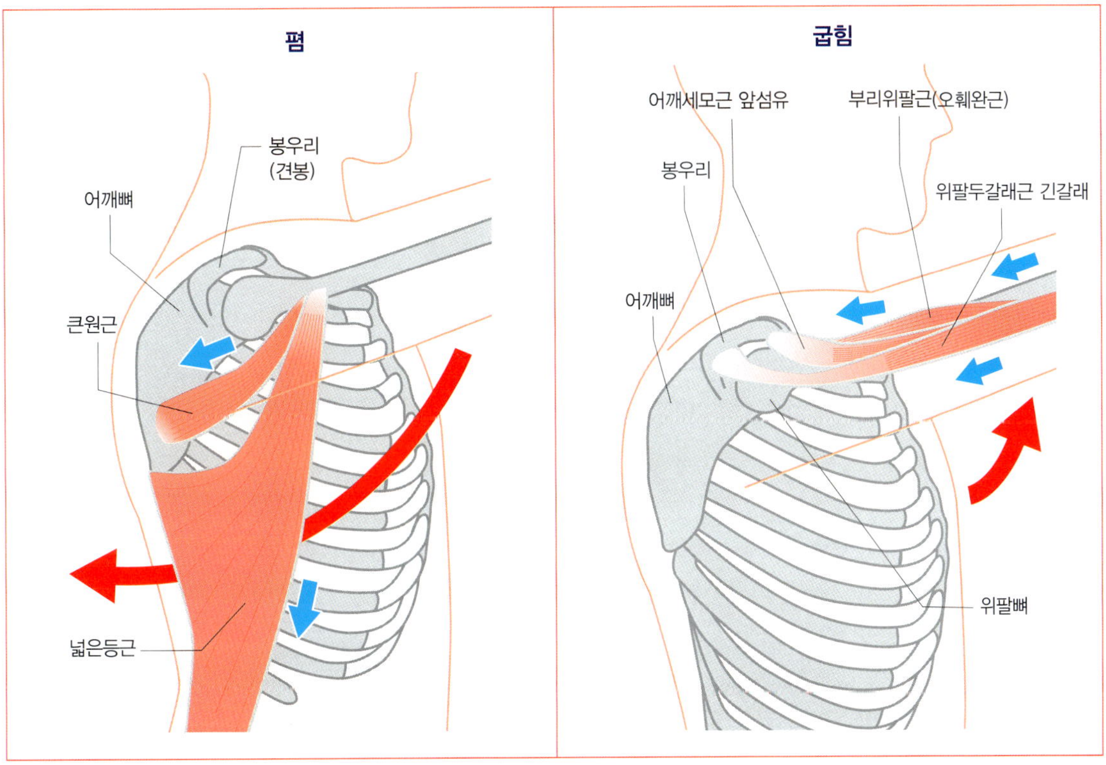

▲ 폄근육	어깨세모근 뒤섬유, 큰원근, 넓은등근
▲ 굽힘근육	어깨세모근 앞섬유, 부리위팔근, 위팔두갈래근 긴갈래는 보조적으로 작용한다.
▼ 모음근육	큰원근, 넓은등근
▼ 벌림근육	어깨세모근 중간섬유, 가시위근[어깨세모근의 수축을 어깨위팔관절에서의 벌림 토크(torque)로 효율적으로 변환시키는 역할을 한다]
▼ 안쪽돌림근육	어깨밑근, 넓은등근, 큰원근(근육량, 근력 모두 안쪽돌림근육이 가쪽돌림근육보다 크다)
▼ 가쪽돌림근육	가시아래근, 작은원근

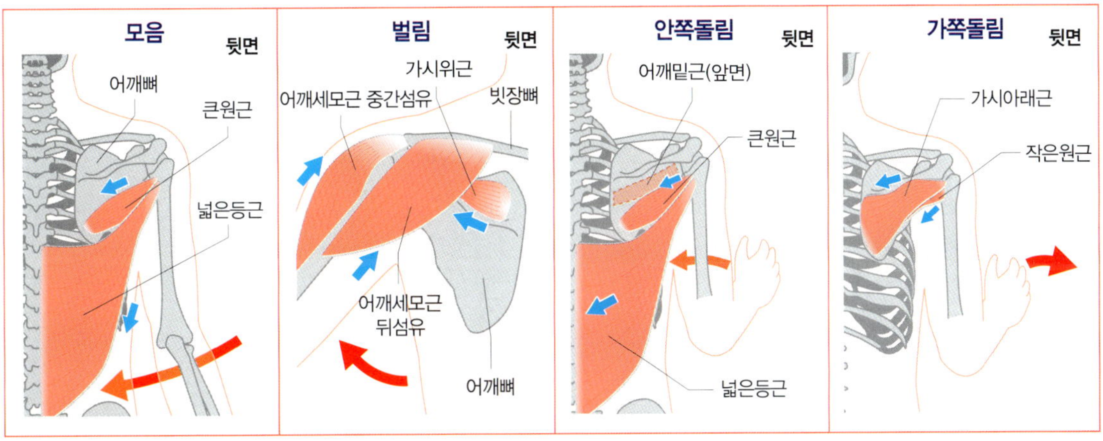

1

어깨가슴관절에 작용하는 근육

어깨뼈를 가슴우리에 고정하고, 어깨위팔관절에 작용하는 근육의 기능을 보조한다.

어깨가슴관절의 근육 구조

[뒷면]

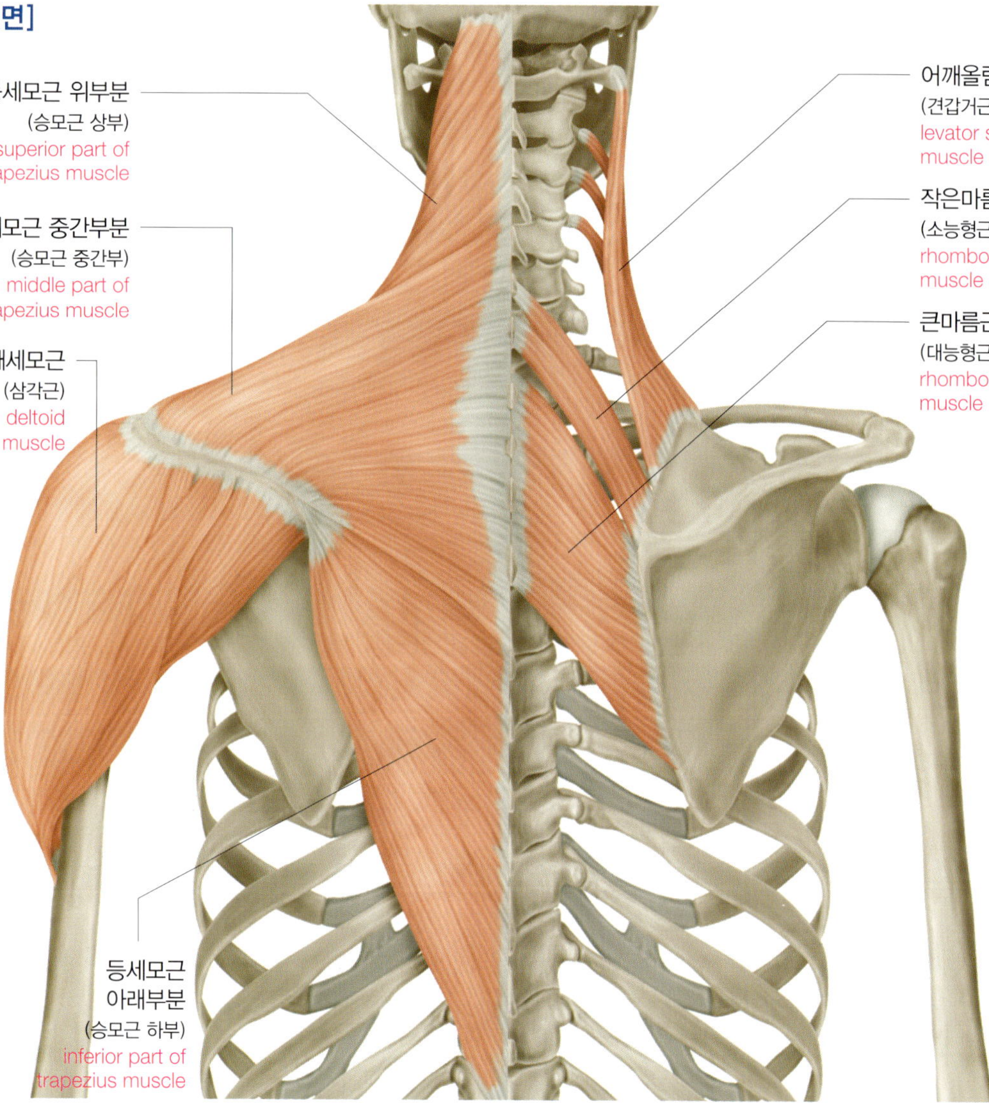

관련 지식 ▶ outer muscle과 inner muscle(＊정식 해부용어가 아님)

outer muscle	inner muscle
얕은층에 있고, 비교적 큰 근력을 가진 근육	깊은층에 있고, 비교적 작은 근육
예) 어깨세모근(삼각근), 위팔두갈래근(상완이두근), 넓은등근(광배근) 등	예) 작은원근(소원근), 어깨밑근(견갑하근), 가시위근(극상근), 가시아래근(극하근) 등

어깨뼈의 움직임과 작용 근육

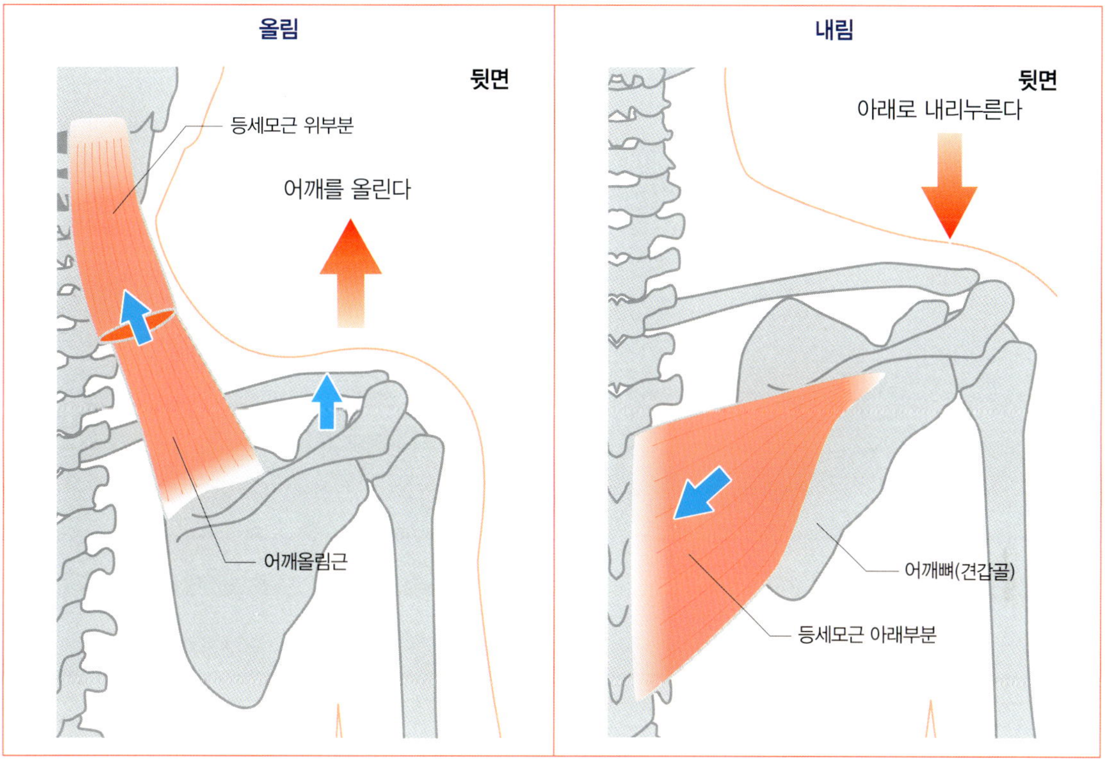

▲ 올림근육	등세모근 위부분, 어깨올림근(이 근육들이 작용함으로써 어깨뼈는 접시오목이 위쪽을 향하도록 석합한 위지에 고성)
▲ 내림근육	등세모근 아래부분
▼ 내밈근육	앞톱니근
▼ 들임근육	등세모근 중간부분, 마름근
▼ 위쪽돌림근육	등세모근 전체(어깨위팔관절을 벌릴 때 협조하여 작용한다)
▼ 아래쪽돌림근육	마름근

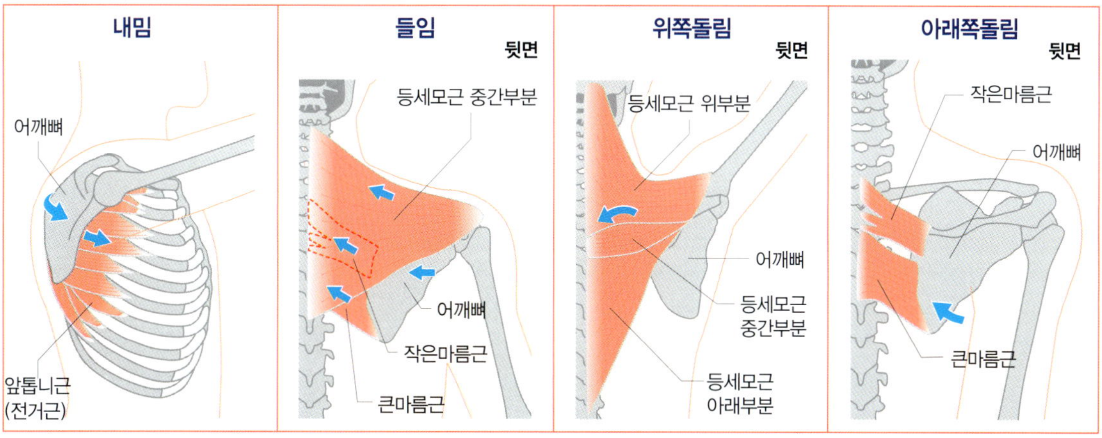

팔꿉관절 · 아래팔을 구성하는 뼈와 구조

팔꿉관절부터 아래팔은 위팔뼈, 자뼈, 노뼈 이렇게 세 뼈로 구성된다.

팔꿉관절부터 아래팔을 구성하는 뼈

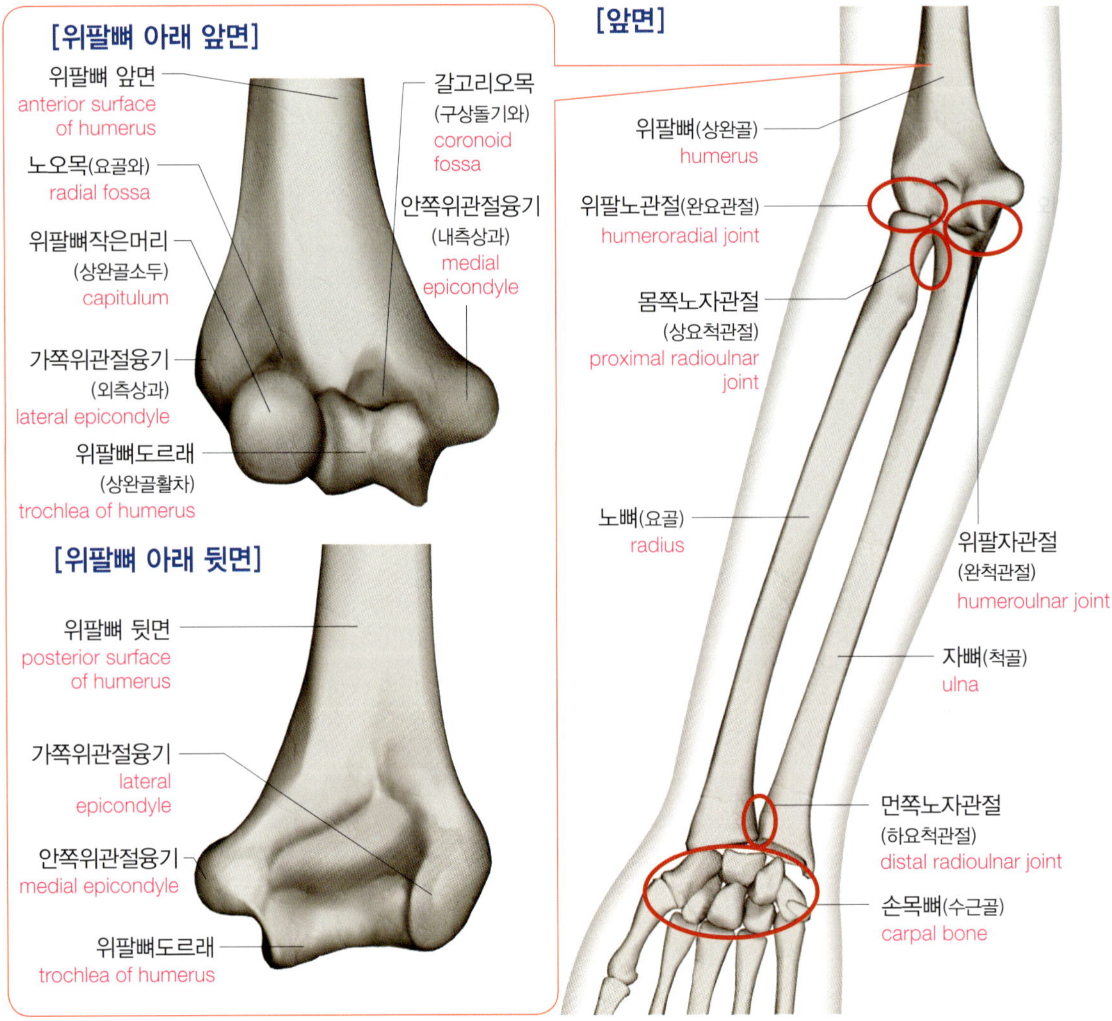

팔꿉관절(주관절)부터 아래팔(전완)을 구성하는 뼈는 **위팔뼈**, **자뼈**, **노뼈**

위팔노관절	위팔뼈의 먼쪽 끝 가쪽에 있는 둥그런 작은머리와 노뼈의 몸쪽 끝에 있는 컵 모양을 한 노뼈머리의 관절오목이 들어맞는 관절
위팔자관절	위팔뼈의 도르래와 자뼈의 도르래패임(자뼈의 윗부분에서 움푹 팬 곳)이 딱 들어맞아, 안정성이 높은 관절
몸쪽노자관절 **먼쪽노자관절**	아래팔을 구성하는 노뼈와 자뼈를 연결하는 관절

위팔과 아래팔의 관절

[가쪽면]

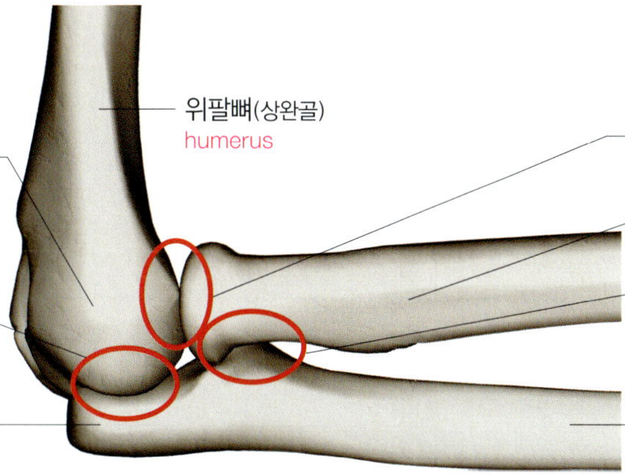

위팔뼈와 노뼈의 관절인 **위팔노관절**은 팔꿉관절을 펌 상태에서는 거의 접촉하지 않는다.

노뼈 · 자뼈의 구조

[앞면]

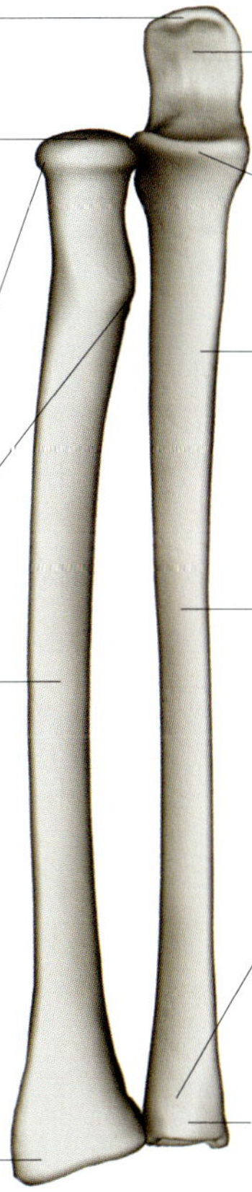

[뒷면]

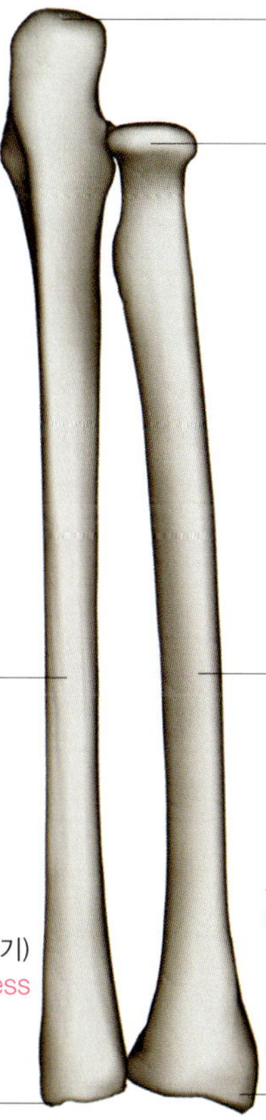

관련 지식 ▶ **경첩관절과 절구관절**

위팔뼈와 자뼈가 접하는 위팔자관절은 경첩관절(접번관절, hinge joint), 위팔뼈와 노뼈가 접하는 위팔노관절은 절구관절(구관절, spheroidal joint)의 형태이다. 경첩관절은 한쪽 방향으로만 운동이 가능하고, 절구관절은 어느 방향이든지 자유롭게 운동할 수 있다.

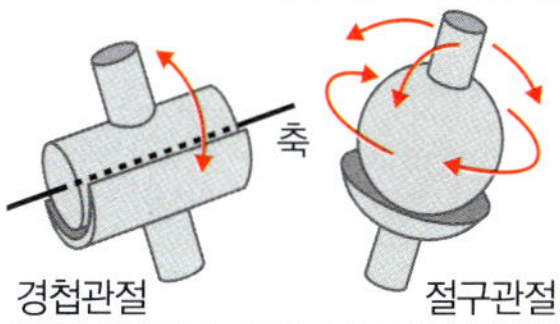

팔꿉관절에 작용하는 인대

팔꿉관절의 운동은 뼈 쪽에 부착된 안쪽 · 가쪽곁인대 등에 의해 유지, 제지된다.

팔꿈치의 인대

[앞면]

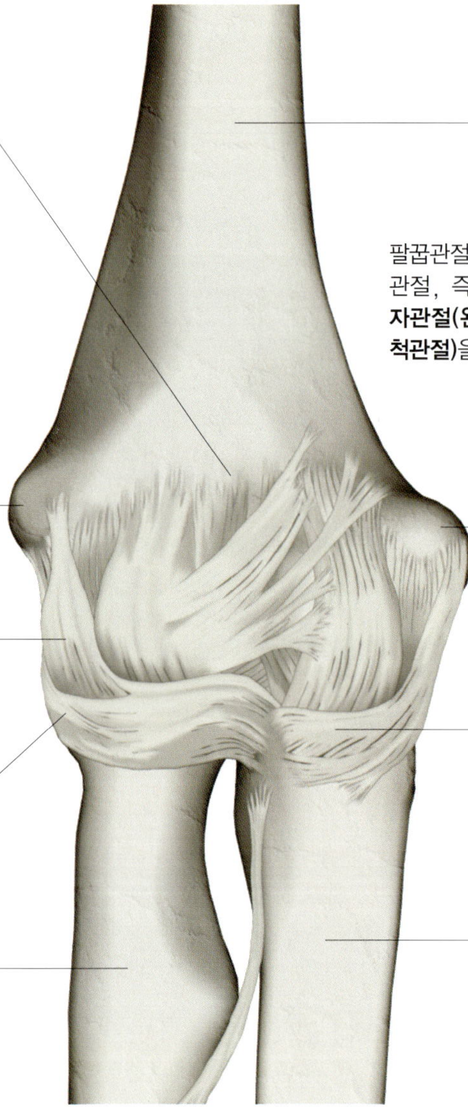

안쪽곁인대	위팔뼈의 안쪽위관절융기에서 시작하여 자뼈에 부착된다. 박굽음운동(팔꿈치가 펴된 상태에서 가쪽을 향하는 동작)을 제지한다.	위팔자관절은 뼈(골성)의 지지성이 높은 관절이다. 양쪽의 곁인대가 팔꿉관절에 더욱 안정성을 제공한다.
가쪽곁인대	위팔뼈의 가쪽위관절융기에서 시작하여 노뼈와 자뼈에 부착된다. 안굽음운동(박굽음과 반대 동작)을 제지한다.	

[안쪽]

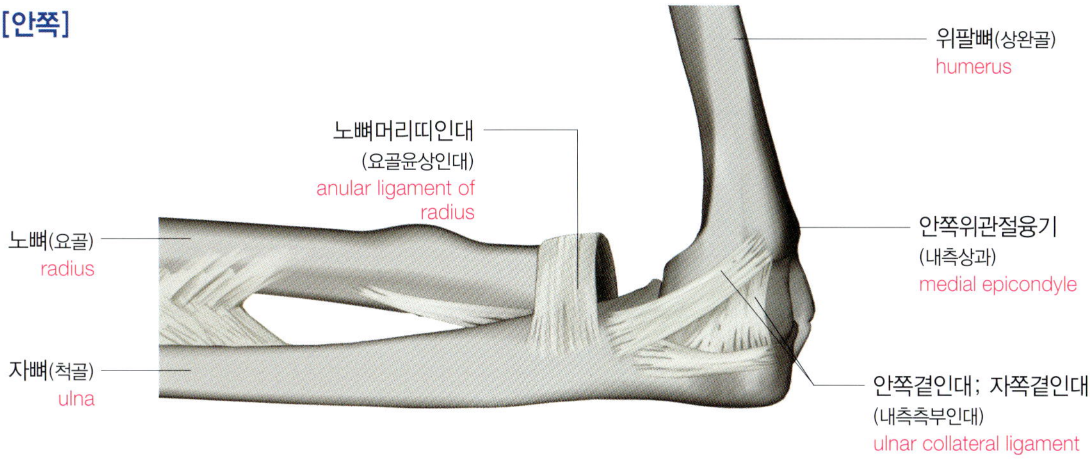

몸쪽노자관절에 있는 머리띠인대는 노뼈머리(요골두)를 고리와 같은 둥근 모양으로 에워싸, 노뼈 몸쪽을 자뼈에 고정한다. 아래팔(전완)이 엎침 · 뒤침운동을 할 때에는 머리띠인대 안에서 노뼈머리가 축돌림운동(관절면 위의 한 점이 마주 보는 다른 관절면 위의 한 점에서 회전하는 운동)을 일으킨다.

관련 지식 ▶ 팔꿉관절과 아래팔의 운동

팔꿉관절 굽힘과 폄

시상면에서 일어나는 운동으로, 몸분절(다른 부위와 구분되는 일부분)끼리 가까워지는 운동이 '굽힘(굴곡, flexion)', 그와 반대되는 운동이 '폄(신전, extension)'이다.

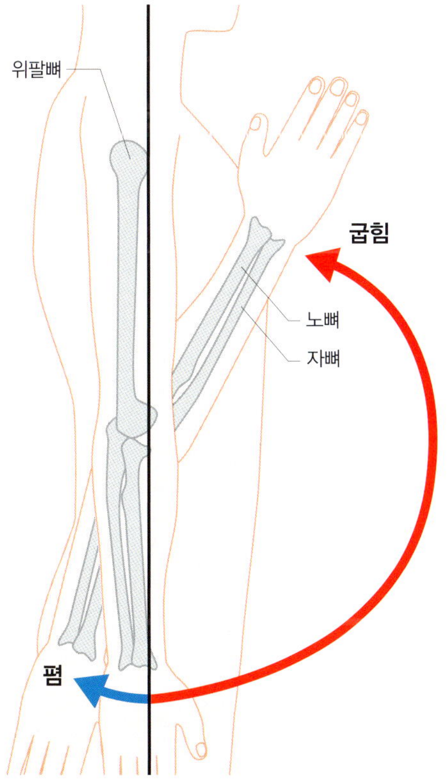

아래팔 엎침과 뒤침

팔꿉관절을 90도로 굽힌 위치(엄지가 똑바로 위를 향하고 있는 위치)를 중립 위치로 한다. 손바닥이 아래를 향하는 운동이 '엎침(회내, pronation)', 손바닥이 위를 향하는 운동이 '뒤침(회외, supination)'이다.

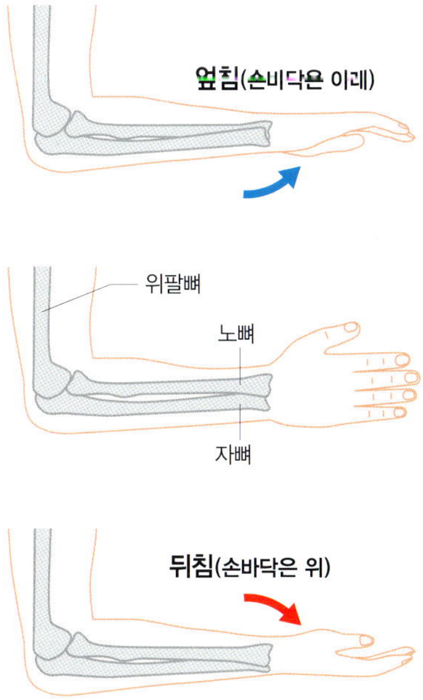

아래팔의 가동범위는 엎침 · 뒤침 모두 약 90도.

팔꿉관절에 작용하는 근육

팔꿉관절의 운동은 위팔두갈래근과 같은 굽힘근육, 위팔세갈래근과 같은 폄근육 등이 작용한다.

팔꿉관절의 근육

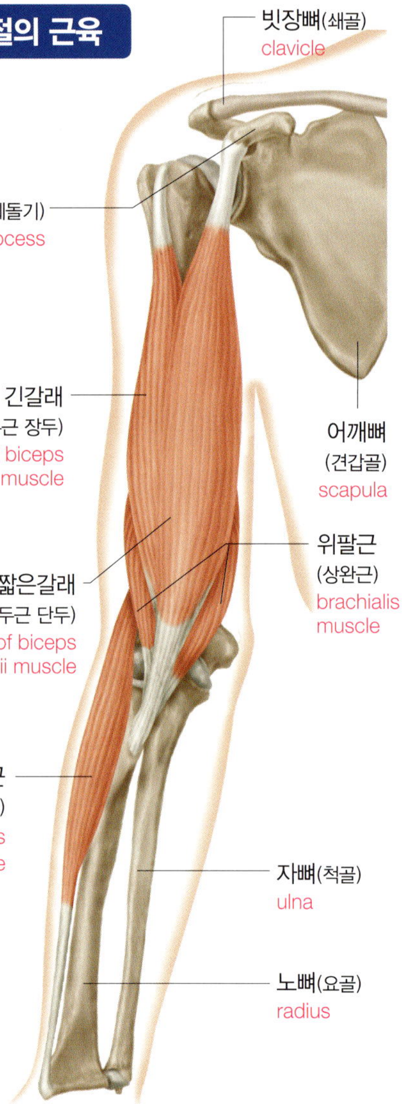

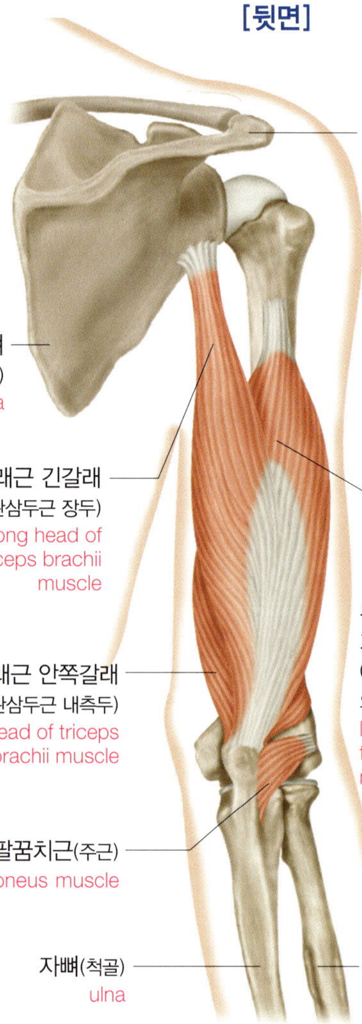

관련 지식 팔꿉관절의 생리적 밖굽음

팔꿉관절(주관절)은 폄된 상태에서 뒤침(손바닥이 앞)하면, 이마면(몸을 앞부분과 뒷부분으로 나눈 면)에서 약 15도 바깥쪽으로 구부러진다. 이것을 생리적 밖굽음(생리적 외반)이라 하고, 이 각도를 운반각(carrying angle)이라고 부른다.

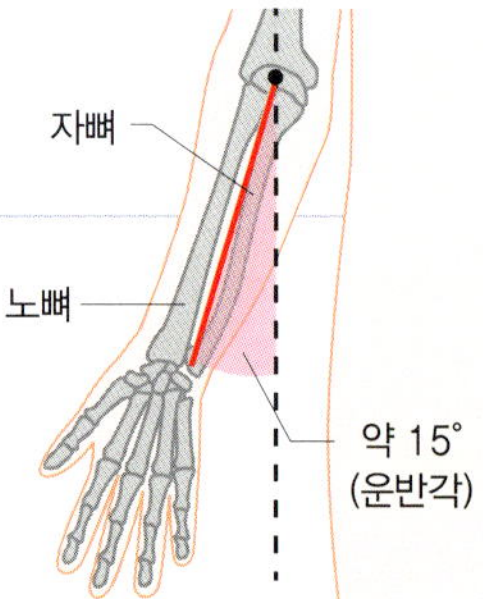

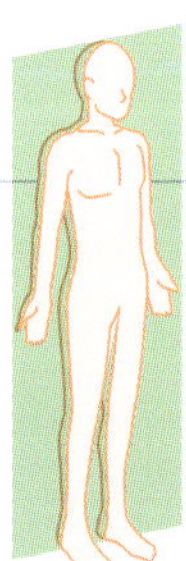

팔꿉관절의 움직임과 작용 근육

굽힘	폄
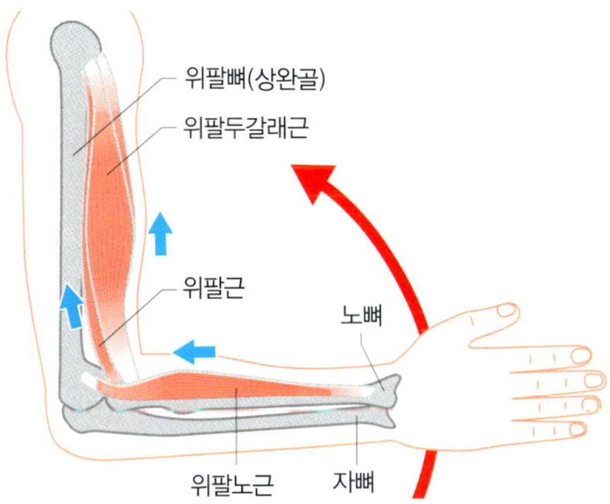	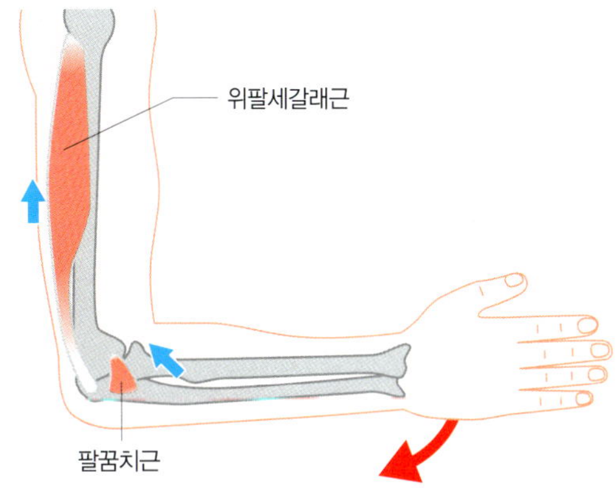
위팔의 앞부분(겉쪽)에 위치한 위팔두갈래근(긴갈래 · 짧은갈래)이나 위팔근, 위팔노근이 수축하면 팔꿉관절이 굽힘된다.	위팔의 뒷부분(안쪽)에 위치한 위팔세갈래근(긴갈래 · 가쪽갈래 · 안쪽갈래)이나 팔꿈치근이 수축하면 팔꿉관절이 폄된다.

<table>
<tr><td rowspan="3">굽힘근육</td><td colspan="2">위팔두갈래근</td><td>어깨뼈가 이는곳이며 노뼈의 몸쪽에 닿는다. 아래팔을 뒤침하는 작용도 한다.</td></tr>
<tr><td colspan="2">위팔근</td><td>위팔두갈래근의 깊은부분에 위치하고, 팔꿉관절의 순수한 굽힘근육이다.</td></tr>
<tr><td colspan="2">위팔노근</td><td>위팔뼈의 가쪽위관절융기(외측상과)가 이는곳이고, 노뼈의 먼쪽 끝 가쪽에 닿는다. 팔꿉관절을 굽히면서, 아래팔을 엎침(회내) · 뒤침(회외)의 중립위치로 가져오는 작용을 한다.</td></tr>
<tr><td rowspan="4">폄근육</td><td rowspan="3">위팔세갈래근</td><td>긴갈래</td><td>어깨뼈가 이는곳인 이관절근(2개의 관절에 걸친 근육)으로, 자뼈의 팔꿈치머리(주두)에 닿는다.</td></tr>
<tr><td>가쪽갈래</td><td rowspan="3">위팔뼈가 이는곳인 단관절근으로, 자뼈의 팔꿈치머리에 닿는다.</td></tr>
<tr><td>안쪽갈래</td></tr>
<tr><td colspan="2">팔꿈치근</td></tr>
</table>

아래팔에 작용하는 근육

아래팔의 운동은 위팔두갈래근과 같은 뒤침근육, 원엎침근과 같은 엎침근육 등이 작용한다.

아래팔의 근육

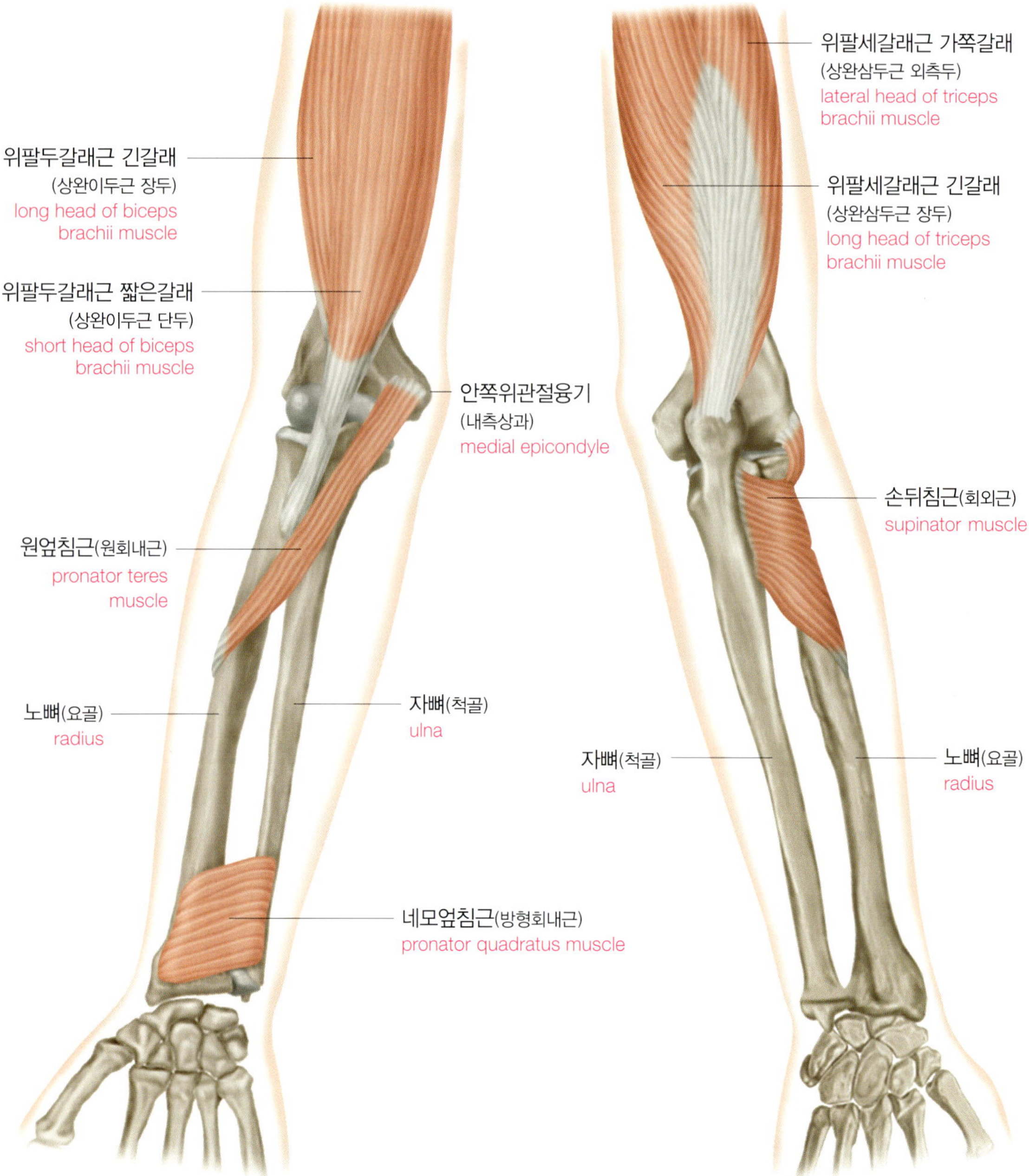

아래팔의 움직임과 작용 근육

뒤침

위팔두갈래근은 팔꿉관절(주관절)의 굽힘근육인 동시에, 아래팔(전완)을 뒤침하는 작용도 한다.

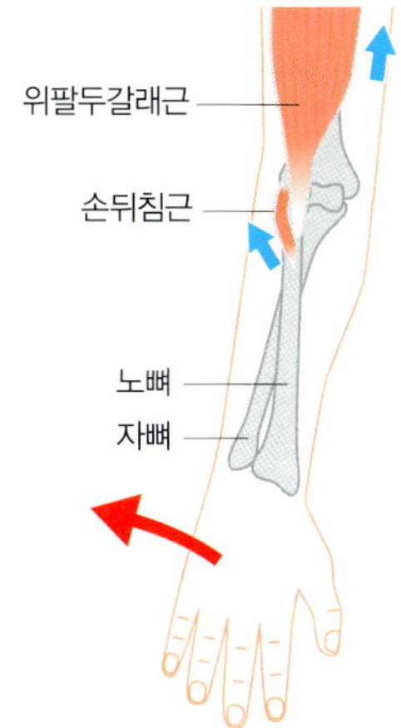

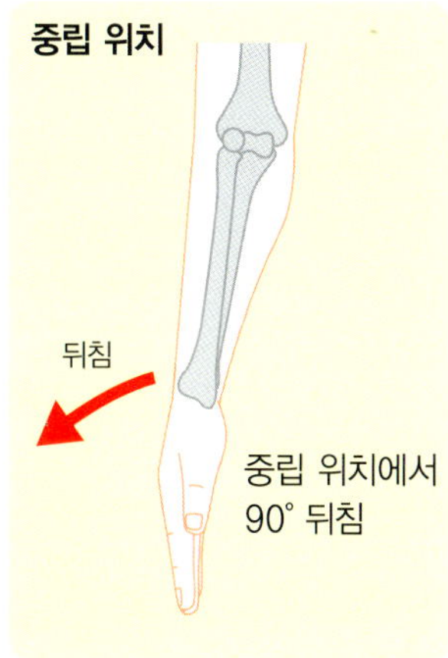

엎침

아래팔의 앞면에 있는 네모엎침근과 원엎침근이 수축함에 따라 아래팔이 엎침된다.

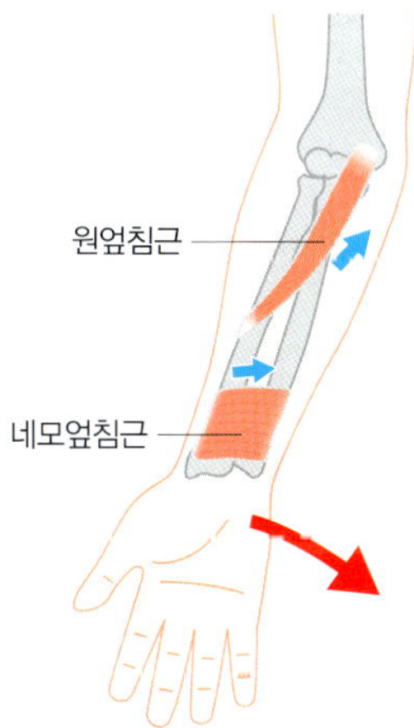

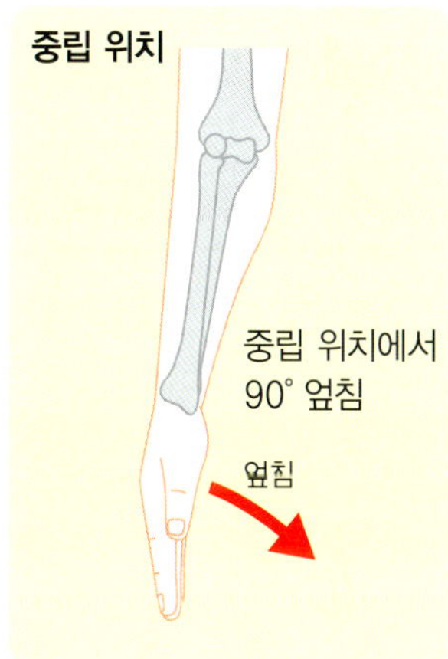

뒤침근육	**위팔두갈래근**	팔꿉관절의 굽힘근육인 동시에, 아래팔을 강력하게 뒤침하는 작용을 한다. 그 작용은 특히 팔꿉관절이 90도로 굽힘되었을 때 효율이 가장 높다(위팔두갈래근의 수축 벡터가 팔꿉관절의 각도에 따라 변하기 때문).
	손뒤침근	위팔뼈의 가쪽위관절융기(외측상과)와 자뼈의 뒤침근능선(회외근릉) 등이 이는곳이고, 노뼈의 몸쪽 앞면에 닿는다.
엎침근육	**원엎침근**	위팔뼈의 안쪽위관절융기와 자뼈의 몸쪽 앞면이 이는곳이고, 노뼈의 가쪽면에 닿는다.
	네모엎침근	자뼈의 먼쪽 앞면이 이는곳이고 노뼈의 먼쪽 앞면이 닿는곳인 깊은부분에 있는 근육이다.

손관절 · 손가락을 구성하는 뼈와 구조

손은 손목뼈, 손허리뼈, 손가락뼈로 구성되어 있고, 많은 관절로 이루어져 있다.

손의 활

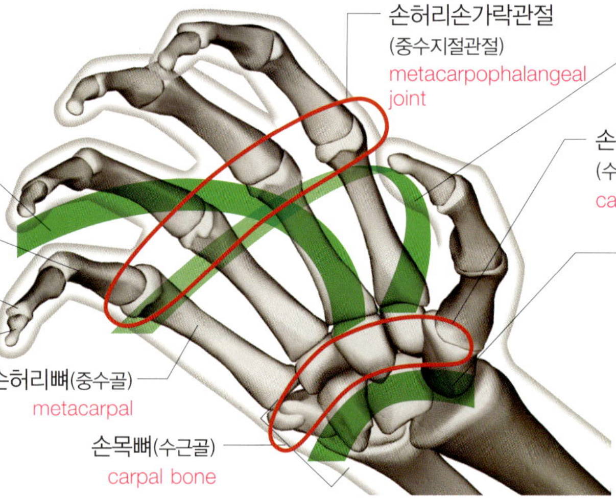

자연스런 상태에서 손은 전체가 오목한 모양이고, 손가락은 약간 굽혀져 있다. 이렇게 손바닥의 오목한 모양은 3개의 활로 구성되어 있다.

몸쪽가로손바닥활	정적이고 견고하며, 먼쪽에 위치한 일련의 손목뼈로 구성되어 있다.
먼쪽가로손바닥활	첫째~다섯째손허리손가락관절의 나열로 구성되며, 몸쪽활에 비해 가동성이 있다. 가동성이 있는 첫째와 넷째 · 다섯째손허리뼈가, 고정된 둘째 · 셋째손허리뼈를 중심으로 에워싸는 듯한 모양으로 되어 있다.
세로손바닥활	둘째 · 셋째손목손허리관절에서 시작해 손허리손가락관절을 지나, 손가락 끝까지의 나열로 구성되어 있다. 먼쪽에 위치한 손가락은 가동성이 높다.

손관절과 손가락의 뼈 · 관절 구조

손에는 8개의 **손목뼈**, 5개의 **손허리뼈**, 14개의 **손가락뼈**가 있다.

손관절은 **손목관절(노손목관절)**과 **손목뼈중간관절**로, 손목뼈의 몸쪽은 손배뼈 · 세모뼈 · 콩알뼈, 먼쪽은 큰마름뼈 · 작은마름뼈 · 알머리뼈 · 갈고리뼈로 이루어져 있다.

손목관절은 콩알뼈 외에 몸쪽의 손목뼈와 노뼈로, **손목뼈중간관절**은 콩알뼈 이외에 몸쪽과 먼쪽의 손목뼈로 구성되어 있다. 손목뼈보다 먼쪽에는 5개의 손허리뼈, 더 먼쪽에는 5개의 첫마디뼈, 4개의 중간마디뼈(엄지손가락 외), 5개의 끝마디뼈가 엄지손가락에서 새끼손가락까지 다섯 손가락의 뼈를 구성하고, 그것들이 5개의 **손목손허리관절**, 5개의 **손허리손가락관절**, 9개의 **손가락뼈사이관절**을 구성한다.

손관절과 손가락의 구조

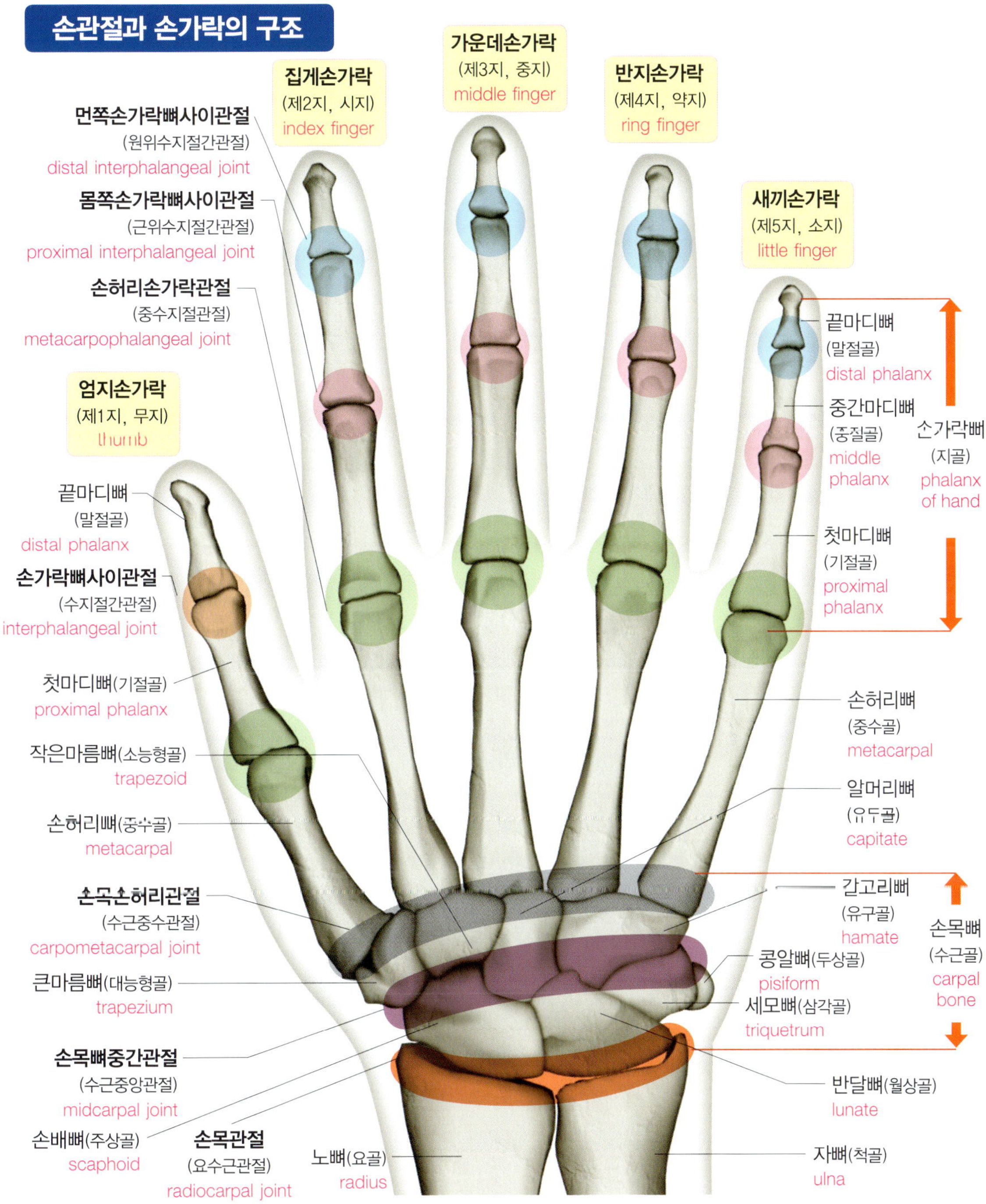

1

관련 지식 ▶ 손목관절(노손목관절)의 운동

손목관절(노손목관절)은 이축성 타원관절로, 두 방향 운동(손바닥굽힘 · 손등굽힘, 자쪽굽힘 · 노쪽굽힘)이 가능하다.

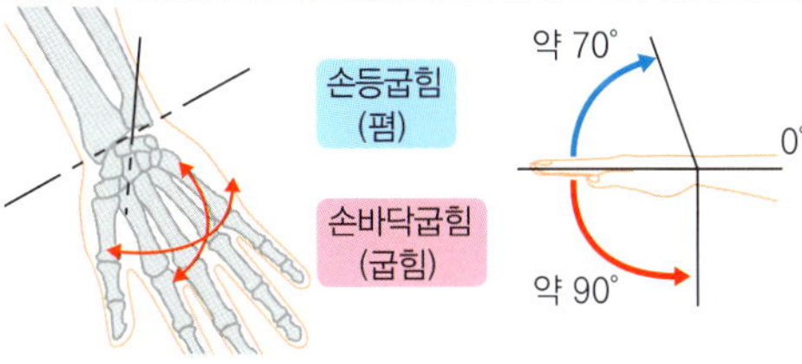

손관절에 작용하는 근육

손목관절(노손목관절)에 작용하는 근육은 주로 이는곳이 위팔뼈이며, 닿는곳이 손의 뼈이다.

손관절의 근육

[손바닥면]

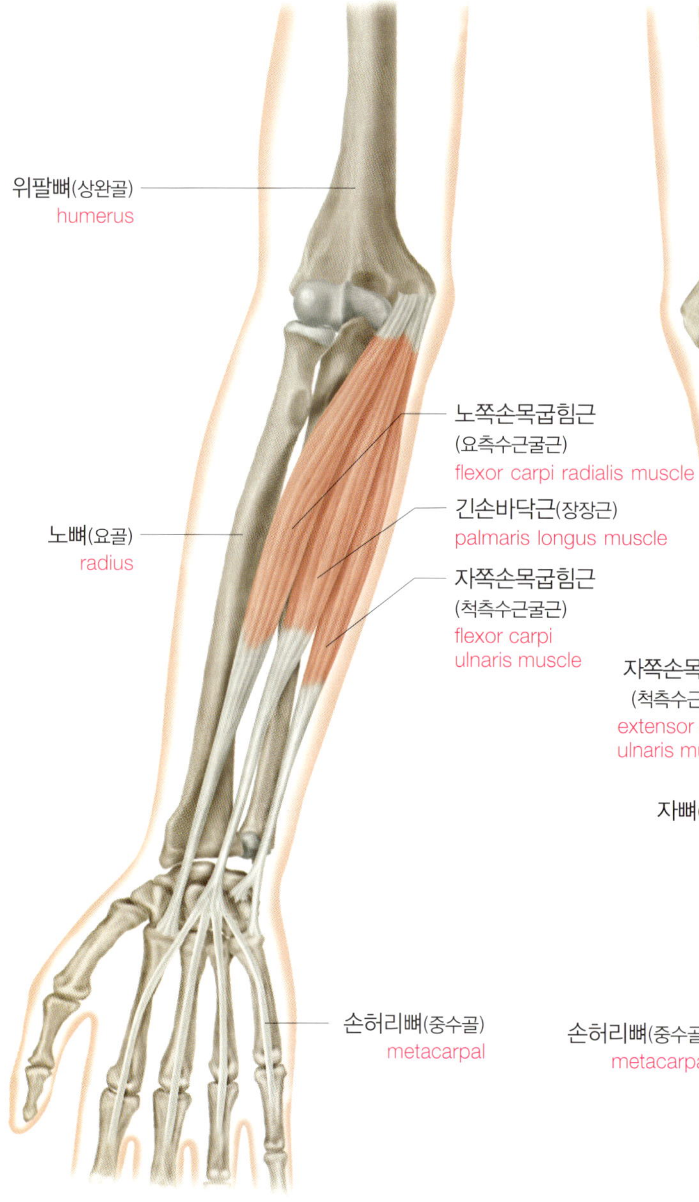

[손등면]

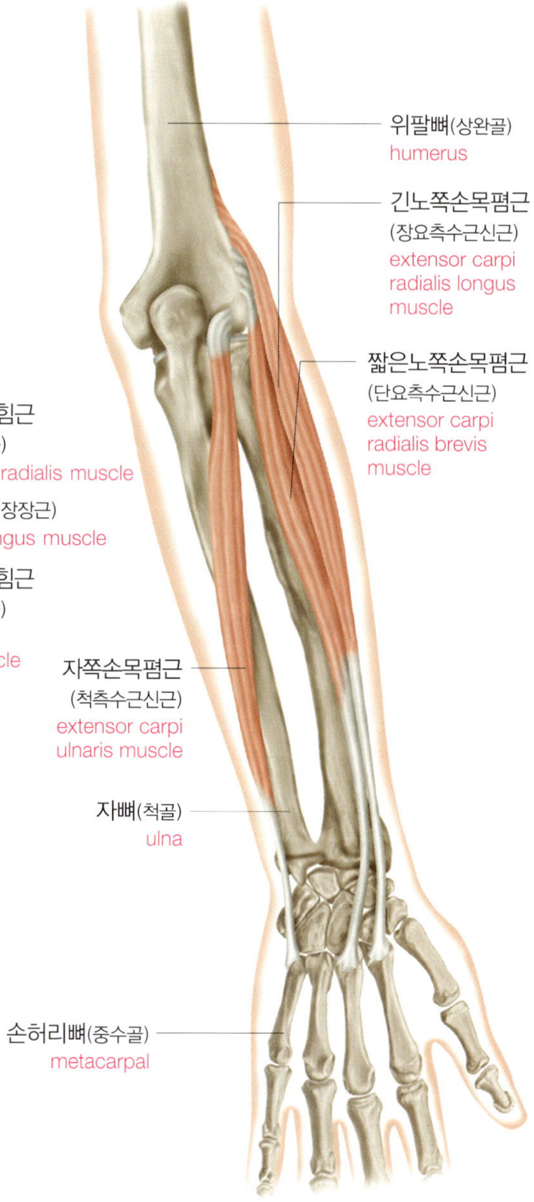

손관절의 움직임과 작용 근육

손바닥굽힘(굽힘)

손바닥면

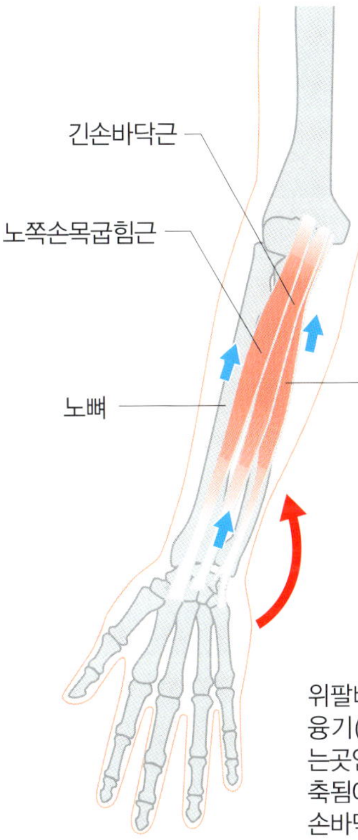

자쪽에 있는 굽힘근 · 폄근은 손관절을 자쪽굽힘하는 작용을 하기도 하고, 노쪽에 있는 굽힘근 · 폄근은 손관절을 노쪽굽힘하는 작용을 하기도 한다.

위팔뼈의 안쪽위관절융기(내측상과)가 이는곳인 굽힘근육이 수축됨에 따라 손관절이 손바닥굽힘된다.

손등굽힘(폄)

손등면

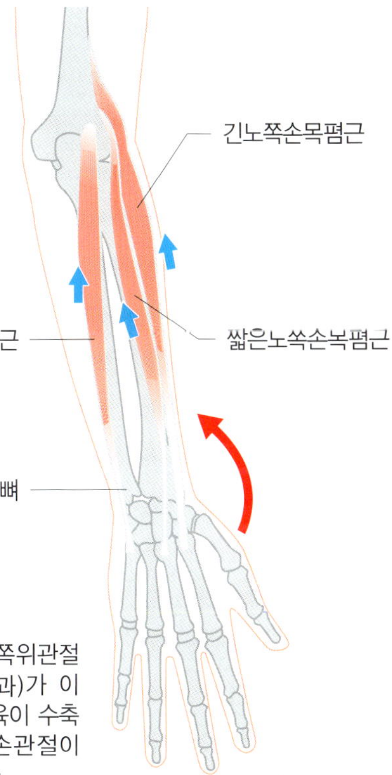

위팔뼈의 가쪽위관절융기(외측상과)가 이는곳인 폄근육이 수축됨에 따라 손관절이 손등굽힘된다.

손바닥굽힘(굽힘)근육	노쪽손목굽힘근, 자쪽손목굽힘근, 긴손바닥근. 이는곳은 주로 위팔뼈의 안쪽위관절융기.
손등굽힘(폄)근육	긴노쪽손목폄근, 짧은노쪽손목폄근, 자쪽손목폄근. 이는곳은 주로 위팔뼈의 가쪽위관절융기.

관련 지식 ▶ 손관절의 자쪽굽힘 · 노쪽굽힘에 작용하는 근육

자쪽굽힘

- 자쪽손목굽힘근
- 자쪽손목폄근

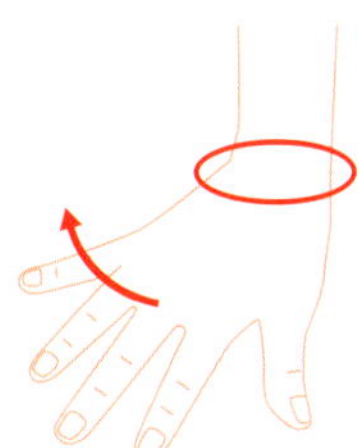

손목관절(노손목관절)

노쪽굽힘

- 긴노쪽손목폄근
- 짧은노쪽손목폄근
- 노쪽손목굽힘근

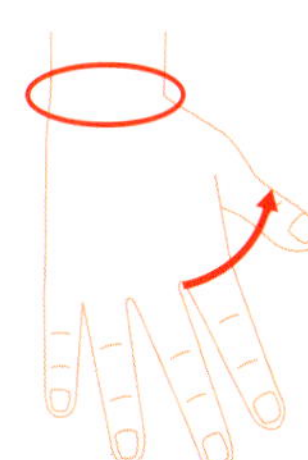

손목관절(노손목관절)

손가락에 작용하는 근육

손가락에 작용하는 근육은 그 수가 많고, 바깥기원근육과 자체기원근육으로 분류된다.

엄지손가락의 움직임과 작용 근육

운동 방향	기본 축과 각도	작용 근육
노쪽벌림	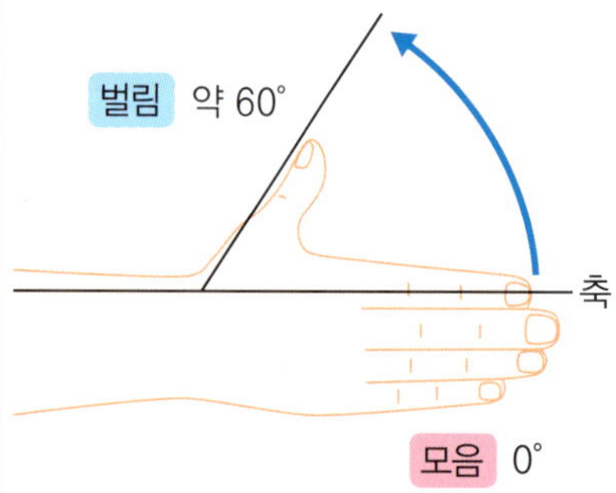	긴엄지폄근(장무지신근)–바깥기원근육 짧은엄지폄근(단무지신근)–바깥기원근육 긴엄지벌림근(장무지외전근)–바깥기원근육
자쪽모음		짧은엄지굽힘근(단무지굴근)–자체기원근육 엄지모음근(무지내전근)–자체기원근육
손바닥쪽벌림	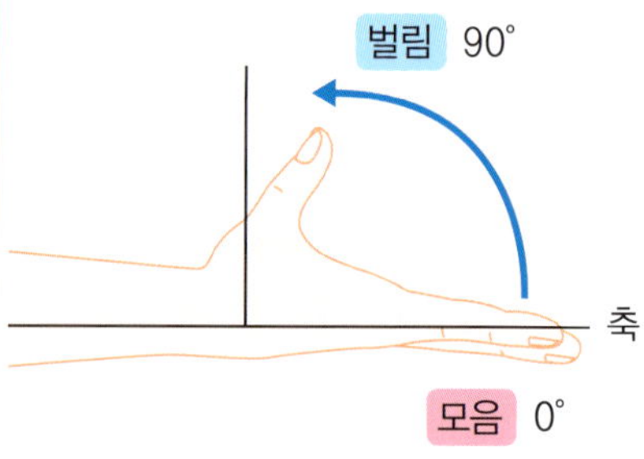	긴엄지벌림근(장무지외전근)–바깥기원근육 짧은엄지벌림근(단무지외전근)–자체기원근육
손바닥쪽모음		엄지모음근(무지내전근)–자체기원근육 짧은엄지굽힘근(단무지굴근)–자체기원근육
손허리손가락관절(MP관절)의 굽힘	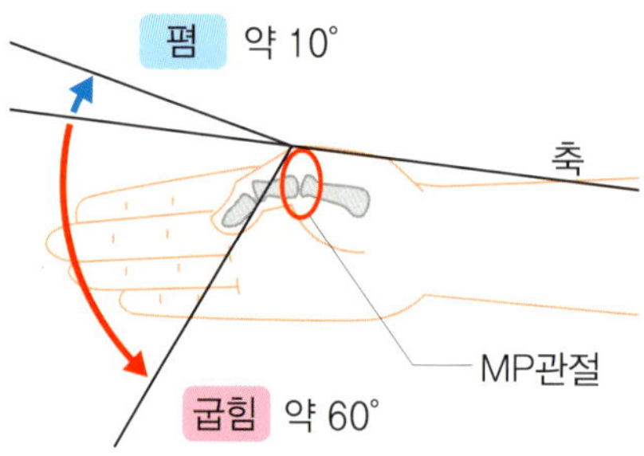	긴엄지굽힘근(장무지굴근)–바깥기원근육 짧은엄지굽힘근(단무지굴근)–자체기원근육
손허리손가락관절(MP관절)의 폄		긴엄지폄근(장무지신근)–바깥기원근육 짧은엄지폄근(단무지신근)–바깥기원근육
손가락뼈사이관절(IP관절)의 굽힘	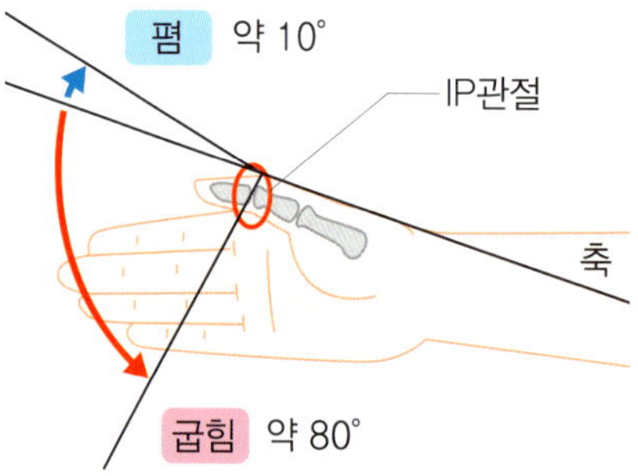	긴엄지굽힘근(장무지굴근)–바깥기원근육
손가락뼈사이관절(IP관절)의 폄		긴엄지폄근(장무지신근)–바깥기원근육 짧은엄지벌림근(단무지외전근)–자체기원근육

손가락에 작용하는 근육

이는곳이 위팔뼈(상완골), 자뼈(척골), 노뼈(요골)인 **바깥기원근육(외인근육, extrinsic muscle)**과 이는곳 · 닿는곳 모두 손뼈에 있는 **자체기원근육(내인근육, intrinsic muscle)**을 통해, 손가락은 재빠르고 정교한 움직임이 많고 복잡한 운동을 수행한다.

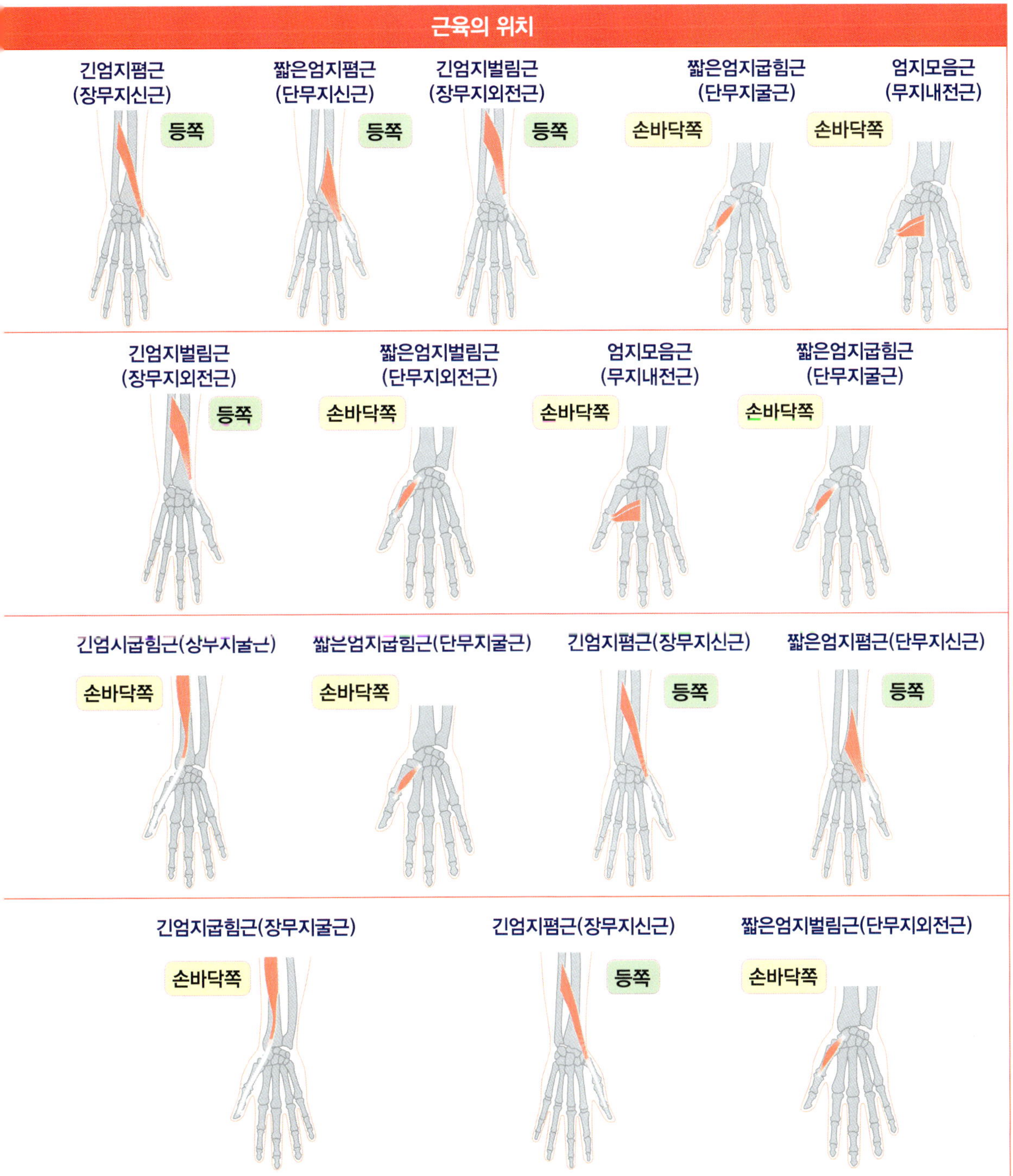

손가락의 움직임과 작용 근육

운동 방향	기본 축과 각도	작용 근육
벌림	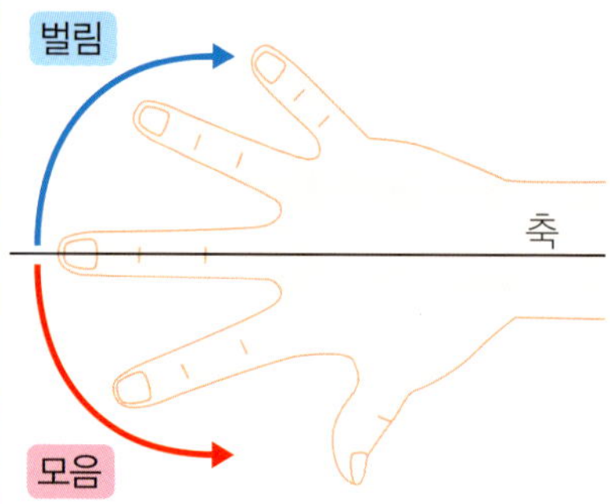	등쪽뼈사이근(배측골간근)–자체기원근육
모음		바닥쪽뼈사이근(장측골간근)–자체기원근육
손허리손가락관절(MP관절)의 굽힘	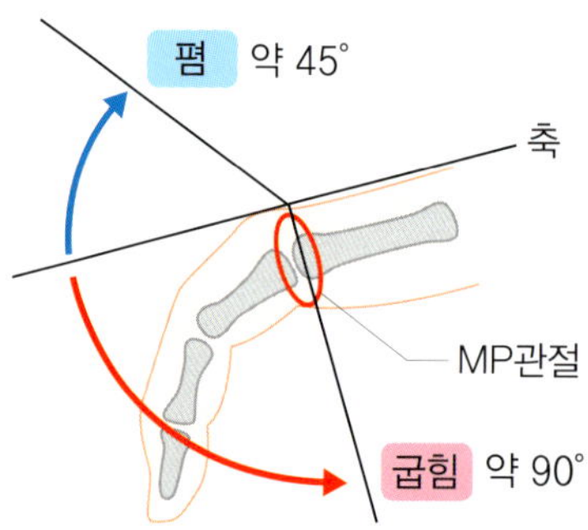	얕은손가락굽힘근(천지굴근)–바깥기원근육 깊은손가락굽힘근(심지굴근)–바깥기원근육 등쪽뼈사이근(배측골간근)–자체기원근육 바닥쪽뼈사이근(장측골간근)–자체기원근육 벌레근(충양근)–자체기원근육
손허리손가락관절(MP관절)의 폄		손가락폄근(지신근)–바깥기원근육 집게폄근(시지신근)–바깥기원근육 새끼폄근(소지신근)–바깥기원근육
몸쪽손가락뼈사이관절(PIP관절)의 굽힘	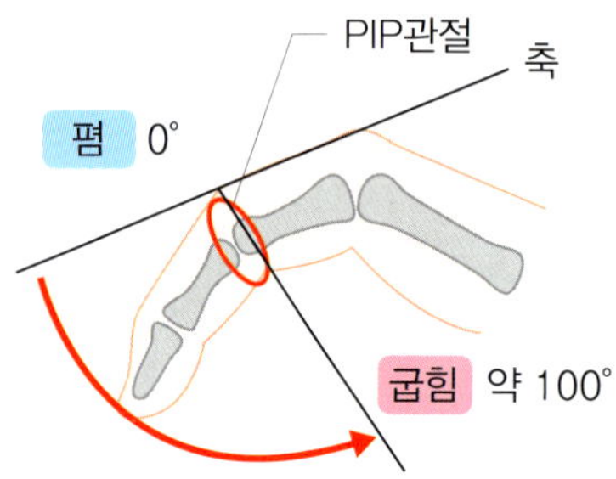	얕은손가락굽힘근(천지굴근)–바깥기원근육 깊은손가락굽힘근(심지굴근)–바깥기원근육
몸쪽손가락뼈사이관절(PIP관절)의 폄		손가락폄근(지신근)–바깥기원근육 등쪽뼈사이근(배측골간근)–자체기원근육 바닥쪽뼈사이근(장측골간근)–자체기원근육 벌레근(충양근)–자체기원근육 집게폄근(시지신근)–바깥기원근육 새끼폄근(소지신근)–바깥기원근육
먼쪽손가락뼈사이관절(DIP관절)의 굽힘	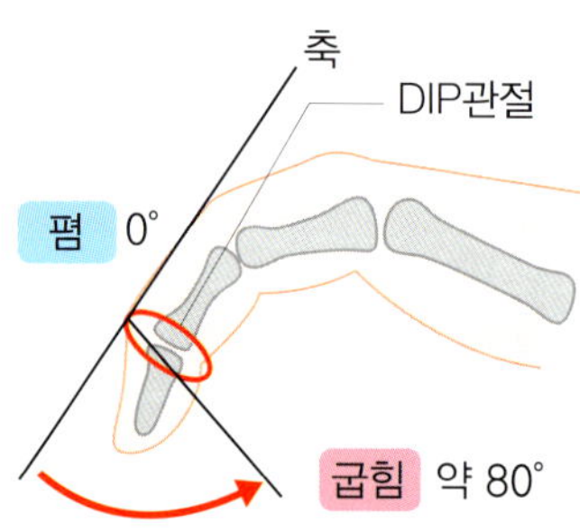	깊은손가락굽힘근(심지굴근)–바깥기원근육
먼쪽손가락뼈사이관절(DIP관절)의 폄		손가락폄근(지신근)–바깥기원근육 등쪽뼈사이근(배측골간근)–자체기원근육 바닥쪽뼈사이근(장측골간근)–자체기원근육 벌레근(충양근)–자체기원근육 집게폄근(시지신근)–바깥기원근육

근육의 위치

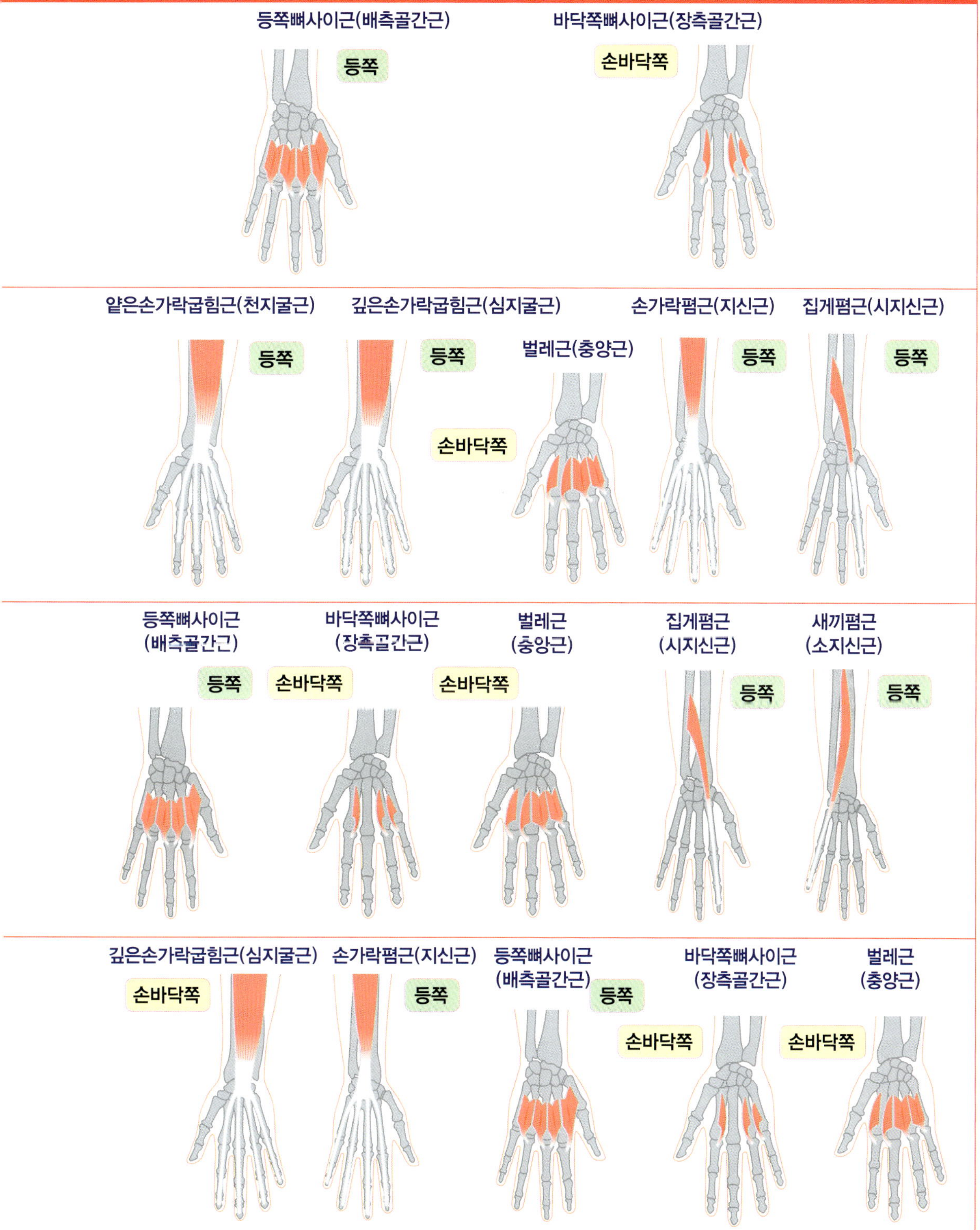
등쪽뼈사이근(배측골간근)
등쪽
바닥쪽뼈사이근(장측골간근)
손바닥쪽
얕은손가락굽힘근(천지굴근)
등쪽
깊은손가락굽힘근(심지굴근)
등쪽
벌레근(충양근)
손바닥쪽
손가락폄근(지신근)
등쪽
집게폄근(시지신근)
등쪽
등쪽뼈사이근
(배측골간근)
등쪽
바닥쪽뼈사이근
(장측골간근)
손바닥쪽
벌레근
(충양근)
손바닥쪽
집게폄근
(시지신근)
등쪽
새끼폄근
(소지신근)
등쪽
깊은손가락굽힘근(심지굴근)
손바닥쪽
손가락폄근(지신근)
등쪽
등쪽뼈사이근
(배측골간근)
등쪽
바닥쪽뼈사이근
(장측골간근)
손바닥쪽
벌레근
(충양근)
손바닥쪽

골반 · 엉덩관절을 구성하는 뼈와 구조

골반은 볼기뼈 · 엉치뼈 · 꼬리뼈로 구성되어 있으며, 엉덩관절은 볼기뼈절구와 넙다리뼈머리로 연결되어 있다.

골반 · 엉덩관절의 구조

[앞면]

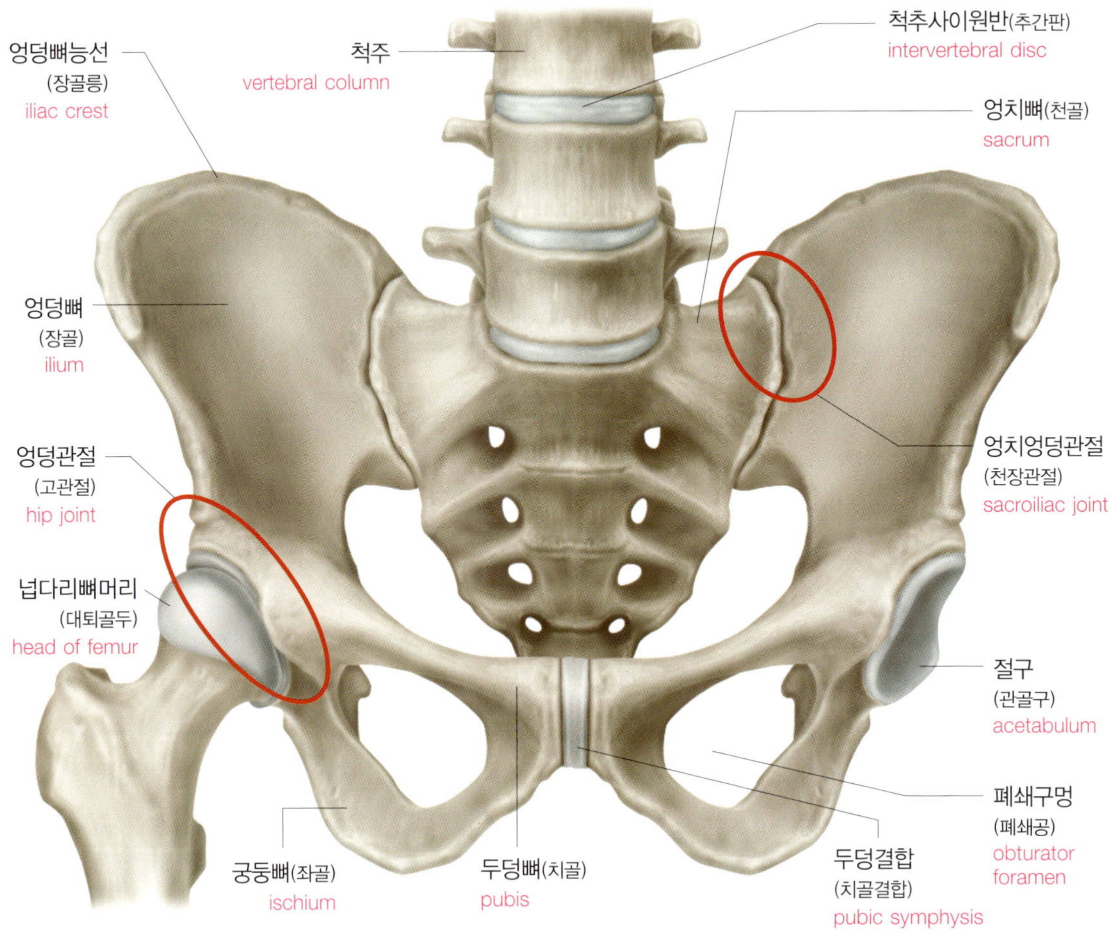

<table>
<tr><td rowspan="4">골반
그릇 모양의 뼈로, 성별에 따라 그 형태가 다르다. 남성의 골반은 폭이 좁고 세로로 길지만, 여성의 골반은 폭이 넓다.</td><td colspan="2">볼기뼈(관골) – 엉덩뼈, 궁둥뼈, 두덩뼈</td></tr>
<tr><td>볼기뼈의 앞쪽은 두덩결합(연골의 결합 부분)으로 연결되어 있다. 두덩결합에는 섬유연골성의 관절원반이 존재하고, 약간의 가동성이 있다.</td><td>볼기뼈의 뒤쪽은 엉치엉덩관절로 연결되고, 가동성이 거의 없다.</td></tr>
<tr><td colspan="2">엉치뼈</td></tr>
<tr><td colspan="2">꼬리뼈(미골)</td></tr>
</table>

[넙다리뼈의 윗부분]

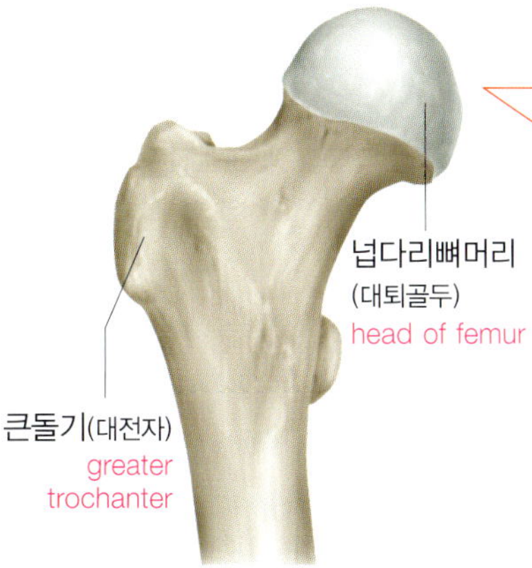

[단면도]

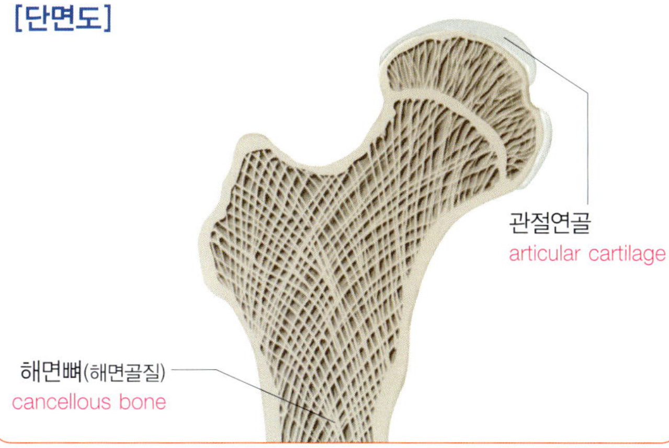

엉덩관절 절구관절(구관절)의 하나로, 절구처럼 오목한 관절이다.		
	볼기뼈절구	큰 컵 모양으로, 엉덩관절의 소켓 역할을 한다. 엉덩뼈, 궁둥뼈, 두덩뼈로 형성된다.
	넙다리뼈머리	인체에서 가장 강하고, 가장 긴 넙다리뼈(대퇴골)의 몸쪽 끝부분. 안쪽 그리고 약간 앞쪽으로 돌출되어 있다. 넙다리뼈목부위를 통해 넙다리뼈 몸통부위로 이어진다.

경사각과 전경각

이마면에서 넙다리뼈목부위와 뼈몸통부위가 이루는 각도는 120~130도이다. 이러한 각도를 **'경사각(neck-shaft angle, angle of inclination)'**이라고 한다. 비정상적인 경사각의 크기는 엉덩관절에서의 정렬(뼈 등의 위치 관계)을 불량하게 만들고, 엉덩관절의 마모나 탈구를 일으킬 수 있다[경사각이 작은 경우를 **안굽이엉덩관절(내반고, coxa vara)**, 큰 경우를 **밖굽이엉덩관절(외반고, coxa valga)**라고 함].

뼈머리는 수평면에서 보면 약간 앞쪽을 향하고 있는데, 정상은 10~30도[이러한 넙다리뼈목부위의 비틀림을 **'전경각(angle of anteversion)'**이라고 함]이지만, 소아기에는 이 각도보다 그 크기가 크다.

관련 지식 엉덩관절의 형태

엉덩관절은 뭇축성(다축성)의 절구관절(구관절)이다. 관절머리가 반구의 모양이며, 관절오목이 움푹 팬 부분을 형성하여 자유로운 운동을 가능하게 한다.

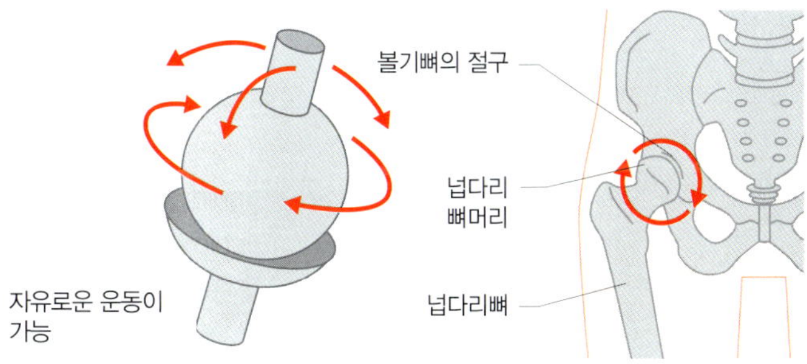

엉덩관절에 작용하는 근육

주로 넓적다리 앞면에 위치한 근육은 엉덩관절의 굽힘근육으로, 넓적다리 뒷면에 위치한 근육은 폄근육으로 작용한다.

엉덩관절의 움직임과 작용 근육

벌림

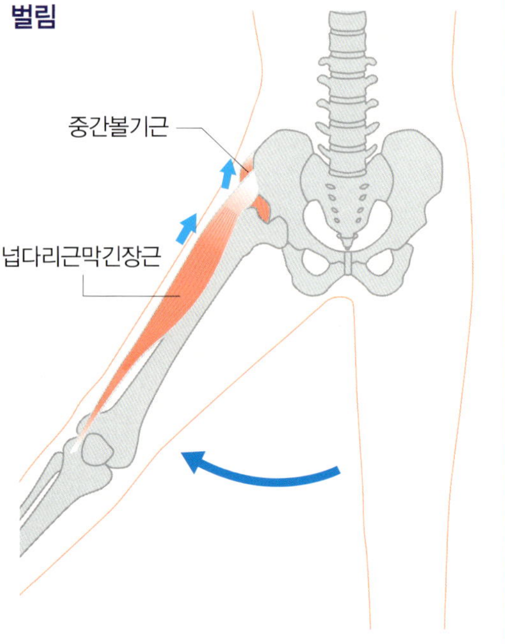

벌림근육
중간볼기근, 넙다리근막긴장근
벌림근육은 보행 시 디딤기(→ p.86) 단계에서 골반을 안정시키기 위해 중요한 역할을 한다.

모음

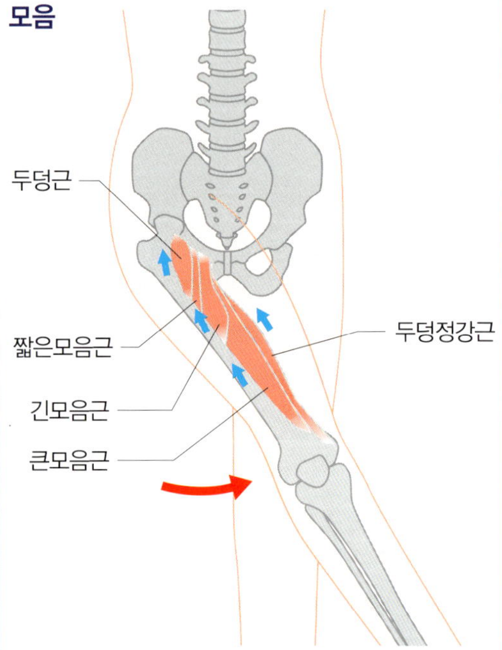

모음근육
큰모음근, 긴모음근, 짧은모음근, 두덩정강근, 두덩근
모음근육은 엉덩관절(고관절)이 굽힘된 상태에서는 폄근육으로, 폄된 상태에서는 굽힘근육으로 작용한다.

굽힘

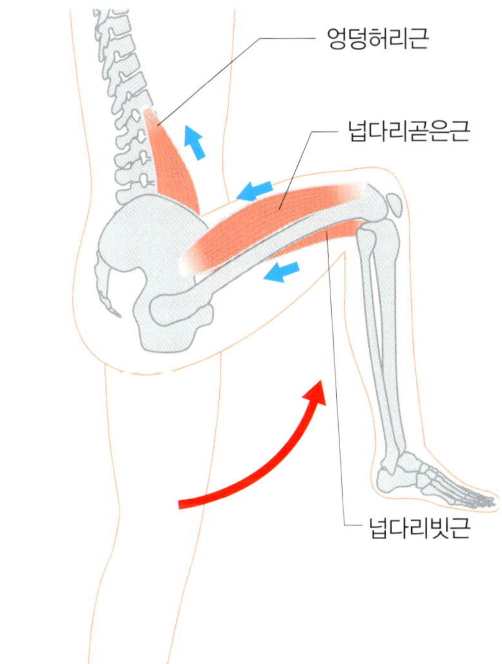

폄

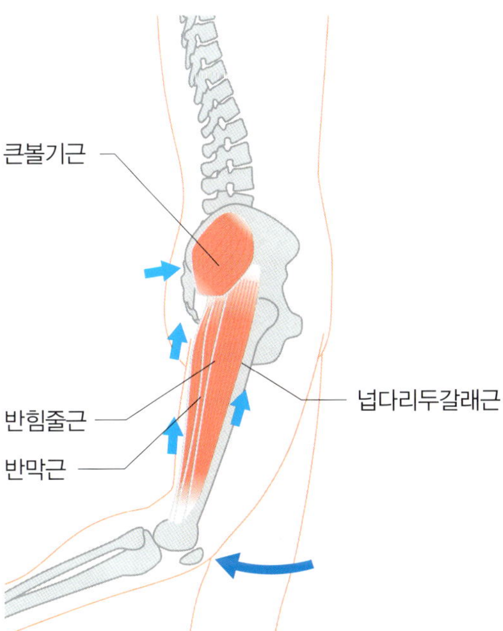

굽힘근육
엉덩허리근(큰허리근 · 엉덩근), 넙다리빗근, 넙다리곧은근
이관절근인 넙다리곧은근은 무릎관절의 폄근육이기도 하여, 무릎관절을 굽히는 것이 엉덩관절의 굽힘근육으로서 효율적으로 작용한다.

폄근육
큰볼기근, 넓적다리뒤근육 (넙다리두갈래근 · 반힘줄근 · 반막근)
이관절근인 넓적다리뒤근육은 무릎관절의 굽힘근육이기도 하여, 무릎관절을 펴는 것이 엉덩관절의 폄근육으로서 효율적으로 작용한다.

1

관련 지식 ▶ 이관절근의 작용

이관절근은 2개의 관절에 걸쳐 주행하는 근육을 말하고, 단관절근은 1개의 관절만을 주행하는 근육이다.

이관절근의 수축은 2개의 관절에 작용하기 때문에, 관절의 각도나 운동 패턴에 따라 작용 효율이 변한다.

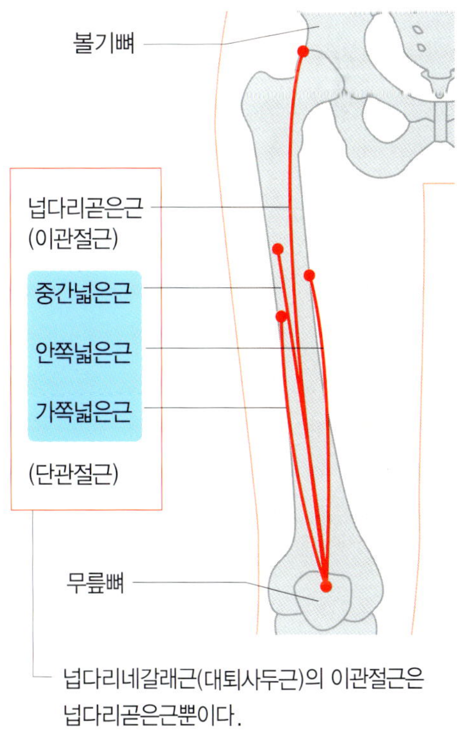

엉덩관절에 작용하는 근육

[앞면]

넓적다리 앞면에 위치하는 넙다리네 갈래근(대퇴사두근)은 넙다리곧은근 · 안쪽넓은근 · 가쪽넓은근 · 중간넓은근의 총칭이다.

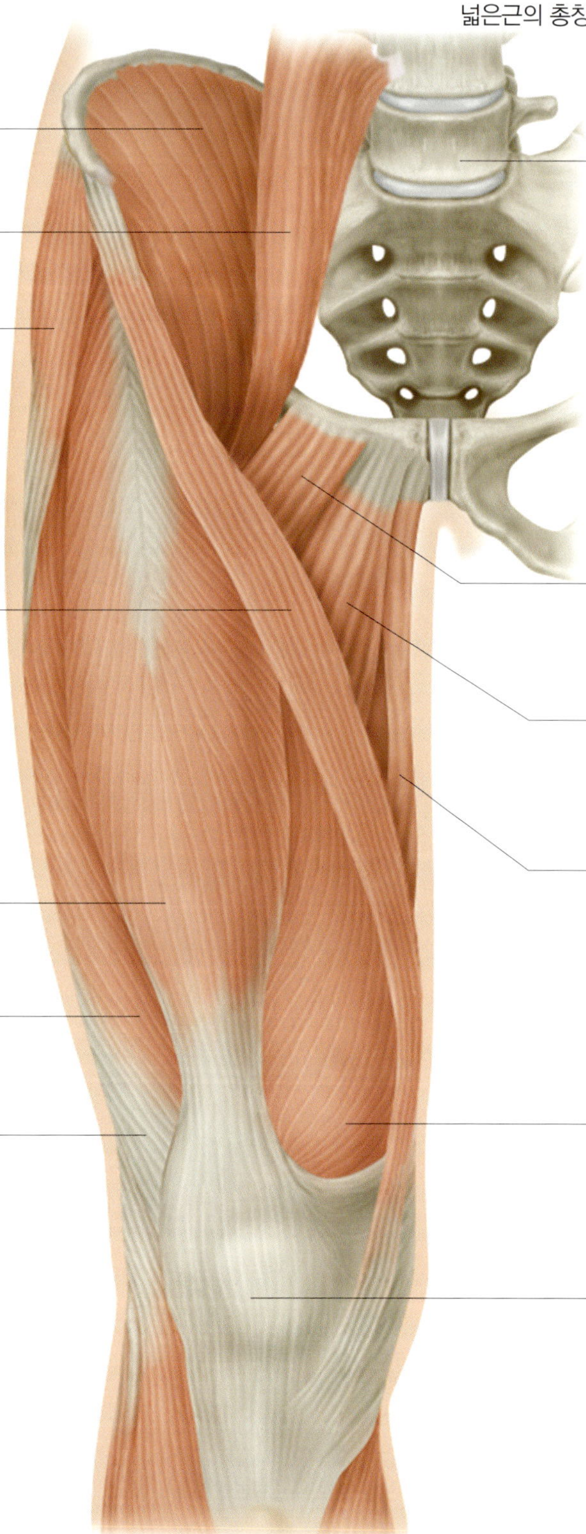

[뒷면]

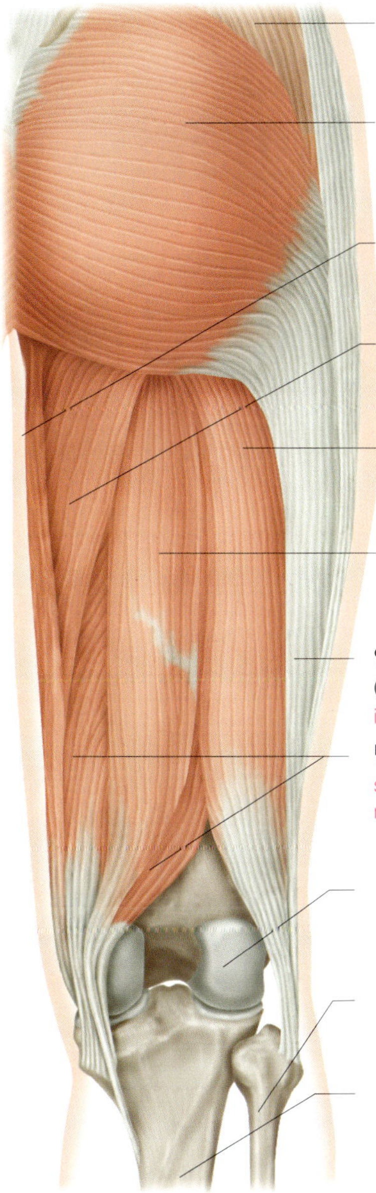

넓적다리 뒷면에 위치하는 넓적다리뒤근육(hamstring muscle)은 넙다리두갈래근 · 반힘줄근 · 반막근의 총칭이다.

1

깊은층의 근육
deep muscle

[뒷면]

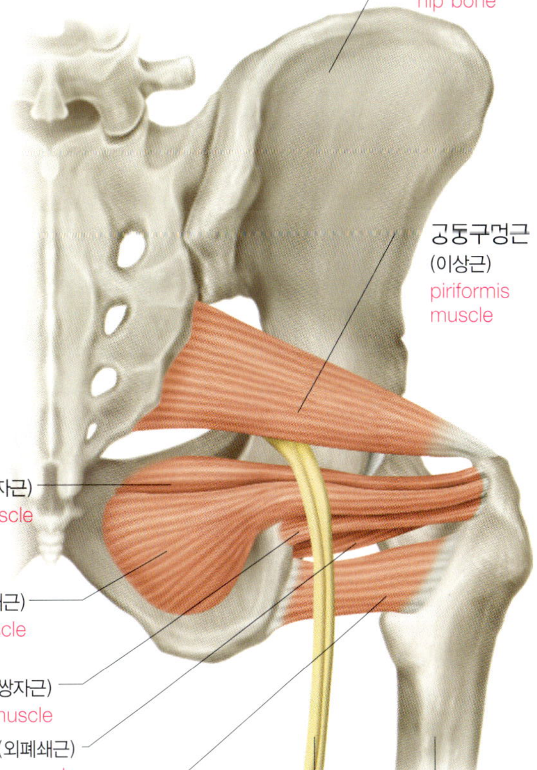

궁둥구멍근 · 위쌍동근 · 아래쌍동근 · 속폐쇄근 · 바깥폐쇄근 · 넙다리네모근은 깊은층에 위치한 여섯 가쪽돌림근육이고, 큰볼기근과 함께 엉덩관절의 가쪽돌림에 작용한다.

무릎관절을 구성하는 뼈와 구조

무릎관절의 안정성은 주로 관절반달과 인대에 의해 유지된다.

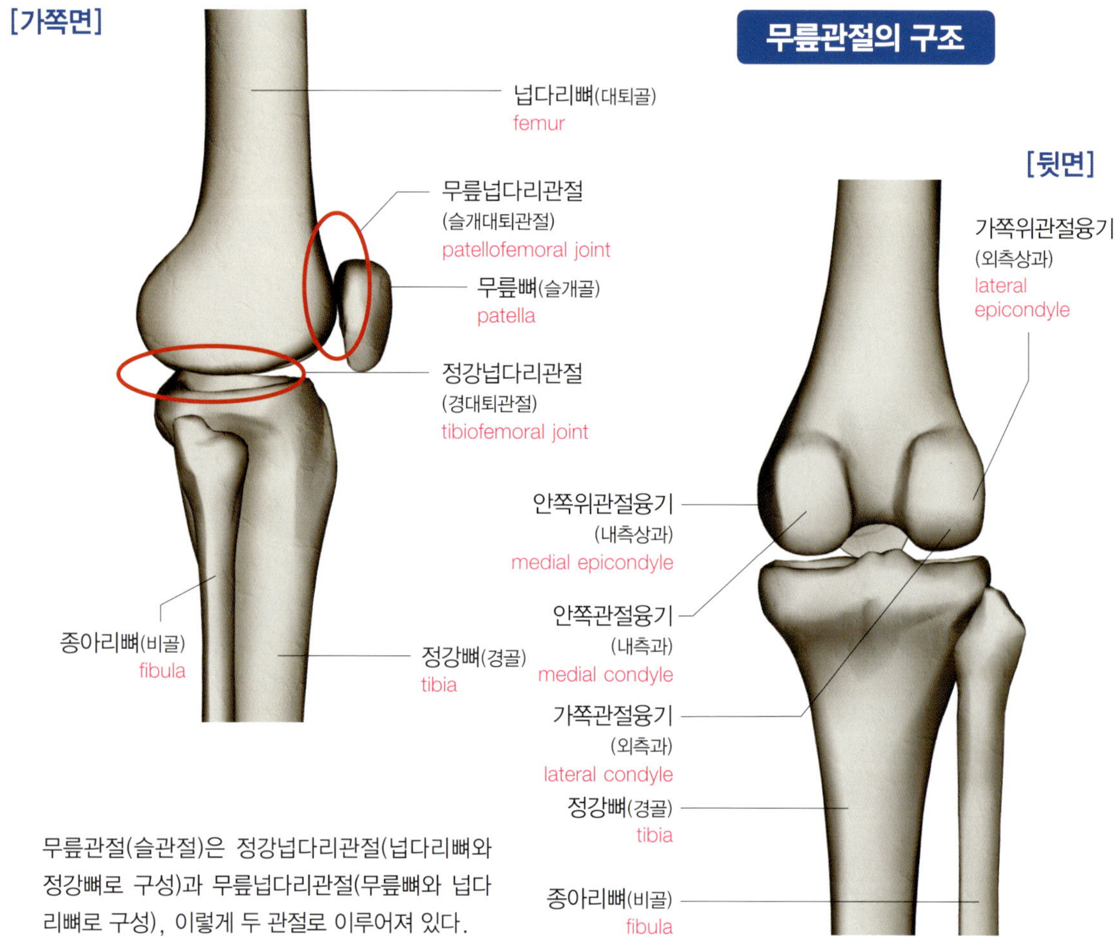

무릎관절(슬관절)은 정강넙다리관절(넙다리뼈와 정강뼈로 구성)과 무릎넙다리관절(무릎뼈와 넙다리뼈로 구성), 이렇게 두 관절로 이루어져 있다.

무릎관절의 특징

정강넙다리관절은 크고 볼록형인 넙다리뼈 관절융기(condyle of femur)와 평평하고 작은 정강뼈 관절융기(condyle of tibia)로 구성되어 있다. 넙다리뼈 관절융기의 관절면은 넓어, 무릎관절이 큰 굽힘 · 폄운동을 할 수 있게 한다.

무릎관절은 시상면에서 굽힘 · 폄운동이, 수평면에서 안쪽돌림 · 가쪽돌림운동이 가능하다. 그러나 무릎관절이 펴진 상태에서는 돌림운동이 제한된다.

다양한 동작을 할 때, 무릎관절이 단독으로 움직이는 경우가 드물고, 대부분 엉덩관절이나 발목관절과 협동으로 작용한다. 그리하여 무릎관절의 운동에 관여하는 근육은 엉덩관절이나 발목관절의 운동에도 관여하는 **이관절근**이 많다.

무릎관절의 인대 · 관절반달

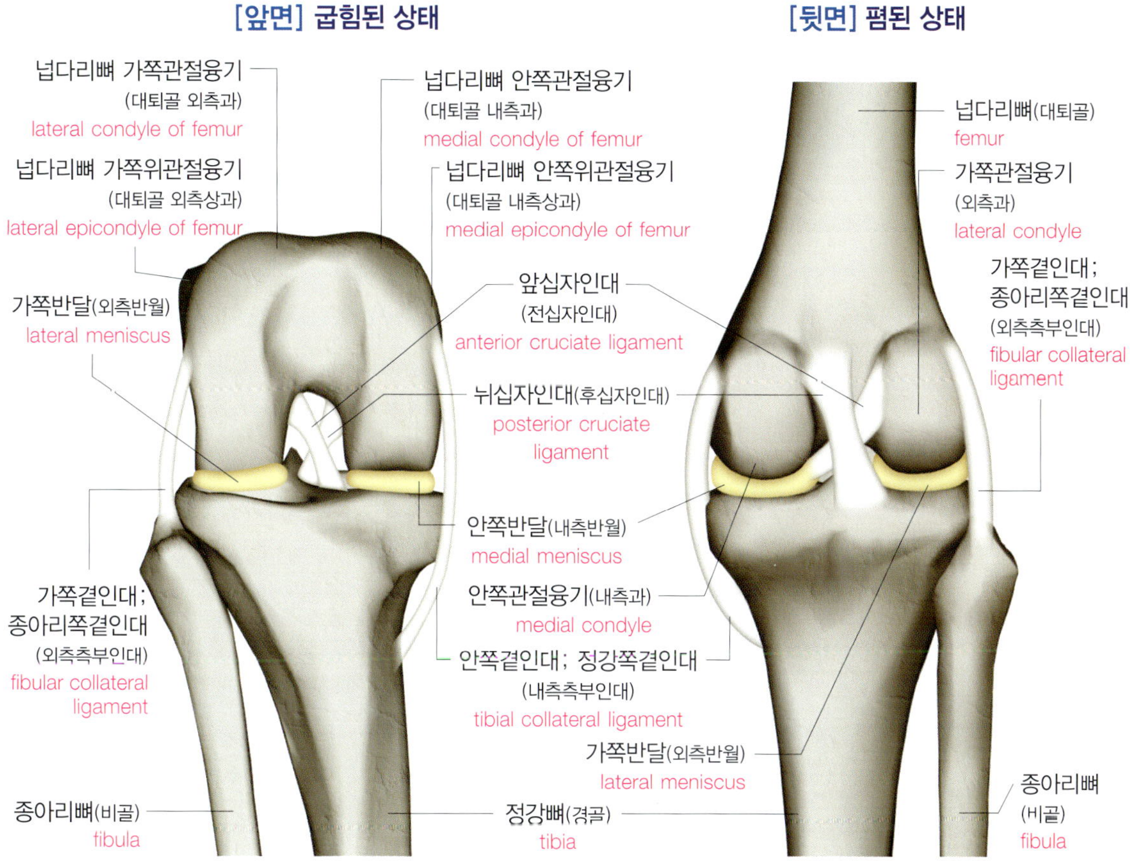

<table>
<tr><td rowspan="4">무릎관절의 안정성을 유지하는 구조
무릎관절은 뼈의 구조 상 지탱하는 힘이 약하다. 따라서 무릎관절의 안정성은 관절반달, 인대, 근육 등에 의해 유지된다.</td><td colspan="2">관절반달(관절반월, meniscus)</td><td>정강넙다리관절 사이의 안쪽과 가쪽에 있는 섬유성 연골조직으로 이루어진 원 모양의 판. 대부분 평평한 정강뼈의 관절면을 볼록한 넙다리뼈의 관절면에 들어맞게 하는 데 중요한 역할을 한다.</td></tr>
<tr><td rowspan="3">정강넙다리 관절을 지탱하는 인대</td><td>안쪽곁인대</td><td>밖굽음(외반: 이마면에서 종아리가 밖으로 움직임) 운동을 제지한다.</td></tr>
<tr><td>가쪽곁인대</td><td>안굽음(내반: 밖굽음과 반대로 움직임)운동을 제지한다.</td></tr>
<tr><td>십자인대</td><td>관절주머니(관절낭) 안에서 십자 모양으로 교차하듯 존재한다. 앞십자인대는 종아리가 앞쪽으로 움직이는 것을, 뒤십자인대는 종아리가 뒤쪽으로 움직이는 것을 제지한다.</td></tr>
</table>

무릎뼈의 구조와 기능

넙다리뼈와 함께 무릎넙다리관절을 형성하는 무릎뼈는 무릎관절의 폄 · 굽힘에 작용한다.

무릎뼈의 구조

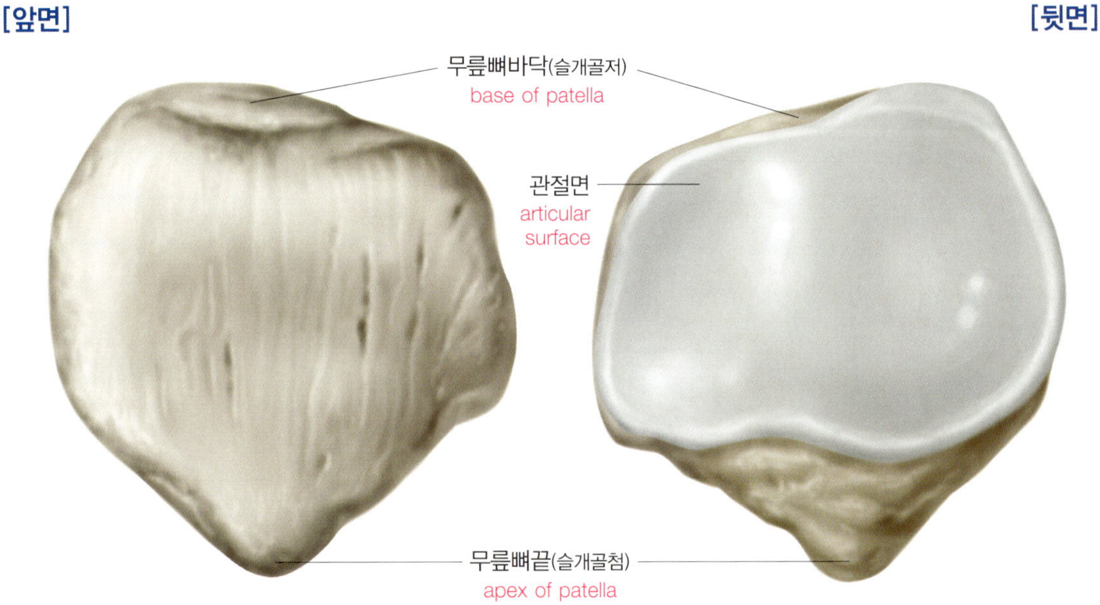

무릎뼈

인체에서 가장 큰 종자뼈(공 모양의 작은 뼈)이며, 편평한 역삼각형 모양의 뼈이다. 앞면은 볼록면이고, 뒤쪽의 관절면은 두꺼운 관절연골로 덮여 있다. 넙다리뼈의 무릎면과 함께 무릎넙다리관절(슬개대퇴관절)을 형성한다.

무릎뼈바닥	윗부분. 넙다리네갈래근힘줄이 부착되어 있고, 무릎인대는 무릎뼈끝과 정강뼈거친면(경골조면)을 연결하고 있다.
무릎뼈끝	아랫부분.

관련 지식 ▶ 무릎관절의 폄 기구

힘점이 받침점과 작용점 사이에 위치하는 3종 지레로, 크고 빠르게 움직일 수 있다. 신체에서 자주 쓰이는 지레의 원리 중 하나이다. 무릎관절(슬관절)이 받침점, 넙다리네갈래근의 부착부위인 정강뼈거친면이 힘점, 발부위가 작용점이다. 작용점인 발부위는 크고 빠르게 움직일 수 있다.

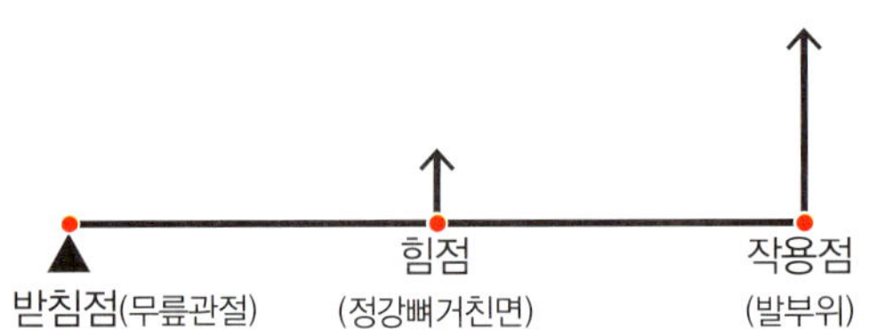

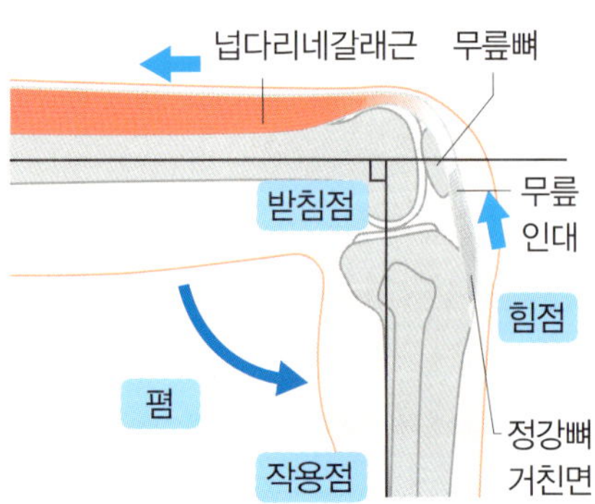

무릎뼈의 주변 구조

[앞면]

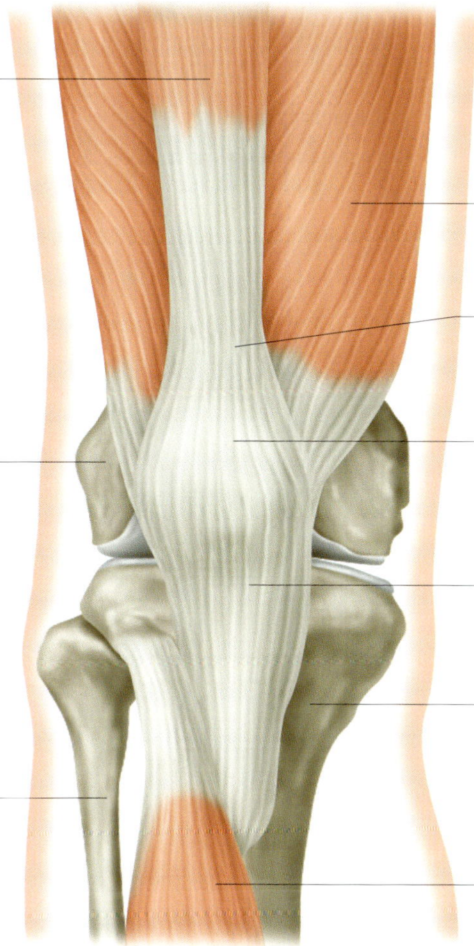

무릎관절의 폄과 무릎뼈

무릎관절을 폄으로써 무릎관절은 받침점이, 넙다리네갈래근의 부착부위인 정강뼈거친면은 힘점이, 발부위는 작용점이 된다. 작용점인 발부위에서는 큰 가동범위와 매우 빠른 속도가 발생하는데(지레 작용), 무릎뼈는 **넙다리네갈래근의 수축을 무릎관절의 폄 모멘트로 효율적으로 변환시키는 역할**을 담당하고 있다.

무릎뼈가 있어 넙다리네갈래근힘줄이 앞쪽으로 이동하기 때문에, **무릎인대가 정강뼈를 견인하는 힘의 방향을 보다 더 폄 방향으로 변화시키는 것**이다.

만일 무릎뼈가 없을 경우 같은 폄 토크를 발생시키려면 20% 이상 강하게 수축해야 하는데, 이는 근력이 20% 이상 저하되는 것과 같다.

무릎뼈가 없다고 가정하면 무릎인대가 정강뼈를 견인하는 힘의 방향이 정강넙다리관절(경대퇴관절)의 압박력을 높이는 방향으로 이동하여, 정강넙다리관절을 손상시킬 위험성도 높아진다.

넙다리네갈래근의 구조와 역할

넙다리네갈래근을 구성하는 4개의 근육은 무릎관절의 폄에 관여한다.

넙다리네갈래근의 구조

[앞면]

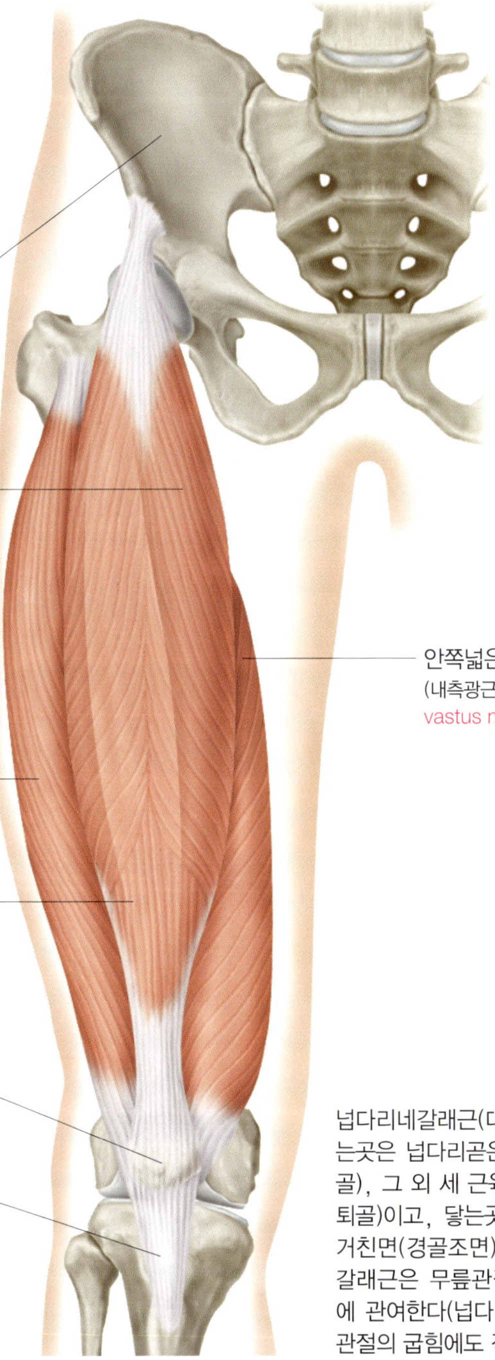

넙다리네갈래근(대퇴사두근)의 이는곳은 넙다리곧은근이 엉덩뼈(장골), 그 외 세 근육이 넙다리뼈(대퇴골)이고, 닿는곳은 모두 정강뼈 거친면(경골조면)이다. 넙다리네갈래근은 무릎관절(슬관절)의 폄에 관여한다(넙다리곧은근은 엉덩관절의 굽힘에도 작용함).

넙다리네갈래근의 작용

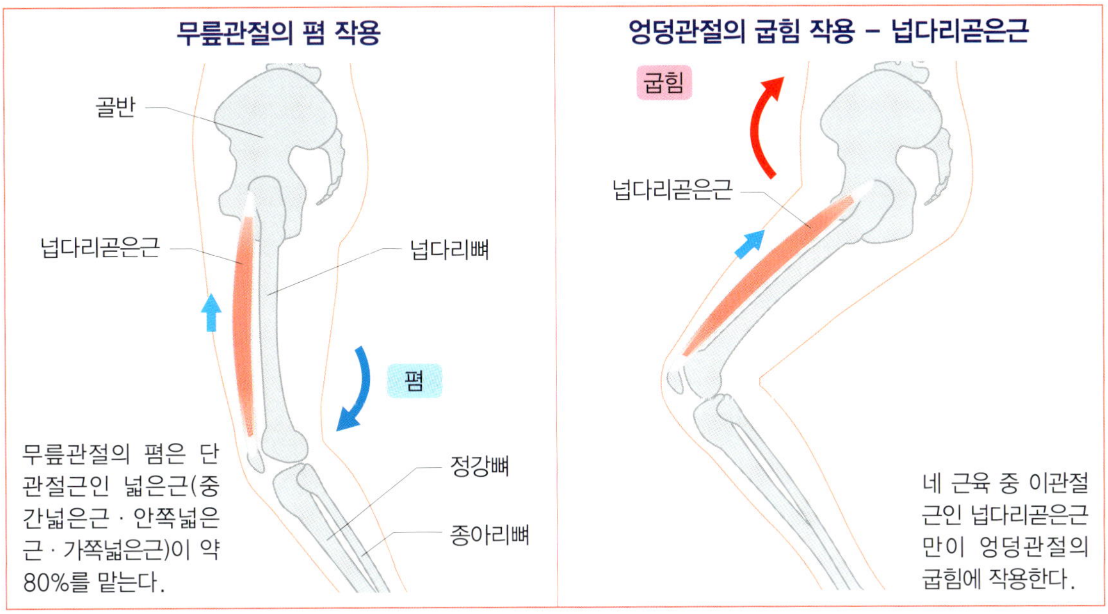

1

무릎관절의 폄에 관여하는 넙다리네갈래근

일상적인 동작에서 넙다리네갈래근의 역할을 체감하려면, 체중을 지탱하면서 무릎관절을 안정시키는 것을 보면 된다. 예를 들어, 의자에 앉을 쭈그려 앉을 할 때 무릎관절이 적절한 속도로 굽혀지도록 **편심성 수축**(eccentric contraction)을 한다.

넙다리네갈래근의 폄 근력은 무릎관절을 50도 정도 굽혔을 때 가장 강하게 발휘된다. 이 폄 근력은 폄 범위에서는 저하되지만, 굽힘 범위에서는 비교적 유지된다. 스쿼트(squat) 동작에서는 깊이 쭈그려 앉을수록 넙다리네갈래근의 근력이 필요한데, 이 근력에 의해 자세를 유지하는 것도 가능해진다. 깊이 쭈그려 앉는 동작에서는 무릎넙다리관절(슬개대퇴관절)의 압박력[무릎뼈 관절면과 넙다리뼈 융기사이오목(대퇴골 과간와)의 접촉압(contact pressure)]이 최대가 된다. 이 각도에서 무릎넙다리관절의 접촉 면적이 커지면 접촉압을 분산시켜 단위 면적당 접촉압이 과잉 상승하는 것을 막을 수 있다.

관련 지식 ▶ 넙다리곧은근(이관절근)의 수축 작용

이관절근인 넙다리곧은근은 엉덩관절의 굽힘근육이기도 하다. 공을 차는 것처럼 엉덩관절을 굽히고 무릎관절을 펴는 동작에서 넙다리곧은근은 강하게 수축하지만, 일어서는 것처럼 엉덩관절을 펴고 무릎관절을 펴는 동작에서는 그러한 수축이 억제된다.

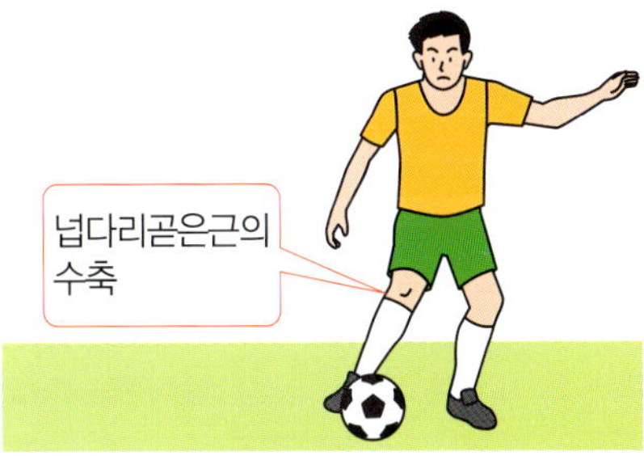

넓적다리뒤근육의 구조와 역할

세 근육의 총칭인 넓적다리뒤근육은 무릎관절을 굽히는 데 작용한다.

넓적다리뒤근육의 구조

[뒷면]

넙다리두갈래근의 이는 곳은 긴갈래가 궁둥뼈 결절 뒷면, 짧은갈래가 넙다리뼈 거친선 가쪽이고, 닿는곳은 모두 종아리뼈머리(비골두) 부근으로, 무릎관절을 굽히는 데 작용한다.

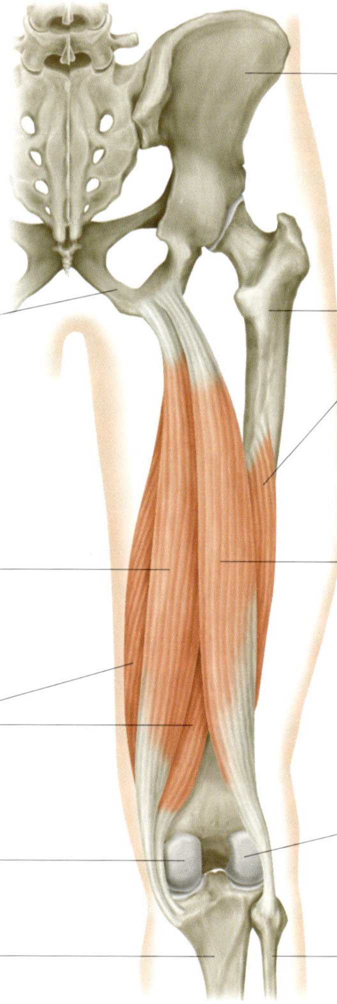

넓적다리뒤근육 (hamstring muscle) ham(허벅지 살, 오금) + string(현, 힘줄) 의 합성어		
	반힘줄근 / 반막근	넓적다리 뒤편 안쪽에 위치하는 안쪽넓적다리뒤근육. 무릎관절의 굽힘 · 안쪽돌림, 엉덩관절의 폄 작용을 한다.
	넙다리두갈래근 (긴갈래 · 짧은갈래)	넓적다리 뒤편 가쪽에 위치하는 가쪽넓적다리뒤근육. 무릎관절의 굽힘 · 가쪽돌림, 긴갈래는 엉덩관절의 폄 작용을 한다.

무릎관절의 돌림운동

무릎관절을 70~90도 굽힘한 상태에서는 무릎관절의 돌림운동이 쉽게 일어나는데, 무릎관절을 펴면 그 돌림운동의 중심은 무릎관절에서 엉덩관절로 이동한다. 그리고 완전히 편 상태의 무릎관절은 기계적으로 고정되어 있기 때문에, 자동적인 돌림운동은 거의 나타나지 않는다.

넓적다리뒤근육의 작용

무릎관절의 굽힘 작용

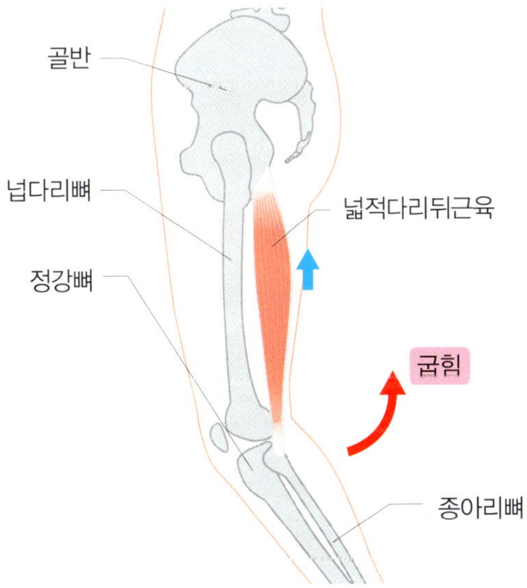

무릎관절이 완전히 펴진 부근에서 넓적다리뒤근육의 굽힘 근력은 가장 강하게 발휘된다. 무릎관절을 편 상태에서는 넓적다리뒤근육이 신장되고, 근육의 수축이 효율적으로 근력으로 발휘되기 때문이다. 무릎관절을 굽힘에 따라 넓적다리뒤근육의 굽힘 근력은 저하된다.
엉덩관절을 굽히면 넓적다리뒤근육은 더욱 신장되므로, 보다 강하게 무릎관절을 굽히는 데 작용한다.

엉덩관절의 폄 작용

엉덩관절의 폄은 넙다리뼈의 운동과 골반의 운동으로 일어나며, 중립 위치에서 약 20도 폄이 가능하다. 또한 90도 앉은 자세(좌위)에서 10도~20도 골반이 뒤로 기울어져 폄이 가능하다.

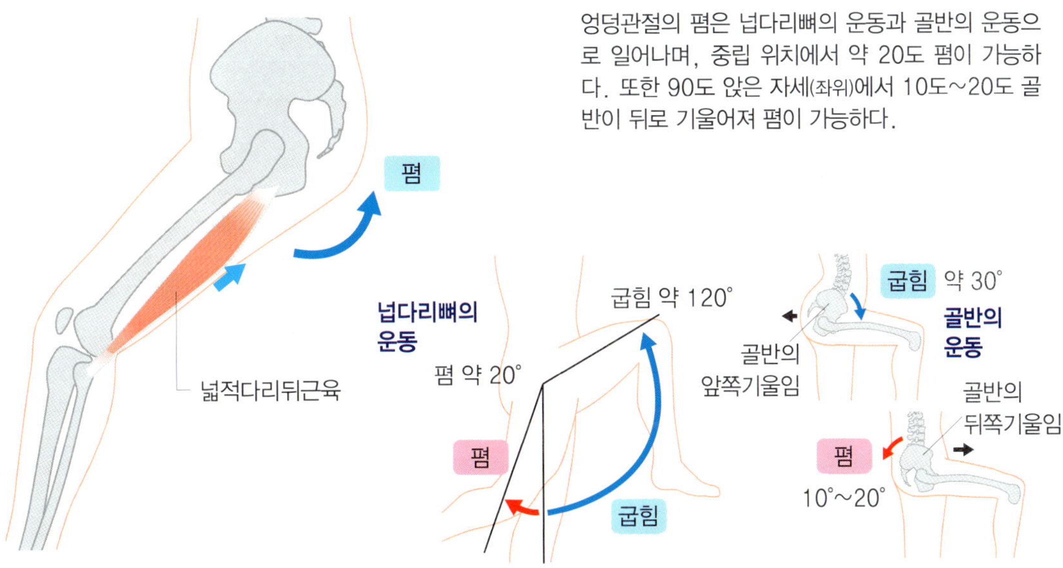

발목관절 · 발부위를 구성하는 뼈와 구조

발목관절부터 발부위 끝에는 많은 뼈가 존재하고, 관절을 형성하고 있다.

발부위의 구조

[윗면]

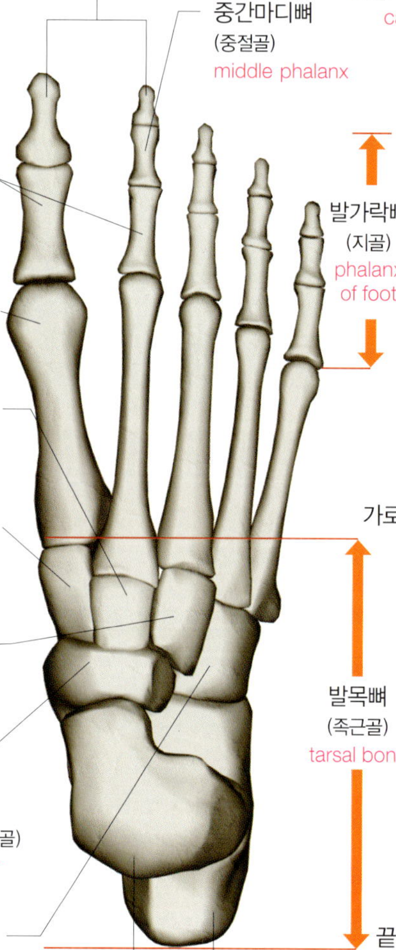

[가쪽]

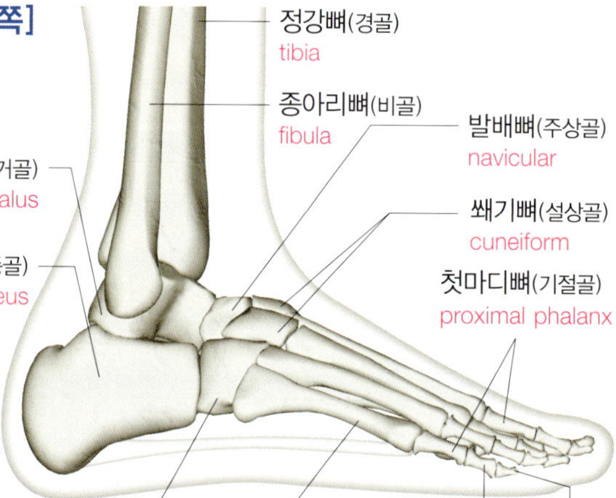

[안쪽]

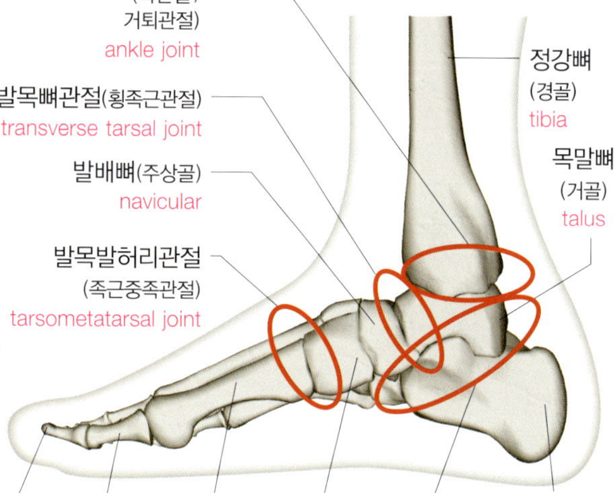

발부위의 뼈 발목관절보다 먼쪽의 뼈. 7개의 발목뼈, 5개의 발허리뼈, 14개의 발가락뼈.	**뒤발**	목말뼈, 발꿈치뼈(발목뼈 2개)
	중간발	발배뼈, 입방뼈, 안쪽 · 중간 · 가쪽쐐기뼈(발목뼈 2개)
	앞발	발허리뼈(5개), 첫마디뼈(발가락뼈 5개), 중간마디뼈(발가락뼈 4개), 끝마디뼈(발가락뼈 5개)
발부위의 관절	**발목관절**	정강뼈의 아래관절면과 안쪽복사(내과) 및 종아리뼈의 가쪽복사(외과)가 관절오목이고, 목말뼈의 윗면에 위치한 도르래가 관절머리인 관절. 목재를 이을 때의 '장붓구멍과 장부'와 같은 구조로, 목말뼈도르래(거골활차)의 너비는 앞쪽이 뒤쪽보다 넓다. 발목관절을 발등굽힘할 때는 이 앞부분이 딱 들어맞아 안정된 상태를 보이지만, 반대로 발바닥굽힘할 때는 뒷부분이 딱 들어맞아 느슨해진다. 주로 발바닥굽힘 · 발등굽힘운동을 한다.
	목말밑관절; 목말발꿈치관절	목말뼈의 아랫면과 발꿈치뼈의 위 앞면에 의해 형성된 관절. 앞 · 중간 · 뒤관절면 이렇게 세 부분으로 접합되어 있고, 주로 발부위의 엎침 · 뒤침운동에 관여한다.
	가로발목뼈관절	가쪽의 발꿈치입방관절(종입방관절: 발꿈치뼈와 입방뼈로 형성된 관절)과 안쪽의 목말발배관절(talonavicular joint, 목말뼈와 발배뼈로 이루어진 관절)로 구성된 관절.
	발목발허리관절	가로발목뼈관절의 먼쪽에 위치한 안쪽쐐기뼈와 첫째발허리뼈, 중간쐐기뼈와 둘째발허리뼈, 가쪽쐐기뼈와 셋째발허리뼈, 입방뼈와 넷째 및 다섯째발허리뼈로 형성된 관절.
	발허리뼈사이(중족간) · 발허리발가락(중족지절) · 발가락뼈사이(족지절간) 관절	발목발허리관절의 먼쪽에 있는 관절

* 발목관절의 안쪽에는 세모인대(삼각인대)라고 불리는 강력한 인대가 있고, 가쪽에는 가쪽곁인대(외측측부인대)가 존재한다(대부분의 발목염좌는 가쪽곁인대의 손상).

관련 지식 ▶ **'안쪽들림'과 '가쪽들림'**

발목관절부터 발부위의 운동은 삼차원의 운동축이 아니라, 빗축(oblique axis)에서 일어난다. 그러므로 '안쪽들림; 안쪽번짐(내번, inversion)'과 '가쪽들림; 가쪽번짐(외번, eversion)'이라는 특수한 용어로 운동을 표현한다. 안쪽들림은 발바닥굽힘 · 뒤침 · 모음운동, 가쪽들림은 발등굽힘 · 엎침 · 벌림운동이다.

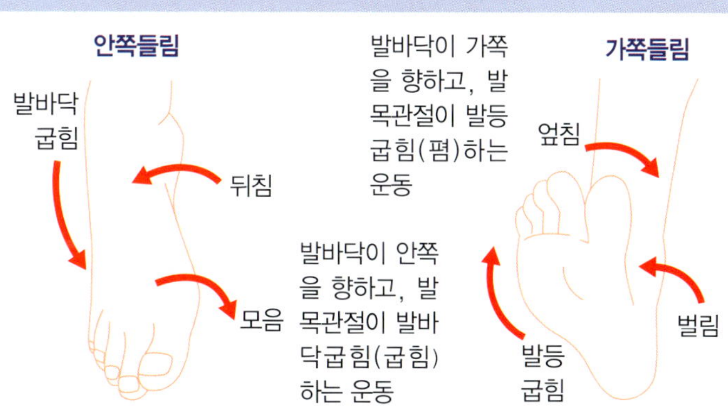

활의 구조와 특징

발부위에는 3개의 활이 존재하고, 발바닥널힘줄로 하중을 견기고, 충격을 흡수한다.

활의 구조

[안쪽세로발바닥활]

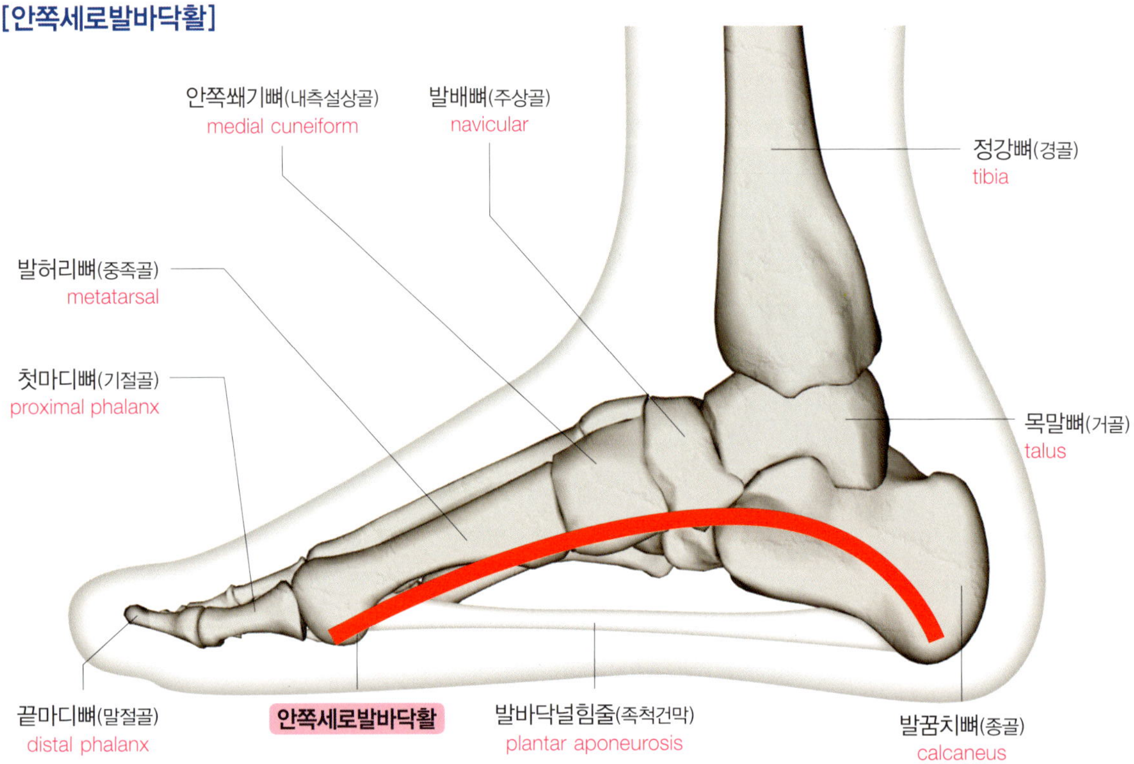

[가쪽세로발바닥활]

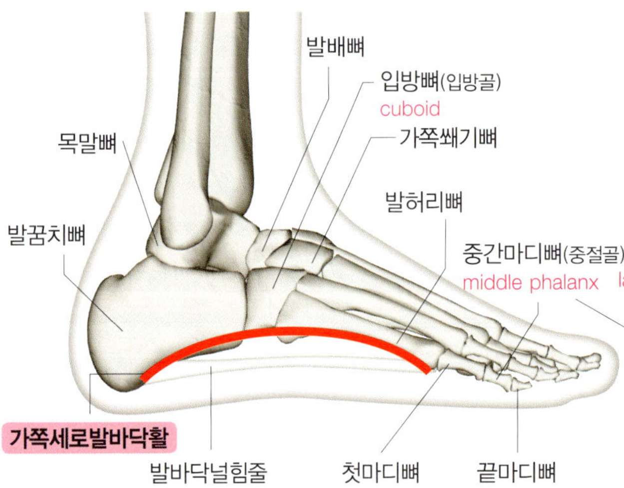

[가로발바닥활]

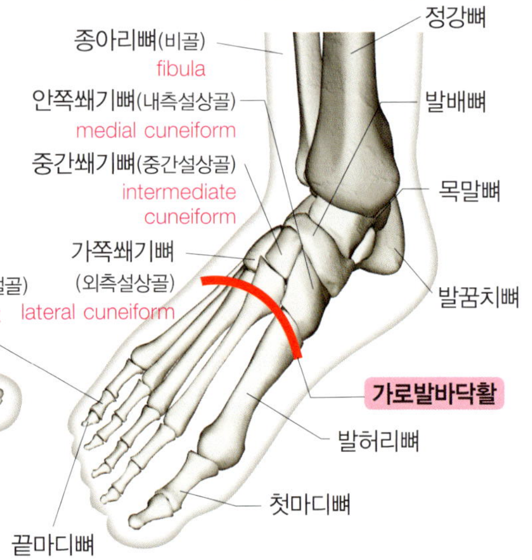

<table>
<tr><td rowspan="3">발부위의 활
발부위는 전체적으로 위쪽으로 솟아 있고, 약간 활 모양으로 굽은 형태이다. 부분적으로 3개의 발바닥활이 존재한다.</td><td>안쪽세로발바닥활</td><td>발꿈치뼈, 목말뼈, 발배뼈, 3개의 쐐기뼈, 첫째~셋째발허리뼈로 이루어진다. 이것들이 '활대'가 되고, 주로 발바닥널힘줄이 '활시위'가 되어 앞뒤를 연결하여 활을 형성한다.</td></tr>
<tr><td>가쪽세로발바닥활</td><td>발꿈치뼈, 입방뼈, 넷째 · 다섯째발허리뼈로 이루어진다. 구성 요소 자체가 쐐기처럼 되어 있다.</td></tr>
<tr><td>가로발바닥활</td><td>앞발의 발허리뼈머리 바로 뒤에 위치한다. 먼쪽발목뼈와 발허리뼈 바닥부위의 형태에 따라 구성된다.</td></tr>
</table>

안쪽세로발바닥활의 기능

발바닥에는 결합조직성의 섬유띠인 **발바닥널힘줄**이 있다. 발바닥널힘줄은 발꿈치뼈에서 발허리뼈머리 방향으로 주행하며, 첫째~다섯째첫마디뼈에 부착된다. 발바닥널힘줄은 뒤발의 발꿈치뼈와 앞발의 발허리뼈 이 2개의 들보를 잇는 연결봉 역할을 한다.

안쪽세로발바닥활은 **발바닥의 한가운데**를 형성하고, 기능적으로 가장 주목해야 할 활이며, 두 가지의 중요한 기능을 한다. 첫 번째는 '**트러스(truss) 구조**'로, 이는 하중을 실을 때 활이 낮아지면서 접지 면적을 크게 함으로써 충격을 완화시키는 구조이다. 두 번째는 '**윈들러스(windlass) 기구**'로, 이는 발허리발가락관절을 발등굽힘하면 발바닥널힘줄의 닿는곳이 앞쪽에서 말려 올라가므로, 활이 위로 올라가 발부위의 강성을 증가시킨다. 보행 시 앞발부위로 밀기(push off)를 효과적으로 시행하는 기구이다.

관련 지식 ▶ 발바닥널힘줄의 역할

서 있을 때 발부위에 가해지는 압력은 발꿈치부위가 약 60%, 앞발이 약 28%, 발허리부위가 약 8%이다. 발부위에 가해지는 힘은 안쪽세로발바닥활을 사이에 두고 앞뒤로 분산되지만, 충격을 흡수하는 작용의 주체는 발바닥널힘줄의 스프링 작용이다.

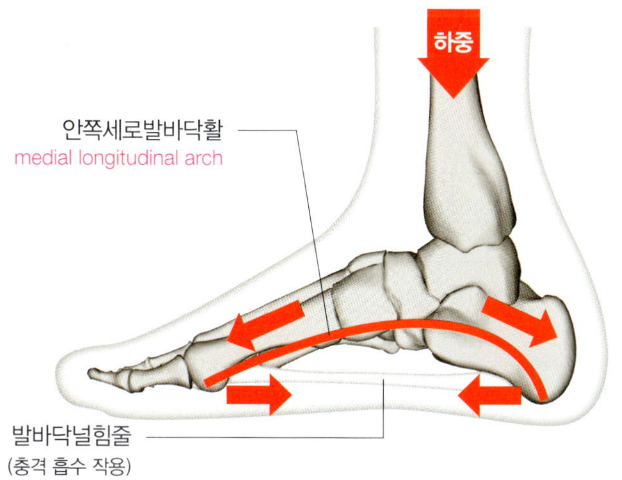

발부위에 작용하는 근육

바깥기원근육은 발목관절의 몸쪽에 이는곳이 있는 근육이고, 자체기원근육은 발부위에 이는곳이 있는 근육을 말한다.

발부위의 바깥기원근육

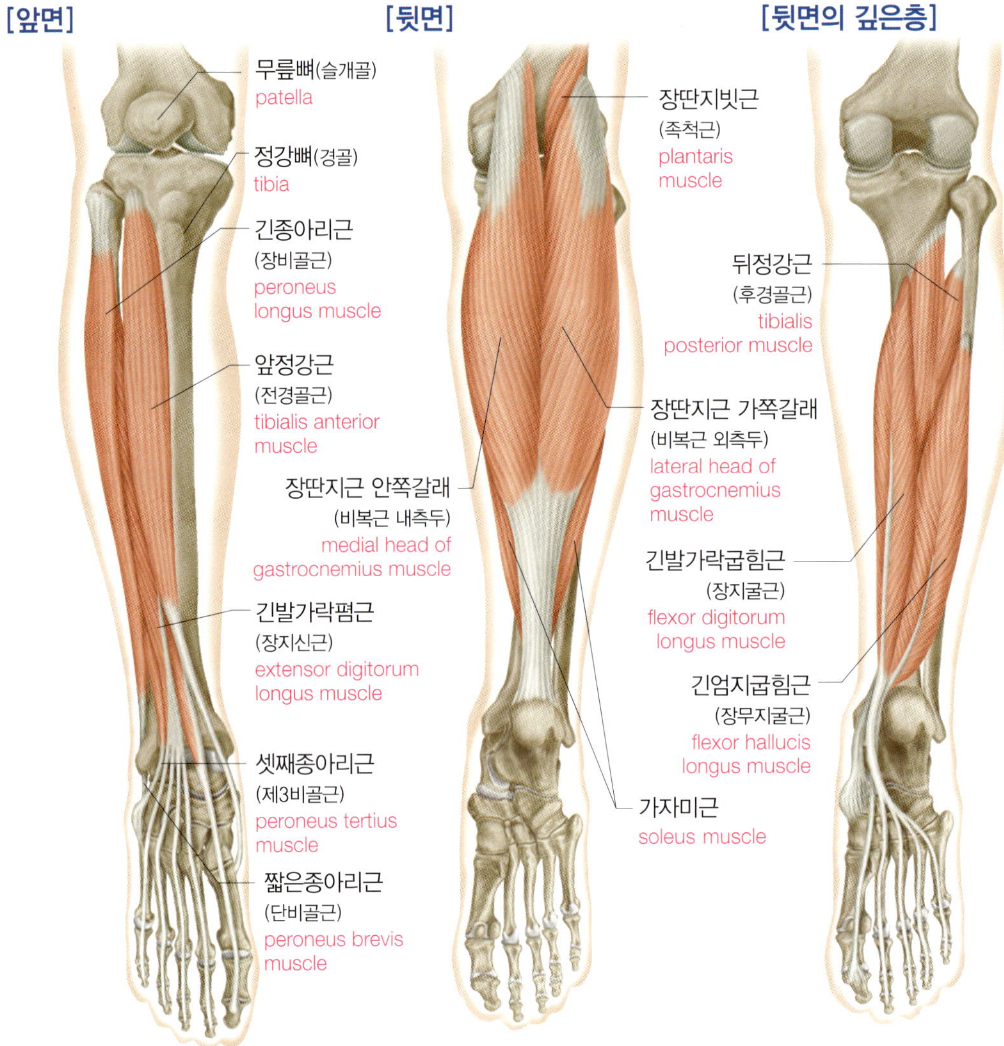

관련 지식 목말밑관절(목말발꿈치관절)의 운동

목말밑관절은 목말뼈(거골)의 아랫면과 발꿈치뼈(종골)의 위앞면으로 구성된 관절이다. 주된 운동은 모음(내전) · 벌림(외전), 엎침(회내) · 뒤침(회외)이다. 일반적으로 뒤침이 엎침보다, 벌림이 모음보다 가동범위가 크다.

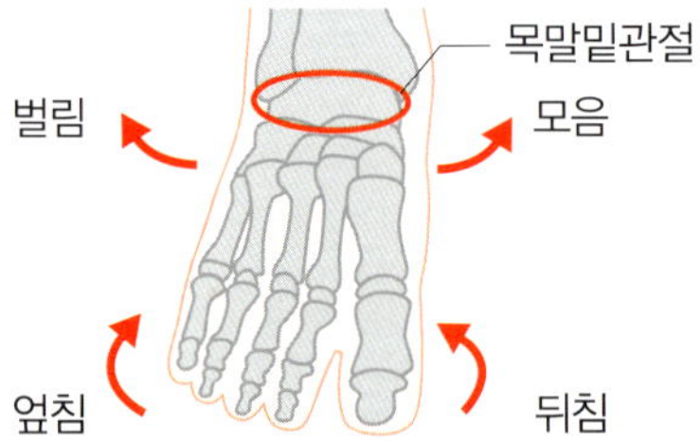

발부위의 바깥기원근육	구분	근육 및 설명
발부위의 바깥기원근육 바깥기원근육은 발목관절보다 몸쪽에 이는곳을 가진 근육.	**발목관절의 발등굽힘근육**	**앞정강근, 긴발가락폄근, 셋째종아리근** 앞정강근이 단독으로 작용하면 목말밑관절에서는 뒤침 · 모음에 작용한다. 그리고 긴발가락폄근은 둘째~다섯째발가락의 발등굽힘에 작용한다.
	발목관절의 발바닥굽힘근육	**장딴지근, 가자미근, 장딴지빗근** 장딴지근은 안쪽갈래와 가쪽갈래로 구성되며 가자미근과 아울러 장딴지세갈래근이라 불린다. 이 근육들은 먼쪽에서 합류하여, 발꿈치힘줄(아킬레스힘줄)을 형성하고 발꿈치뼈의 뒷부분에 닿는다.
	발의 안쪽들림에 작용하는 근육	**뒤정강근, 긴발가락굽힘근, 긴엄지굽힘근**
	발의 가쪽들림에 작용하는 근육	**긴종아리근, 짧은종아리근, 긴발가락폄근**

1

발부위의 움직임과 바깥기원근육

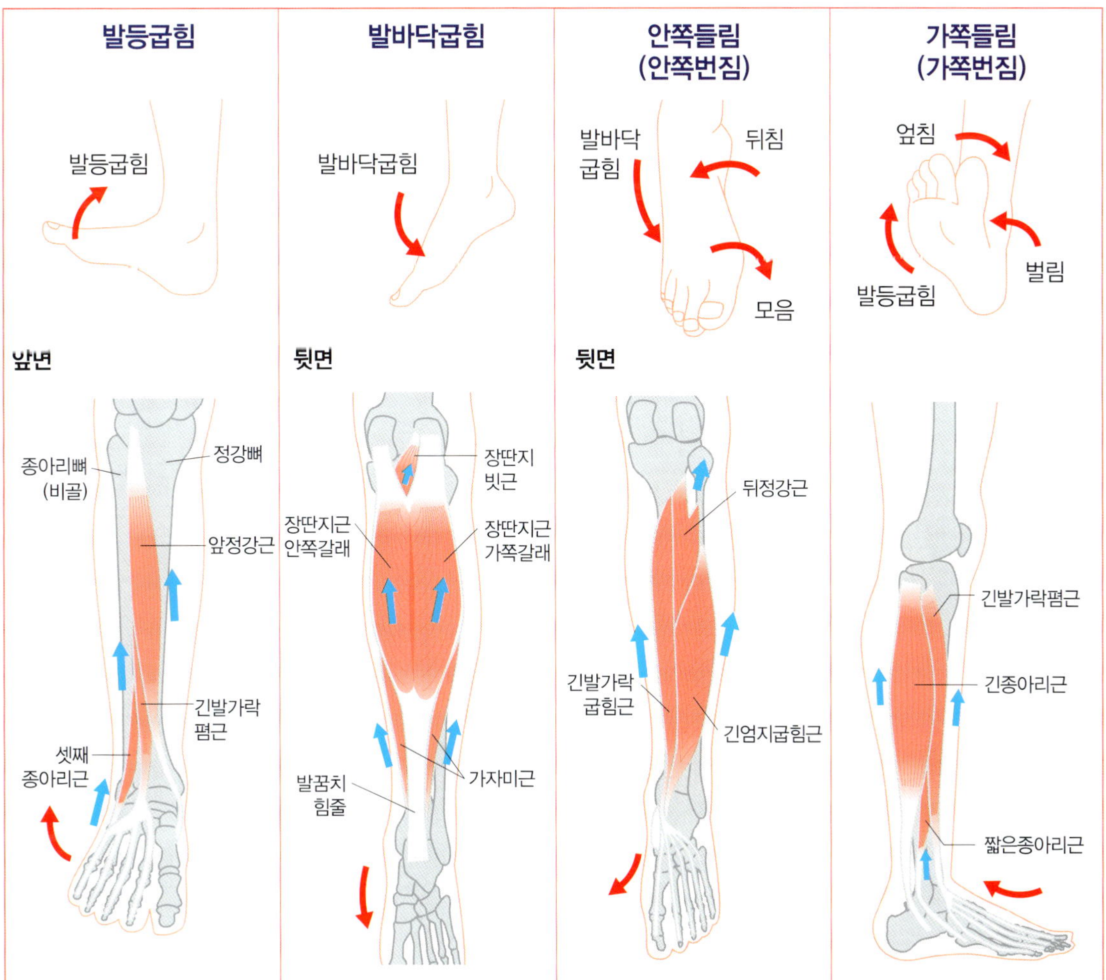

발가락의 움직임과 작용 근육

부위	관절의 운동 방향	기본 축과 각도	작용 근육
엄지발가락	발허리발가락관절(MP관절)의 굽힘	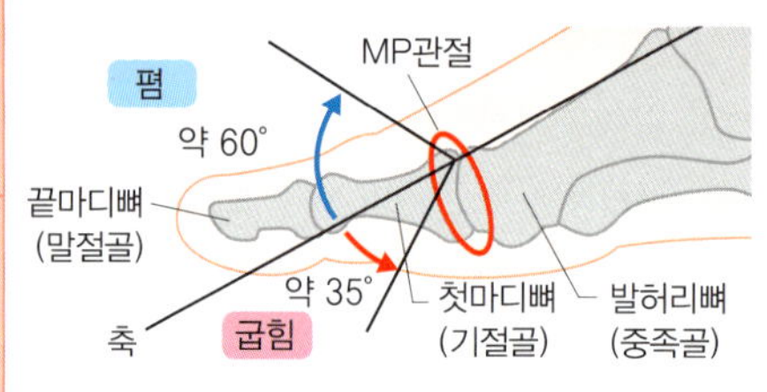	엄지벌림근(무지외전근) 짧은엄지굽힘근(단무지굴근)
엄지발가락	발허리발가락관절(MP관절)의 폄		긴엄지폄근(장무지신근)
엄지발가락	발가락뼈사이관절(IP관절)의 굽힘	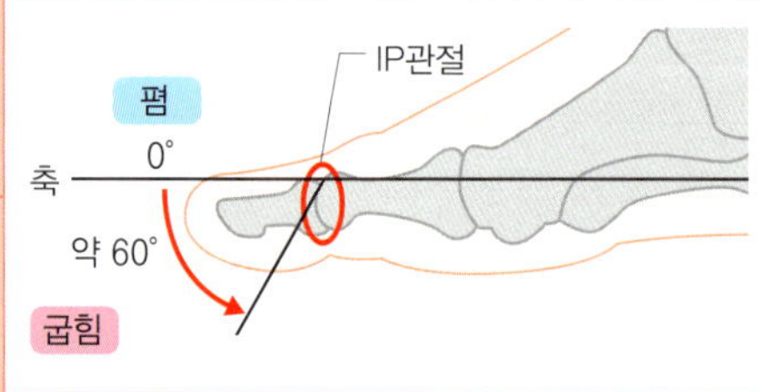	긴엄지굽힘근(장무지굴근)
엄지발가락	발가락뼈사이관절(IP관절)의 폄		긴엄지폄근(장무지신근)
발가락	발허리발가락관절(MP관절)의 굽힘	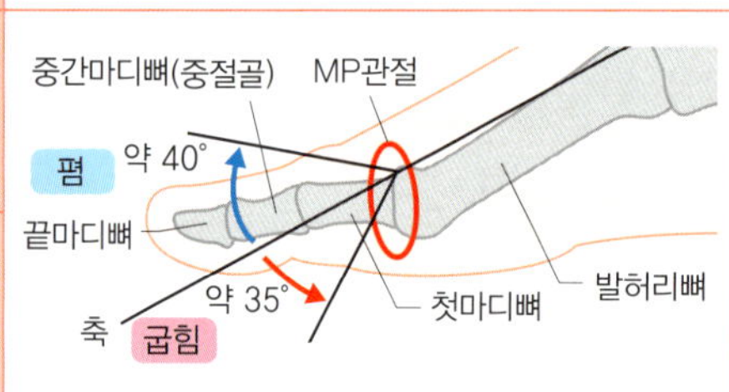	벌레근(충양근) 바닥쪽뼈사이근(척측골간근) 등쪽뼈사이근(배측골간근)
발가락	발허리발가락관절(MP관절)의 폄		긴발가락폄근(장지신근) 짧은발가락폄근(단지신근)
발가락	몸쪽발가락뼈사이관절(PIP관절)의 굽힘	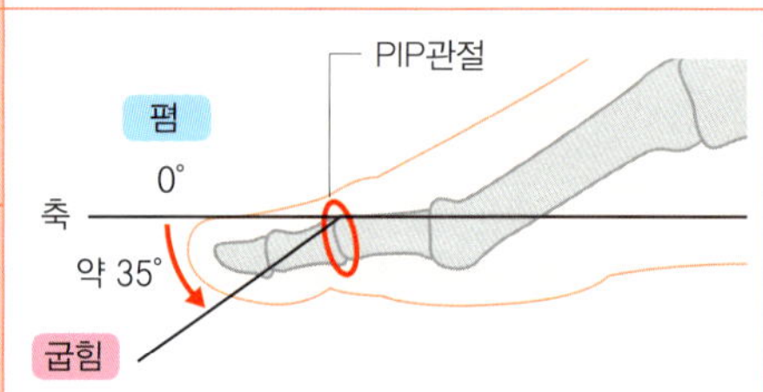	짧은발가락굽힘근(단지굴근) 긴발가락굽힘근(장지굴근)
발가락	몸쪽발가락뼈사이관절(PIP관절)의 폄		긴발가락폄근(장지신근) 짧은발가락폄근(단지신근)
발가락	먼쪽발가락뼈사이관절(DIP관절)의 굽힘	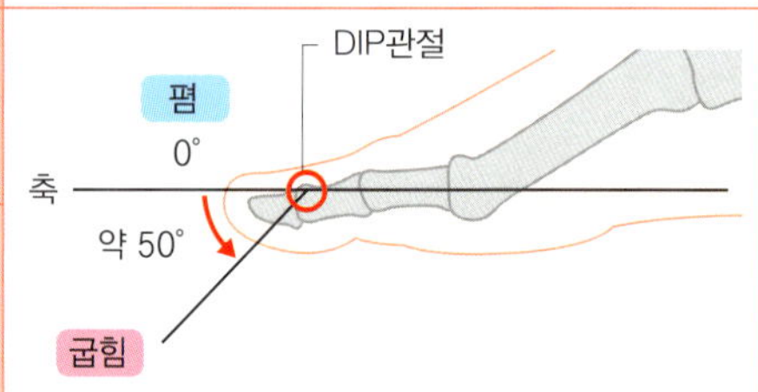	발바닥네모근(족척방형근) 긴발가락굽힘근(장지굴근)
발가락	먼쪽발가락뼈사이관절(DIP관절)의 폄		긴발가락폄근(장지신근) 짧은발가락폄근(단지신근)

자체기원근육		
발부위에 이는곳과 닿는곳을 가진 근육. 대부분은 발바닥부위에 위치한다. 손의 자체기원근육과 같은 명칭을 가진 근육이 많지만, 손가락처럼 재빠르고 정교한 운동은 하기 어렵다.	엄지발가락의 운동에 작용하는 근육	짧은엄지폄근(단무지신근), 짧은엄지굽힘근(단무지굴근), 엄지벌림근(무지외전근), 엄지모음근(무지내전근)
	둘째~다섯째발가락에 작용하는 근육	짧은발가락굽힘근(단지굴근), 벌레근(충양근), 바닥쪽뼈사이근(척측골간근), 등쪽뼈사이근(배측골간근)
	새끼발가락에만 작용하는 근육	새끼벌림근(소지외전근), 짧은새끼굽힘근(단소지굴근)

근육의 위치(발바닥의 자체기원근육)

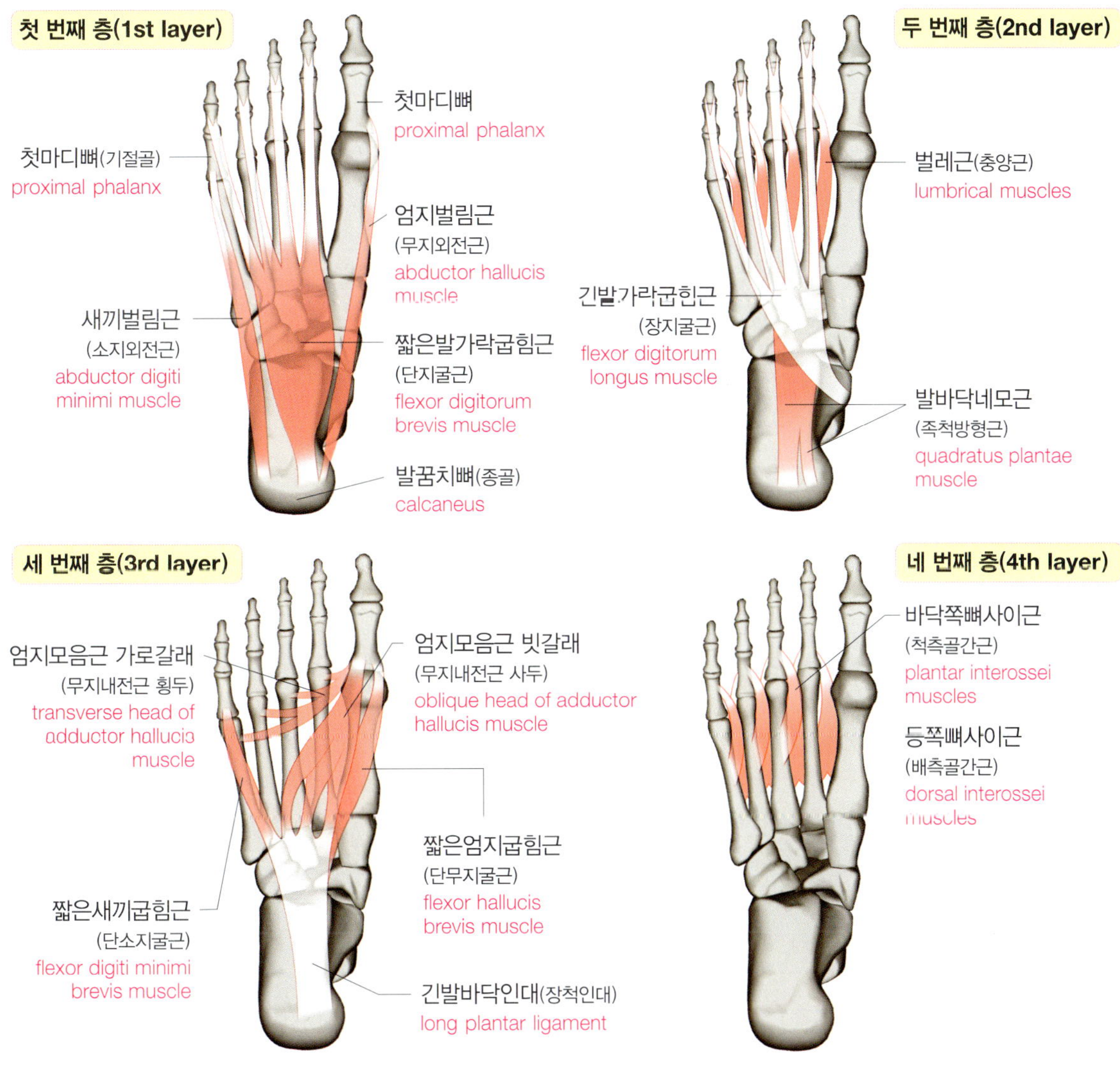

1

관련 지식 ▶ 손가락과 발가락의 기능적 차이

손의 손목뼈(수근골)는 콩알뼈(두상골)를 종자뼈로 간주하면 7개이고, 발의 발목뼈(족근골)도 마찬가지인데, 구조 또한 비슷하다. 그러나 발부위는 손처럼 재빠르고 정교한 운동이 불가능하다. 반면에, 발부위는 충격을 흡수하는 유연성과 보행 · 주행 시에 필요한 성질인 강성과 같이 상반된 기능을 가진 부위이다.

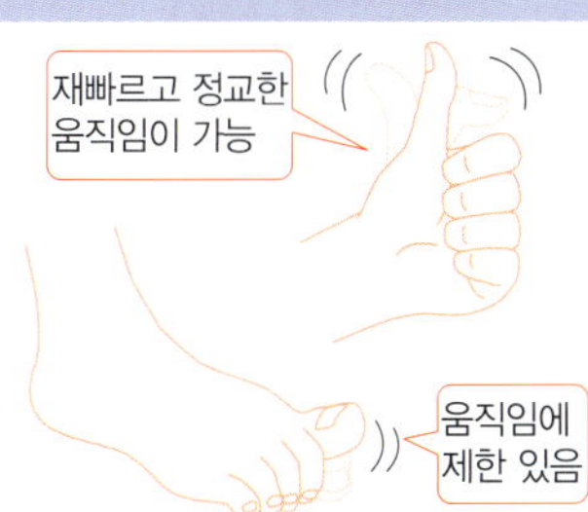

척주를 구성하는 뼈와 구조

척주는 목뼈, 등뼈, 허리뼈, 엉치뼈, 꼬리뼈와 척추사이원반이 겹겹이 쌓여 이루어진다.

척주의 구성 [뒷면]

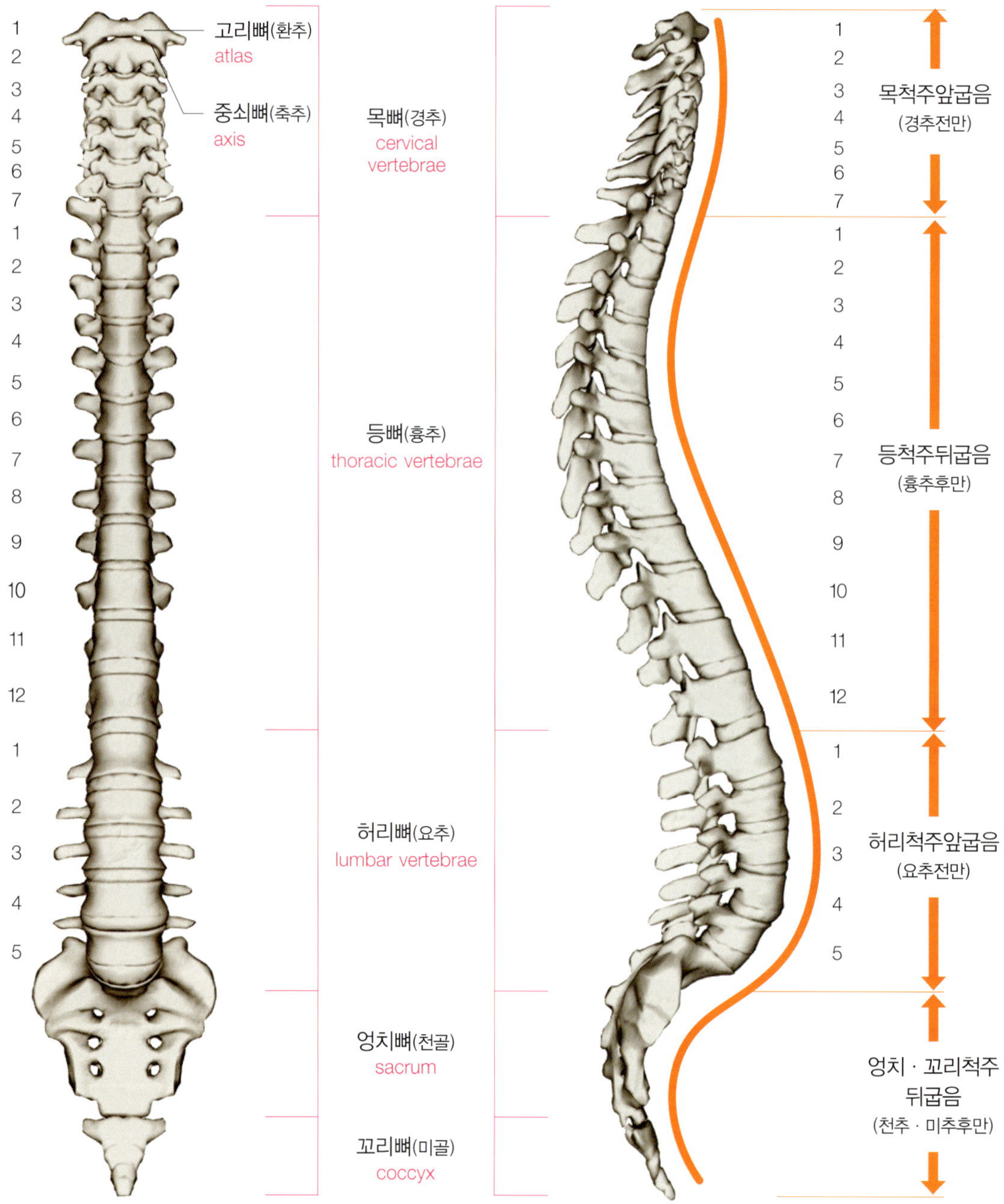

척추뼈의 구조

[허리뼈 단면]

척추뼈가 연결되어 척주를 이룬다. 목뼈, 등뼈, 허리뼈는 각각 형태가 다르다.

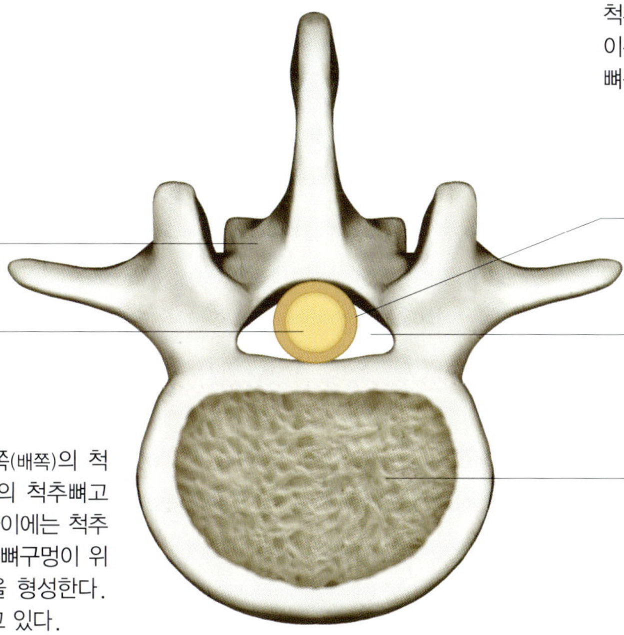

전형적인 척추뼈는 앞쪽(배쪽)의 척추뼈몸통과 뒤쪽(등쪽)의 척추뼈고리로 나누어진다. 그 사이에는 척추뼈구멍이 있고, 이 척추뼈구멍이 위아래로 이어져 척주관을 형성한다. 그 속을 척수가 주행하고 있다.

<table>
<tr><td rowspan="6">척주
척주는 머리와 골반을 연결하고 전신을 지지하는 중요한 부분이다. 자연스레 선 자세(입위)를 취하면 이마면에서 보는 척주는 직선인데, 시상면에 놓인 척주는 일련의 굽이(만곡)가 있다[생리적 척주굽이]. 목뼈나 허리뼈에서는 앞쪽이 볼록한 형태인 앞굽음, 등뼈와 엉치뼈 · 꼬리뼈부위에서는 뒤쪽이 볼록한 형태인 뒤굽음을 나타내고 있다.</td><td>목뼈(첫째~일곱째)</td></tr>
<tr><td>등뼈(첫째~열두째)</td></tr>
<tr><td>허리뼈(첫째~다섯째)</td></tr>
<tr><td>엉치뼈(첫째~다섯째)</td></tr>
<tr><td>꼬리뼈(3~5개)</td></tr>
<tr><td>척추사이원반(추간원판):
척추뼈의 위아래를 연결하는 조직</td></tr>
</table>

* 엉치뼈와 꼬리뼈는 성인이 되면 유합되어 각각 하나의 뼈를 이룬다(sacral and coccygeal vertebrae→sacral and coccygeal bone).

생리적 척주굽이의 증가 · 감소

생리적 척주굽이(생리적 만곡)는 엉치뼈 · 꼬리뼈부위에서는 그 형태가 고정되어 있지만, 폄 · 굽힘하면 척주의 앞굽음 · 뒤굽음은 증가 · 감소한다. 척주를 펴면 목뼈와 허리뼈의 앞굽음은 증가하지만, 등뼈의 뒤굽음은 감소한다. 이와는 대조적으로 척주를 굽히면 목뼈와 허리뼈의 앞굽음은 감소하고, 등뼈의 뒤굽음은 증가한다.

이와 같은 생리적 척주굽이는 탄력성을 동반하고 활처럼 작용하며, 수직으로 가해지는 하중을 분산시켜 하중을 부드럽게 받아들이는 데 적합하다.

척추의 작용 인대와 척추사이원반

척추사이원반은 척추뼈몸통 사이에 있는 조직으로, 안정성을 향상시키고 완충하는 작용 등을 한다.

척추뼈의 인대

[뒷면]

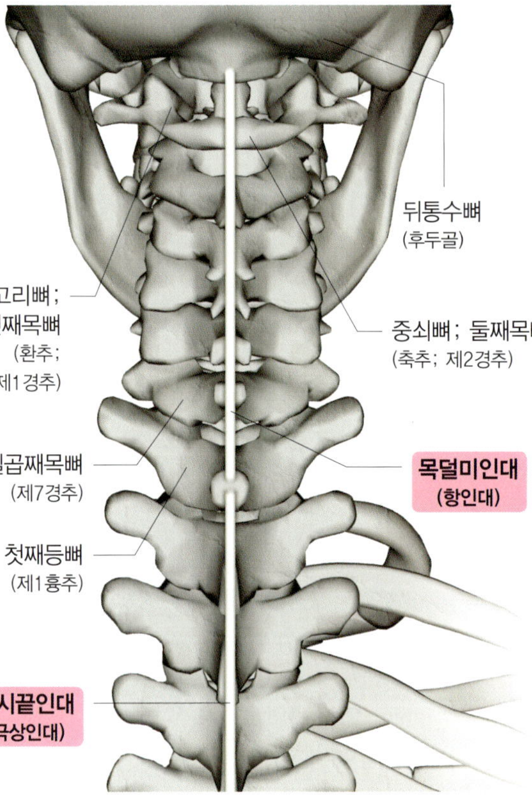

척추뼈를 연결하는 인대	위아래 2개의 척추뼈를 연결하는 것과 모든 척추뼈를 연결하는 것이 있다.

황색인대	탄성이 뛰어나고, 위아래의 척추뼈고리를 잇는다. 굽힘을 제한하여 척추사이원반을 보호한다.
뒤세로인대 앞세로인대	뒤세로인대는 모든 척추뼈몸통의 뒷면 전체를 따라 주행하는 인대이고, 앞세로인대는 모든 척추뼈몸통의 앞면 전체를 따라 주행하는 인대이다. 척추사이원반과 연결되어 척주 전체를 안정시키는 데 중요한 작용을 한다.

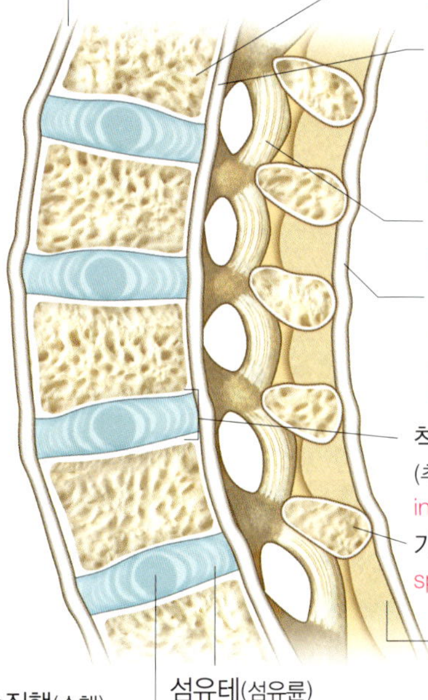

가시끝인대	위아래로 인접한 가시돌기 사이에 위치한다. 굽힘을 제한하고, 목뼈부위에서 잘 발달되어 목덜미인대와 연속되어 머리까지 퍼져 나간다.

척추사이원반(추간판)의 기능

척추사이원반은 **위아래의 척추뼈몸통을 연결하고, 안정성을 향상시키며, 완충하는 작용**을 한다. 척추사이원반에 하중이 실리면, 대부분이 수분인 속질핵은 압축되지 않은 채 섬유테를 향해 방사형으로 변형되어 섬유테의 장력을 증가시킨다. 그 장력에 의해 속질핵이 방사형으로 팽창되는 힘은 억제되어, 충격을 전달하는 속도가 줄고 충격이 흡수된다.

척추사이원반의 구조

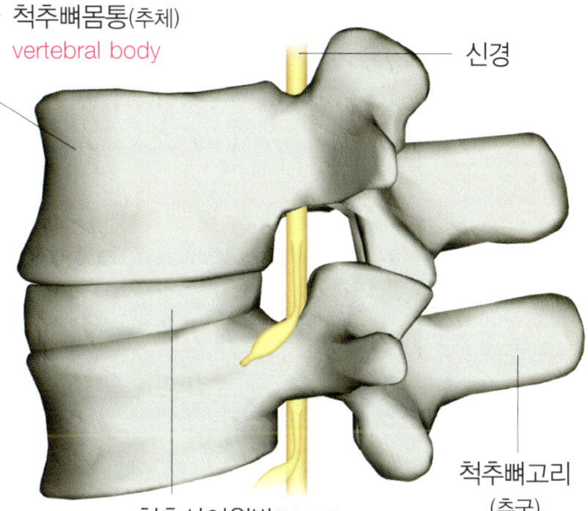

척추사이원반은 위아래의 척추뼈몸통 사이에 있는 조직이다.

[윗면]

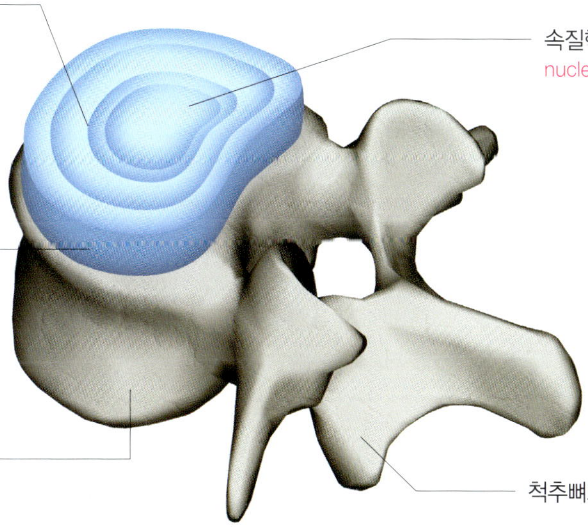

척추사이원반(추간판)		
	섬유테	섬유가 서로 번갈아 주행하는 조직으로, 15~20층으로 되어 있다. 섬유테 내 아교섬유(힘줄 · 인대 등에 포함된 결합조직)의 방향은 수직선에서 약 65도이고, 인접하는 층의 아교섬유는 반대 방향으로 되어 있다. 이러한 구조 때문에 척추뼈 사이에서 엇갈림(전단), 돌림, 분리 등 다양한 방향의 장력에 대응할 수 있다.
	속질핵	척추사이원반에서 중심부분을 차지하는 조직. 젊은 사람의 속질핵은 70% 이상 수분을 함유한 겔 형태의 물질이다. 수분을 함유한 속질핵으로 인해, 척추뼈몸통은 수압을 이용하여 완충 작용을 가진다.

목뼈를 구성하는 뼈와 구조

7개의 목뼈 중 첫째목뼈는 고리뼈, 둘째목뼈는 중쇠뼈라 한다.

목뼈의 구조

7개의 목뼈(C1~C7)는 척주앞굽음을 나타내며 연결되어 있는데, 첫째 · 둘째목뼈는 아래쪽에 위치한 다른 목뼈들과 형태가 다르다.

'고리뼈'로 불리는 첫째목뼈(제1경추)는 고리와 같은 모양으로, 뒤통수뼈(후두골)와 함께 고리뒤통수관절(환추후두관절)을 형성한다.

[앞면]

'중쇠뼈'로 불리는 둘째목뼈(제2경추)는 앞윗면에 치아돌기(치돌기)가 돌출되어 있고, 고리뼈와 결합하여 고리중쇠관절(환축관절)을 형성한다.

셋째목뼈(제3경추) 이하는 앞쪽의 척추뼈몸통과 뒤쪽의 척추뼈고리(추궁)로 구성되어 있다.

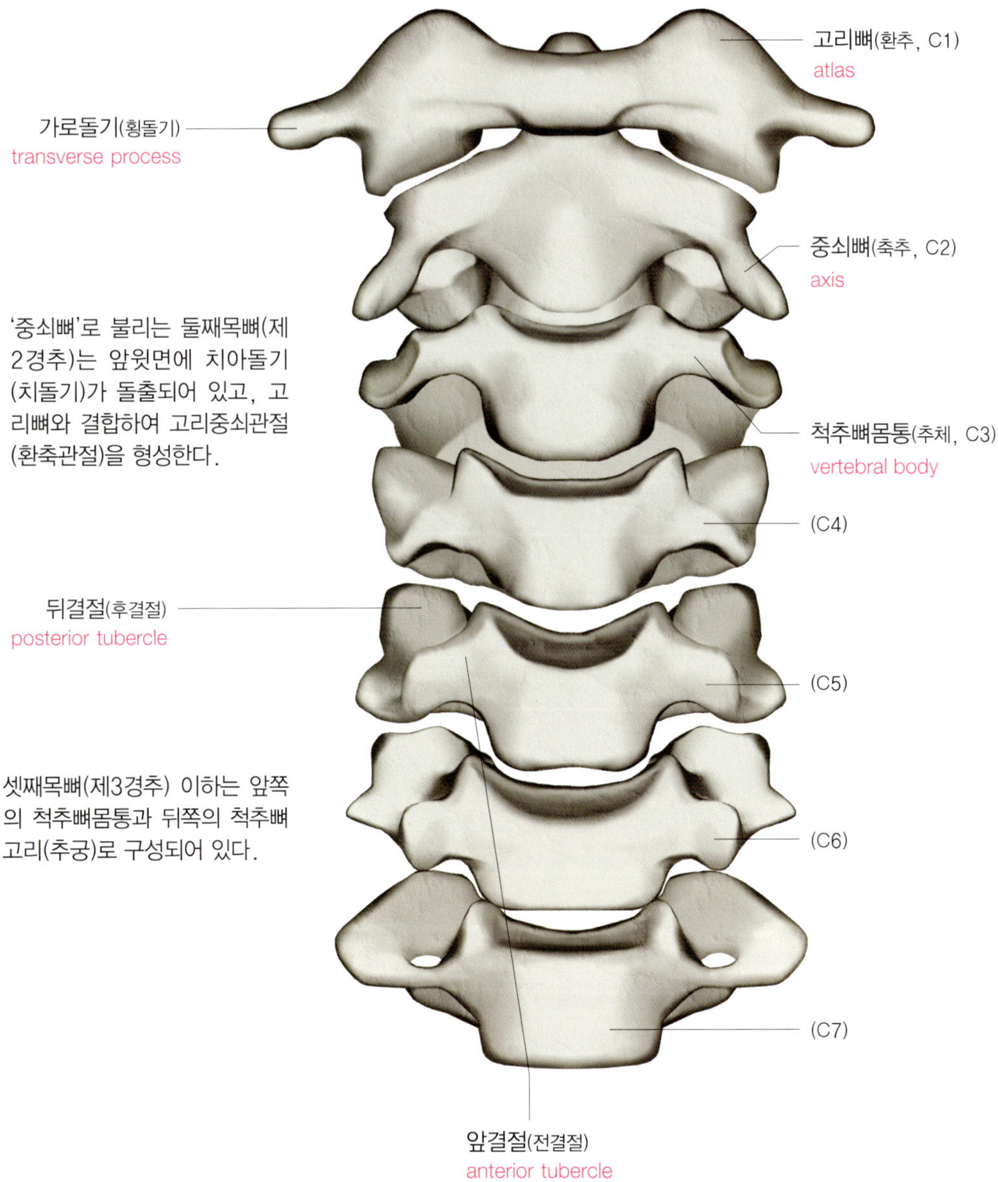

고리뼈, 중쇠뼈, 척추뼈몸통

[윗면]

고리뼈(C1)

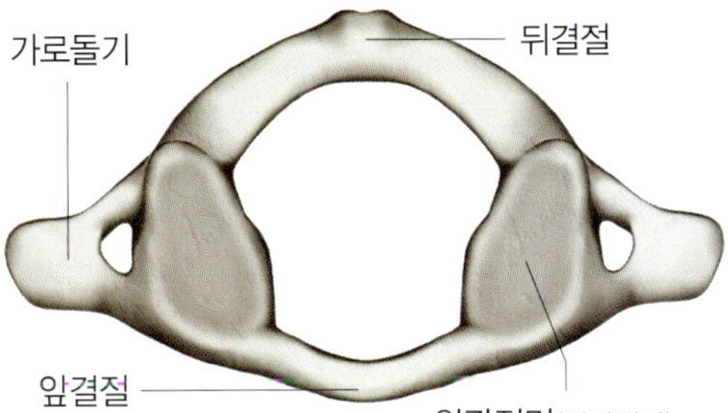

중쇠뼈(C2)

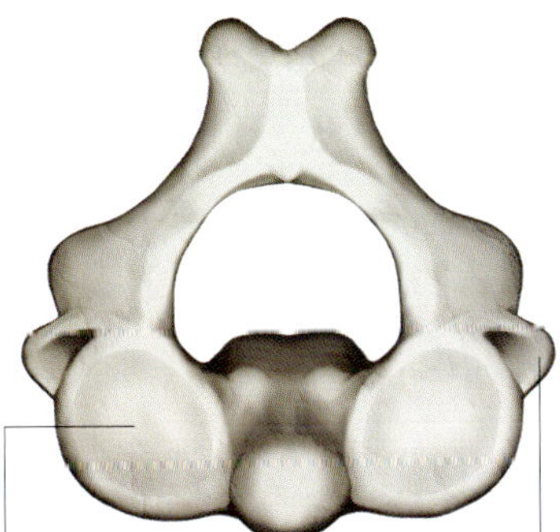

척추뼈몸통(C7)

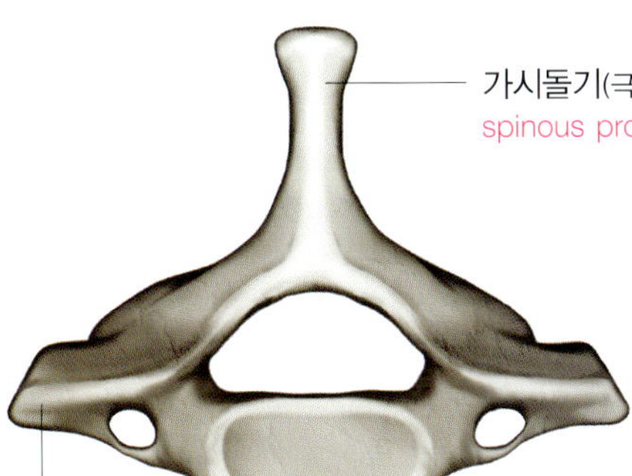

* 첫째목뼈와 일곱째목뼈의 화살표 방향이 나타내는 기울기가 기준

목뼈의 운동

굽힘

20~25%는 고리뒤통수관절과 고리중쇠관절에서 일어난다.

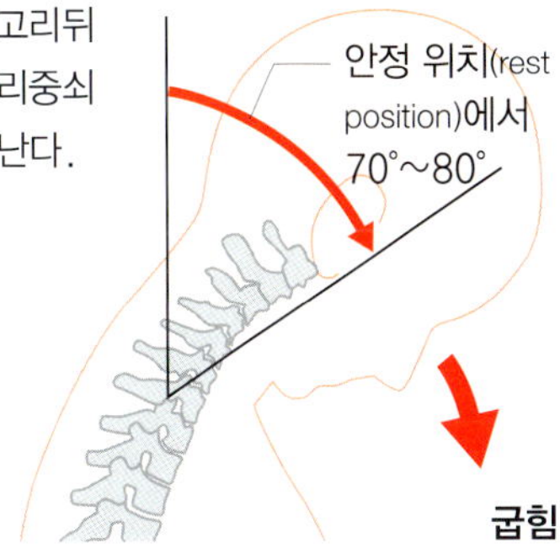

폄

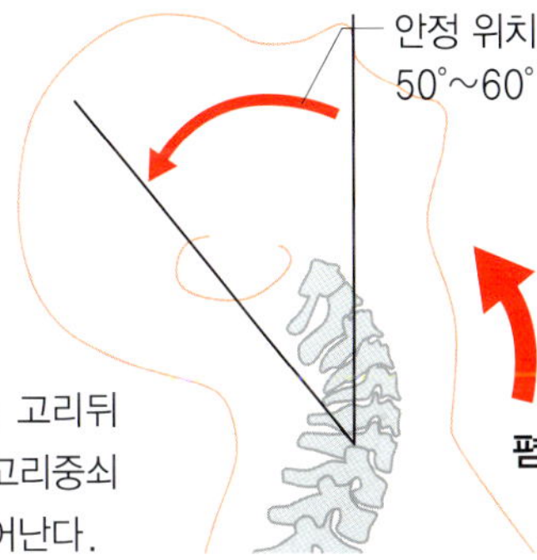

20~25%는 고리뒤통수관절과 고리중쇠관절에서 일어난다.

돌림

거의 절반은 고리중쇠관절에서 일어난다.

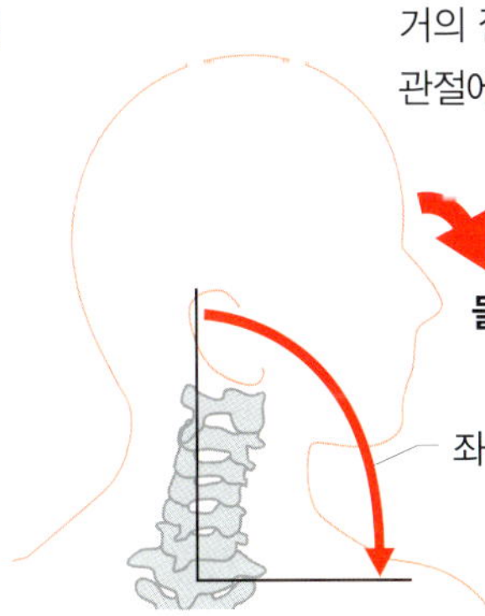

가쪽굽힘

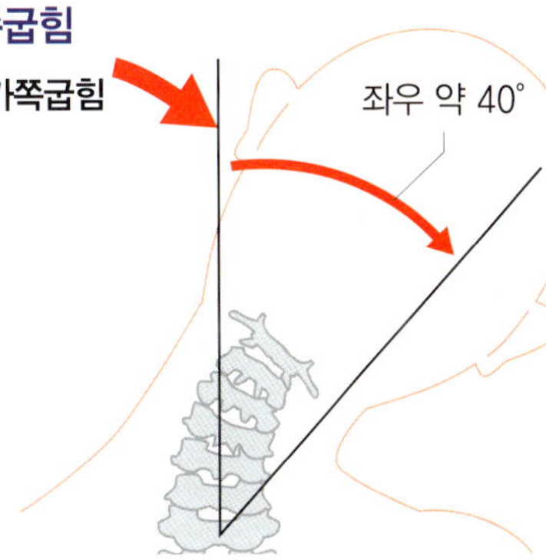

목부위에 작용하는 근육

목부위에 있는 좌우 한 쌍의 근육이 동시에 수축하면, 굽힘 또는 폄운동이 일어난다.

목부위의 근육

머리 및 목부위에 위치한 근육은 좌우 한쌍으로, 약 30쌍의 근육이 있다.

목빗근(흉쇄유돌근)
sternocleidomastoid muscle

[앞면]

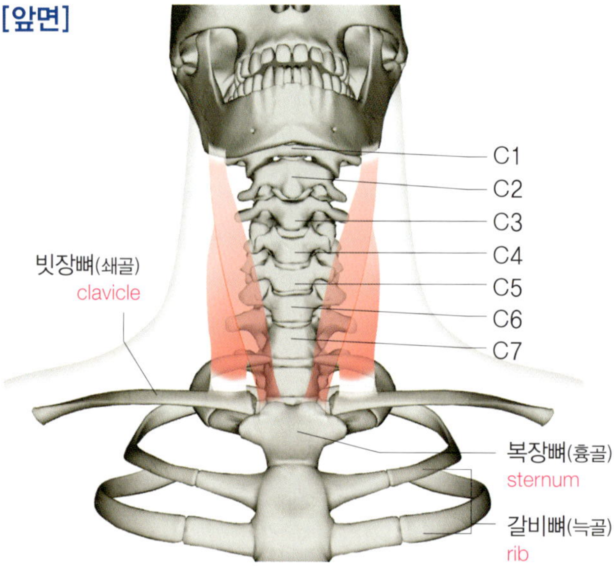

머리널판근(두판상근) · 목널판근(경판상근)
splenius capitis muscle · splenius cervicis muscle

[뒷면]

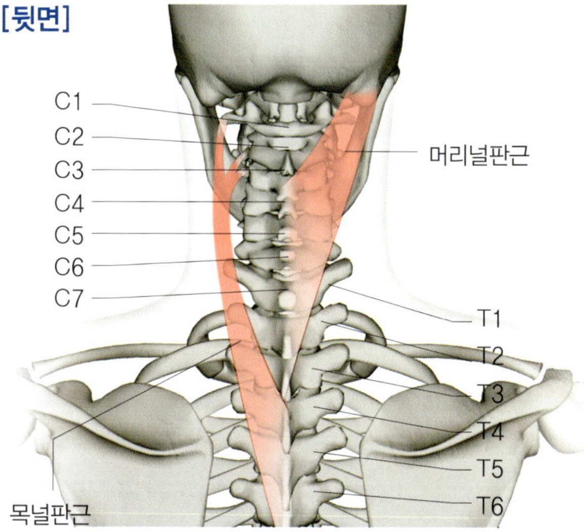

목빗근

가장 눈에 띄는 근육으로, 복장갈래(흉골두)와 빗장갈래(쇄골두), 이 두 갈래가 관자뼈의 꼭지돌기에 부착되어 있다. 한쪽 근육만 수축하면 반대쪽으로 돌림이, 같은 쪽으로 가쪽굽힘 작용이 일어난다. 좌우 양쪽 근육이 동시에 수축하면 목의 자세 차이에 따라 굽힘 · 폄에 모두 작용한다.

관련 지식 ▶ 꼭지돌기의 위치

목부위의 얕은층에 위치한 목빗근의 닿는곳이 관자뼈(측두골)에 있는 꼭지돌기(유양돌기)이다. 귓바퀴(이개)나 귓불의 뒤에 있는 돌기로, 손으로 눌러 위치를 확인할 수 있다.

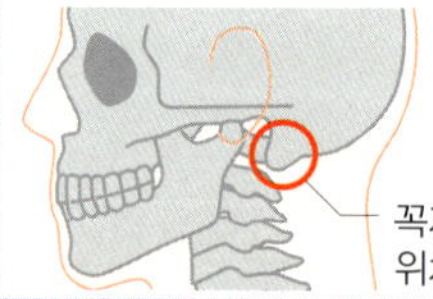

머리널판근 · 목널판근

길고 얇은 근육으로, 한쪽이 수축하면 목뼈를 동일한 방향으로 가쪽굽힘 · 돌림시키고, 양쪽이 수축하면 목뼈를 폄시킨다.

목갈비근

목뼈(경추)의 가로돌기(횡돌기)에서 시작하여 첫째 · 둘째갈비뼈에 부착되어 있다. 한쪽이 수축하면 목뼈를 동일한 방향으로 가쪽굽힘시킨다.

앞목갈비근(전사각근) anterior scalene muscle

[앞면]

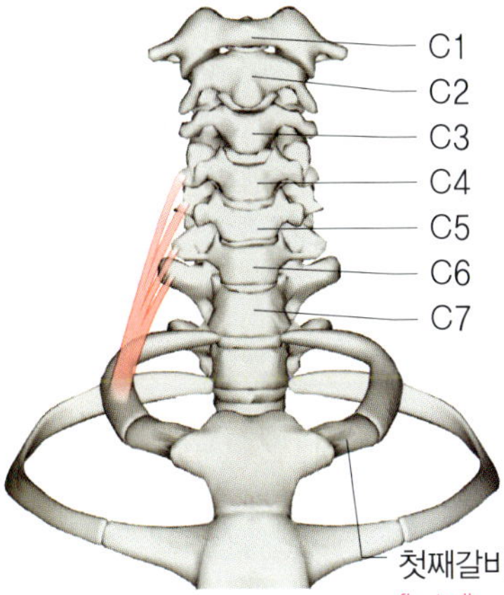

중간목갈비근(중사각근) middle scalene muscle

[앞면]

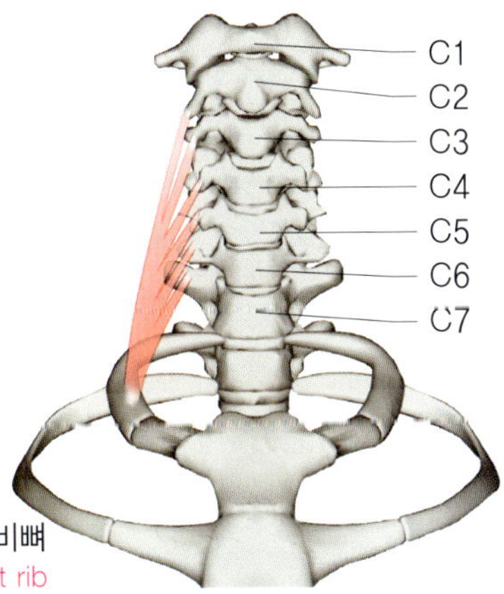

뒤목갈비근(후사각근) posterior scalene muscle

[앞면]

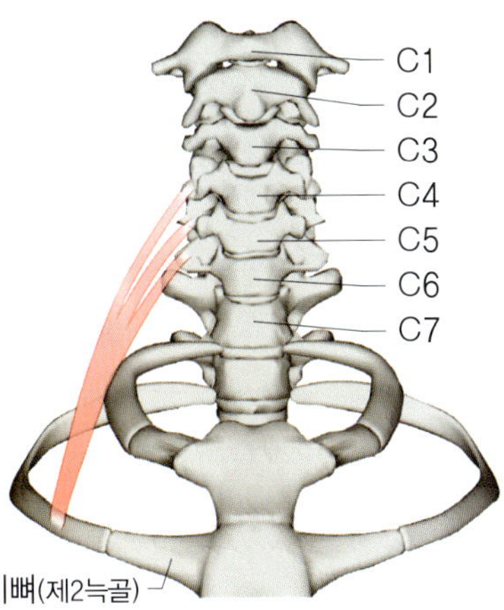

목부위의 움직임과 작용 근육

굽힘

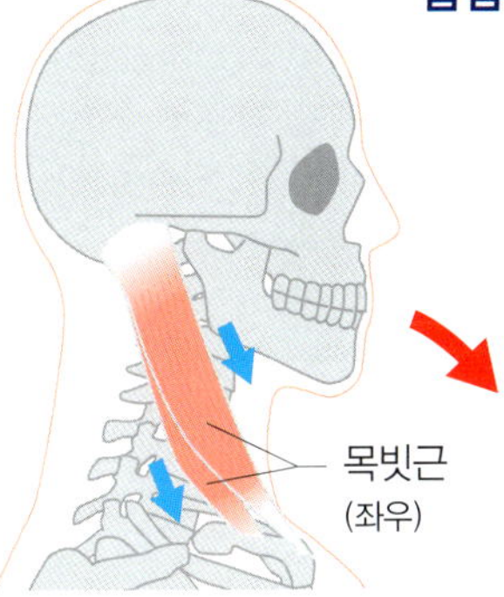

목부위에 있는 좌우 한쌍의 근육이 동시에 수축하면 굽힘 또는 폄운동이 일어난다.

폄

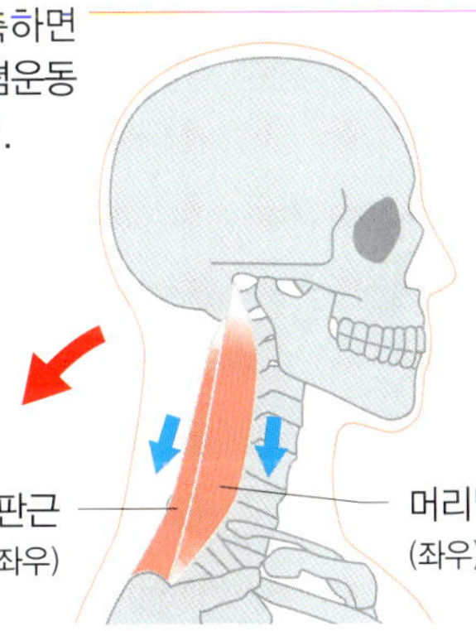

돌림

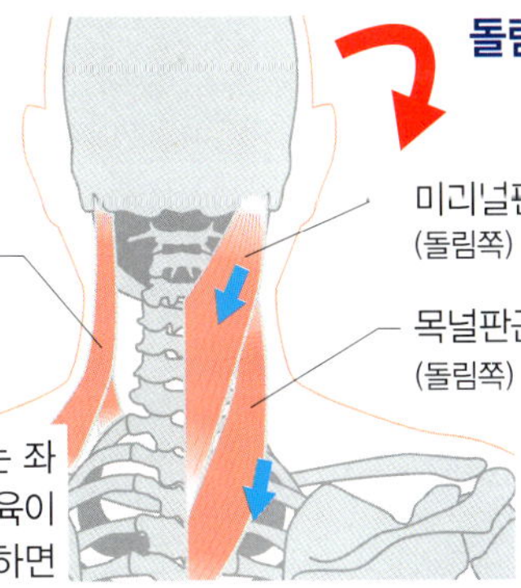

목부위에 있는 좌우 한쌍의 근육이 한쪽만 수축하면 돌림 또는 가쪽굽힘운동이 일어난다.

가쪽굽힘

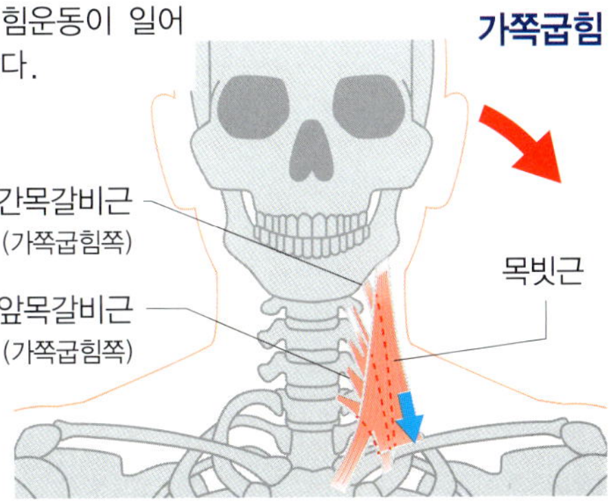

가슴우리를 구성하는 뼈와 구조

가슴우리는 심장이나 허파(폐) 등을 담는 보호 기관으로, 등뼈 · 갈비뼈 · 복장뼈로 구성되어 있다.

호흡할 때 가슴우리는 '공기통'이다

가슴우리(흉곽, thoracic cage)는 **12개의 등뼈**, **12쌍의 갈비뼈**, **하나의 복장뼈**로 구성되며, 그 속 공간을 **가슴안**이라 한다.

가슴우리의 구조

[앞면]

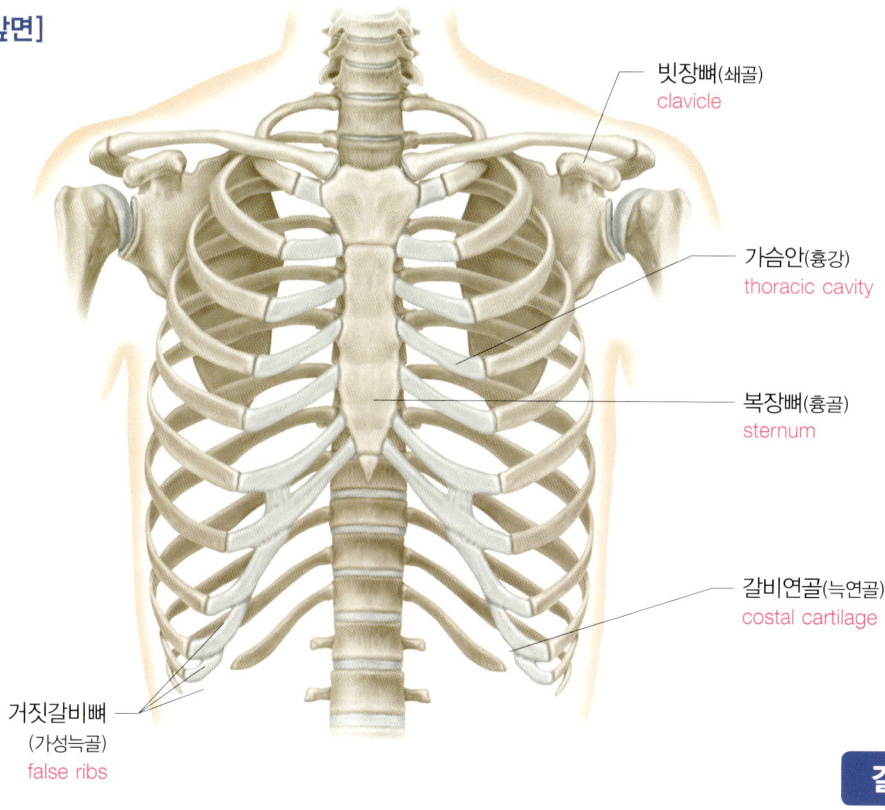

갈비뼈의 구조

[앞면(배쪽)]

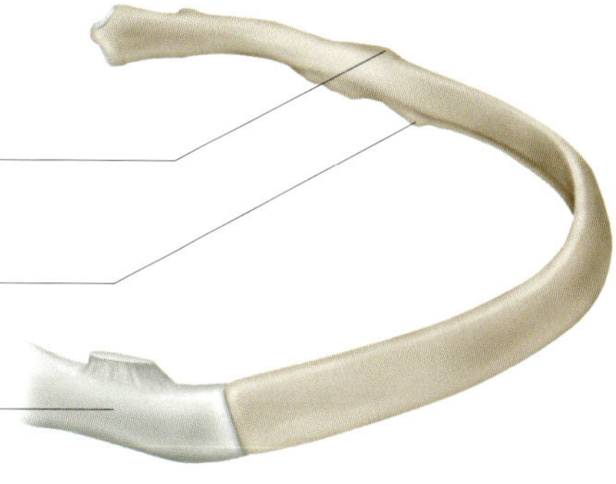

가슴우리는 중요 장기를 담는 보호 기관이며, 배안(복강)과의 경계에는 **가로막(횡격막)**이 있어 호흡 시 '**공기통(bellows)**'과 같은 기능을 한다.

들숨(흡기) 시 가슴우리는 가로막, 목갈비근(사각근), 갈비사이근(늑간근)에 의해 확장된다. 가슴우리가 확장됨에 따라 허파가 팽창하고, 흡인력이 생긴다. 이 중에서 가장 중요한 역할을 하는 것은 **가로막**인데, 가로막이 수축하면 가슴우리의 수직 지름은 커진다. **목갈비근**은 갈비뼈와 복장뼈를 들어 올려 가슴우리를 확장시킨다. **속갈비사이근(내늑간근)·바깥갈비사이근(외늑간근)**은 복잡한 작용을 하는데, 들숨 시 바깥갈비사이근은 주작용근으로 작용한다. 안정 시 날숨(호기)은 허파의 탄력성과 가로막의 이완에 의해 수동적으로 일어난다.

1

[뒷면]

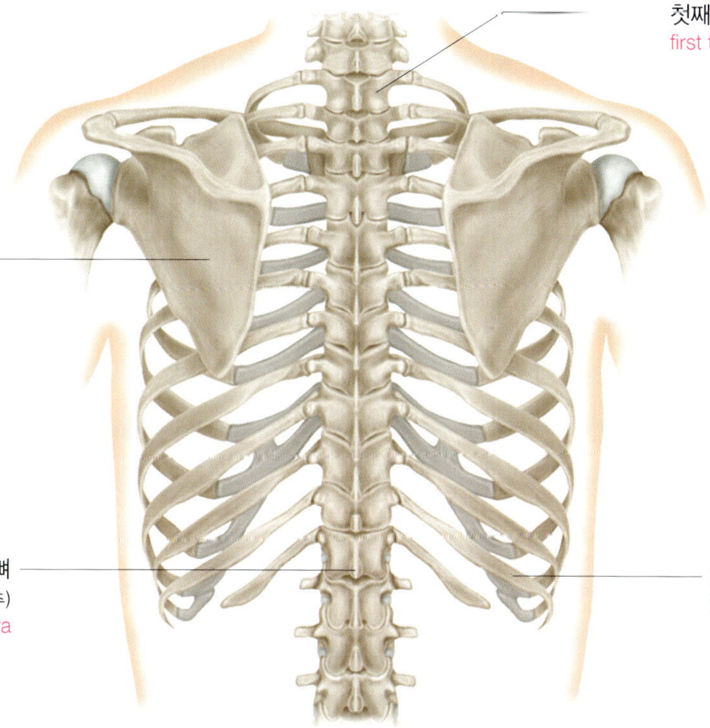

등뼈의 구조

[가쪽면]

[윗면]

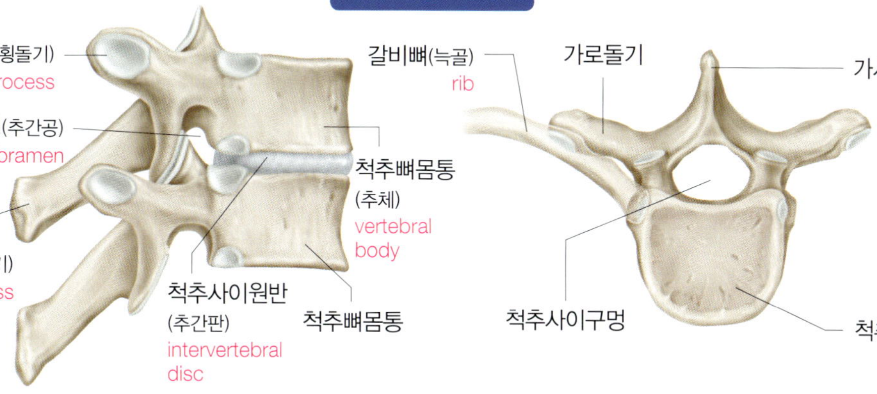

허리뼈를 구성하는 뼈와 구조

허리뼈는 굽힘 · 폄 · 돌림 · 가쪽굽힘운동이 가능하고, 골반의 움직임과 연동되어 있다.

허리뼈의 구조

[앞면]

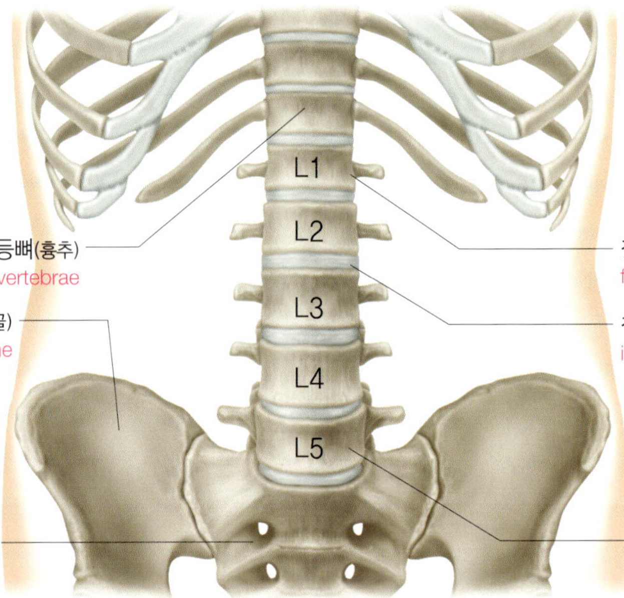

허리뼈(요추)는 상반신의 체중 등을 견뎌 낼 수 있도록 역학적으로 견고한 구조를 가지며, 다섯째허리뼈는 척추 중에서 가장 크다.

등뼈와 허리뼈의 운동

굽힘

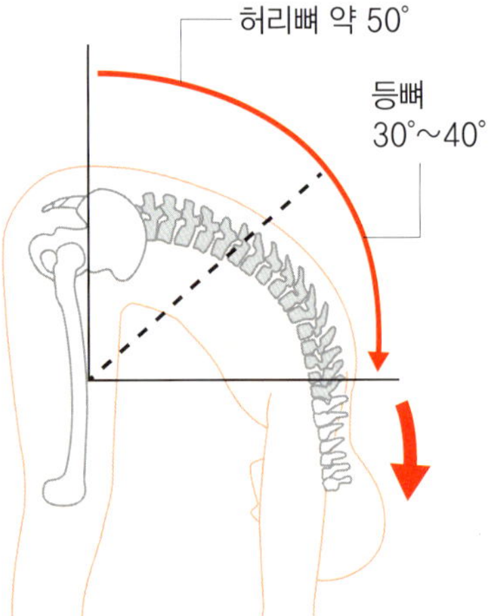

등뼈와 허리뼈의 운동으로 합계 80도~90도의 굽힘이 가능.

폄

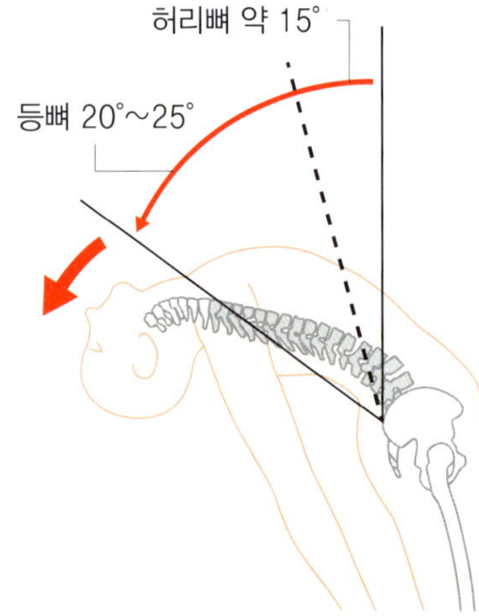

등뼈와 허리뼈의 운동으로 합계 35도~40도의 폄이 가능.

[가쪽면]

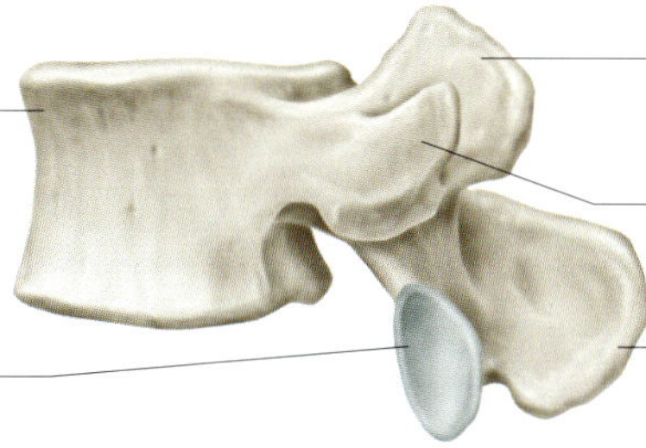

[뒷면]

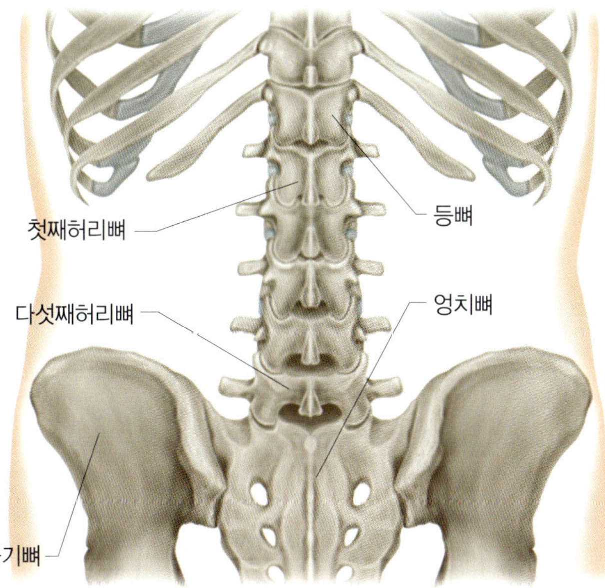

[윗면]

L1~L4

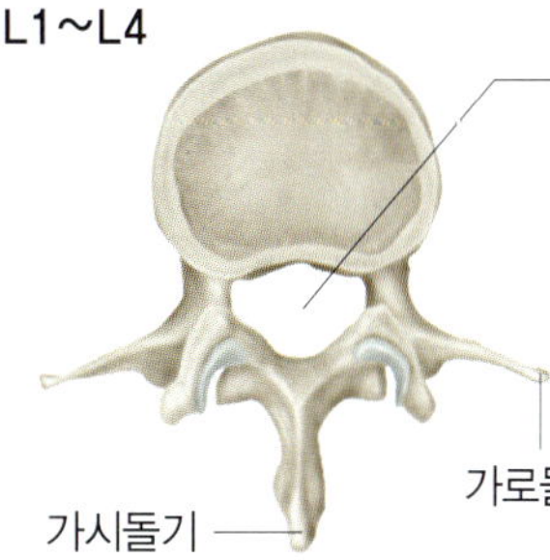

L5

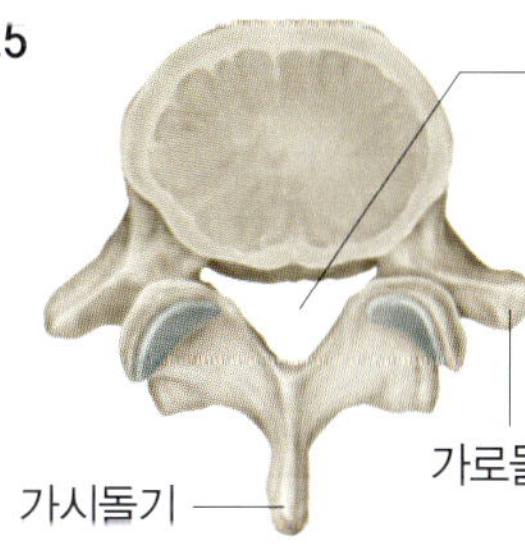

돌림

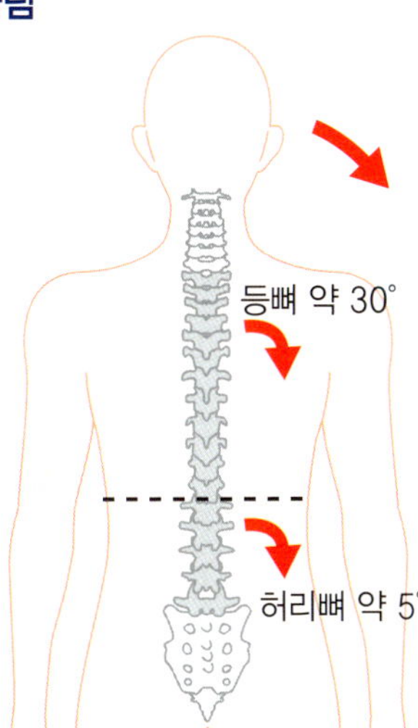

등뼈와 허리뼈의 운동으로 합계 약 35도의 돌림이 가능.

가쪽굽힘

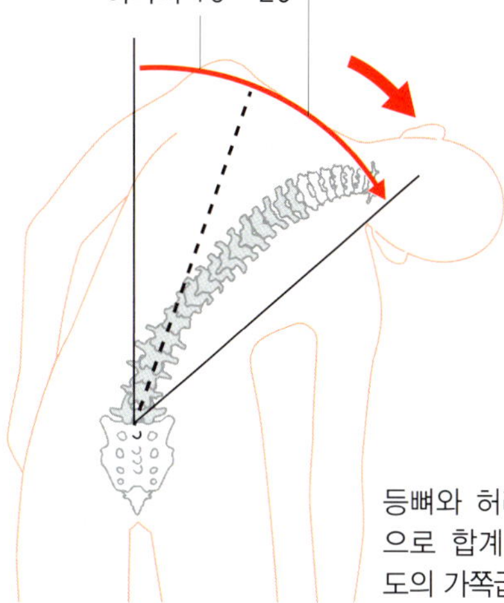

등뼈와 허리뼈의 운동으로 합계 40도~45도의 가쪽굽힘이 가능.

허리부위에 작용하는 근육

허리뼈의 굽힘은 배곧은근과 같은 배부위의 근육이, 폄은 척주세움근과 같은 등부위의 근육이 관련되어 있다.

허리뼈의 근육

[앞면]

허리뼈(요추)와 관련된 배곧은근은 나눔힘줄이라는 조직에 의해 힘살(근복)이 4~5개로 나뉜다. 배바깥빗근은 좌우 한 쌍이 있고, 아래에 위치한 갈비뼈(늑골)에서 시작하여 비스듬히 앞쪽을 향해 주행한다. 배속빗근은 배바깥빗근의 깊은층에 좌우 한 쌍이 있고, 근육섬유가 배바깥빗근과 직행하듯 주행하고 있다.

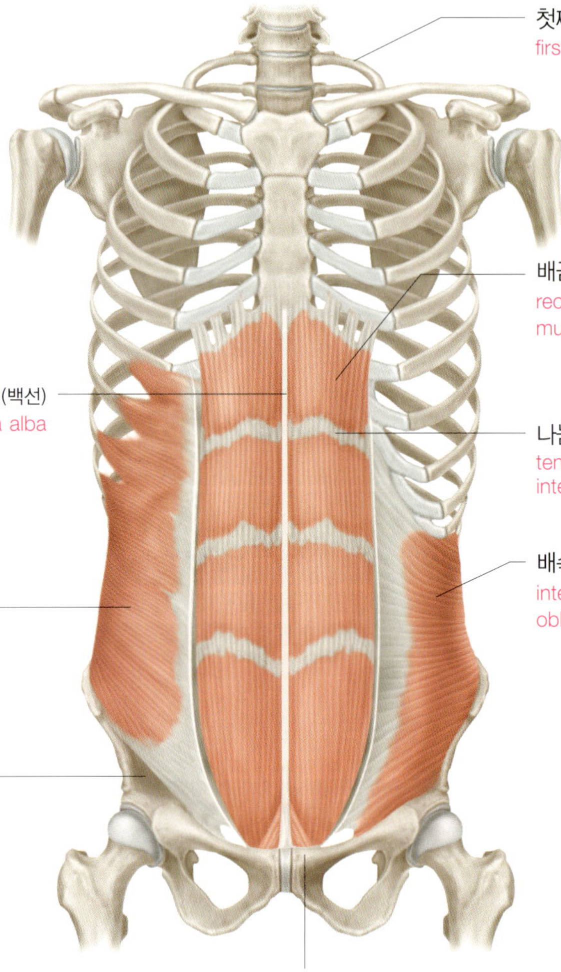

굽힘근육	배곧은근	위아래로 긴 근육으로, 앞배벽 중앙에 있는 백색선에 의해 좌우로 나뉜다.
	배바깥빗근	좌우 동시에 수축하면 굽힘운동이, 좌우 어느 한쪽만 수축하면 동일한 방향으로는 가쪽 굽힘, 반대쪽으로는 돌림운동이 일어난다.
	배속빗근	
폄근육	척주세움근(가시근 · 가장긴근 · 엉덩갈비근)	

[뒷면]

허리뼈와 연관된 척주세움근(척주기립근)은 가시근 · 가장긴근 · 엉덩갈비근의 총칭으로, 뒤통수뼈(후두골)부터 엉치뼈(천골)까지 주행한다.

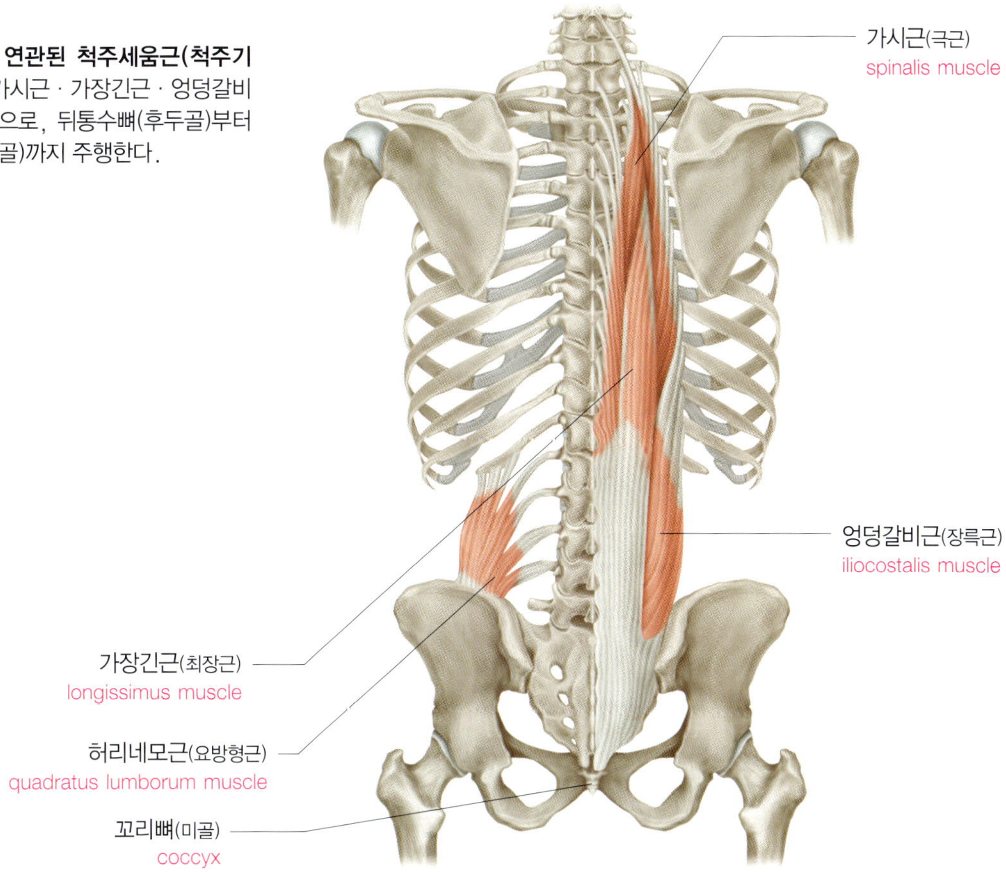

허리뼈의 움직임과 작용 근육

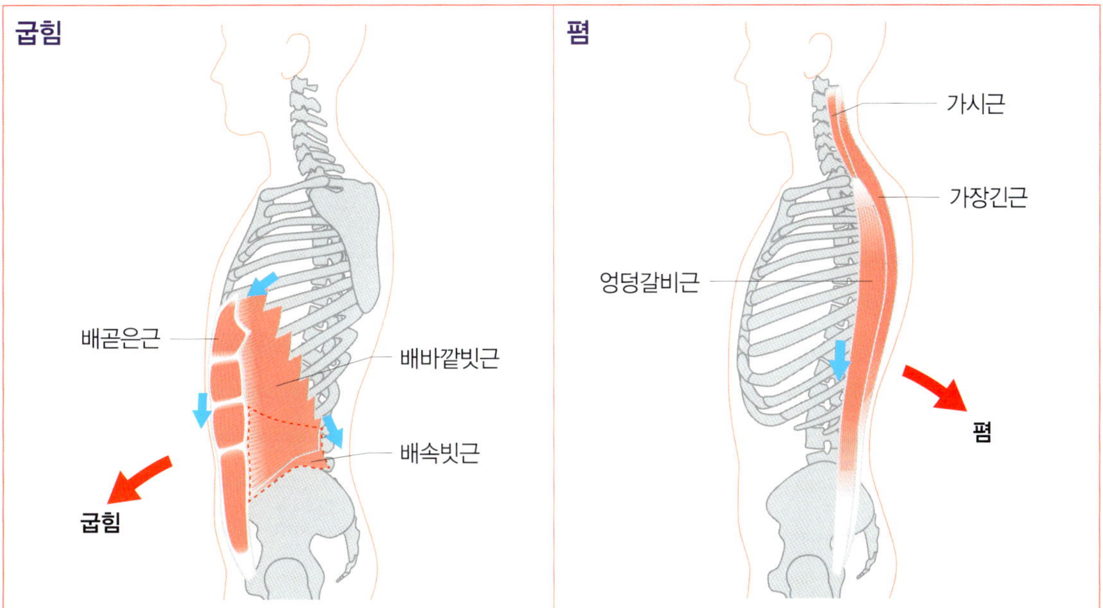

1

칼럼 ▶ 의료 현장에서 ❶

'물리치료사'라는 직업

저는 병원에서 물리치료사(physical therapist, PT)로 근무하고 있습니다. 법률적 의미로 물리치료란 '신체에 장애가 있는 자에게, 주로 그 기본 동작을 수행하는 능력을 회복시키기 위해 치료 체조나 그 밖의 체조를 시키고, 전기 자극, 마사지, 온열, 그 외 기타 물리적 수단을 사용해서 행하는 치료'를 말합니다. 애초에 현대와 같은 약물 · 수술요법이 없었던 시대에는 병을 치료하기 위해 태양열이나 온천, 마사지 등이 응용되었는데, 물리치료의 기원은 고대 그리스 시대로 거슬러 올라간다고도 합니다. 이를 테면 가장 유서 깊은 치료법일지도 모르겠습니다.

재활치료는 의사를 중심으로 많은 전문가가 팀을 이루어 행하는 치료인데, 물리치료사도 그 일원으로서 활동하고 있습니다. 물리치료사는 정형외과질환, 중추신경질환, 대사질환, 순환기질환, 호흡기질환, 스포츠 손상 등 여러 질환을 다룹니다. 또한 고령화 사회를 맞이하여 간호보험(노후에 재택 간호 등의 복지 서비스를 받을 수 있는 일본의 사회 보험) 관련 사업의 일환으로 방문 재활 등의 업무도 수행하고 있습니다.

구체적인 치료 방법에는 운동치료, 도수치료, 일상생활 동작에 대한 훈련, 물리치료 등이 있습니다. 운동치료에는 근력의 강화 · 유지운동, 관절범위운동, 균형을 개선시키는 운동 등이 있고, 물리치료는 온열, 한랭, 전기 등을 사용합니다. 또한 일상생활을 쾌적하게 보낼 수 있도록 휠체어, 보조기, 지팡이나 집 개조와 관련된 상담도 수행합니다.

최근에는 스포츠 현장에서 트레이너로서 활약하고 있는 물리치료사가 많아지면서, 스포츠 손상에 대한 예방을 목적으로 트레이닝을 지도하는 물리치료사도 등장하였습니다. 저는 주로 병원에서 정형외과질환이나 스포츠 손상으로 내원하는 환자분에게 운동치료를 주체로 한 물리치료를 하고 있습니다. 스트레칭이나 테이핑 등 스포츠 손상에 대한 물리치료에서 이용되는 수기에 관해서는 p.134와 p.170에서 소개합니다.

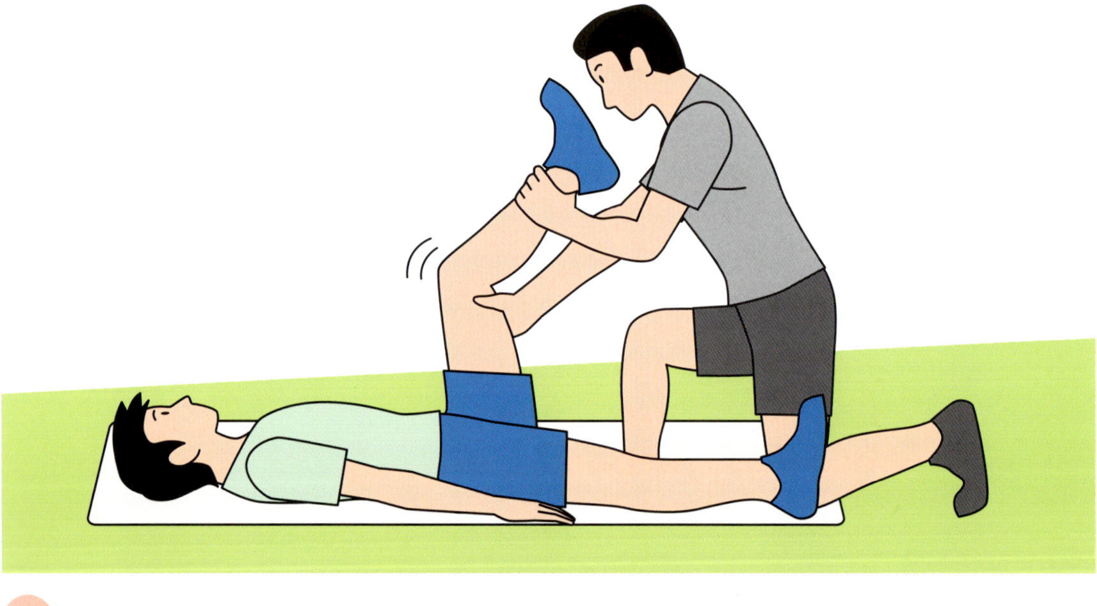

02

일상생활 동작별

근육 · 관절의 움직임과 구조

동작과 패턴

몸을 뒤척이는 동작은 구름운동과 미끄럼운동이 동시에 일어난다.

몸을 뒤척이는 동작은 '구름운동'+'미끄럼운동'

몸을 뒤척이는 동작은 **인간이 태어나서 처음으로 행한 이동 동작**이다. 자세의 변화라는 관점에서 보면, 이 동작은 바로 누운 자세→옆 누운 자세→엎드린 자세와 같은 '구름운동'이다. 구름운동은 지지기저면(base of support, 신체를 지탱하기 위해 바닥에 닿는 부분)이 변하는 운동 중 하나이다.

그러나 실생활에서 취침 중 몸을 뒤척여도 침대에서 떨어지지 않듯이, 몸을 뒤척이는 동작은 **'구름운동'뿐만 아니라 '미끄럼운동'을 동시에 수행함으로서 신체의 중심이 크게 움직이지 않도록** 하고 있다. 구체적으로 말하자면, 머리나 몸통이 중앙에서 벗어나지 않게 하는 운동이다.

용어 해설 ▶ **자세: 바로 누운 자세 · 옆 누운 자세 · 엎드린 자세**

자세(position)

신체 각 부위의 위치와 방향을 표현하는 용어의 총칭. 관절을 사이에 두고 신체부위의 상대적 위치를 나타내는 용어와 유사하게 사용한다.

바로 누운 자세 (앙와위, supine position)

무릎관절을 펴고 얼굴과 신체의 앞면이 천장을 향하고 누운, 이른바 위를 보고 누운 자세.

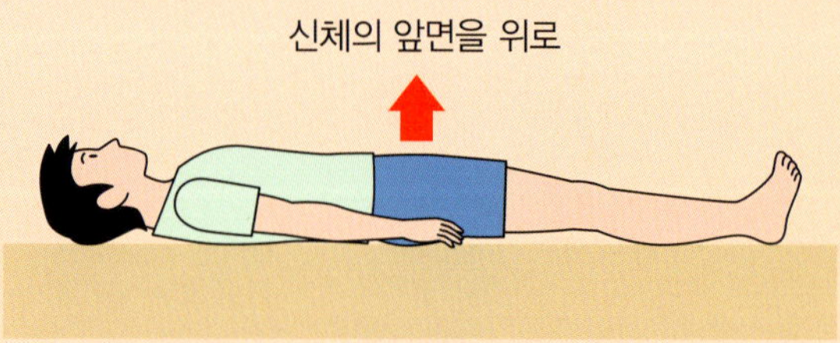

옆 누운 자세 (측와위, lateral recumbent position)

옆으로 누운 자세. 팔을 몸통 쪽에 두고 다리를 뻗은 자세는 지지기저면이 좁아 불안정하기 때문에, 보통 아래쪽의 팔다리를 가볍게 굽힌 자세를 취한다.

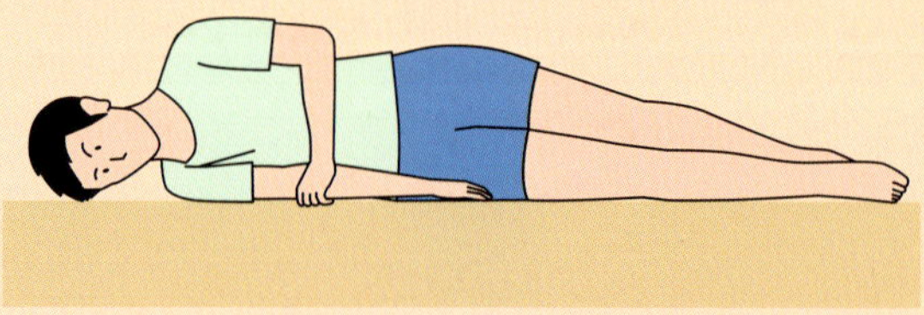

엎드린 자세 (복와위, prone position)

배부위는 밑으로, 얼굴은 옆으로 하거나 밑으로 하여 누워 있는 자세.

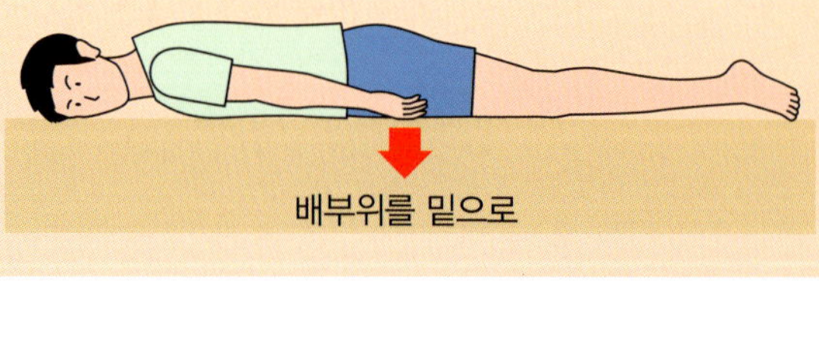

몸을 뒤척이는 동작 중, 바로 누운 자세에서 옆 누운 자세까지

옆 누운 자세를 취하기까지 회전 모멘트를 이용할 수 있기 때문에, 보통 옆 누운 자세에서 엎드린 자세를 취하는 것은 간단하다. 그러나 바로 누운 자세에서 옆 누운 자세가 되는 과정에는 노력이 필요하다.

바로 누운 자세에서 옆 누운 자세가 되기까지 몸을 뒤척이는 동작은 보통 세 가지 패턴으로 나뉘는데, **'양 무릎을 세우고, 골반부터 뒤척이는 동작', '한쪽 무릎을 세우고, 골반부터 뒤척이는 동작', '어깨뼈부터 뒤척이는 동작'**이 있다.

2

모멘트(moment)의 의미

모멘트란 물체를 회전시키려는 힘을 말하는데, '힘의 모멘트(moment of force)'라고도 한다. '가해진 힘(근력이나 중력)'과 '회전 중심을 지나는 수직선의 길이[내적인 · 외적인 모멘트 팔(moment arm)의 길이]'의 곱으로 나타난다.

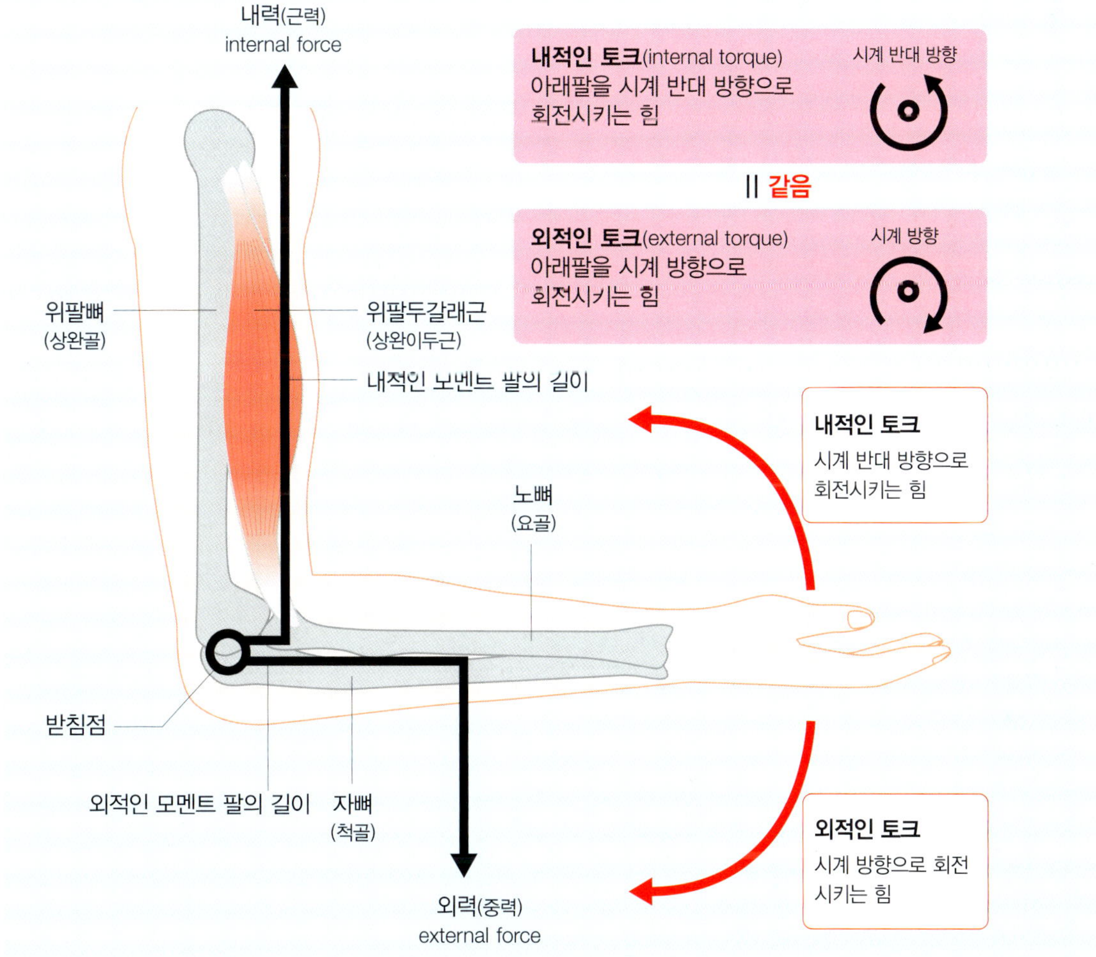

동작 패턴별 특징

골반부터 뒤척이는 동작은 다리의 무게를 회전시키거나 골반의 돌림을 이용한다.

양쪽 무릎을 세우고, 골반부터 뒤척이는 동작(오른쪽에서 왼쪽으로)

양쪽 다리의 무릎을 세운 바로 누운 자세(앙와위)에서, 몸을 뒤척일 방향으로 양쪽 무릎을 기울이면서 발바닥으로 바닥면을 누르며, 바닥면에서 골반을 굴린다. 그리고 아래 몸통의 오른쪽 뒷면을 바닥면에서 뗀다. 오른쪽 어깨관절을 수평모음시키고, 뒤척이는 쪽으로 이동시켜 옆 누운 자세(측와위)를 취한다.

이러한 동작은 양쪽 다리가 힘의 원천이므로, **다리의 무게를 이용한 회전 모멘트와 바닥면을 누르는 양쪽 작용에 의해 쉽게 취할 수 있는 동작**이다.

한쪽 무릎을 세우고, 골반부터 뒤척이는 동작(오른쪽에서 왼쪽으로)

몸을 뒤척일 방향과 반대쪽의 무릎을 세우고, 뒤척일 방향으로 세운 다리를 기울이면서 발바닥으로 바닥면을 누른다. 골반과 왼쪽 다리가 회전운동을 시작하여, 다리 및 몸통의 오른쪽 뒷면을 바닥에서 뗀다. 뒤척일 방향으로 다리를 기울이면서 바닥면을 계속 누르며, 몸통을 돌리면서 구른다. 오른쪽 어깨관절을 수평모음시키고, 뒤척이는 쪽으로 이동시켜 옆 누운 자세를 취한다.

이러한 동작은 **오른쪽 다리가 힘의 원천으로, 처음에 무거운 골반과 다리 전체를 앞서 돌림하면 뒤이어 가벼운 윗부분의 몸통을 쉽게 돌릴** 수 있다.

관련 지식 ▶ **관절의 운동을 표현하는 법**

굽힘 · 폄

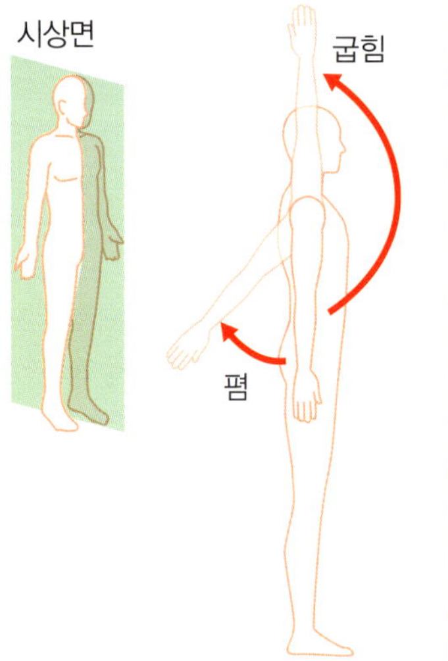

벌림 · 모음

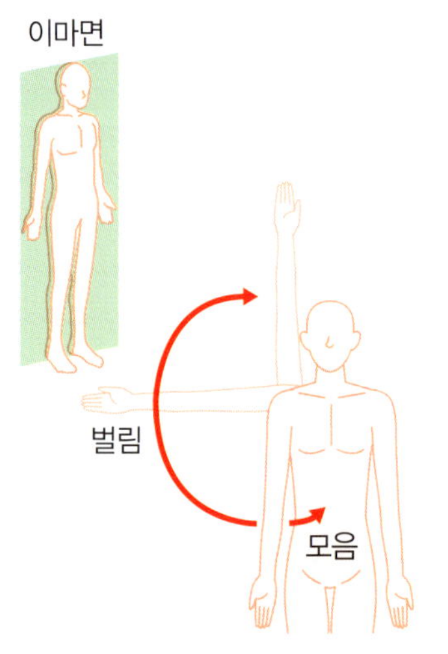

가쪽돌림 · 안쪽돌림

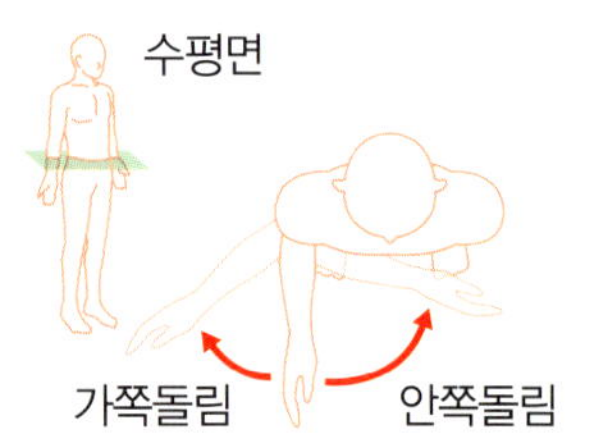

수평모음

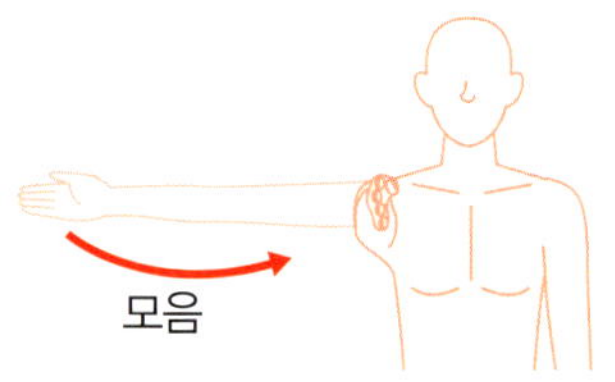

몸을 뒤척이는 동작의 세 가지 패턴

1. 골반부터 뒤척이는 동작(양쪽 무릎을 세움)

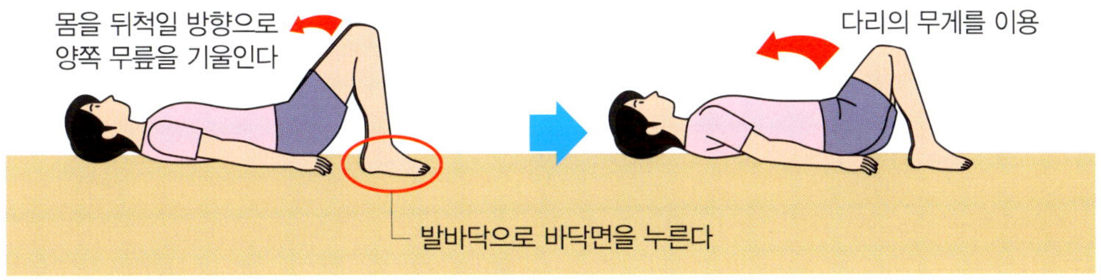

2. 골반부터 뒤척이는 동작(한쪽 무릎을 세움)

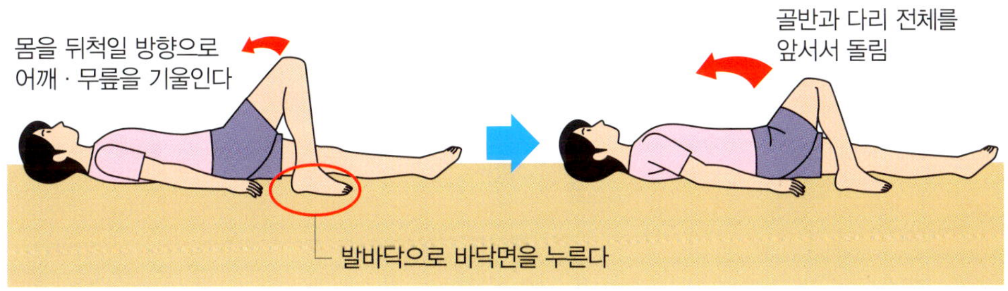

3. 어깨뼈부터 뒤척이는 동작

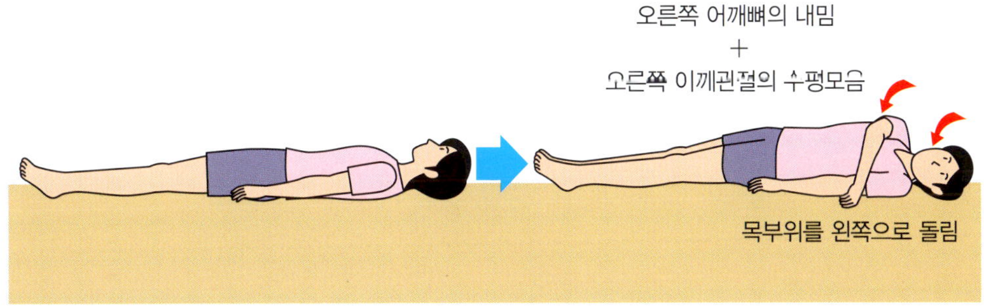

어깨뼈부터 뒤척이는 동작(오른쪽에서 왼쪽으로)

오른쪽 어깨뼈를 내밈하고 오른쪽 어깨관절을 수평모음시킨 후, 오른쪽 팔을 뒤척일 방향으로 이동시킨다. 동시에 목부위를 왼쪽으로 돌려 몸을 뒤척일 쪽으로 머리를 향하게 하며, 몸통의 오른쪽 윗부분을 바닥면에서 뗀다. 그리고 몸통 윗부분을 강하게 돌림시켜 뒤척일 쪽으로 무게중심을 이동시킨다. 몸통의 돌림을 되감는 동작에서 오른쪽 볼기를 바닥면에서 떼어 옆 누운 자세를 취한다.

골반부터 뒤척이는 동작과 어깨뼈부터 뒤척이는 동작을 비교하면, **골반부터 뒤척이는 동작이 어깨뼈부터 뒤척이는 동작보다 등뼈부터 허리뼈의 돌림 각도가 작다**고 한다.

동작과 패턴

바로 누운 자세에서 다리 뻗고 앉기까지, 일어나는 동작은 주로 세 가지 패턴으로 나뉜다.

바로 누운 자세에서 다리 뻗고 앉기까지, 일어나는 동작의 패턴

1 Non-rotation pattern(비회전형)

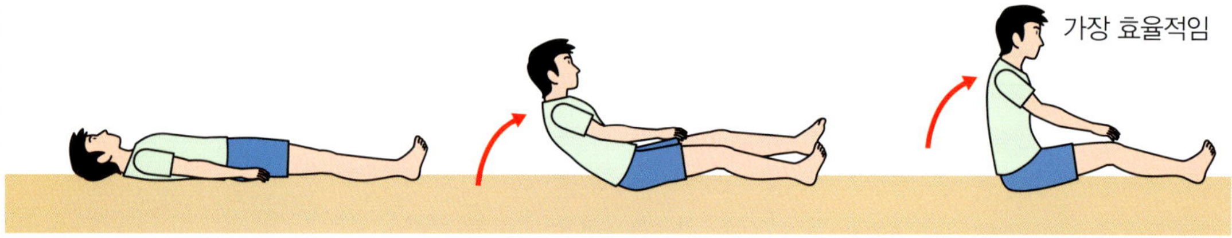

2 Partial rotation pattern(부분적인 회전형)

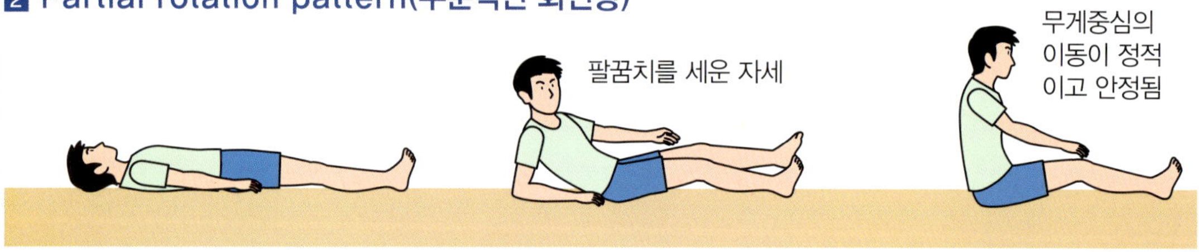
팔꿈치를 세운 자세
무게중심의 이동이 정적이고 안정됨

3 Full rotation pattern(180° 회전형)

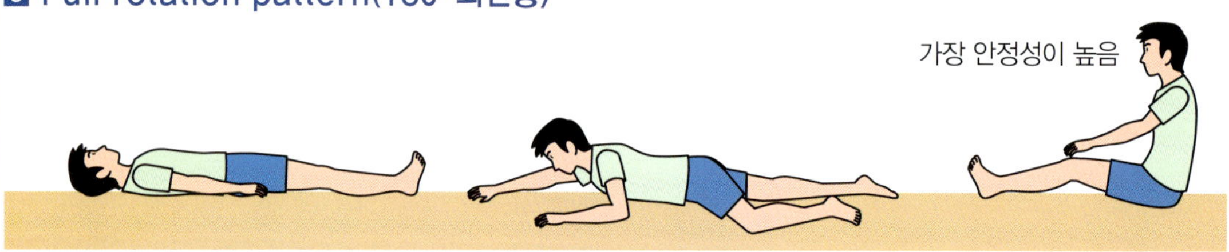

팔 · 다리를 이용하여 일어나는 동작의 패턴

1 다리의 반동을 이용한다

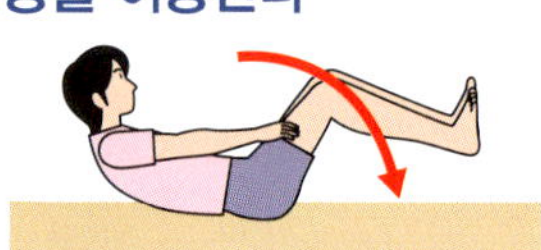

2 팔의 반동을 이용한다

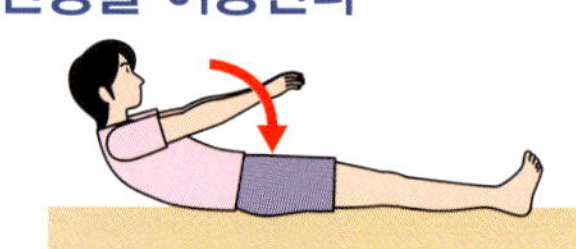

3 다리를 붙잡는다

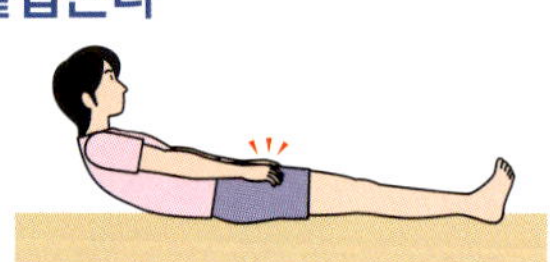

4 양쪽 팔꿈치로 바닥면을 받친다

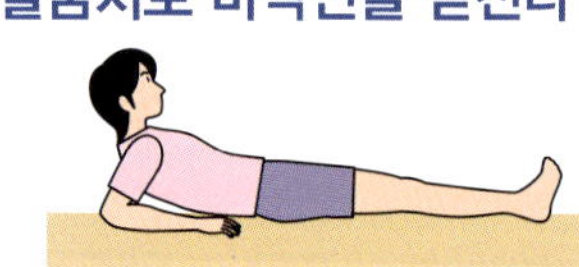

바로 누운 자세를 시작 자세로, 앉은 자세까지의 동작

'일어나는 동작'은 누운 자세를 시작 자세로 하여, 선 자세(입위)까지 이행하는 동작이다. 여기에서는 **'바로 누운 자세(앙와위)를 시작 자세로 하여, 앉은 자세(좌위)까지 이행하는 동작'**에 관하여 설명한다.

바로 누운 자세에서 다리 뻗고 앉기(long sitting)까지, 일어나는 동작은 크게 **'non-rotation pattern'**, **'partial rotation pattern'**, **'full rotation pattern'**과 같이 세 가지 패턴으로 나뉜다. 그리고 팔 · 다리를 어떻게 사용하는가에 따라 다리의 반동을 이용하는 방법, 팔의 반동을 이용하는 방법, 손으로 다리를 붙잡는 방법, 바닥면을 양쪽 팔꿈치로 받치는 방법 등 다양한 패턴도 볼 수 있다.

Non-rotation pattern은 세 가지 패턴 중 이마면에서 무게중심의 이동량이 작고, **가장 효율적이다**.

Partial rotation pattern은 바로 누운 자세에서 팔꿈치를 세운 자세까지의 동작과, 팔꿈치를 세운 자세에서 다리 뻗고 앉기까지의 동작과 같이 두 유형으로 나뉜다. 팔꿈치를 세운 자세를 경유함으로써 이마면과 시상면에서 지지기저면을 넓게 유지할 수 있고, **무게중심의 이동이 정적이고 안정적**이다.

Full rotation pattern은 양쪽 팔의 지지를 이용하여 몸통이 일어나는 것을 돕는다. 양쪽 팔과 양쪽 다리 이렇게 네 군데에서 지탱하므로, 세 가지 패턴 중에서 **가장 안정성이 높다**.

침대 위에서 일어나는 동작의 패턴(바로 누운 자세에서 다리를 내리고 앉는 자세)

1 한쪽 팔꿈치를 세운다

일어나려는 쪽의 팔꿈치 하나를 세우고 몸통을 돌리면서, 침대의 가장자리에서 다리를 내리고 앉는 패턴.

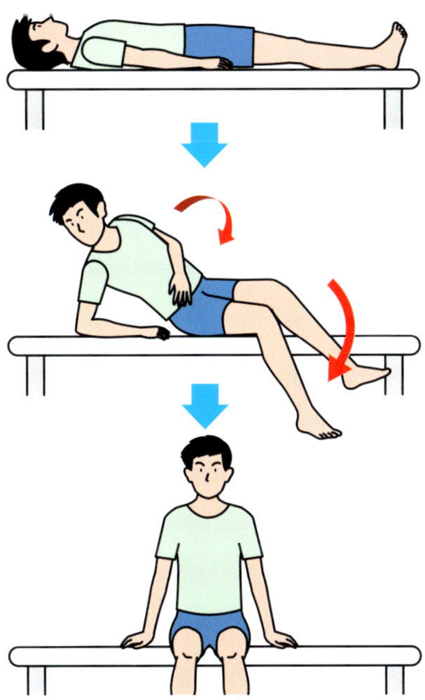

2 양쪽 팔꿈치로 짚는다

양쪽 팔꿈치로 짚고 상반신을 일으키면서 양쪽 다리를 올림한 다음, 방향을 바꿔 침대의 가장자리에서 양쪽 다리를 내리고 앉는 패턴.

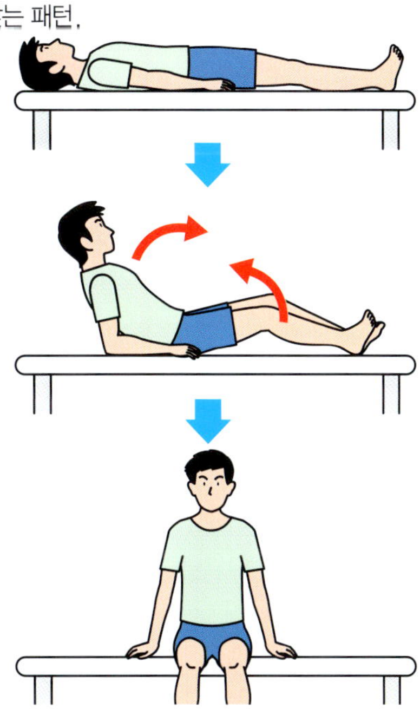

성장과 일어나는 동작의 변화

일어나는 동작의 패턴은 신체의 기능적 차이로 변화한다.

성장에 따른 일어나는 동작의 패턴이 변화한다

건강한 성인의 일어나는 동작은 그 패턴이 다양하지만, 유아의 경우에는 성장 과정에서 일정한 경향을 보인다. 1세에서 2세 정도까지는 full rotation pattern으로 일어나고, 다음으로는 partial rotation pattern, 4~5세 정도부터는 non-rotation pattern으로 이행하는 경향을 띤다. 이러한 동작 패턴의 변화는 **유아기의 운동발달 수준이 영향을 미친다**고 볼 수 있다.

건강한 장년부터 고령자의 일어나는 동작은 대부분이 partial rotation pattern과 non-rotation pattern이며, full rotation pattern은 드물다. 장년기에는 non-rotation pattern이 많고, 고령자에게는 partial rotation pattern이 많다. 성인기의 동작 패턴에서 보이는 차이는 **신체적 기능의 수준 차이가 영향을 미친다**고 볼 수 있다.

침대의 가장자리에서 다리를 내리고 앉는 자세와 같이 일어나는 동작에서, 한쪽 팔꿈치로 짚고 일어나는 패턴은 건강한 청년에게서 많이 볼 수 있고, 양쪽 팔꿈치로 짚고 일어나는 패턴은 고령자에게서 많이 볼 수 있다.

관련 지식 근육의 수축 유형

1. 등척성(isometric) 수축

근육의 길이가 변하지 않고 힘을 발휘하는 수축 유형.

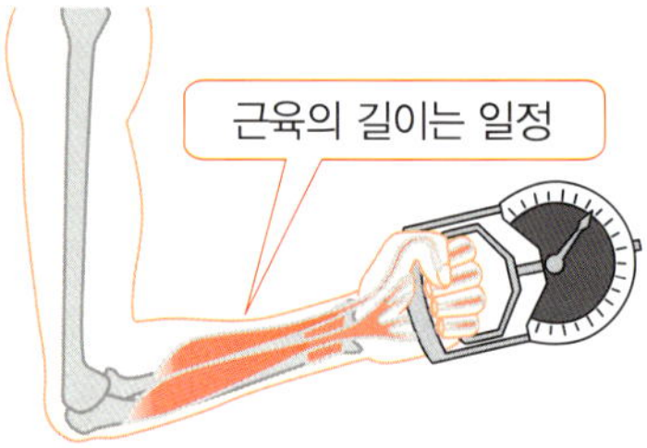

2. 등장성(isotonic) 수축

근육에 가해지는 부하가 일정한 상태에서 근육이 그 길이를 바꾸면서 일정한 장력을 발휘하는 수축 유형.

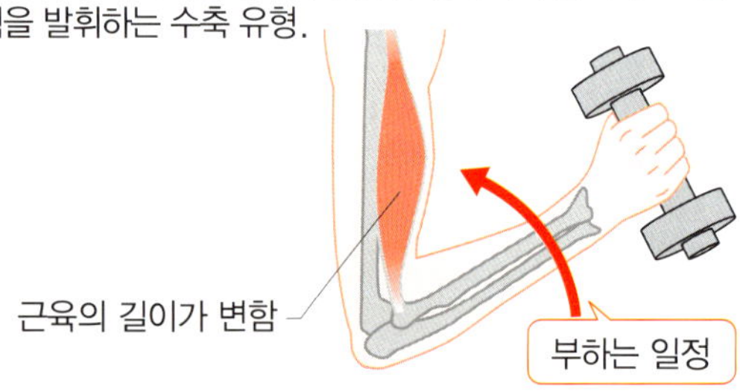

3. 등속성(isokinetic) 수축

수축하는 속도가 일정한 수축 유형. 관절의 움직임을 일정하게 조절하는 기구가 사용된다.

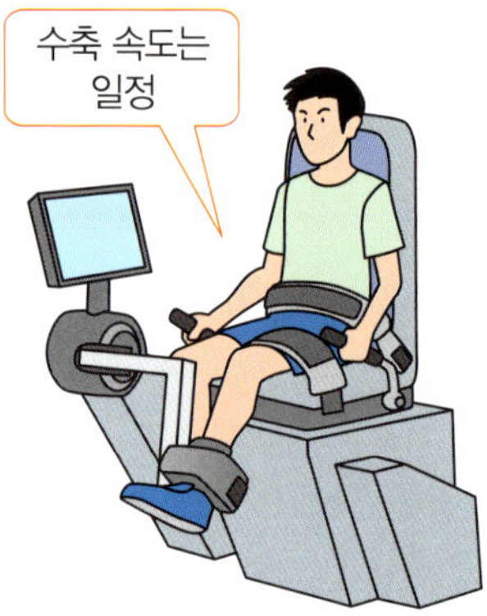

바로 누운 자세(앙와위)에서 다리 뻗고 앉기(long sitting)가 되기까지, 일어나는 동작을 수행하는 과정에서 처음에는 목빗근(흉쇄유돌근)이 수축하고 다음으로 배곧은근(복직근), 어깨세모근(삼각근)의 뒤섬유가 수축한다고 한다. 이는 **일어나는 동작을 수행할 때 목뼈의 굽힘부터 시작한 다음 몸통의 굽힘이 발생한다**는 것을 뒷받침하는 것이다. 그러나 몸통의 굽힘근육(배근육)은 몸통의 굽힘이 일어나기 이전, 머리를 들어 올릴(목뼈의 굽힘) 때 몸통의 고정근육(fixator muscle)으로서 등척성 수축(근육의 수축 유형 중 하나)을 하며 활동한다.

2

성장에 따른 일어나는 동작의 패턴

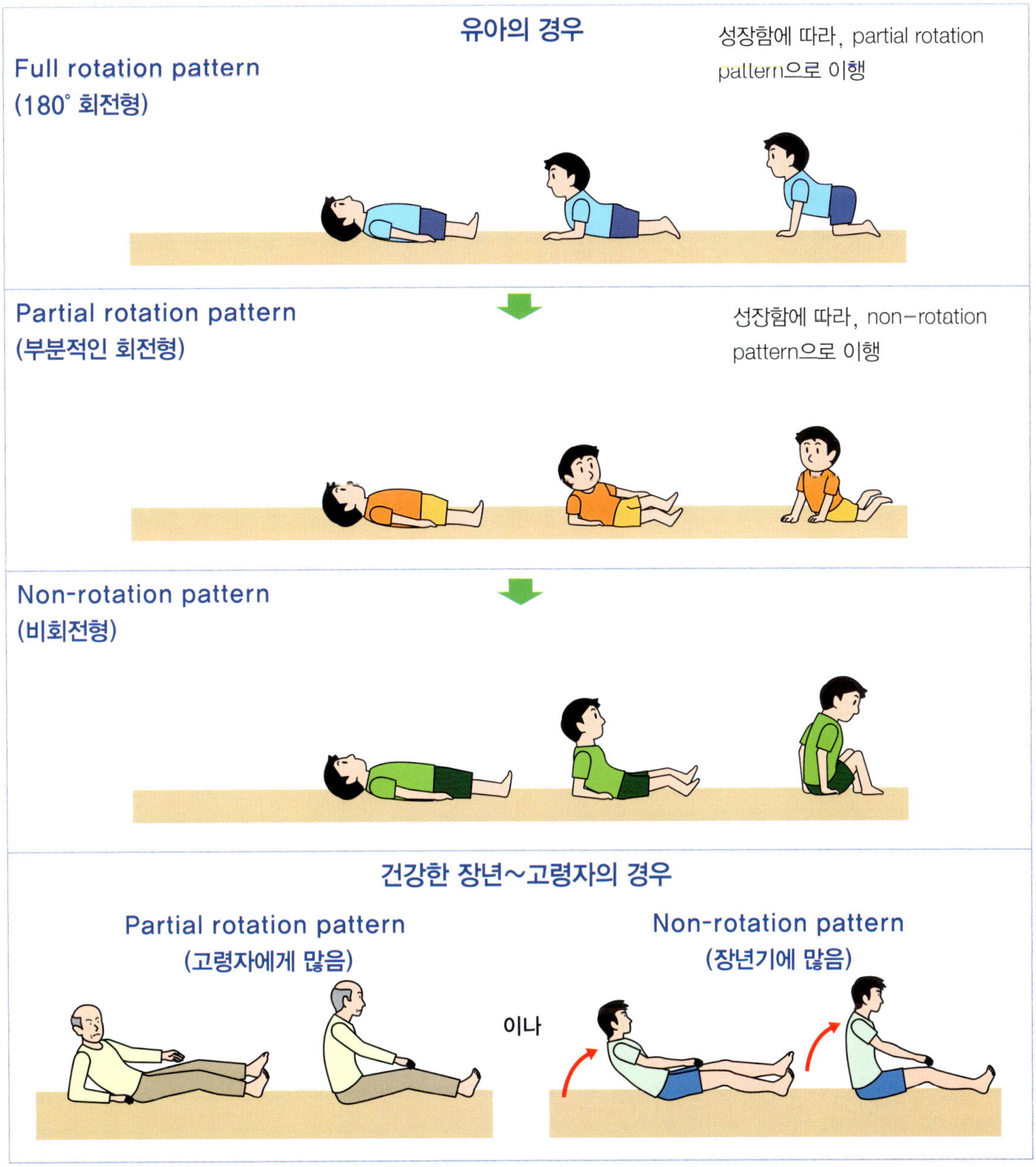

동작과 패턴

바닥에서 일어서는 동작은 충분한 근력, 균형, 관절가동범위가 필요하다.

일어나는 동작과 일어서는 동작, 두 가지 유형으로 분류

바닥에서 일어서는 동작은 **바로 누운 자세(앙와위)에서 앉은 자세(좌위)까지인 일어나는 동작**과 **앉은 자세에서 선 자세(입위)까지인 일어서는 동작**으로 나뉜다(일어나는 동작은 p.70~73 참조).

일어서는 동작의 운동 패턴은 매우 다양한데, 일설에 의하면 21가지 동작 패턴이 있다고 한다. 그 중 일상에서 자주 볼 수 있는 일어서는 동작은 크게 세 가지 패턴으로 나뉜다.

가장 많이 볼 수 있는 패턴은 **좌우 대칭으로 몸통을 굽히면서 일어나고, 쭈그린 자세를 지나 그대로 일어서는 패턴**이다. 그 다음으로는 **몸통을 굽히면서 일어나지만, 다리를 좌우 앞뒤로 내밀고, 앞으로 끌어당긴 다리로 체중을 지탱하며 일어서는 패턴**을 볼 수 있다. 마지막은 **몸통을 좌우 어느 한쪽으로 돌리면서 일어나고, 몸통을 돌린 쪽의 팔로 바닥면을 지탱하며 일어서는 패턴**이다.

키나 BMI의 크기로 일어서는 동작의 패턴이 변한다

건강한 성인에게서는 **키 · BMI의 크기에 따라 일어서는 동작의 패턴이 변하는 것을 볼 수 있다.** 키 · BMI가 큰 사람은 몸통을 돌리고, 한쪽 팔로 바닥면을 누른 후 비대칭으로 쭈그린 자세를 지나, 일어서는 패턴이 많다. 키 · BMI가 작은 사람은 좌우 대칭으로 몸통을 굽히면서 일어나고, 쭈그린 자세를 지나 그대로 일어서는 패턴을 많이 보인다.

바닥에서 일어서는 동작은 지지기저면이 넓고 무게중심이 낮은 바로 누운 자세에서, 지지기저면이 좁고 무게중심이 높은 선 자세로 바뀌는 항중력 동작이다. 이 동작은 충분한 근력과 균형, 관절가동범위가 필요하다.

그러므로 **어린 아이나 고령자에게는 일상생활에서 난도가 높은 동작**이라고 할 수 있다.

관련 지식 ▶ 지지기저면(base of support)

몸을 지탱하기 위해 바닥과 접하는 면의 범위를 말한다. 지지기저면이 넓을수록 안정되고, 무게중심선이 이 범위를 벗어나면 넘어질 위험이 높아진다.

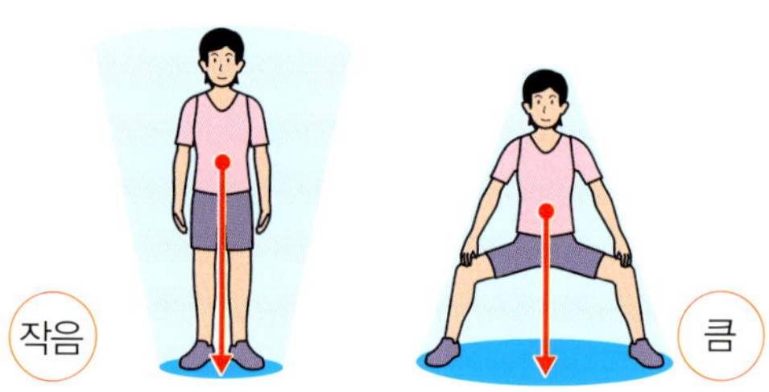

바로 누운 자세에서 일어서는 동작의 세 가지 패턴

1 좌우 대칭으로 몸통을 굽힘 → 쭈그린 자세에서 그대로 일어선다

키가 작고 몸무게가 적게 나가는 사람이 자주 사용하는 패턴

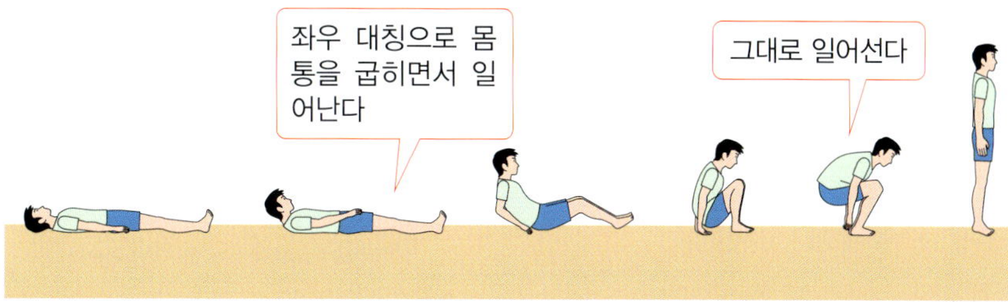

좌우 대칭으로 몸통을 굽히면서 일어난다
그대로 일어선다

2 몸통을 굽힘 → 다리를 좌우 앞뒤로 내밀고, 앞으로 끌어당긴 다리로 체중을 지탱하며 일어선다

한쪽 다리로 체중을 지탱하는 패턴

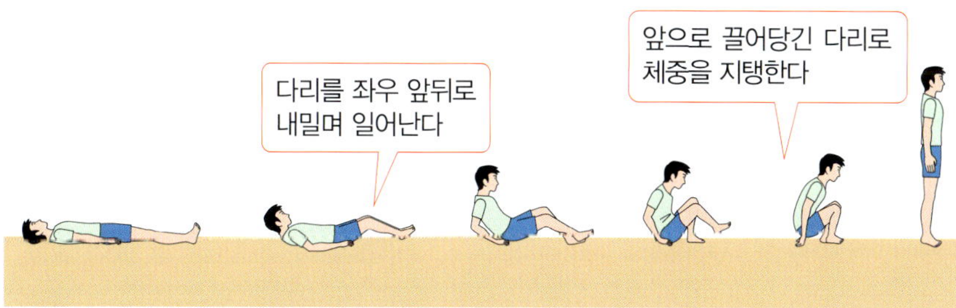

다리를 좌우 앞뒤로 내밀며 일어난다
앞으로 끌어당긴 다리로 체중을 지탱한다

3 몸통을 좌우 어느 한쪽으로 돌림 → 몸통을 돌린 쪽의 팔로 바닥면을 지탱하며 일어선다

키가 크고 몸무게가 많이 나가는 사람이 자주 사용하는 패턴

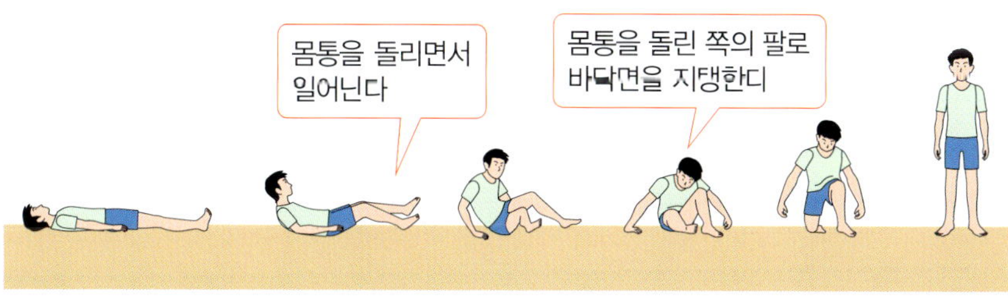

몸통을 돌리면서 일어난다
몸통을 돌린 쪽의 팔로 바닥면을 지탱한다

2

용어 해설 ▶ **BMI(body mass index)**

신체비만지수(신체질량지수). 몸무게와 키를 바탕으로 사람의 체격을 객관적으로 평가하는 기준으로, 22를 표준으로 하고 있다. 수치가 클수록 뚱뚱하고, 작을수록 마른 것을 의미한다.

BMI = 체중(kg) ÷ 신장(m^2)

비만	정상체중	저체중
(25 이상)	(18.5 이상 25 미만)	(18.5 미만)

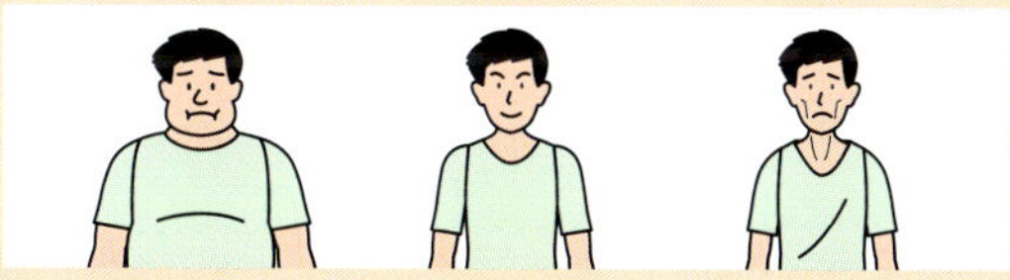

출처: 일본비만협회

동작별 근육의 활동

일어서는 동작과 관련된 근육의 활동은 패턴에 따라 다르다.

성장에 따라 일어서는 동작의 패턴은 변한다

일어서는 동작의 패턴은 일어나는 동작과 마찬가지로 유아의 경우에는 성장 과정에서 일정한 경향을 보인다.

처음에는 **물건을 붙잡고 일어서는 동작**에서 시작하여, 다음에 **네발기기**에서 **엉덩이를 높이 들고 기는 자세**를 지나 일어서는 동작이 된다. 그리고 **한쪽 무릎을 세운 자세에서 일어서는 동작**으로, 이어서 성인과 마찬가지로 **쭈그린 자세에서 일어서는 동작**으로 이행한다. 일어서는 동작의 패턴을 발달학적 변화로 보면, 균형적이고 안정된 자세에서 불안정한 자세로의 적응 과정이라고 할 수 있다.

지지기저면의 면적이나 무게중심의 경로 측면에서 보면, 처음에 언급한 패턴은 몸통을 돌리는 요소를 많이 포함하고 무게중심의 이동 거리는 길지만, 수직 방향으로의 급격한 이동이 적은 데다가 팔의 사용으로 지지기저면이 넓기 때문에, 동작을 취하기 쉽다. 그러나 소요되는 시간이나 근육의 활동 시간이 길어지므로 운동 효율이 낮다.

발달하면서 한쪽 무릎을 세운 자세나 쭈그린 자세에서 일어서는 패턴으로 변화하는데, 무게중심의 이동 거리는 짧지만 수직 방향으로 급격하게 이동하게 되어 동작의 난도가 높아진다. 그러나 소요되는 시간이나 근육의 활동 시간은 짧기 때문에, 운동 효율이 높다.

일어서는 동작의 변화

성장하면서 동작의 난이도가 높아지지만, 운동 효율은 높아진다.

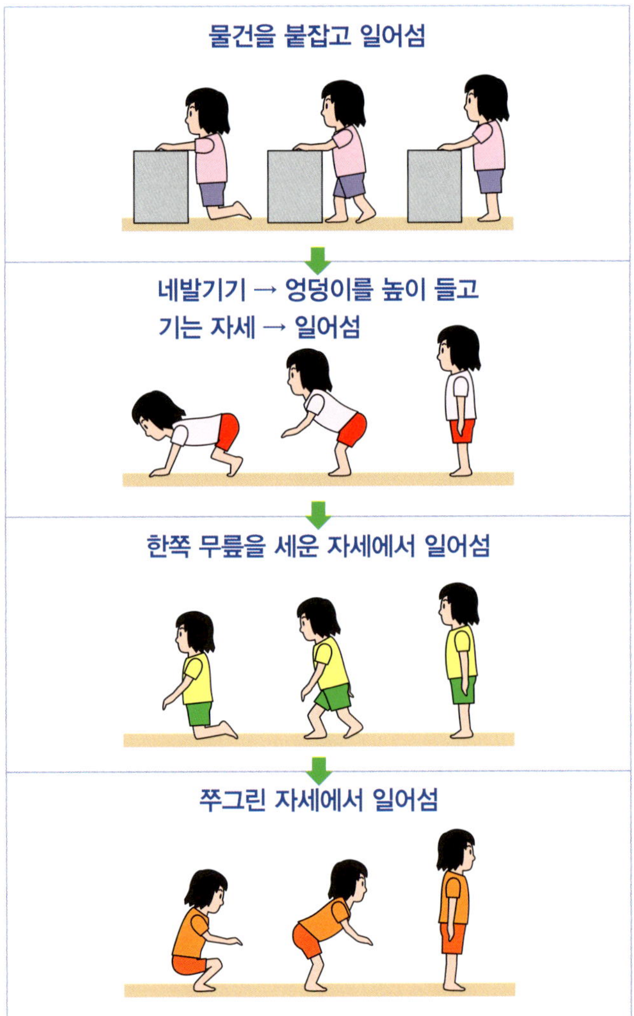

일어서는 동작과 관련된 근육의 활동

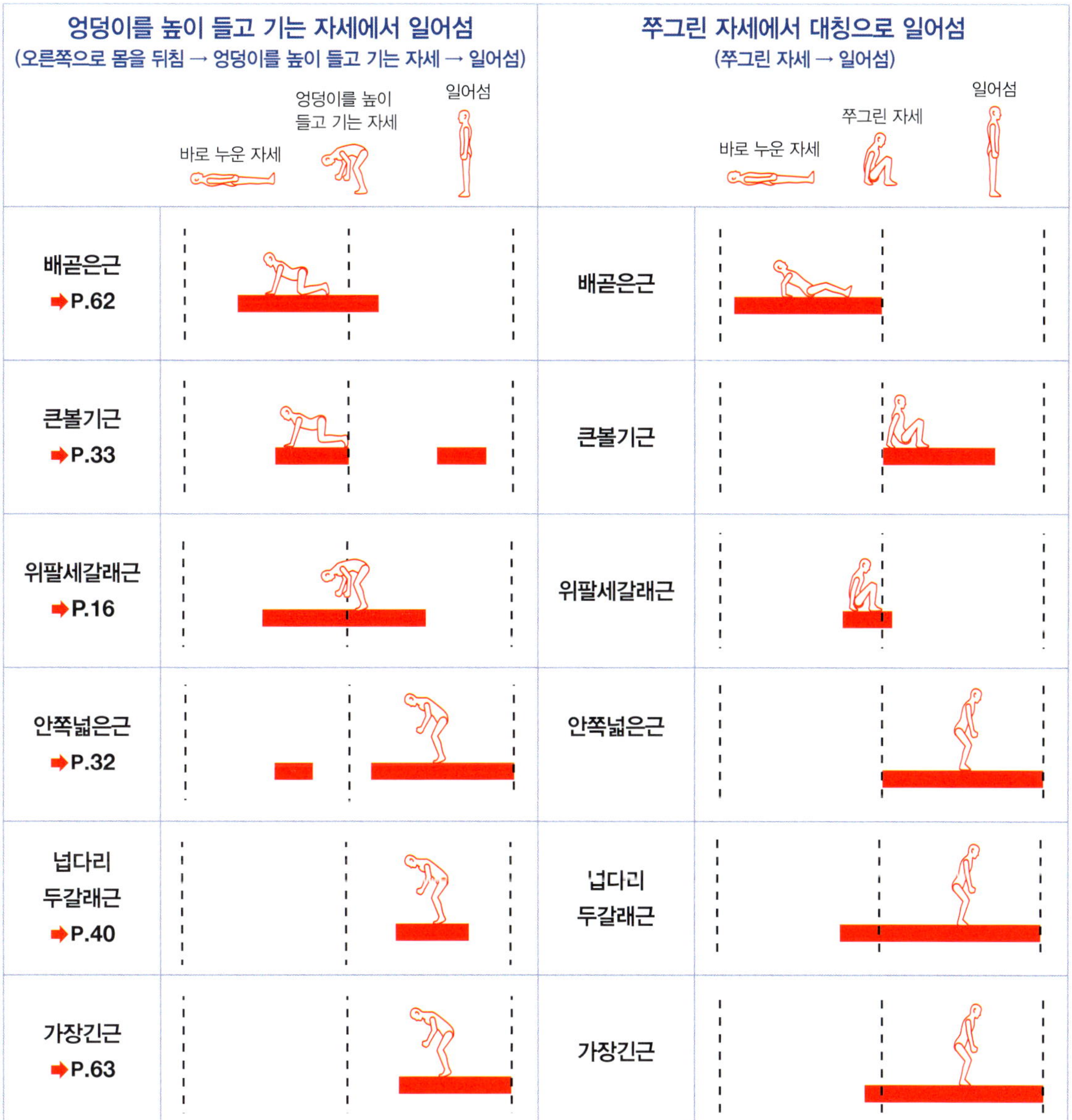

* ▬ 부분에서 각 근육의 강한 활동이 보인다

일어서는 동작에서 볼 수 있는 근육의 활동

일어서는 동작을 근육의 활동이라는 측면에서 보면, 엉덩이를 높이 들고 기는 자세에서 일어서는 동작은 배곧은근, 큰볼기근의 수축 다음으로 위팔세갈래근, 안쪽넓은근, 넙다리두갈래근, 가장긴근의 수축을 보이는데, **그 활동에는 좌우의 차이가 있다**고 한다.

한편, **쭈그린 자세에서 대칭으로 일어서는 동작**은 배곧은근의 수축 다음으로 위팔세갈래근, 가장긴근, 큰볼기근, 안쪽넓은근, 넙다리두갈래근의 수축을 보이고, **그 활동에 좌우의 차가 보이지 않는다.**

동작의 구분과 무게중심

의자에서 일어서는 동작은 볼기가 자리에서 떨어질 때 단계와 무게중심이 크게 변한다.

신체의 무게중심은 볼기가 자리에서 떨어짐을 경계로 변위한다

의자에서 일어서는 동작은 일상생활에서 빈번하게 볼 수 있는 동작이다. 이는 볼기, 넓적다리부위, 발부위로 구성된 넓은 지지기저면에서 발부위로만 구성된 좁은 지지기저면으로 이행하는 **난도가 높은 동작**이라고 할 수 있다. 따라서, 고령자나 신체의 기능이 저하된 사람에게는 넘어질 수 있는 위험이 있는 동작이다.

의자에서 일어서는 동작은 볼기가 자리에서 떨어짐을 경계로 하여 그 이전을 **굽힘 단계**, 그 이후를 **폄 단계**와 같이 두 단계로 구분하는 경우와 네 단계로 구분하는 경우가 있다.

일어서는 동작의 분류

1단계 엉덩관절이 굽혀지고, 목부위 · 몸통은 앞쪽으로 이동하며 볼기가 자리에서 떨어지기까지.

2단계 볼기가 자리에서 떨어지고 나서 발목관절을 최대한 발등굽힘하기까지.

3단계 발목관절을 최대한 발등굽힘하고 나서 엉덩관절의 폄이 종료되기까지.

4단계 엉덩관절의 폄이 종료되고 나서 안정적으로 균형을 잡기까지.

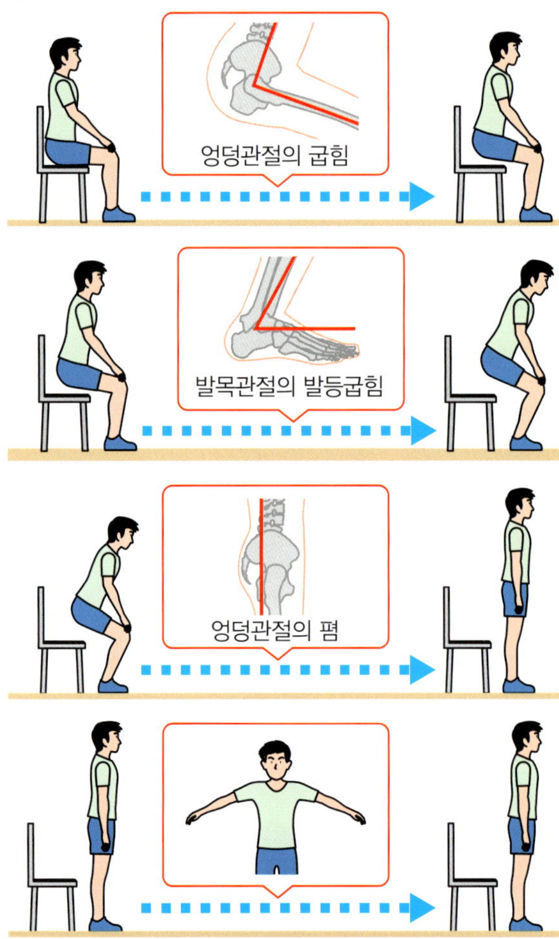

네 단계로 구분하는 경우, **1단계**는 엉덩관절이 굽혀지고 목부위 · 몸통은 앞쪽으로 이동하며 볼기가 자리에서 떨어지기까지를 나타낸다. 상체의 앞쪽으로 회전 모멘트가 발생한다.

2단계는 볼기가 자리에서 떨어지고 나서 발목관절을 최대한 발등굽힘하기까지를 나타낸다. 상체의 회전 모멘트가 전신에 미치고, 무게중심이 앞 · 위쪽으로 이동하는 시기이다.

3단계는 발목관절을 최대한 발등굽힘하고 나서 엉덩관절의 폄이 종료되기까지의 시기이다. 엉덩 · 무릎관절은 펴지고, 상체는 뒤쪽으로 이동하며 무게중심은 위쪽으로 이동하는 시기이다.

4단계는 엉덩 · 무릎관절의 폄이 종료되고 나서 안정적으로 균형을 잡기까지의 시기이다.

일어서는 동작 시 신체의 **무게중심(center of body gravity, COG)**이 변위하는 것을 보면, 그 경로는 다음과 같다. **신체의 무게중심은 운동 개시부터 볼기가 자리에서 떨어지기까지는 앞쪽으로 거의 수평 이동하고, 볼기가 자리에서 떨어지면서부터 급격하게 거의 수직 방향으로 상승**한다.

일어서는 동작 시 COG의 경로

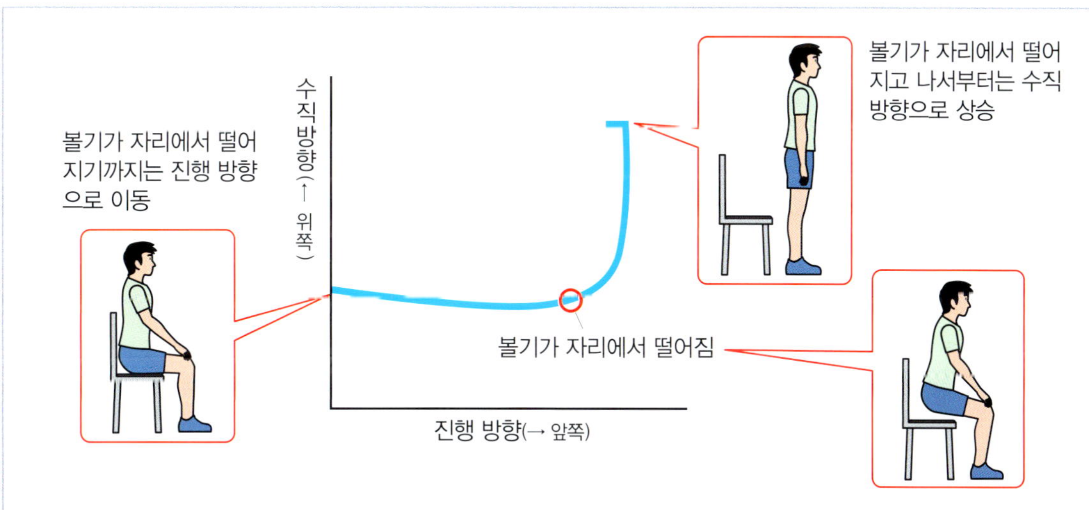

관련 지식 ▶ 신체의 무게중심(COG)

신체의 질량이 여러 방향에서 고른 분포를 보이는 점. 사람이 선 자세를 취하면, 무게중심은 둘째엉치뼈 앞쪽에 위치한다. 운동 시 신체의 무게중심은 상반신의 무게중심(일곱째~아홉째등뼈)과 하반신의 무게중심(넓적다리의 중점과 몸쪽 1/3 사이)을 잇는 선의 중점으로 가정된다.

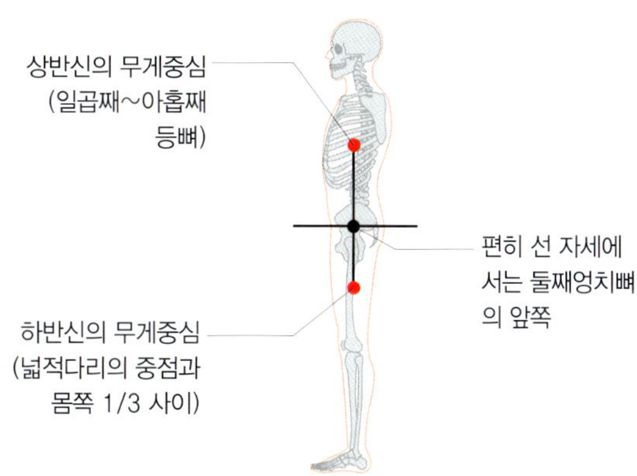

2

동작별 관절의 움직임

엉덩관절 · 무릎관절 · 발목관절과 몸통의 앞 · 뒤쪽기울임은 움직임과 관련이 있다.

관절의 폄 · 굽힘은 발의 위치에 따라 변화한다

일어서는 동작 시 다리관절의 변화는 다음과 같다. 동작 개시부터 **몸통의 앞쪽기울임과 엉덩관절의 굽힘**이 일어나고, 볼기가 자리에서 떨어지기 직전부터 **무릎관절의 폄, 발목관절의 발등굽힘**이 시작된다. 볼기가 자리에서 떨어질 때는 **몸통과 엉덩관절이 폄** 방향으로 운동 방향을 바꾼다. 그 후에 **몸통 · 엉덩관절 · 무릎관절이 급격히 폄**된다. **발목관절은 발등굽힘에서 발바닥굽힘**으로 운동 방향이 변하고, 동작이 끝난다.

엉덩관절의 굽힘과 발목관절의 발등굽힘에 의해, 동작 개시부터 볼기가 자리에서 떨어지기까지 신체의 무게중심은 앞쪽으로 이동한다. 그리고 엉덩관절의 폄과 무릎관절의 폄에 의해, 볼기가 자리에서 떨어지면서부터 동작이 종료되기까지 신체의 무게중심은 위쪽으로 이동한다.

이렇게 관절에 대한 일련의 움직임은 **발부위의 위치에 따라 변화**한다. 발부위가 의자에서 멀리 떨어져 있으면, 몸통의 앞쪽기울임 각도에 대한 변화량과 그 속도는 증가한다. 발부위가 의자에 가까이 있을 경우에는 몸통의 앞쪽기울임 각도가 작아도 신체의 무게중심을 발부위의 지지기저면으로 이동시키는 것이 가능하지만, 발부위가 의자에서 멀리 떨어져 있을 경우에는 몸통의 앞쪽기울임 각도를 증가시킬 뿐만 아니라 그 속도를 높임으로써 힘을 붙이듯 몸통이 진자운동을 하여 신체의 무게중심을 발부위의 지지기저면으로 이동시켜야 하기 때문이다.

일어서는 동작 시 관절 각도의 변화

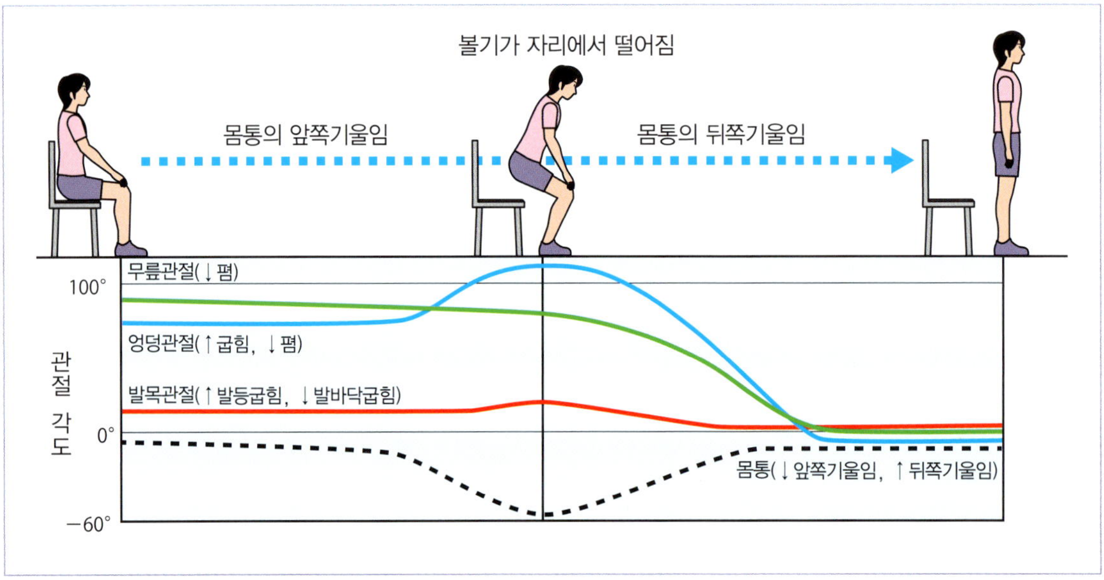

일어서는 동작 시 관절 모멘트의 변화

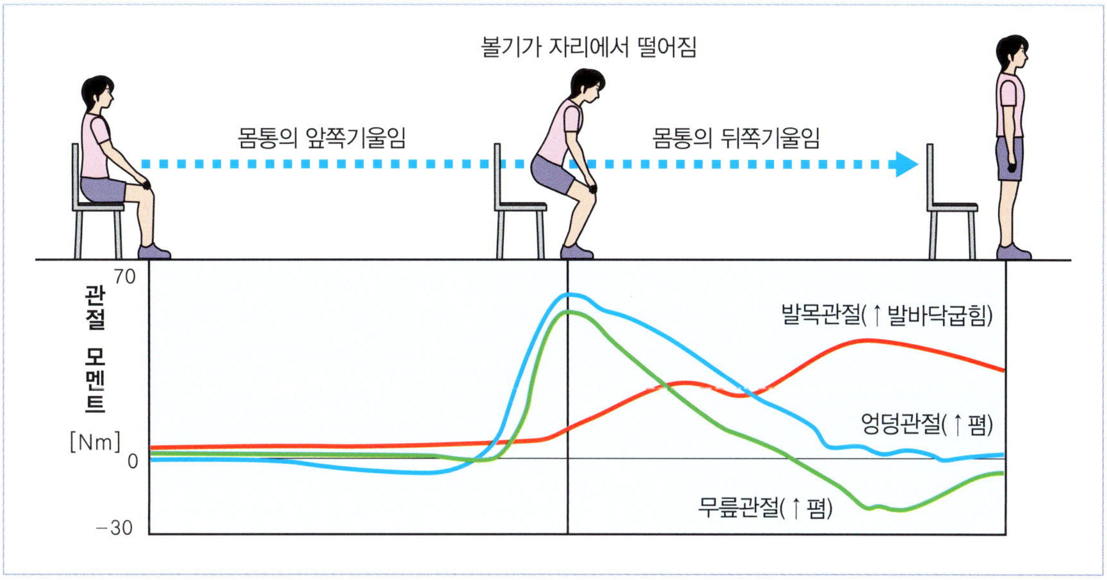

엉덩 · 무릎관절의 폄 모멘트는 볼기가 자리에서 떨어지는 부근이 절정

일어서는 동작 시 관절 모멘트는 다음과 같다. **볼기가 자리에서 떨어지기 전에 엉덩관절과 무릎관절의 폄 모멘트가 급격히 증가**하고, 볼기가 자리에서 떨어지는 부근에서 그 폄 모멘트가 절정에 이르며, 그 후에 감소한다. **발목관절에서는 볼기가 자리에서 떨어지는 부근에서부터 발바닥굽힘 모멘트가 증가**하고, 동작이 종료될 때 절정에 달해 선 자세(입위)가 되면 그대로 발바닥굽힘 모멘트를 발휘한다.

용어 해설 ▶ 관절 모멘트

외력(external force)의 영향으로 관절에 생기는 외적인 모멘트(→ p.67)에 저항하듯이 관절에 작용하는 내적인 모멘트를 말한다. 주로 관절 주위에 작용하는 근력의 모멘트를 총합한 것으로 간주된다.

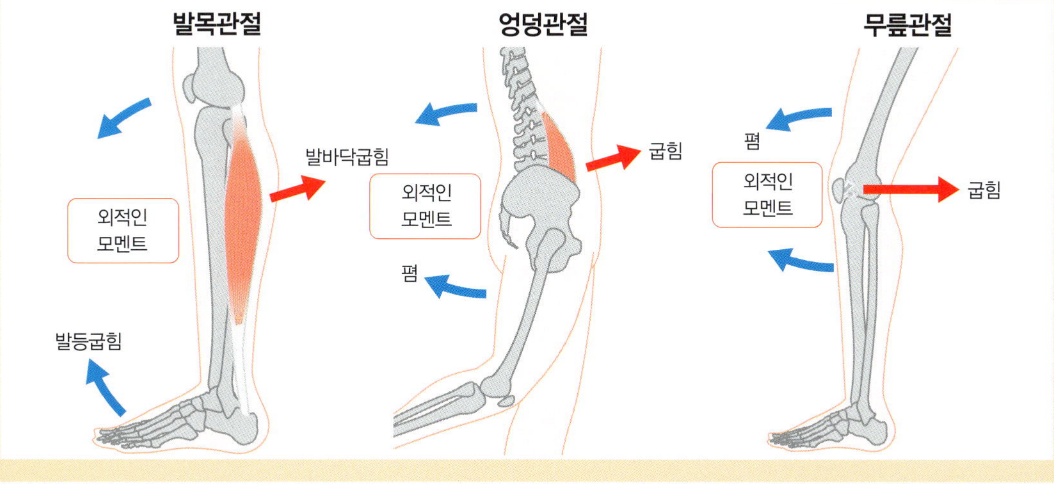

동작별 근육의 활동

일어서는 동작과 관련된 근육은 볼기가 자리에서 떨어지기 전과 후에 수축 형태가 변화한다.

큰볼기근 · 넙다리네갈래근 · 넓적다리뒤근육이 주작용근

일어서는 동작 시 주작용근은 **큰볼기근 · 넙다리네갈래근 · 넓적다리뒤근육**이라고 한다. 그 밖의 근육은 몸통을 안정시키는 작용이나 발바닥 접지면의 안정화, 동작을 원활하게 하기 위해 보조하는 활동을 한다고 볼 수 있다.

동작을 시작할 때는 **넙다리곧은근**이나 **넙다리빗근**의 활동이 몸통의 앞쪽기울임을 촉진시키며, 그 몸통의 앞쪽기울임을 제어하기 위해 **척주세움근**이 대항적으로 작용한다(**대항근**).

큰볼기근은 동작을 시작할 때부터 볼기가 자리에서 떨어지기까지는 편심성 수축으로 엉덩관절의 굽힘을 제지한다. 볼기가 자리에서 떨어진 후에는 엉덩관절의 폄 동작을 위한 주작용근으로서 동심성으로 작용한다(**동심성 수축**).

넙다리네갈래근은 볼기가 자리에서 떨어지기 전부터 활동하고, 엉덩관절과 무릎관절을 안정시킨다. 볼기가 자리에서 떨어진 후에는 무릎관절의 폄을 위한 주작용근으로서 활동한다.

앞정강근은 동작을 시작할 때부터 볼기가 자리에서 떨어진 직후까지 활동하고, 발목관절을 안정시킨다. 그리고 신체의 무게중심이 앞쪽으로 이동하는 데 중요한 역할을 한다.

장딴지근과 **긴종아리근**은 볼기가 자리에서 떨어지기 전부터 동작이 종료되기까지 활동하고, 발목관절을 안정시킨다. 그리고 상체를 가급적 평형 상태로 유지시켜 일어나기 쉽게 만든다.

관련 지식 ▶ **편심성 수축 · 동심성 수축**

등장성 수축과 등속성 수축(→ p.72) 중, 근육의 길이가 길어지면서 수축하는 형태를 편심성 수축이라 하고, 근육의 길이가 짧아지면서 수축하는 형태를 동심성 수축이라 한다.

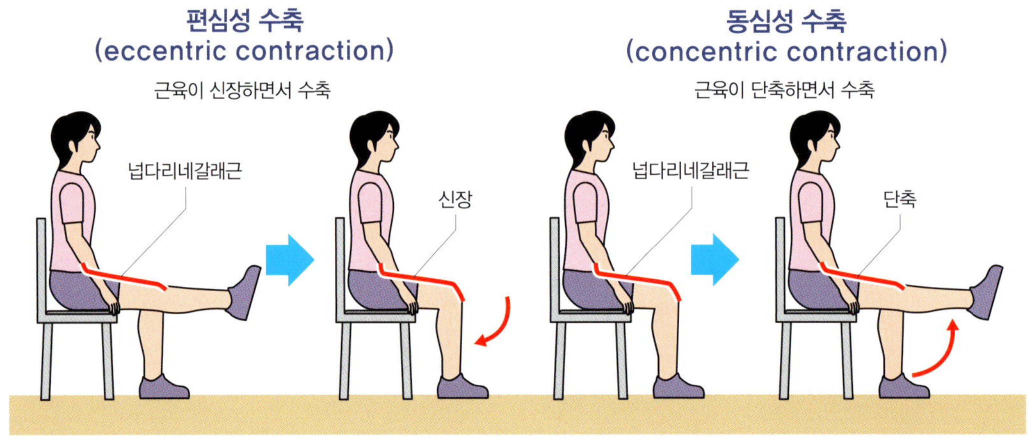

일어서는 동작 시 근육의 역할

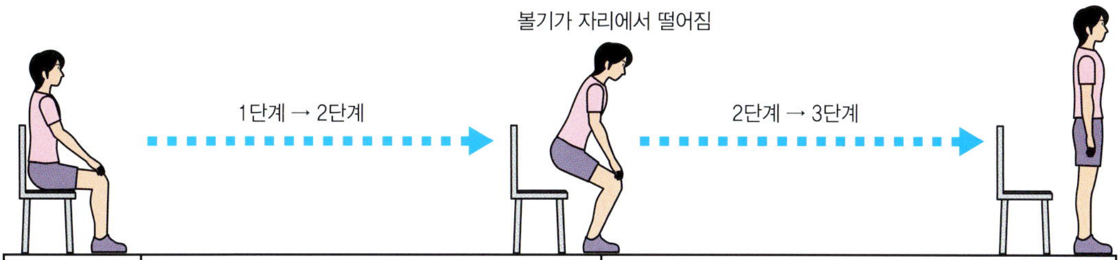

근육	1단계 → 2단계	2단계 → 3단계
넙다리곧은근 넙다리빗근	몸통의 앞쪽기울임에 작용한다	
척주세움근	몸통의 앞쪽기울임을 제어한다	
큰볼기근	엉덩관절의 굽힘을 제지한다	엉덩관절의 폄에 작용한다
넙다리 네갈래근	엉덩관절 · 무릎관절을 안정시킨다	무릎관절의 폄에 작용한다
앞정강근	발목관절을 안정시키고, 신체가 앞쪽으로 이동하는 데 작용한다	
장딴지근		발목관절을 안정시키고, 상체를 평형 상태로 유지시키는 데 작용한다
긴종아리근		발목관절을 안정시키고, 상체를 평형 상태로 유지시키는 데 작용한다

*▬ 부분에서 각 근육의 강한 활동이 보인다

용어 해설 ▶ 주작용근과 대항근

• 주작용근(주동근, prime mover)

어느 관절운동에 관여하는 근육 중 주력이 되는 근육.

• 대항근(길항근, antagonist)

주작용근에 반대로 움직이는 근육. 주작용근과 대항근이 동시에 작용(동시 수축)하면, 그 관절을 고정하거나 안정시킨다.

팔꿉관절의 굽힘

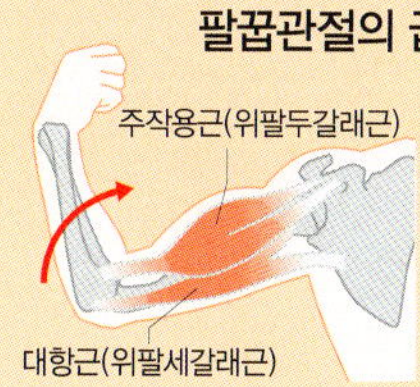

의자의 높이, 속도에 따른 영향

의자의 높이가 낮을수록 다리관절의 운동범위는 커진다.

일어서는 속도, 의자의 높이 등이 영향을 미친다

일어서는 동작은 **일어서는 속도나 의자의 높이, 팔의 지지 유무, 발부위나 볼기의 위치 등 시작 자세**의 차이에 따라 패턴이나 관절의 각도가 변화한다.

같은 높이의 의자인 경우, 그 운동속도가 빨라지면 엉덩관절의 굽힘 각도는 작아지고, 신체의 무게중심이 앞쪽으로 이동하는 양은 감소한다. 그에 비해, 운동속도가 더뎌지면 엉덩관절의 굽힘 각도는 커진다.

의자의 높이에 따른 영향은 다음과 같다. 그 높이가 낮을수록 발부위는 뒤쪽에 위치하게 되고, 머리와 무릎이 앞쪽으로 이동하는 양도 증대된다. 또한, 다리관절의 운동범위는 그 높이가 낮아지면 증대된다.

운동속도의 차이에 따른 패턴의 변화

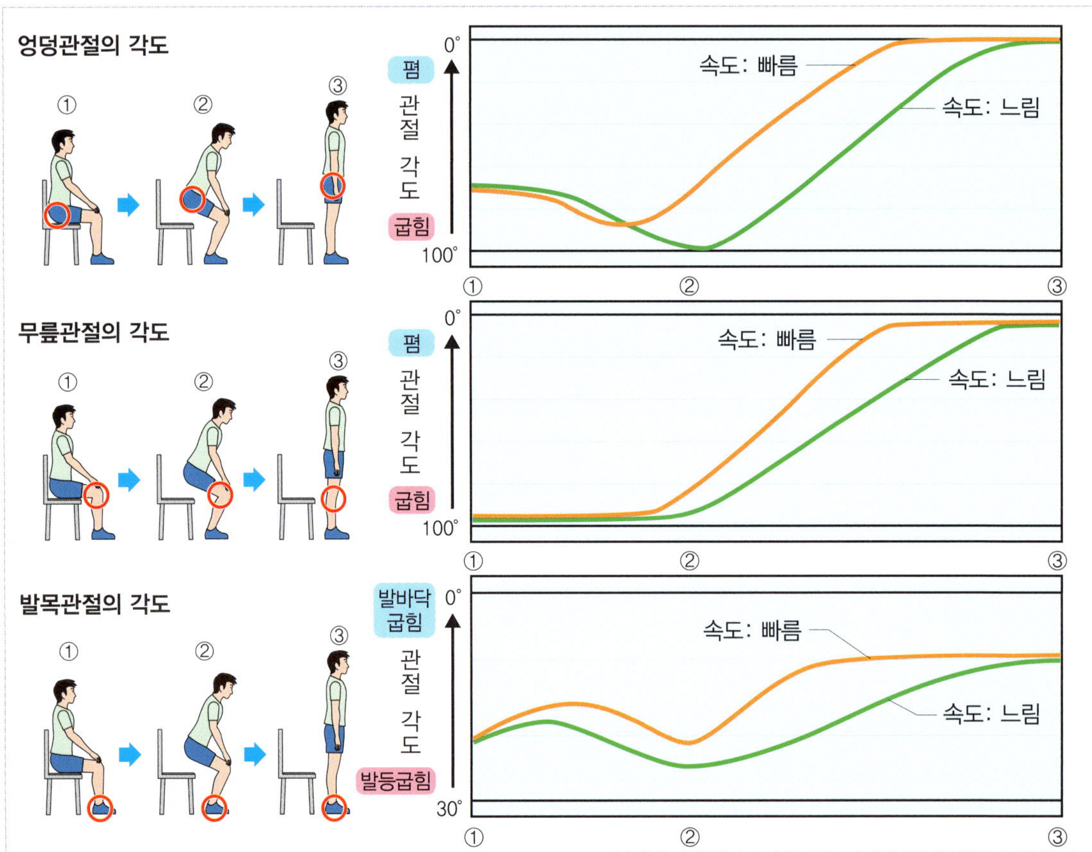

일어서는 동작은 속도가 붙으면, 다리관절의 운동범위가 작아진다.

운동속도와 의자의 높이 차이에 따른 신체의 무게중심 이동의 변화

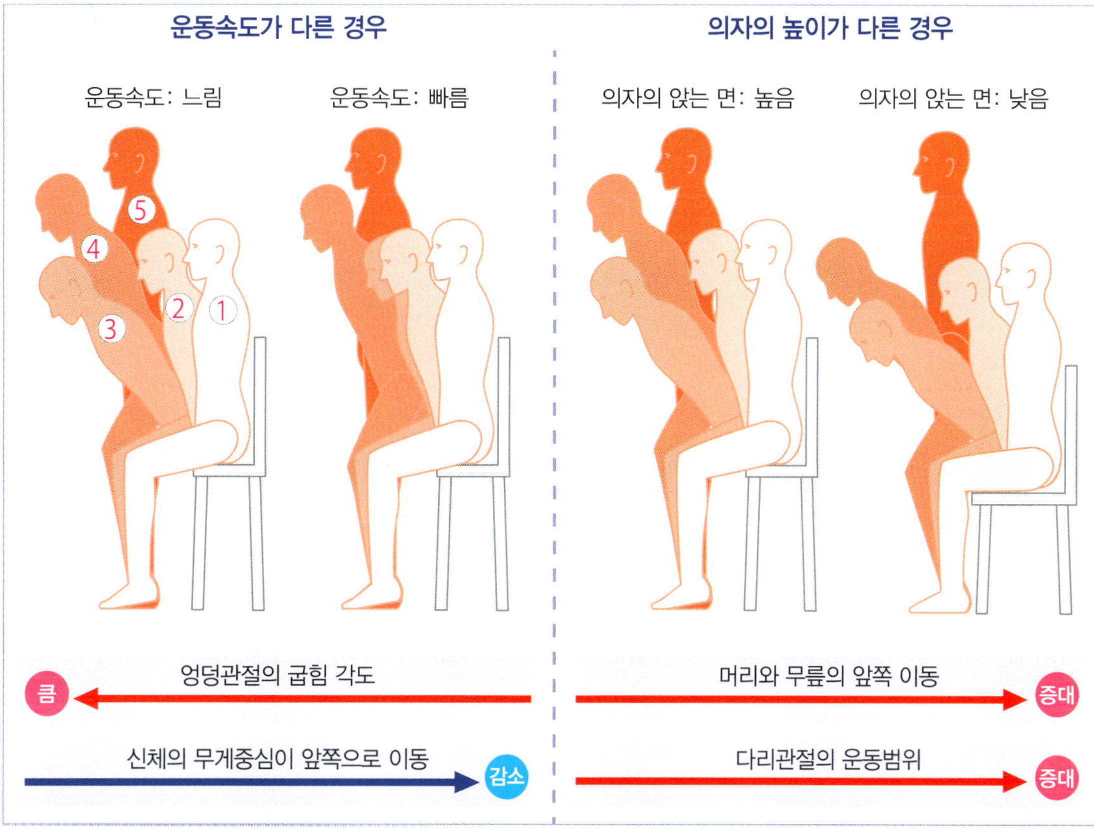

고령자의 일어서는 동작에 대한 특징

고령자는 일어서는 동작을 취할 때 **운동속도가 더디고, 볼기가 자리에서 떨어질 때부터 동작이 종료되기까지 시간적 비율이 높다**는 특징을 지닌다. 또한 몸통의 앞쪽기울임 각도가 크고, 볼기가 자리에서 떨어질 때 신체의 무게중심을 지지기저면에 반영하는 경향이 있어, **볼기가 자리에서 떨어진 후에는 발목관절의 운동속도가 동요한다**(불안정하다)고 한다.

의자에서 일어서는 동작은 발바닥만 닿는 새로운 지지기저면에 신체의 무게중심을 옮기면서, 그 무게중심을 선 자세의 위치까지 상승시키는 기능이 필요하다.

그러나 앞에서 기술한 바와 같이 고령자가 일어서는 동작을 취할 때 지니는 특징을 바탕으로 판단하자면, 고령자는 주로 제일 먼저 신체의 무게중심을 발바닥만 닿는 지지기저면으로 이동시키고, 신체를 안정시킨다. 그런 다음 그 무게중심을 선 자세의 위치까지 이동시키는 운동 패턴을 이용한다고 볼 수 있다.

이는 고령자가 **다리 근력이 저하**되거나 **균형 감각이 저하**되었기 때문으로 추측할 수 있다.

보행의 정의

보행은 선 자세를 유지하면서 전신을 이동시키는 복잡한 동작이다.

똑바로 서서 두 발로 이동하는 것은 인간 특유의 이동 양식이다

인간을 포함하여 동물이 위치를 옮기기 위해 하는 운동을 **이동(locomotion)**이라 한다. 팔다리를

보행주기의 구분

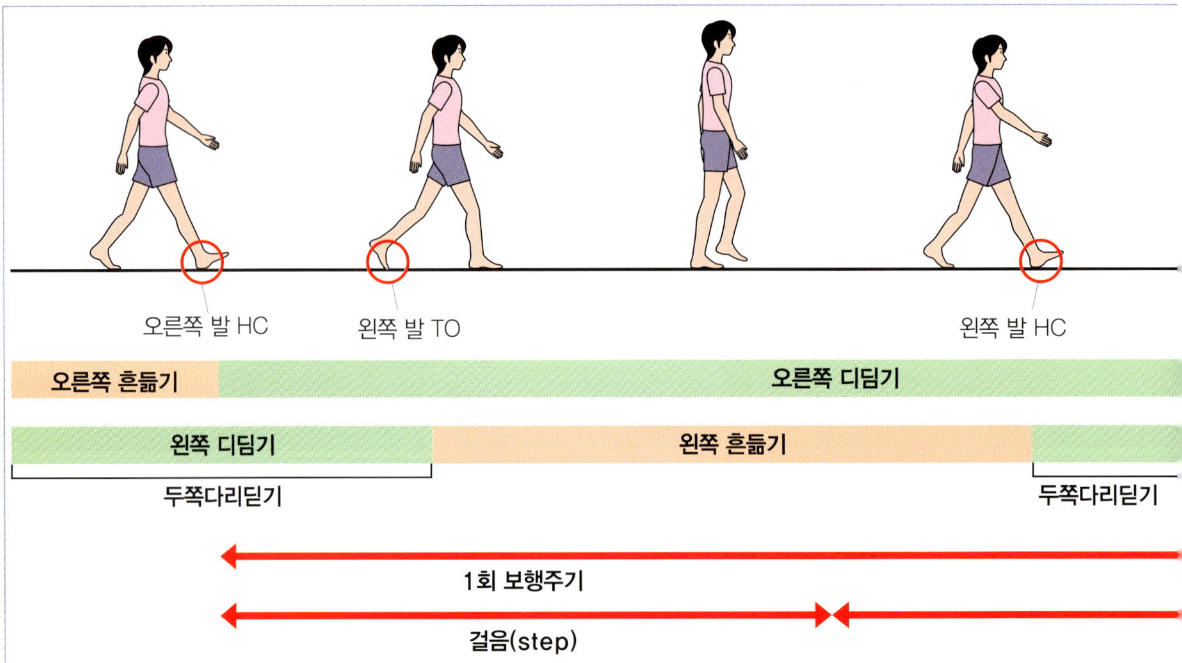

• **보행주기(gait cycle)**

보행을 시간적 요소에 따라 관찰할 때 기본적인 단위로, 한쪽 발꿈치가 지면에 닿고 나서 다시 같은 쪽의 발꿈치가 지면에 닿기까지의 시기.

• **큰걸음(stride)**

한쪽 발꿈치가 지면에 닿고 나서 다시 같은 쪽의 발꿈치가 지면에 닿기까지의 동작이다. 이때, 양 발꿈치 사이의 너비를 걸음폭(step width)이라 한다.

• **걸음(보, step)**

한쪽 발꿈치가 지면에 닿고 나서 반대쪽 발꿈치가 지면에 닿기까지의 동작으로, 그 거리를 걸음길이(step length)라고 한다.

• **두쪽다리딛기(양하지지지기, double supporting phase)**

양발이 동시에 지면에 닿아 있는 시기.

사용하는 경우에는 네 발이나 두 발로 이동하고, 물고기가 헤엄치거나 새가 하늘을 나는 것도 이동에 포함된다. 똑바로 서서 두 발로 이동하는 것은 인간 특유의 이동 양식이고, 이것을 **'보행(gait)'**이라 한다.

보행은 **중력에 저항하여 선 자세(입위)를 유지하면서 전신을 이동시키는 복잡한 동작**이다. 반면에 고도로 자동화된 운동이기도 하며, 임의적 요소(신체를 움직이는 등 자기 자신의 의지로 제어할 수 있는 요소)뿐만 아니라 다양한 반사적 요소도 포함한다.

2

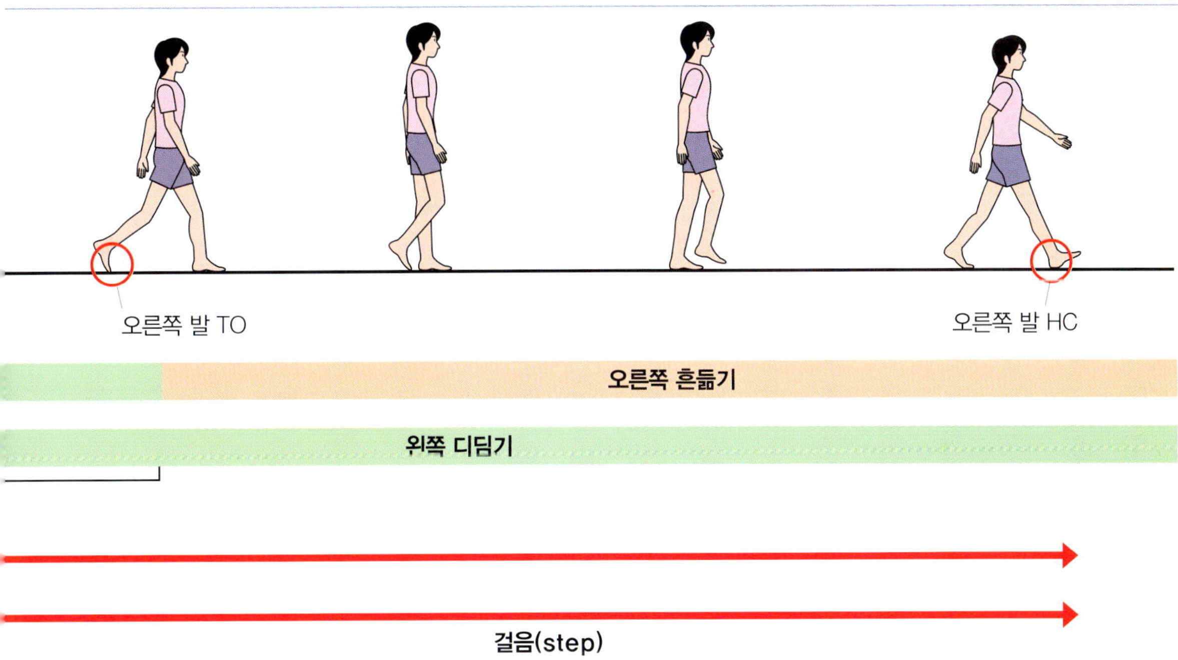

- **디딤기(입각기, stance phase): 1회 보행주기의 약 60%를 차지한다.**

발이 지면에 닿아 있는 시기.

발꿈치딛기[뒤축딛기(heel contact, HC)] 발꿈치가 지면에 닿는 순간.

발바닥닿기(foot flat): 발바닥 전체가 지면에 닿는 순간.

중간디딤기(중간입각기, mid-stance): 지탱하는 다리의 바로 위를 체중이 통과하는 시점.

발꿈치떼기(뒤축떼기, heel off): 발꿈치가 지면에서 떨어지는 순간.

발가락떼기(toe off, TO): 발가락이 지면에서 떨어지는 순간.

- **흔듦기(유각기, swing phase): 1회 보행주기의 약 40%를 차지한다.**

발부위가 지면에 닿아 있지 않는 시기로, 가속기(acceleration) · 중간흔듦기(중간유각기, mid-swing) · 감속기(deceleration)로 나뉜다.

보행의 기능적 구분

보다 기능적인 보행의 구분은 초기닿기부터 끝흔듦기까지 8단계로 분류된다.

Rancho Los Amigos 보행분석위원회에 의한 정의

앞 페이지의 보행 분석은 시각적으로 보행 패턴을 분석한 것으로서, 고전적인 정의로 볼 수 있다. 실제로는 보다 기능적인 보행의 단계 분류로 **Rancho Los Amigos 보행분석위원회가 내린 정의**가 사용되고 있으며, 보행을 다음과 같이 8단계로 분류하고 있다.

*HC: 발꿈치딛기, TO: 발가락떼기

- **1단계: 초기닿기(initial contact)** 대상이 되는 발의 HC부터 HC 직후까지

Rancho Los Amigos 분류

발꿈치딛기[뒤축딛기(heel contact, HC)] 발꿈치가 지면에 닿는 순간

발가락떼기(toe off, TO): 발가락이 지면에서 떨어지는 순간

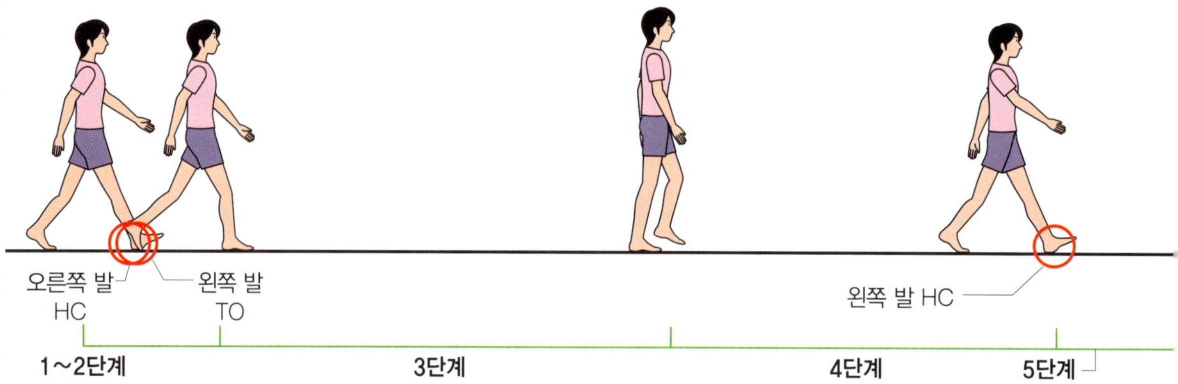

- **1단계: 초기닿기 - 대상이 되는 발의 HC부터 HC 직후까지**
  HC의 순간으로, 무게중심의 자유 낙하가 급격하게 일어나 지면반발력(ground reaction force: 지면 위에서 보행이나 각종 신체운동이 행해지는 경우, 바닥면에서 신체를 향하여 발생하는 반작용의 힘)의 수직 방향으로 충격을 나타내는 스파이크가 보이는 경우도 있다.
- **2단계: 부하반응기 - 대상이 되는 발의 HC부터 반대쪽 발의 TO까지**
  HC 시 급격한 자유 낙하에 대해 수직 방향 위쪽으로 힘을 가하여 낙하하는 힘을 줄인다. 이때, 신체의 무게중심은 그 위치가 가장 낮아진다.
- **3단계: 중간디딤기 - 반대쪽 발의 TO부터 대상 발 위로 신체의 무게중심이 이동하기까지**
  신체의 무게중심이 위쪽으로 바뀜과 동시에 발꿈치부위에서 앞쪽으로 이동한다. 이 단계의 맨 마지막에 신체의 무게중심이 가장 높아진다.
- **4단계: 끝디딤기 - 대상 발 위로 신체의 무게중심이 이동하고 나서 반대쪽 발의 HC까지**
  신체의 무게중심은 대상 쪽 발부위보다 앞쪽으로 이동하고, 대상 발부위의 지지기저면보다 앞쪽으로 벗어나기 때문에 신체가 앞쪽으로 넘어지기 쉬운 상태가 된다.

- **2단계: 부하반응기(loading response)** 대상이 되는 발의 HC부터 반대쪽 발의 TO까지
- **3단계: 중간디딤기(중간입각기, mid-stance)** 반대쪽 발의 TO부터 대상 발 위로 신체의 무게중심이 이동하기까지
- **4단계: 끝디딤기(말기입각기, terminal stance)** 대상 발 위로 신체의 무게중심이 이동하고 나서 반대쪽 발의 HC까지
- **5단계: 앞흔듦기(전유각기, pre-swing)** 반대쪽 발의 HC부터 대상이 되는 발의 TO까지
- **6단계: 첫흔듦기(초기유각기, initial swing)** 대상이 되는 발의 TO부터 대상 발부위가 반대쪽으로 나열되기까지
- **7단계: 중간흔듦기(중간유각기, mid-swing)** 대상이 되는 발이 반대쪽으로 나열되고 나서 대상 발부위 종아리가 수직이 되기까지
- **8단계: 끝흔듦기(말기유각기, terminal swing)** 대상 발부위 종아리가 수직이 되고 나서 대상이 되는 발의 HC까지

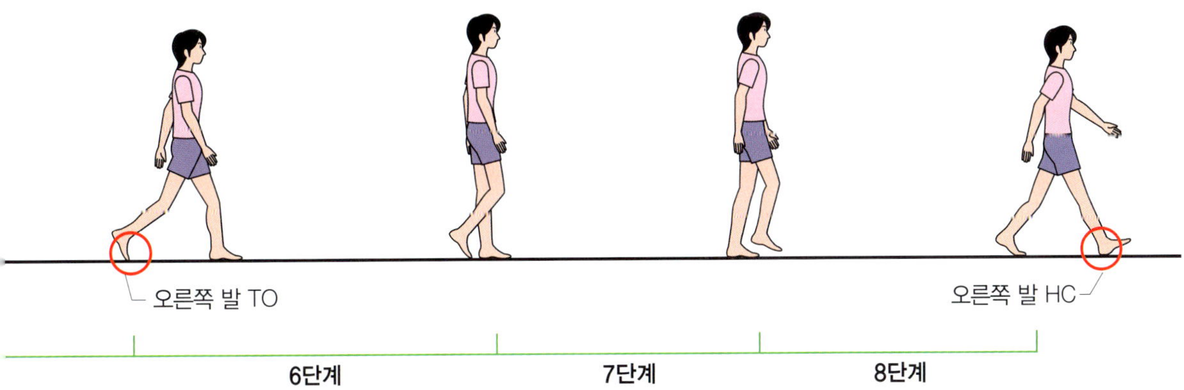

- **5단계: 앞흔듦기 – 반대쪽 발의 HC부터 대상이 되는 발의 TO까지**
신체의 무게중심이 반대쪽으로 이동하고, 대상이 되는 발부위는 무게중심의 지지에서 자유로워지며, 무게중심은 다시 가장 낮은 위치가 된다.
- **6단계: 첫흔듦기 – 대상이 되는 발의 TO부터 대상 발부위가 반대쪽으로 나열되기까지**
대상이 되는 발부위가 흔듦기로 진입하는 시기이고, 신체의 무게중심이 다시 가장 높은 위치가 된다.
- **7단계: 중간흔듦기 – 대상이 되는 발이 반대쪽으로 나열되고 나서 대상 발부위 종아리가 수직이 되기까지**
대상이 되는 발부위가 흔듦기의 중간 지점에 이르는 시기이고, 신체의 무게중심은 반대쪽의 지지기저면에서 앞쪽으로 이동한다.
- **8단계: 끝흔듦기 – 대상 발부위 종아리가 수직이 되고 나서 대상이 되는 발의 HC까지**
흔듦기에서 가장 마지막 부분으로, 신체의 무게중심이 급격하게 낙하한다.

시상면 · 수평면에서의 관절 각도

일반적인 보행속도에서 골반의 앞쪽기울임과 뒤쪽기울임은 총계가 2°~4°밖에 안 된다.

골반과 시상면에서의 관절 움직임

골반의 운동

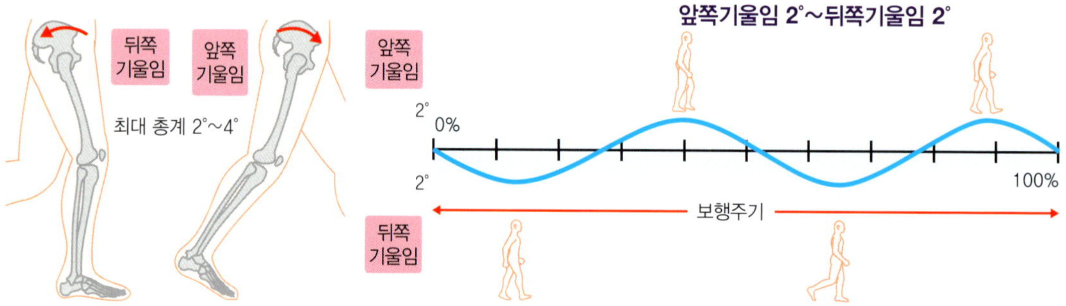

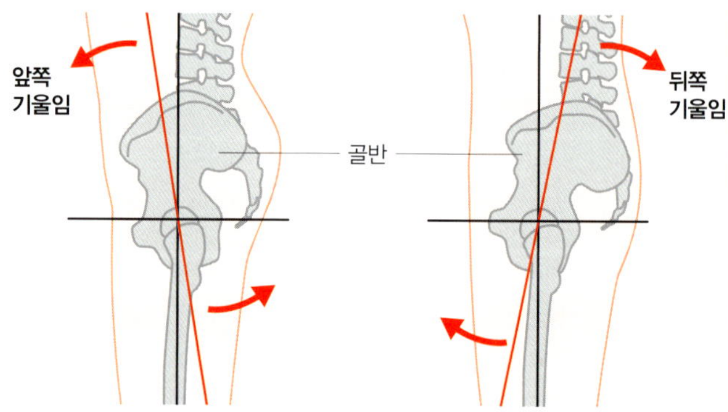

일반적인 보행속도에서 골반의 앞쪽기울임과 뒤쪽기울임은 총계가 2°~4°로, 그 크기가 작다.

시상면상에서 골반의 윗부분이 앞쪽으로 기우는 운동을 앞쪽기울임(전방경사, anterior tilt)이라 하고, 그와 반대인 운동을 뒤쪽기울임(후방경사, posterior tilt)이라 한다.

엉덩관절의 운동

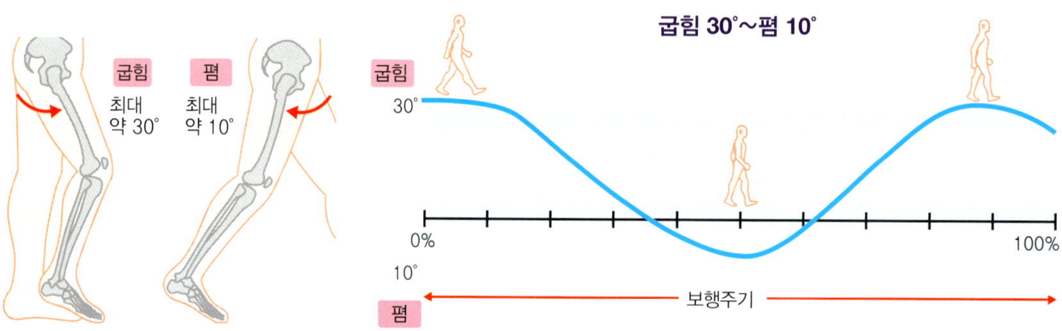

엉덩관절은 발꿈치딛기[뒤축딛기(heel contact, HC)]에서 약 20°~30° 정도 굽힘된다. 몸통이 앞쪽으로 나가면서 엉덩관절은 폄된다. 중간디딤기(중간입각기, mid-stance)일 때 엉덩관절은 중립위치가 되고, 발꿈치떼기(뒤축떼기, heel off) 단계에서 약 10°의 최대 폄이 일어난다. 그 뒤 흔듦기(유각기, swing phase)에서는 다리를 앞쪽으로 끌고 가기 위해 엉덩관절은 굽혀지고, 발꿈치딛기(HC) 직전에 30°를 약간 넘은 최대 굽힘이 일어난다.

무릎관절의 운동

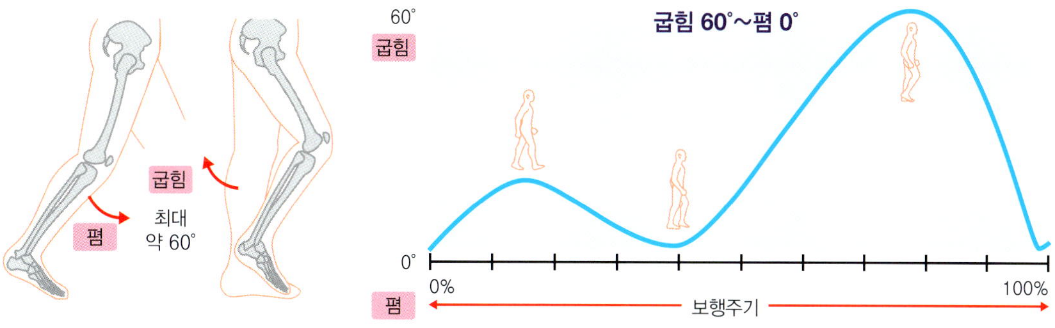

무릎관절은 하나의 보행주기 동안 굽힘운동과 폄운동을 두 번 시행하는데, 이를 이중무릎작용(double knee action)이라 한다. 무릎관절은 발꿈치딛기(HC)에서 약 5˚ 정도 굽힘되는데, 여기서부터 굽힘이 계속되어 중간디딤기에 이르면 약 15˚ 정도의 굽힘 상태가 된다. 그후로 폄되어 발꿈치떼기에서는 거의 완전한 폄 상태가 된다. 그런 다음 다시 굽혀져, 중간흔듦기(중간유각기, mid-swing)에서는 약 60˚의 최대 굽힘 상태가 된다. 흔듦기 후반에는 급격하게 폄되고, 발꿈치딛기(HC)를 접하게 된다.

발목관절의 운동

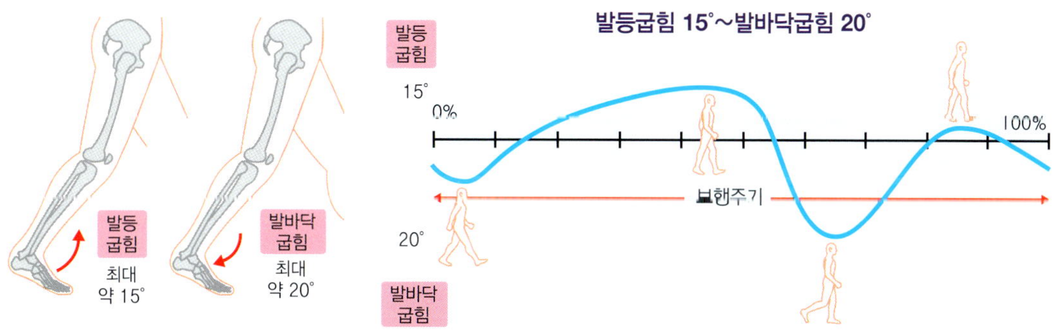

발목관절은 하나의 보행주기 동안 발등굽힘운동과 발바닥굽힘운동을 두 번 시행한다. 발꿈치딛기(HC)에 발목관절은 가볍게 발바닥굽힘되는데, 그 후 더욱 발바닥굽힘되어 발바닥닿기(foot flat)에 이르면 약 8˚ 정도의 발바닥굽힘 상태가 된다. 몸통이 앞쪽으로 나가면서 다시 발등굽힘되고, 발꿈치떼기에는 약 15˚ 정도의 최대 발등굽힘 상태가 된다. 그 후로 급격한 발바닥굽힘운동이 일어나 발가락떼기(toe off, TO)에는 약 20˚ 정도의 최대 발바닥굽힘 상태가 된다. 흔듦기에는 다시 발등굽힘되고, 중간흔듦기 이후로는 약 5˚ 정도의 발등굽힘을 유지한다.

수평면에서의 운동 (돌림운동)	골반의 돌림운동은 한쪽이 4˚로 그 합계가 8˚이고, 넙다리뼈(대퇴골)와 골반의 상대적 돌림은 8˚, 정강뼈(경골)와 넙다리뼈의 상대적 돌림은 약 9˚이다. 이 세 부위의 돌림운동은 거의 연동되어 있으며, **돌림 각도의 합은 약 25˚**이다. 최대 안쪽돌림은 발꿈치딛기(HC) 후반에 발생한다. 그 후에 가쪽돌림 방향으로 변하여, 흔듦기의 초반까지 이어진다.

이마면과 팔관절의 각도

어깨 · 팔꿉관절의 운동은 보행속도가 빠를수록 범위가 커진다.

골반과 이마면에서의 관절 움직임

골반의 운동

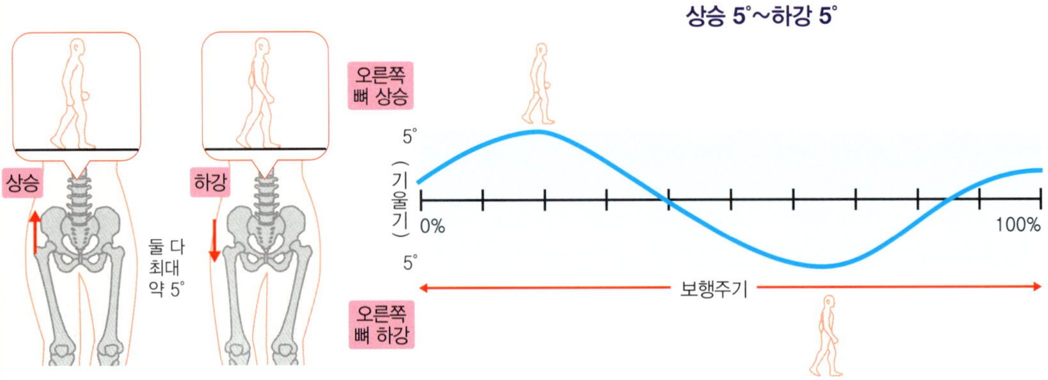

엉덩관절의 모음 · 벌림운동은 넙다리뼈 위에서 골반의 운동에 의해 일어난다.

목말밑관절(목말발꿈치관절)의 운동

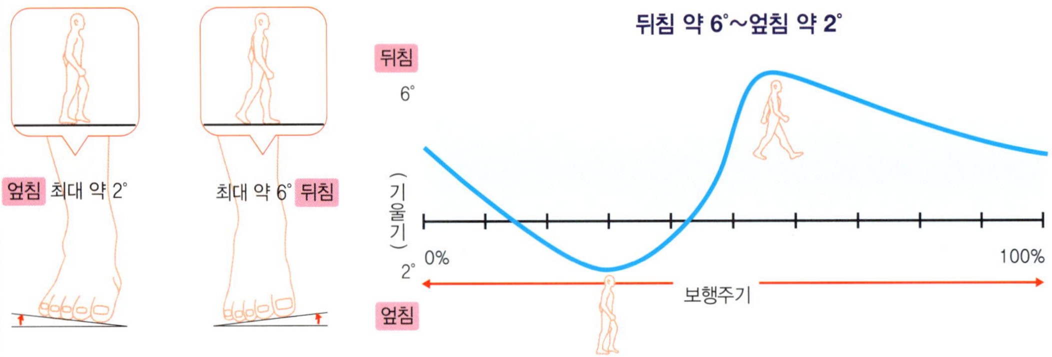

발꿈치딛기[뒤축딛기(heel contact, HC)]에서는 약 3° 뒤침된다. 그 직후 급격히 엎침되어, 중간디딤기(중간입각기, mid-stance)에 약 2° 정도의 최대 엎침 상태에 이르게 된다. 그 후 뒤침되어, 발꿈치떼기(뒤축떼기, heel off)에서는 중립위치가 된다. 발가락떼기(toe off, TO)에서는 약 6°의 뒤침 상태가 된다. 흔듦기(유각기, swing phase) 동안은 발꿈치딛기(HC) 단계의 약간 뒤침된 상태로 되돌아오도록 엎침된다.

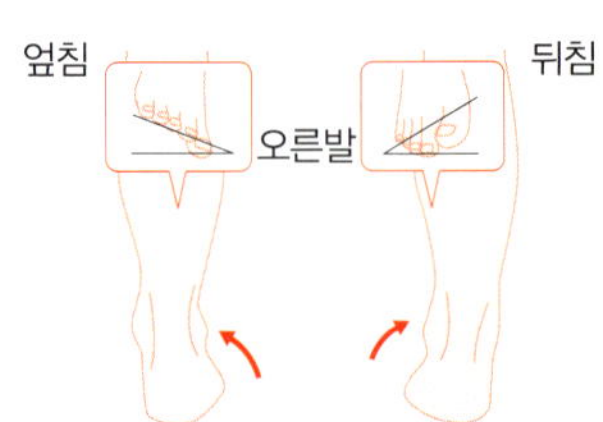

발꿈치뼈의 위치 변화로, 선 자세(입위)를 취했을 때 뒤쪽에서 보면 새끼발가락 쪽의 바닥면이 올라가는 움직임을 엎침(회내, pronation)이라 하고, 엄지발가락 쪽의 바닥면이 올라가는 움직임을 뒤침(회외, supination)이라고 한다. 이는 발이나 아래팔에서 일어나는 운동이다.

엉덩관절의 운동

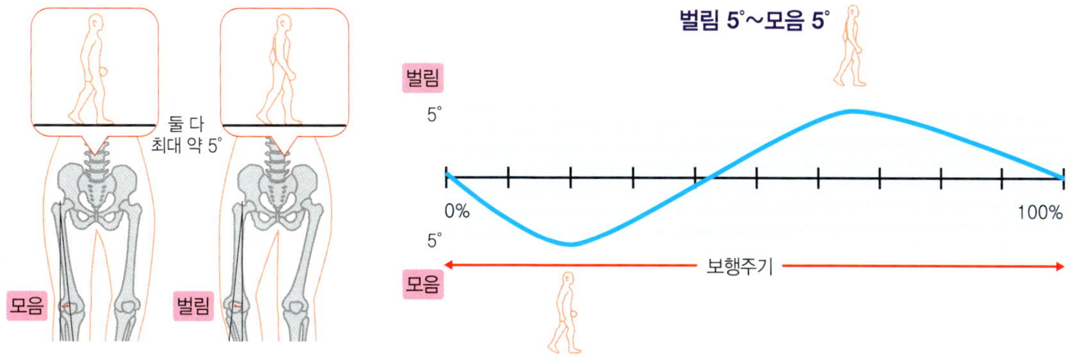

발꿈치딛기(HC)에서 엉덩관절은 거의 중립위치로, 발바닥닿기(foot flat) 단계까지 약 5° 모음된 후 벌림된다. 발꿈치떼기 단계에서 약 5°의 정도인 최대 벌림 상태가 된다. 그리고 다시 모음되어, 흔듦기 후반에 중립위치로 되돌아온다.

무릎관절의 운동

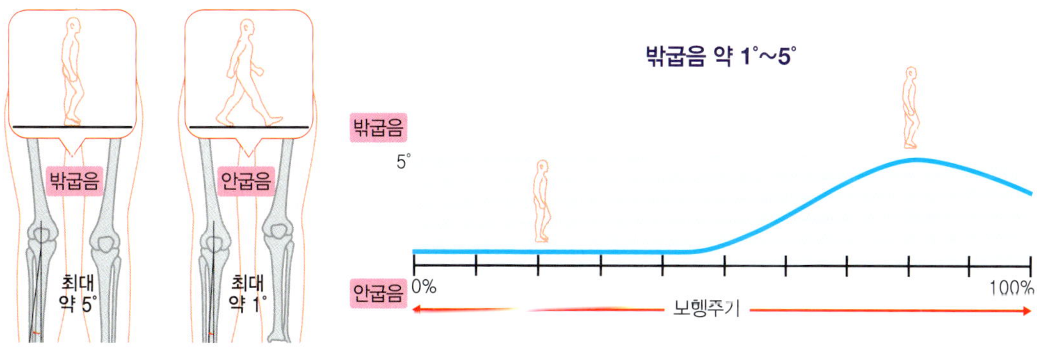

이마면에서 무릎관절의 움직임은 적다. 무릎관절은 발꿈치딛기(HC)에서는 약 1.2° 밖굽음되고, 디딤기(입각기, stance phase)를 지나서는 변하지 않는다고 한다. 첫흔듦기(초기유각기, initial swing)에는 약 5° 밖굽음되고, 무릎관절의 최대 굽힘 시에는 밖굽음도 최대가 된다.

팔의 관절운동			
팔의 관절운동	어깨관절	**시상면에서 어깨관절은 같은 쪽의 엉덩관절과는 상반된 운동을 나타낸다.** 발꿈치딛기(HC)에는 약 10° 정도의 최대 폄 상태가 된다. 그 후에 굽힘되어, 반대쪽 발꿈치딛기(HC)에는 약 30° 정도의 최대 굽힘 상태가 된다. 흔듦기 동안 같은 쪽의 엉덩관절이 굽힘되는 반면, 어깨관절은 점차적으로 폄된다.	어깨 · 팔꿉관절의 굽힘 · 폄운동은 이른바 **팔의 휘두름**으로서, 보행속도가 빠르면 빠를수록 그 운동범위는 커진다.
	팔꿉관절	발꿈치딛기(HC)에 팔꿉관절은 약 20° 정도 굽힘되어 있다. 그 후 계속 굽힘되어, **어깨관절이 최대 굽힘된 상태가 되면 팔꿉관절도 약 45° 정도로 최대 굽힘된 상태에 이르게 된다.** 흔듦기 전체에 걸쳐 어깨관절과 동시에 팔꿉관절도 폄된다.	

무게중심의 이동과 효율

에너지 효율성이 높은 보행을 하기 위해서는 무게중심의 가쪽 · 위아래 이동 폭을 최소한으로 줄이면 된다.

보행속도를 높이면 작업 강도와 소비되는 에너지는 커진다

보행은 **앞쪽으로 기울인 신체가 넘어지지 않도록, 무너뜨린 균형을 회복시키는 것**이다. 하나의 보행주기당 신체의 무게중심 이동은 앞쪽으로 이동하는 것이 가장 크다. 게다가 무게중심은 위아래 이동과 가쪽 이동에 해당하는 **2개의 사인곡선(정현곡선, sine curve) 패턴**을 보인다. 무게중심이 위아래로 이동하는 과정을 보면, 중간디딤기(중간입각기, mid-stance)가 최고를 나타내고(위아래 이동의 진폭은 약 5cm), 발꿈치딛기[뒤축딛기(heel contact, HC)]가 최저를 나타낸다. 또한 무게중심의 가쪽 이동을 보면 중간디딤기에 가장 좌우로 움직이는 것을 알 수 있다(좌우 방향의 진폭은 약 4cm). 참고로 머리의 좌우 이동은 약 6cm라고 한다. 어느 이동이라도 보행속도를 높이면 커진다. 에너지의 효율 면에서 보면, 이 **두 방향의 진폭을 최소한으로 줄이는 것이 경제적인 보행**이라고 할 수 있다.

일정한 거리를 보행할 때 속도를 높이면 시간은 단축되지만, 작업 강도와 소비되는 에너지는 커진다. 반대로, 속도를 줄이면 시간이 늘어나 소비되는 에너지가 커진다. 따라서 가장 에너지 효율적인 보행속도(**경제속도**)는 그 중간에 위치한다.

무게중심의 위아래 이동

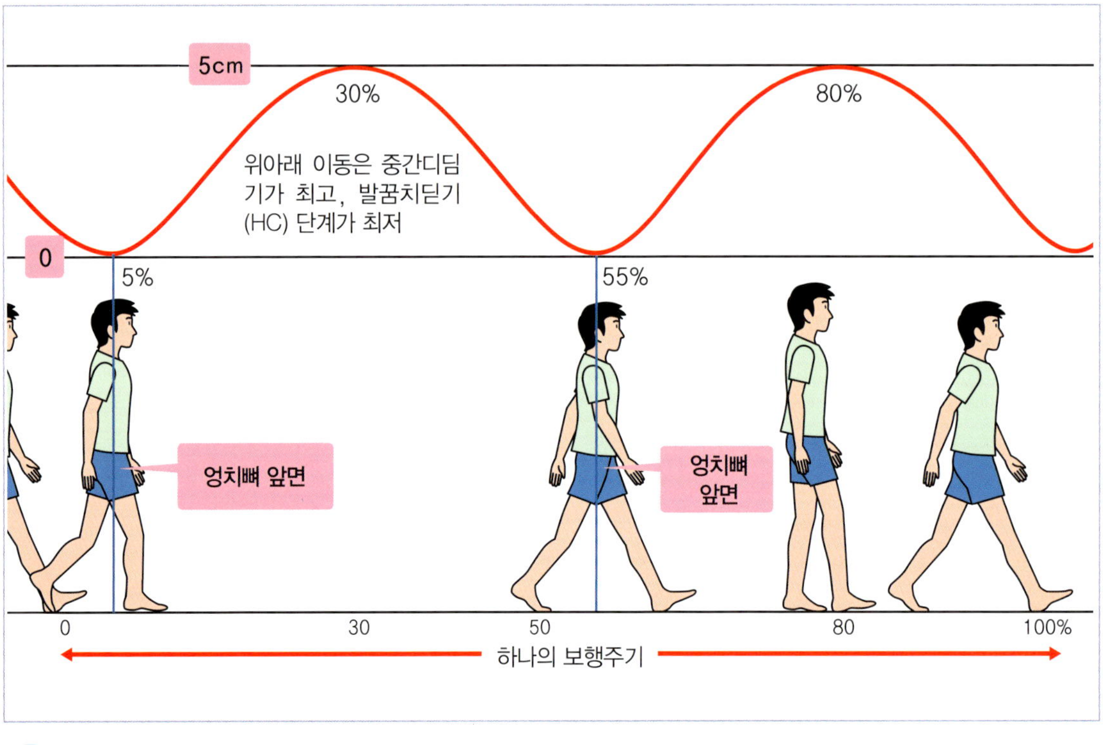

무게중심의 가쪽 이동

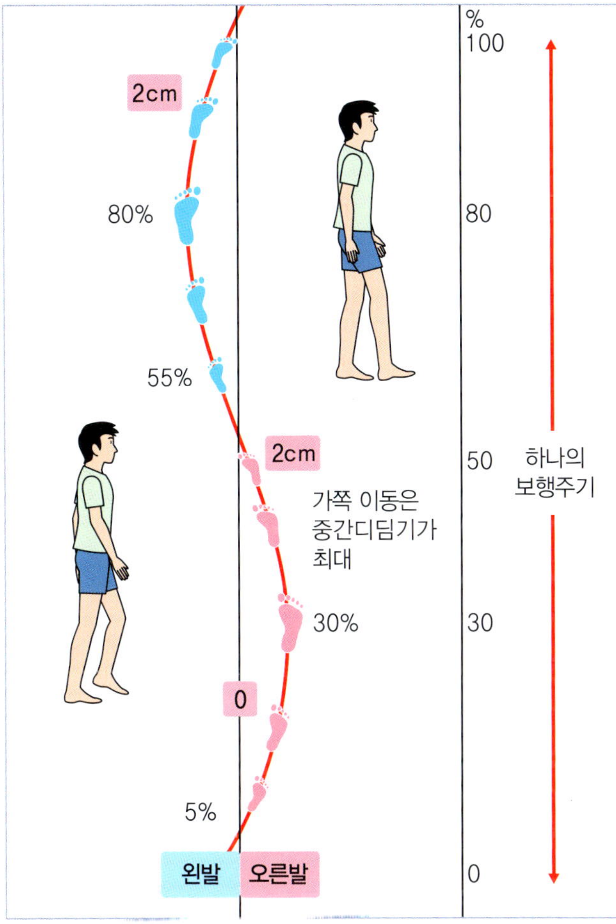

보행의 시간적 지표

- **보행률(cadence)**
단위 시간당 걸음 수로, 보조라고도 한다.

- **큰걸음시간(stride time)**
하나의 보행주기당 걸리는 시간.

- **걸음시간(step time)**
오른쪽이나 왼쪽 걸음 하나가 걸리는 시간.

- **건강한 성인의 보행에서 정상 수치**
걸음길이는 약 72cm(큰걸음의 거리는 2배), 보행률은 110걸음/분, 보행속도는 약 1.35m/초(시속 4.86km).
＊ 문헌에 따라 다소 다를 수 있음.

- **남녀 차이에 대한 비교**
여성은 남성보다 보행률이 높고, 걸음길이가 짧다.

- **일상생활 속의 보행**
거주지역, 상업지구, 사업지구 등의 차이에 따라 보행속도나 걸음길이가 변한다.

큰걸음길이와 걸음길이

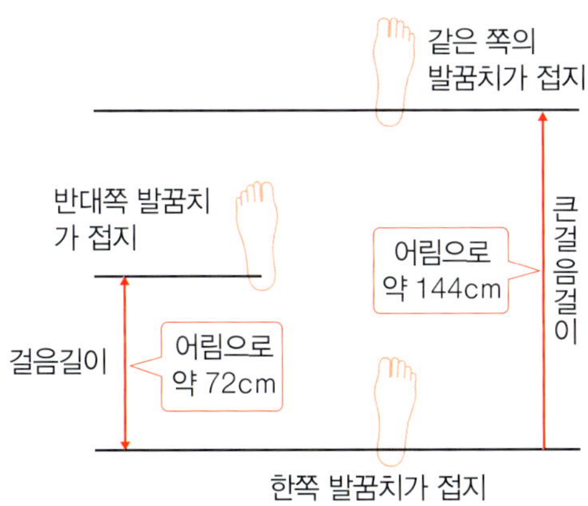

걸음길이 (step length)	한쪽 발꿈치가 지면에 닿고 반대쪽 발꿈치가 지면에 닿기까지의 거리.
큰걸음길이 (stride length)	한쪽 발꿈치가 지면에 닿고 다시 같은 쪽의 발꿈치가 지면에 닿기까지의 거리로, 걸음길이의 약 2배이다.

위아래 · 좌우 · 앞뒤의 지면반발력

지면반발력은 수직 방향 · 좌우 방향 · 앞뒤 방향 이렇게 3분력(three force components)으로 나뉜다.

보행 시 디딤기에서는 항상 지면반발력이 가해진다

지면반발력(ground reaction force)은 바닥면에서 신체를 향해 발생하는 반작용의 힘으로, **수직 방향 · 좌우 방향 · 앞뒤 방향**의 3분력으로 나뉜다. 보행 시 디딤기(입각기, stance phase)에서는 발부위에 항상 지면반발력이 가해지는데, 3차원의 공간 벡터로 나타낼 수 있다. 그러나 3차원의 공간 벡터양으로 보행 시 가해지는 지면반발력을 이해하기는 어려우므로, 지면반발력 벡터를 수직 방향 · 좌우 방향 · 앞뒤 방향으로 나눠서 설명한다.

수직 방향의 지면반발력

수직 방향의 지면반발력은 **2봉형(봉우리가 2개)의 그래프**를 나타낸다. 처음 정점은 부하반응기(loading response)부터 중간디딤기(중간입각기, mid-stance) 전반에 나타나는데, 그 값이 체중의 110~120% 정도이다. 그 후로는 낮아지고 발가락떼기(toe off, TO) 직전에 두 번째 정점을 나타내는데, 그 값은 체중의 90~100% 정도이다.

좌우 방향의 지면반발력

좌우(안쪽 · 가쪽) 방향의 지면반발력은 **개인차**가 있고, 수직 · 앞뒤 방향에 비해 크기가 작은데, 그 값은 체중의 3~5% 정도이다. 발꿈치딛기[뒤축딛기(heel contact, HC)] 직후에 가쪽 방향에서 정점을 보이고, 그 후로는 디딤기를 지나 안쪽 방향을 나타낸다.

앞뒤 방향의 지면반발력

앞뒤 방향의 지면반발력은 **삼각파에 가까운 그래프**를 나타낸다. 초기닿기(initial contact)부터 중간디딤기까지는 뒤쪽 방향의 지면반발력을 나타내는데, 그 값의 정점은 체중의 10% 정도이다. 그 후로는 중간디딤기의 마지막에서 그 값이 0이 되고, 거기서부터 지면반발력은 앞쪽 방향으로 바뀌어 발가락떼기(TO)까지 계속되는데, 그 값의 정점은 체중의 10% 정도이다. 참고로 뒤쪽 방향과 앞쪽 방향의 충격량은 같다.

관련 지식 ▶ 충격량(impulse)

물체에 가해지는 힘과 그 힘이 작용하는 시간의 곱.

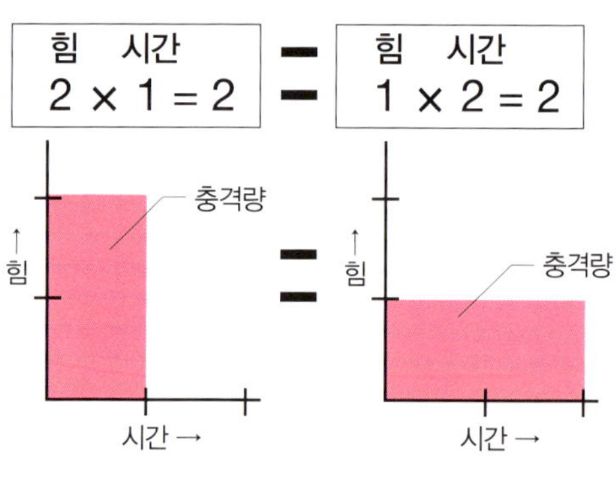

세 방향의 지면반발력

수직 방향의 지면반발력

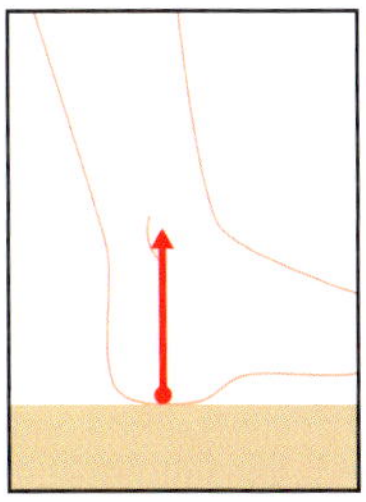

2봉형(봉우리가 2개)의 그래프를 나타낸다

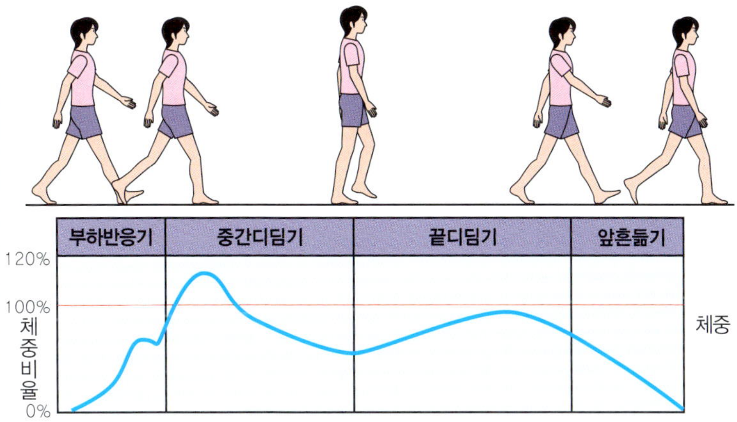

좌우 방향의 지면반발력

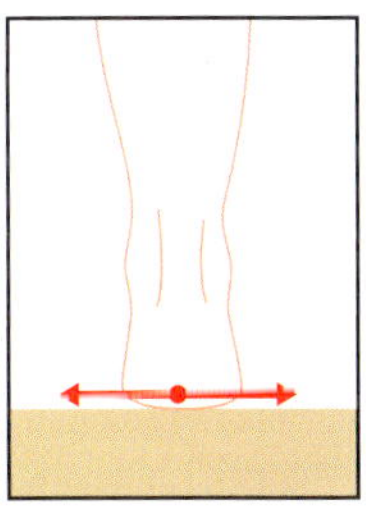

개인차가 있지만, 다른 두 지면반발력에 비해 그 크기가 작다

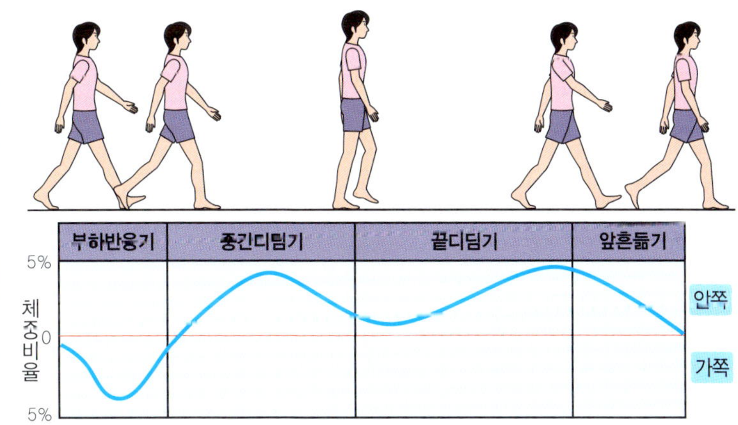

앞뒤 방향의 지면반발력

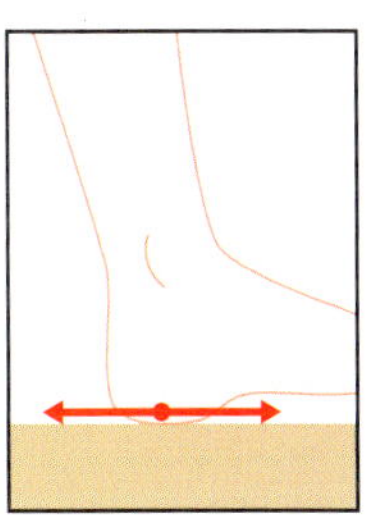

삼각파에 가까운 그래프를 나타낸다

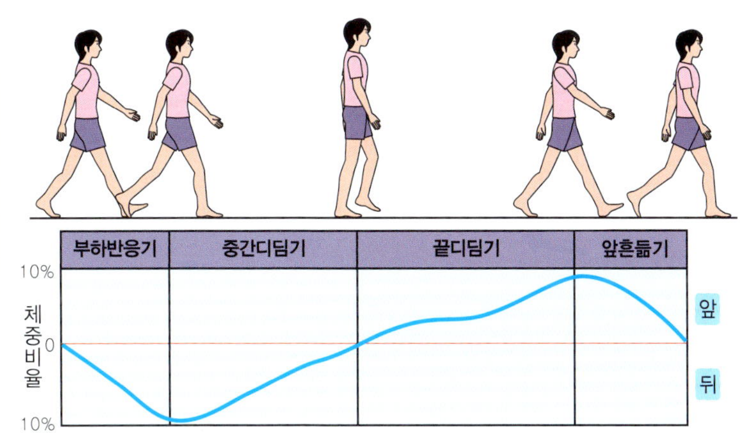

관절에 가해지는 근육 모멘트

관절에 대한 근육 모멘트는 동심성 또는 편심성으로 작용하는 경우가 있다.

다리근육의 활동은 근육 모멘트로 변환된다

생체의 관절운동은 회전운동이기 때문에, 근력은 **모멘트**(→ p.67)로 발휘된다. 보행 시 다리근육의 활동은 관절에 대한 근육의 모멘트(**근육 모멘트**)로 변환되어 작용하기 때문에, 보행할 때 나타나는 근육 모멘트를 이해하는 것이 중요하다.

근육 모멘트는 **동심성**(→ p.82)으로 작용하는 경우와 **편심성**(→ p.82)으로 작용하는 경우가 있다. 흔듦기(유각기, swing phase)의 후반에 중력은 엉덩관절에 폄 모멘트로 작용하는데, 엉덩관절의 굽힘근육은 동심성으로 수축하고, 그 근육 모멘트에 의해 엉덩관절은 굽힘된다. 반면, 발꿈치딛기[뒤축딛기(heel contact, HC)] 직후 중력은 무릎관절에 굽힘 모멘트로 작용하는데, 무릎의 폄근육은 편심성으로 수축하고, 그 근육 모멘트에 의해 무릎관절의 굽힘을 제어할 수 있다.

시상면상 다리관절의 근육 모멘트에서, 엉덩관절의 근육 모멘트는 발꿈치딛기(HC)부터 중간디딤기(중간입각기, mid-stance)까지 폄 모멘트, 거기에서부터 중간흔듦기(중간유각기, mid-swing)까지 굽힘 모멘트, 그 후에는 폄 모멘트를 나타낸다.

무릎관절의 근육 모멘트는 발꿈치딛기(HC) 직후에 높은 폄 모멘트를 보인 뒤 굽힘 모멘트로 변한다. 발가락떼기(toe off, TO) 직전에 다시 높은 폄 모멘트를 나타내다가, 그 후로는 약한 굽힘 모멘트를 보인다.

발목관절의 근육 모멘트는 발꿈치딛기(HC) 직후에 발등굽힘 모멘트를 보인다. 그 후 디딤기(입각기, stance phase) 전체에 걸쳐 발바닥굽힘 모멘트를 보이고, 발가락떼기(TO) 직전에 가장 높은 값을 나타내는데, 이를 통해 밀기(push off: 발을 힘차게 내딛는 동작)를 시행하고 있다는 것을 알 수 있다.

용어 해설 ▶ 밀기(push off)

보행주기의 40~60%까지는 주로 발목관절의 발바닥굽힘운동 시기로, 지면에서 발꿈치를 떼는 시기부터 발가락이 떼질 때까지를 나타낸다.

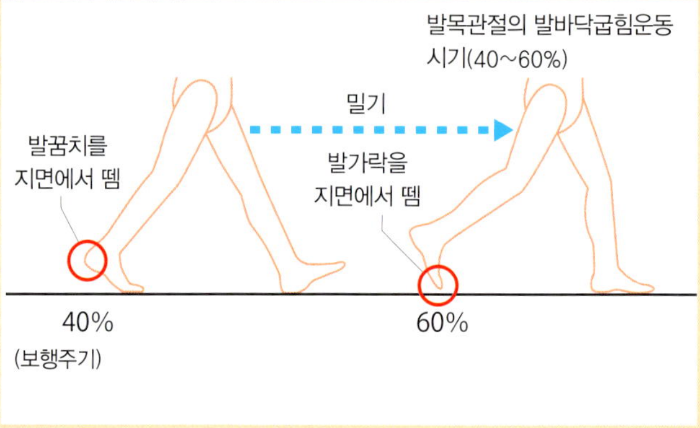

관절에 가해지는 근육 모멘트

엉덩관절의 근육 모멘트

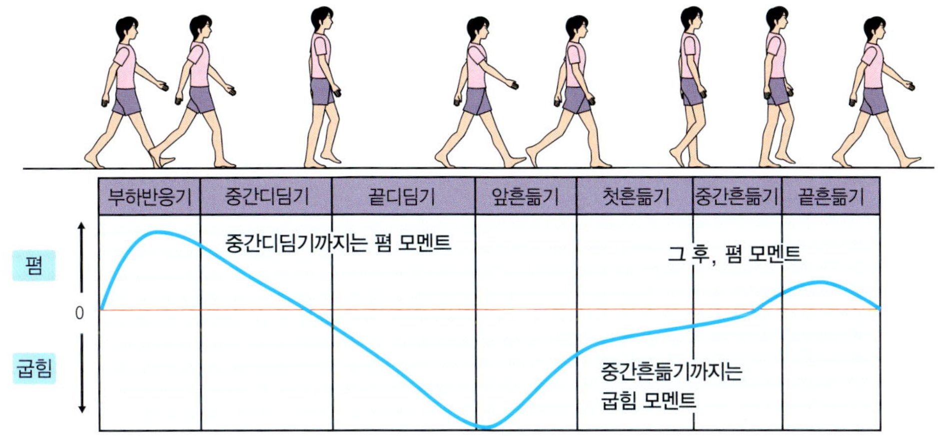

무릎관절의 근육 모멘트

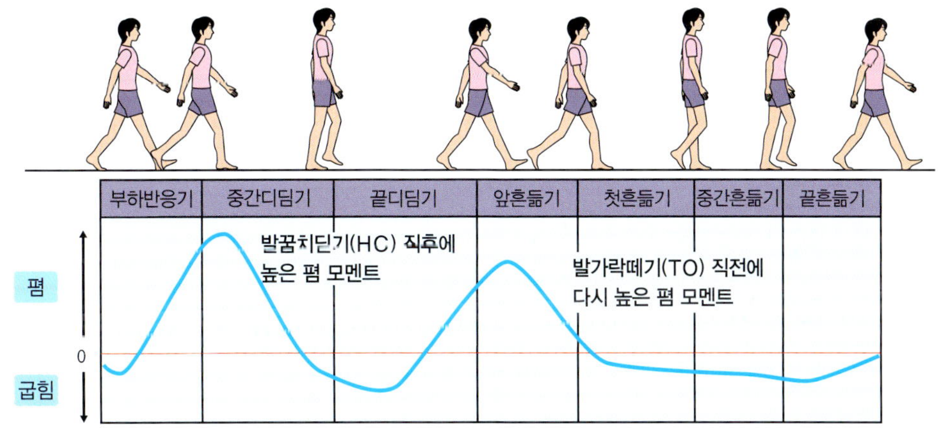

발목관절의 근육 모멘트

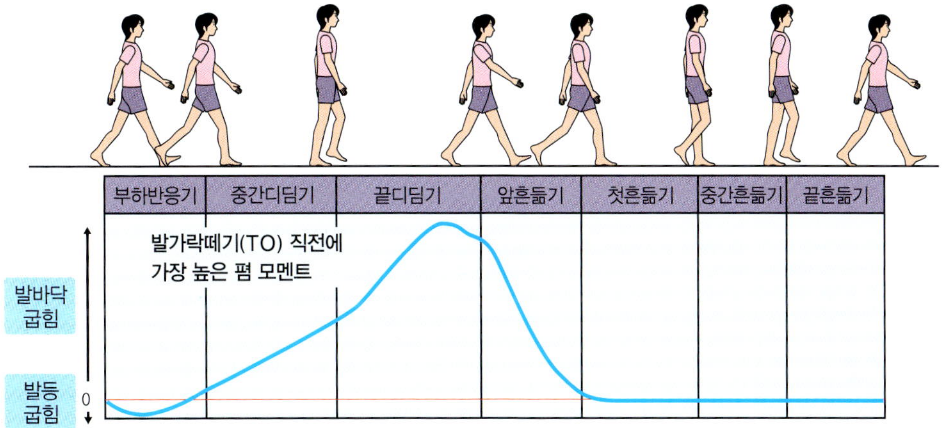

보행 시 근육의 활동

다리근육에는 디딤기에 활동하는 근육과 흔듦기에 활동하는 근육이 있다.

보행 시 근육은 수축 형태를 바꿔 활동한다

일반적인 보행 시 다리근육은 **디딤기에 활동하는 근육**과 **흔듦기에 활동하는 근육**으로 크게 나눌 수 있다. 또한 보행 시 근육은 목적에 따라 수축 형태를 바꿔 활동한다. 감속 작용에는 **편심성 수축**(→ p.82), 가속 작용에는 **동심성 수축**(→ p.82), 안정 작용에는 **등척성 수축**(→ p.72)으로 형태를 취한다.

• 큰볼기근

큰볼기근은 끝흔듦기에 엉덩관절의 굽힘을 감속시키기 위해서 편심성으로 수축한다. 디딤기 초기에는 강하게 동심성으로 수축하고 엉덩관절의 폄을 유지한다. 또한 디딤기에 큰볼기근의 수축은 이차적으로 무릎관절의 폄에도 작용한다.

• 중간볼기근

중간볼기근은 끝흔듦기에 활동하기 시작하여, 디딤기 특히 한쪽다리딛기(단하지지지기, single supporting phase)에 가장 많은 활동을 한다. 중간볼기근의 활동은 보행하는 동안 이마면에서 골반을 안정시키는 데 중요한 역할을 한다.

• 넙다리네갈래근

넙다리네갈래근은 끝흔듦기에 활동하기 시작하여, 디딤기 초기에는 강하게 편심성으로 수축하고, 무릎관절의 굽힘을 제어한다. 그 후 중간디딤기까지 동심성으로 수축하고, 체중을 지탱한다.

• 넓적다리뒤근육

넓적다리뒤근육은 끝흔듦기에 무릎관절의 폄을 감속시키기 위해 편심성으로 수축하고, 디딤기 초기까지 활동하여 엉덩관절의 폄을 보조한다. 넙다리네갈래근과 동시에 수축하여 무릎관절을 안정시킨다.

용어 해설 ▶ 토우 클리어런스(toe clearance)

중간디딤기 이후 엉덩관절과 무릎관절이 폄되고 반대쪽의 흔드는 다리가 지면에 걸리지 않을 높이에서, 디디는 다리는 체중을 지탱한다. 흔드는 다리도 지면에 걸리지 않도록 엉덩관절과 무릎관절을 굽혀 다리 전체를 단축시킨다. 이 발가락과 지면 사이의 거리를 토우 클리어런스라 하며, 이는 이런 정상인의 보행 시 필요한 최소한의 거리이다.

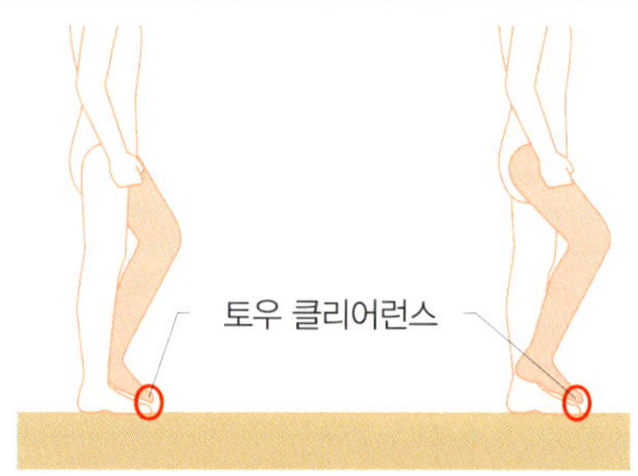

보행 시 근육별 활동

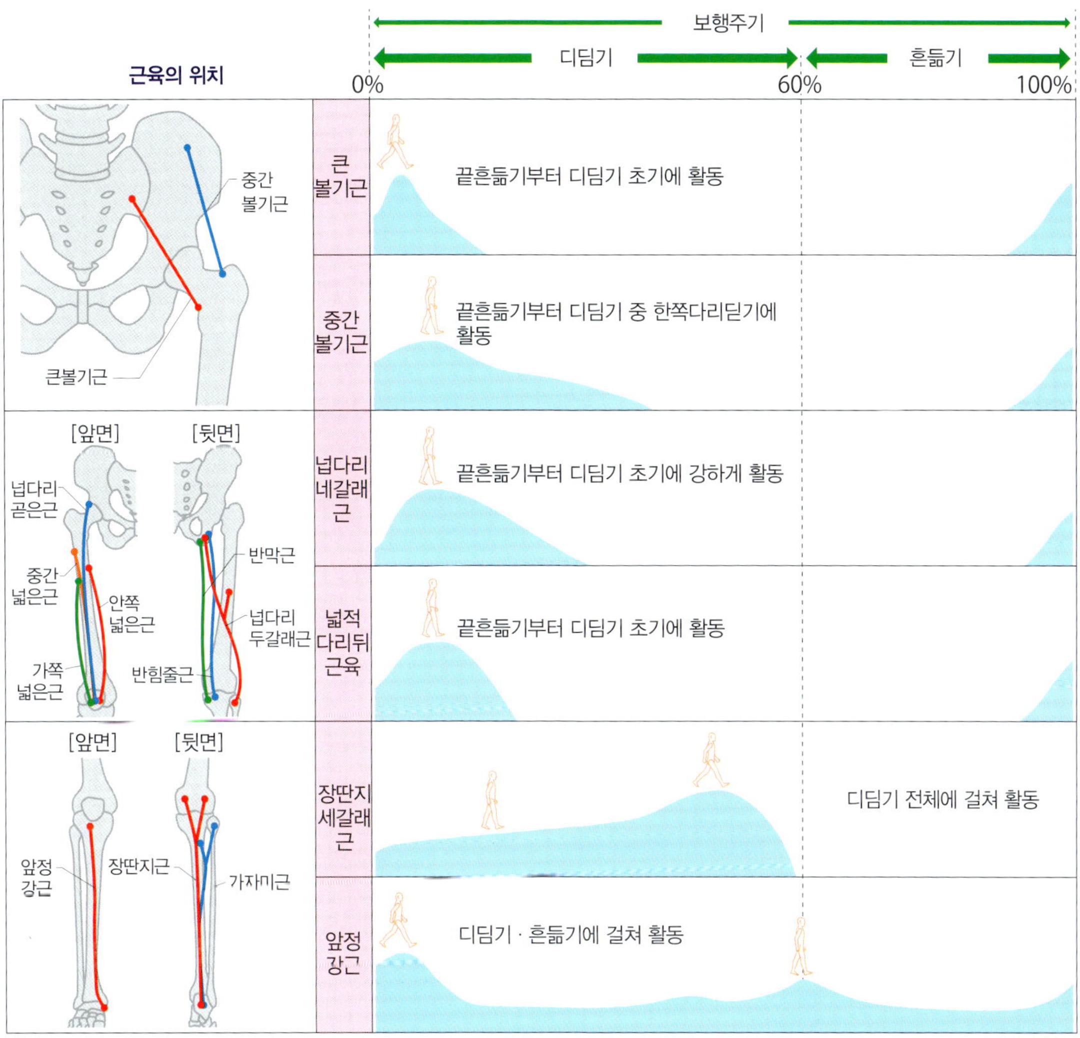

- **장딴지세갈래근**

장딴지세갈래근은 디딤기 전체에 걸쳐 활동하는데, 발꿈치떼기부터 발가락떼기(TO) 단계에서 강하게 수축한다. 이러한 활동은 신체의 전진운동에 중요한 역할을 하고, 이를 **밀기**(push off)라 한다.

- **앞정강근**

앞정강근은 한 번 발꿈치딛기(HC)에 강하게 편심성으로 수축하여 발목관절의 발바닥굽힘을 제어한다. 그 후, 흔듦기에는 동심성으로 수축하여 **토우 클리어런스**(toe clearance)를 확보한다.

- **몸통근육**

폄근육인 **척주세움근**과 굽힘근육인 **배곧은근**은 두 번의 활동 시기를 갖는다. 그리고 이 두 근육은 약간 차이는 있지만 거의 같은 시기에 활동한다. 이러한 동시 수축에 의해 시상면에서 몸통의 안정성을 높일 수 있을 것이다. 또한 배곧은근은 엉덩관절의 굽힘근육이 수축하는 시기와 일치하여, 골반이나 허리뼈를 안정시킨다.

성장 · 노화에 따른 보행의 변화

나이가 들어 가면서 보행속도가 저하되는 것은 걸음길이의 감소가 주원인이다.

보행속도 · 걸음길이 · 보행률은 성장 · 노화에 따른 영향으로 변화한다

보행의 각종 지표는 연령과 함께 변한다. **소아기의 연령 변화는 성장 · 발달의 변화**이고, **고령자의 연령 변화는 노화에 따른 변화**라고 할 수 있다.

일반적인 보행속도에 대하여 성장에 따른 변화를 보면 **10세 전후로 거의 성인과 동등한 속도**에 이른다고 한다. 그리고 노화에 따른 변화를 보면 **70세 이후로 급격하게 속도가 떨어짐**을 알 수 있다.

걸음길이(step length)는 키와 관련이 깊다고 하지만, 고령자의 걸음길이는 키를 기준화한 수치에서도 감소를 나타낸다. 즉, 고령자의 걸음길이가 감소하는 것은 성인층보다도 키가 작은 것에 원인이 있는 것이 아니라, 노화에 따른 변화로 인한 것임을 알 수 있다.

보행률(cadence)은 나이가 들면서 줄어들지만, 그 감소는 걸음길이만큼 두드러지지는 않다. 따라서 **'보행속도 = 걸음길이 × 보행률'**이므로, 나이가 들어 가면서 보행속도가 저하되는 주원인은 **걸음길이의 감소**라고 볼 수 있다.

연령 증가에 따른 보행속도의 변화

성장에 따른 변화

보행 시작 당초	시속 약 2.4km
2세	약 3.0km
3세	약 3.7km
4세	약 4.4km

노화에 따른 변화

남성	65~69세	약 4.5km
	70~74세	약 4.4km
	75~79세	약 3.9km
여성	65~69세	약 4.3km
	70~74세	약 4.0km
	75~79세	약 3.2km

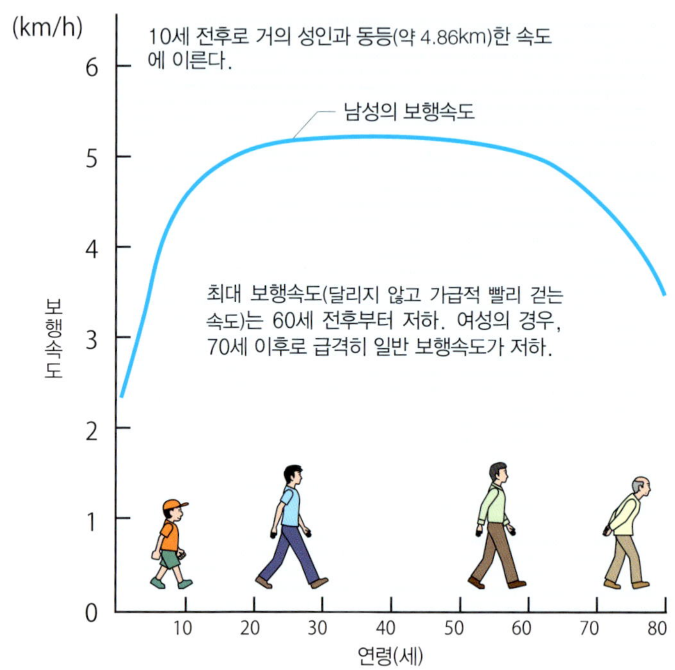

연령 증가에 따른 걸음길이의 변화

성장에 따른 변화

보행 시작 당초	시속 약 25cm
2세	약 31cm
3세	약 36cm
4세	약 43cm
5세	약 45cm
6세	약 47cm

노화에 따른 변화

남성	65~69세	약 65cm
	70~74세	약 63cm
	75~79세	약 57cm
여성	65~69세	약 58cm
	70~74세	약 55cm
	75~79세	약 46cm

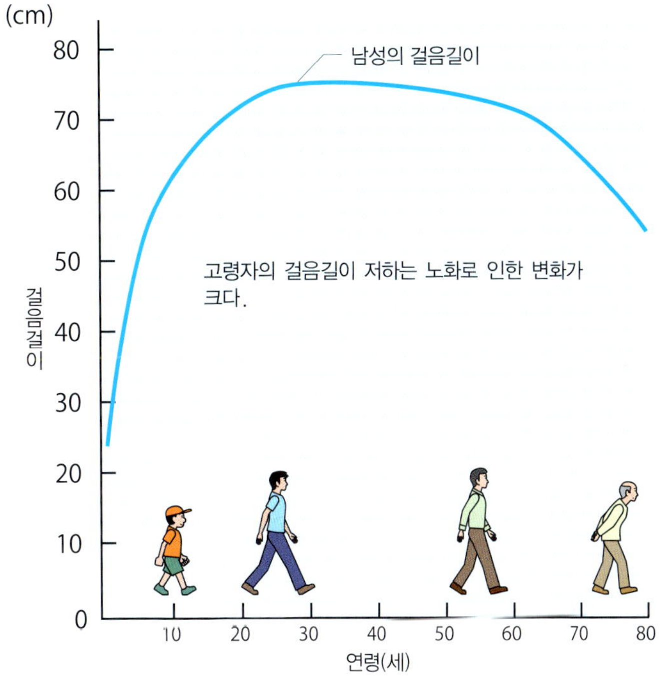

연령 증가에 따른 보행률의 변화

성장에 따른 변화

3세	약 175 (걸음/분)
4세	약 158
5세	약 149
6세	약 143
7세	약 130

노화에 따른 변화

남성	65~69세	약 114 (걸음/분)
	70~74세	약 117
	75~79세	약 114
여성	65~69세	약 122
	70~74세	약 120
	75~79세	약 115

보행률: 단위 시간당 걸음 수

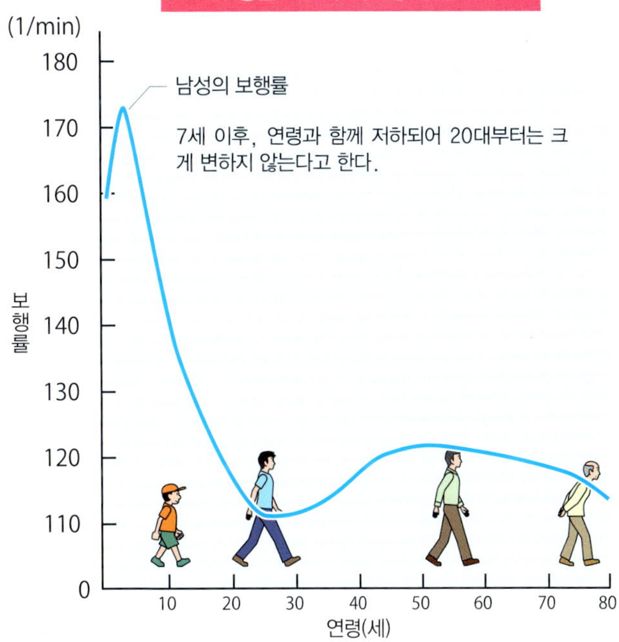

성장 · 노화에 따른 두쪽다리딛기의 변화

두쪽다리딛기의 시간(비율)이 늘어나는 이유는 균형 능력과 관련이 있다.

영유아와 고령자는 두쪽다리딛기의 비율이 높다

성장에 따른 두쪽다리딛기(양하지지지기, double supporting phase)의 변화는 하나의 보행주기에서 두쪽다리딛기가 차지하는 비율로 보면 성인이 25%인 것에 비해, 3세가 29%, 4세가 약 27%, 5세가 약 26%라고 한다. 이처럼 **영유아는 두쪽다리딛기의 비율이 높다.**

또한 두쪽다리딛기가 차지하는 시간은 남성이 20~39세에 약 0.3초인 것에 비해, 70~74세에 약 0.33초, 75~79세에 약 0.36초이고, 여성이 20~39세에 약 0.27초인 것에 비해, 70~74세에 약 0.34초, 75~79세에 약 0.41초로, **나이가 들면서 유의하게 증가하는 경향**을 보인다. 이렇게 나이가 들어감에 따라 두쪽다리딛기의 시간이 늘어나는 것은 1회 보행주기의 시간을 연장시키고, 보행률(단위 시간당 걸음 수)을 감소시킨다.

영유아와 고령자에게 두쪽다리딛기의 시간(비율)이 늘어나는 이유는 **영유아와 고령자는 균형 능력이 낮아 가급적 양쪽 다리로 서는 시간을 길게 하기 때문**이라고 추측할 수 있다. 건강한 성인이라도 보행속도를 높이면 두쪽다리딛기의 시간 비율은 감소한다고 한다. 따라서, 보행속도가 줄어들수록 두쪽다리딛기의 시간 비율은 증가한다. 즉, **두쪽다리딛기의 시간이 늘어나는 것은 보행속도의 저하가 원인**이라고 볼 수 있다. 두쪽다리딛기의 시간과 달리, 한쪽다리딛기(단하지지지기, single supporting phase: 좌우 어느 쪽 다리 하나만으로 지지하는 시기)의 시간은 연령 증가에 따른 영향을 발견할 수 없다.

또한 걸음폭(step width: 좌우 발 사이의 너비)은 5세 아이가 약 6cm, 성인이 약 10cm로, 이 값은 고령자라도 그만큼 변하지 않는다고 한다.

영유아는 지면반발력의 충격량이 일정하지 않다

성장에 따른 지면반발력의 변화를 보면, **영유아의 앞뒤 방향에 대한 분력에는 특징이 있다.** 성인의 경우 지면반발력은 앞쪽 방향과 뒤쪽 방향의 충격량(impulse)이 동일하다(→ p.96). 이는 가속과 감속의 충격량이 같음을 나타내는데, 영유아는 이 충격량이 일정하지 않고 감속하기도 가속하기도 한다.

이러한 상태에서 일정한 속도로 보행하기 위해서는 왼쪽 다리로 가속하면 오른쪽 다리로 감속해야 한다. 즉 좌우 다리의 내밈이 대칭을 이루지 않는, 이른바 '아장아장 걸음'임을 지면반발력을 바탕으로도 추측할 수 있다.

영유아와 성인의 지면반발력

수직 방향의 지면반발력

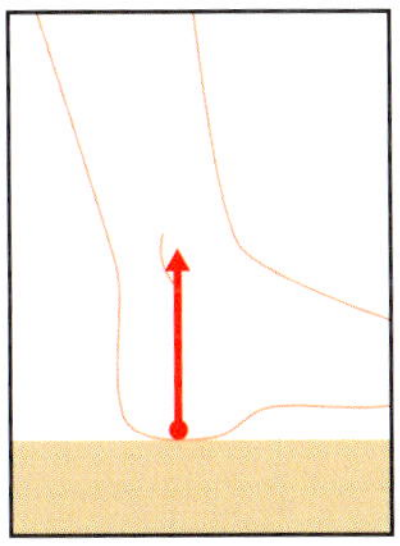

영유아에게서는 성인과 같은 밀기(push off → p.98)를 볼 수 없다

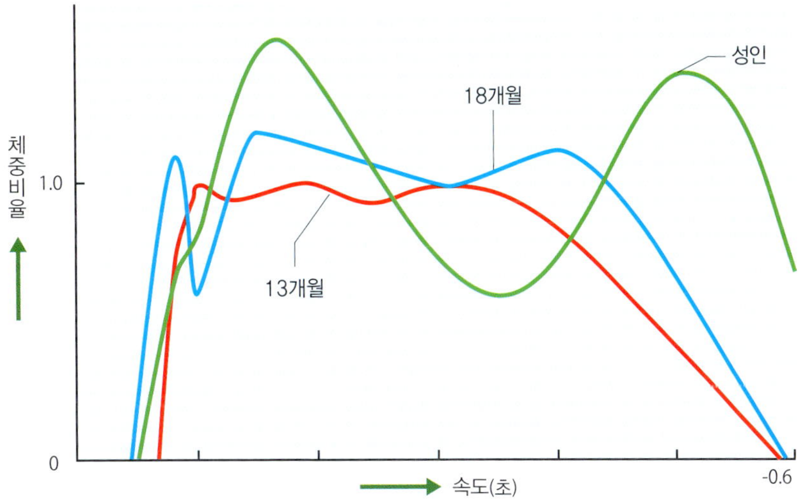

좌우 방향의 지면반발력

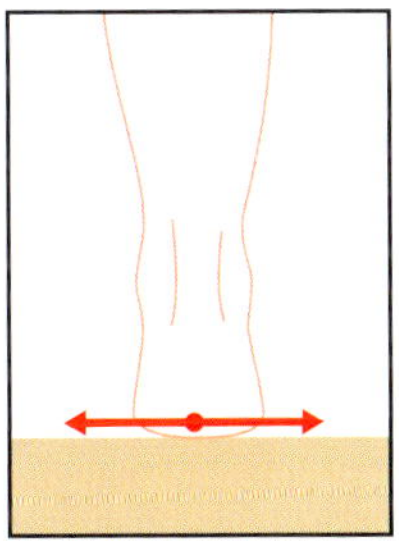

영유아는 좌우 흔들림이 크다

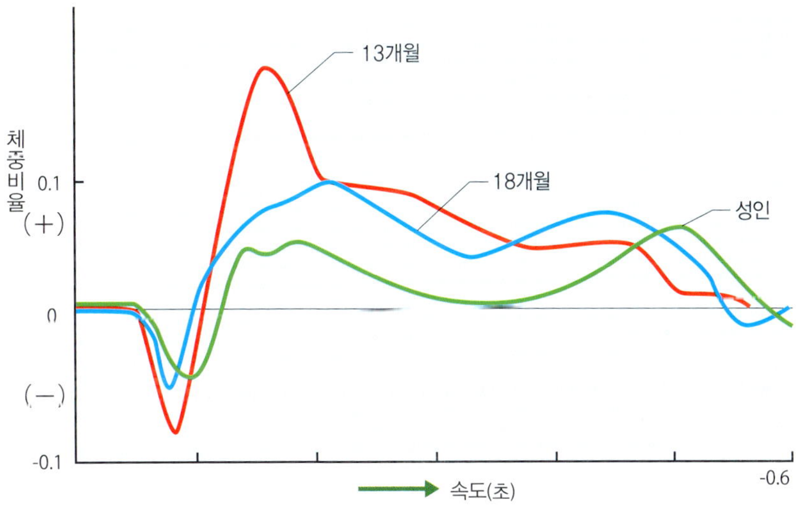

앞뒤 방향의 지면반발력

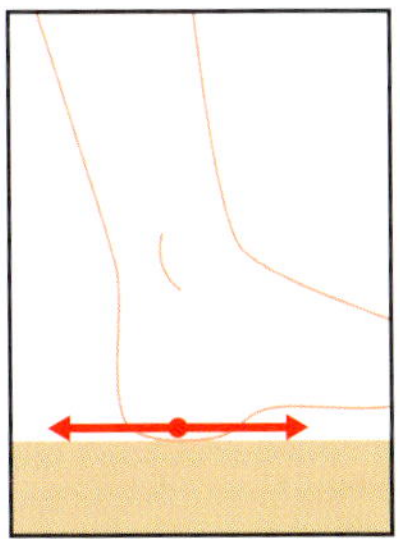

영유아는 앞뒤 방향의 충격량(→ p.96)이 일정하지 않다

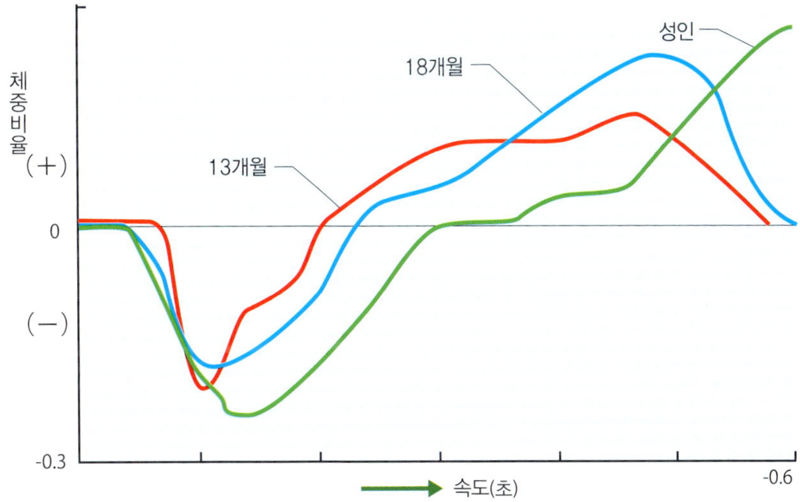

2

보행속도가 걸음에 끼치는 영향

보행속도는 관절 각도의 변화나 지면반발력에 영향을 주는데, 그 특징이 있다.

관절 각도에 끼치는 영향

• 엉덩관절

엉덩관절은 보행속도가 오르면 끝디딤기(말기입각기)부터 앞흔듦기(전유각기)에 볼 수 있는 **최대의 폄 각도가 더욱 커**지고, 그 각도가 출현하는 **타이밍도 빨라**진다. 왜냐하면 보행속도를 높이기 위해 걸음길이(step length)를 크게 해야 하므로 최대의 폄 각도가 커지고, 보행속도가 오르면 두쪽다리딛기(양하지지지기)가 짧아져 최대의 폄 각도가 출연하는 타이밍을 빠르게 하기 때문이라고 볼 수 있다. 흔듦기(유각기)에 볼 수 있는 **최대의 굽힘 각도도 커**지는데, 걸음길이가 커진 것을 원인으로 들 수 있다.

• 무릎관절

무릎관절은 보행속도가 빨라지면 부하반응기에 볼 수 있는 **굽힘 각도가 커**지고, 그 각도가 출현하는 **타이밍도 빨라**진다. 이는 보행속도의 증가에 따라 발꿈치딛기[뒤축딛기(heel contact, HC)] 시 증가하는 충격을 억제하는 작용이라 볼 수 있다. 또한 끝디딤기에 볼 수 있는 **최대의 폄 각도가 출현하는 타이밍도 빨라**진다. 그리고 흔듦기에 볼 수 있는 **최대의 굽힘 각도가 커**지고, 그 각도가 출현하는 **타이밍도 빨라**진다. 흔듦기의 변화는 보행속도가 증가하더라도 안전한 **토우 클리어런스**(toe clearance)를 얻기 위한 변화라고 추측할 수 있다.

• 발목관절

발목관절은 보행속도가 빨라지면 부하반응기에 볼 수 있는 **최대의 발바닥굽힘 각도가 출현하는 타이밍**, 끝디딤기에 볼 수 있는 **최대의 발등굽힘 각도가 출현하는 타이밍**, 발가락떼기(toe off, TO) 시 볼 수 있는 **최대의 발바닥굽힘 각도가 출현하는 타이밍**, 중간흔듦기(중간유각기)에서 볼 수 있는 **최대의 발등굽힘 각도가 출현하는 타이밍이 빨라**진다. 또한 발가락떼기(TO) 시 나타나는 **최대의 발바닥굽힘 각도도 커**진다. 이는 속도의 증가에 의한 두쪽다리딛기의 감소 또는 저중심화의 영향이라고 볼 수 있다.

지면반발력에 끼치는 영향

수직 방향의 지면반발력을 나타내는 **2봉형(bimodal)의 그래프**는 보행속도가 빨라지면 그 형태가 뚜렷해진다. 즉, 부하반응기부터 중간디딤기(중간입각기)의 전반에 나타나는 증대와 그 후에 나타나는 저하가 뚜렷하게 드러나는 것이다. 앞뒤 방향의 지면반발력은 그래프 형태상 큰 변화는 보이지 않지만, 보행속도가 오르면 그 최대치가 커진다. 그러나 좌우 방향의 지면반발력은 속도에 따른 영향을 볼 수 없다.

보행속도에 따른 관절 각도의 변화

보행속도가 오르면 다리관절은 크게 움직여야 한다

엉덩관절 각도의 변화

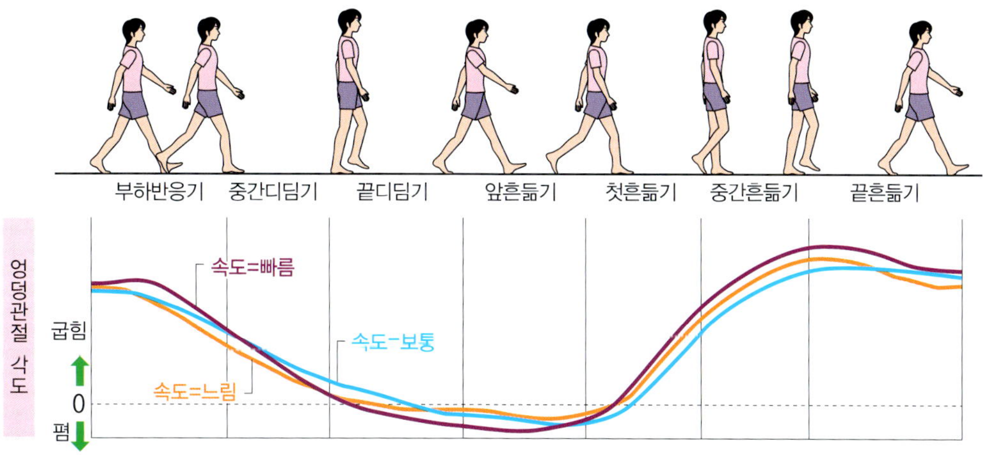

무릎관절 각도의 변화

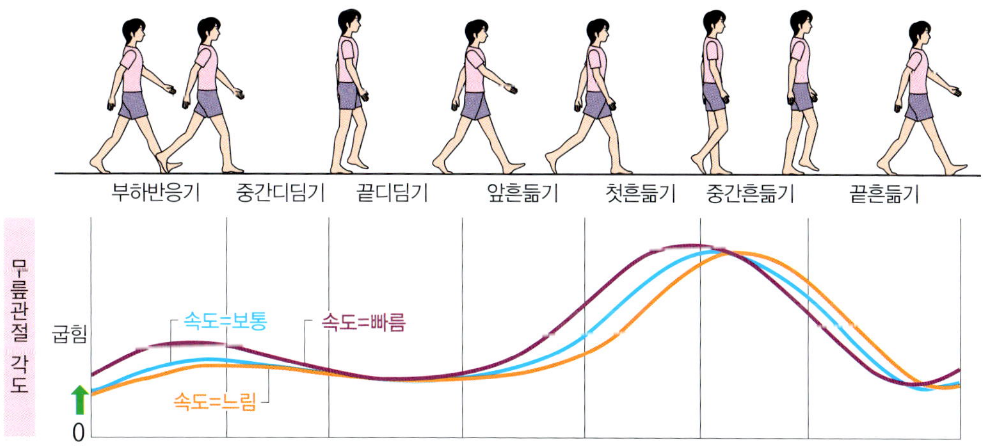

발목관절 각도의 변화

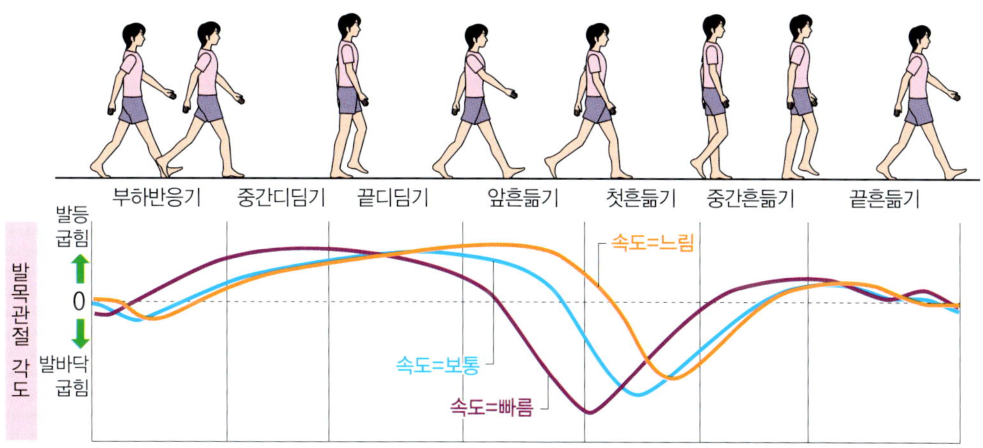

2

오르막길 보행 시 관절 · 근육의 변화

오르막길 보행 시 다리관절의 각도는 기울기에 영향을 받는다.

다리관절의 각도 변화

비탈길을 오르내리는 동작은 일상생활에서 높은 빈도를 보이는 동작인데, 그 보행주기는 명확히 정의되어 있지 않다. **비탈길을 오르내리는 동작 시 디딤기(입각기)의 비율은 오름이나 내림, 기울기 각도의 상이함에 따른 차이는 없으며, 약 61% 정도**이다.

오르막길 보행에서 다리관절의 각도 변화는 다음과 같다. 엉덩관절은 기울기가 커지면서 디딤기 초기와 흔듦기 후기에 굽힘 각도가 커진다. 경사가 가파른 경우, 엉덩관절은 항상 굽힘 상태이다. 무릎관절은 기울기가 커지면 디딤기 초기에 굽힘 각도가 커지지만, 그 후에 나타나는 변화는 평지를 보행할 때와 거의 같다. 발목관절은 발등굽힘 상태에서 접지하고, 급경사인 경우에는 더욱 발등굽힘을 증대시킨다. 그 후 발목관절은 발가락떼기(TO: 발가락이 지면에서 떨어지는 순간)에 걸쳐 발바닥굽힘 방향으로 변화하고, 첫흔듦기(초기유각기)에 최대가 된다.

지면반발력의 변화

오르막길을 보행할 때 지면반발력의 변화는 다음과 같다. 수직 방향의 지면반발력은 평지를 보행할 때와 마찬가지로 **2봉형(bimodal)의 그래프를 나타내는데, 그 최대치는 후반**에서 볼 수 있다. 앞뒤 방향의 지면반발력은 뒤쪽 분력이 작아지고, 앞쪽 분력이 커짐과 동시에 그 변화 속도도 빨라진다. 그러므로 평지를 보행할 때는 그 **충격량**(→ p.96)이 같지만, **오르막길을 보행할 때는 앞쪽 분력의 충격량이 커**진다.

관절에 가해지는 근육 모멘트, 근육 활동의 변화

오르막길 보행에서 관절에 가해지는 근육 모멘트의 변화는 평지에서의 보행과 비교해서 보면 다음과 같다. 엉덩관절에서는 디딤기 초기에 볼 수 있는 폄 모멘트의 최대치가 나타나는 타이밍이 빨라지고, 그 값도 커진다. 무릎관절에서는 발꿈치딛기(HC) 직후 보다 빨리 큰 폄 모멘트가 보이는데, 발가락떼기(TO) 직전에 폄 모멘트는 작아진다. 발목관절에서는 발바닥굽힘 모멘트가 빨리 나타나고 그 값도 큰데, 그 최대치는 평지를 보행할 때와 거의 같다.

오르막길 보행에서 근육 활동의 변화는 평지 보행과 비교하면 다음과 같다. **큰볼기근(대둔근)은 디딤기 초기**에, **장딴지세갈래근(하퇴삼두근)은 중간디딤기(중간입각기)**에, 그리고 **앞정강근(전경골근)은 흔듦기(유각기)**에 강하게 활동한다.

오르막길 보행에서 나타나는 변화

관절 각도의 변화

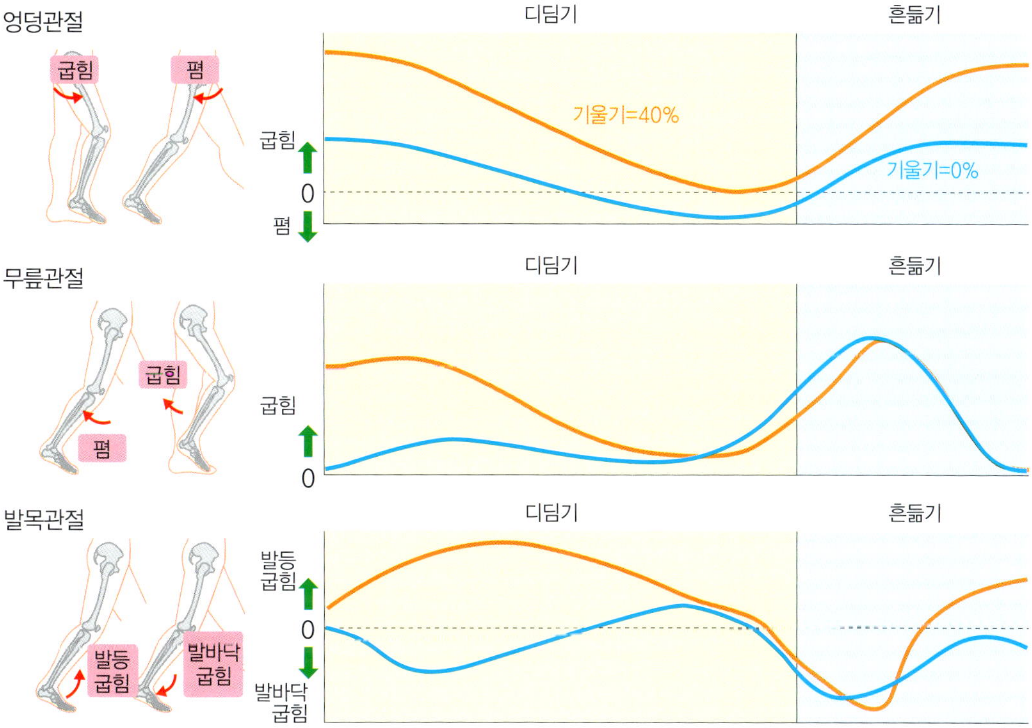

근육 활동의 변화

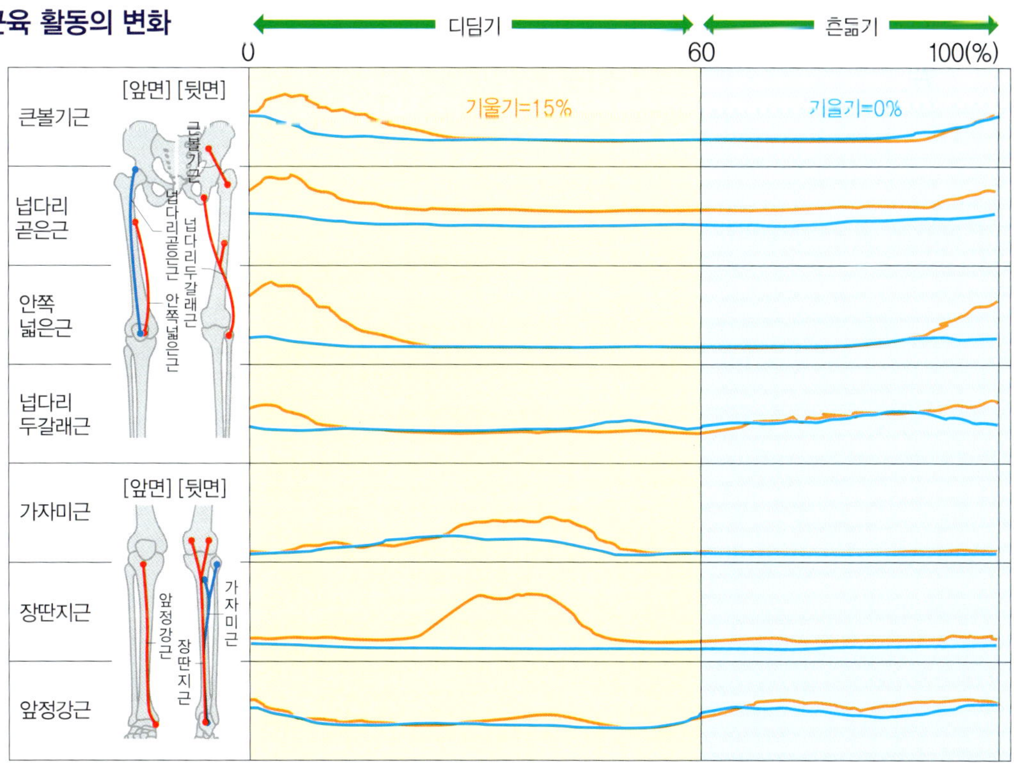

2

내리막길 보행 시 관절 · 근육의 변화

내리막길 보행 시 지면반발력의 최대치는 전반에 볼 수 있다.

다리관절의 각도 변화

내리막길 보행에서 다리관절의 각도 변화는 평지 보행과 비교해서 보면 다음과 같다. 엉덩관절은 디딤기(입각기) 초기의 굽힘 각도와 그 후에 나타나는 폄 방향으로의 변화는 평지 보행에 비해 그 크기가 작다. 경사가 가파르면, 엉덩관절은 보행주기에 걸쳐 굽힘된 상태를 유지한다. 무릎관절은 발꿈치딛기(HC)에서 평지 보행과 마찬가지로 약간 굽힘된 상태이고, 그 후에 더욱 굽힘을 계속하기 때문에 **이중무릎작용**(double knee action)을 볼 수 없다. 발목관절은 평지를 보행할 때와 거의 같은 패턴을 보이는데, 경사가 심해지면 디딤기 초기에 발바닥굽힘 각도가 커진다.

지면반발력의 변화

내리막길을 보행할 때 지면반발력의 변화는 다음과 같다. 수직 방향의 지면반발력은 평지를 보행할 때와 마찬가지로 **2봉형(bimodal)의 그래프**를 나타내는데, 오르막길과는 달리 그 **최대치는 전반**에서 볼 수 있다. 앞뒤 방향의 지면반발력은 오르막길과는 반대로 뒤쪽 분력이 커지고, 앞쪽 분력이 작아짐과 동시에 그 값도 커진다. 그러므로 평지를 보행할 때는 그 **충격량**(→ p.96)이 같지만, **내리막길을 보행할 때는 뒤쪽 분력의 충격량이 커**진다.

관절에 가해지는 근육 모멘트, 근육 활동의 변화

내리막길 보행에서 관절에 가해지는 근육 모멘트의 변화는 평지에서의 보행과 비교해서 보면 다음과 같다. 엉덩관절에서는 그 변화 패턴이 거의 같지만, 그 값은 작아진다. **무릎관절에서는 디딤기에 폄 모멘트가 항상 커**지는데, 특히 후반의 폄 모멘트가 두드러지게 커진다. 발목관절에서는 중간디딤기(중간입각기)에 걸쳐, 발바닥굽힘 모멘트가 커진다.

내리막길 보행에서 근육 활동의 변화는 평지 보행과 비교하면 다음과 같다. **넙다리곧은근(대퇴직근)은 디딤기 전기**에, **안쪽넓은근(내측광근)은 중간디딤기부터 후기**에 걸쳐 강하게 활동한다. 반대로, 디딤기 후기에 **장딴지세갈래근(하퇴삼두근)의 활동은 작아**진다.

용어 해설 ▶ 이중무릎작용

하나의 보행주기에 무릎관절은 굽힘운동과 폄운동을 두 번 반복하는데, 이를 이중무릎작용(double knee action)이라 한다.

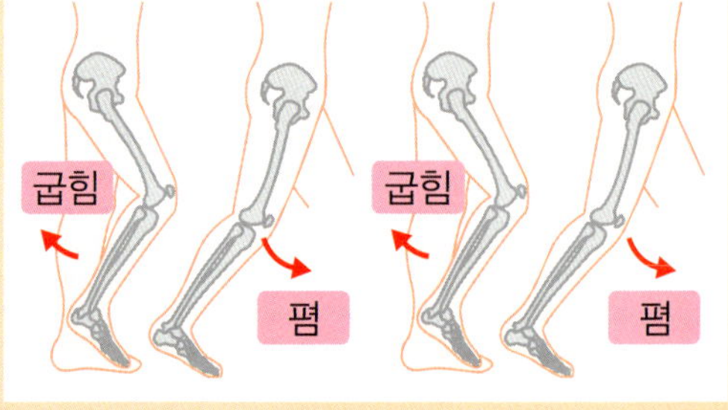

내리막길 보행에서 나타나는 변화

관절 각도의 변화

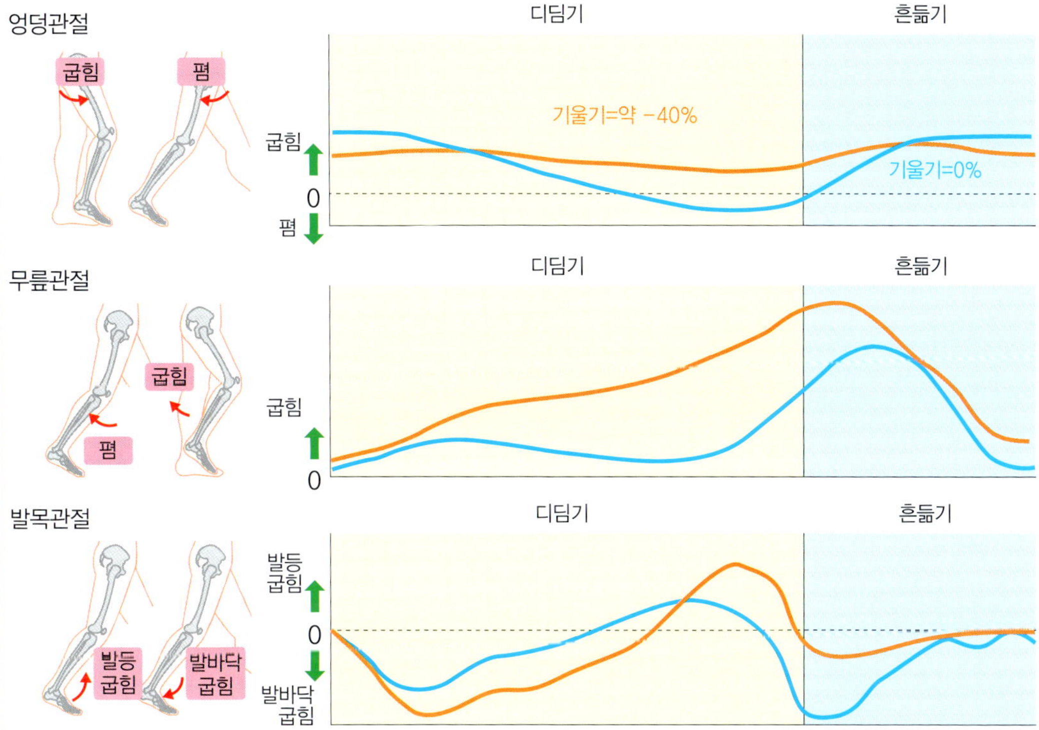

근육 활동의 변화

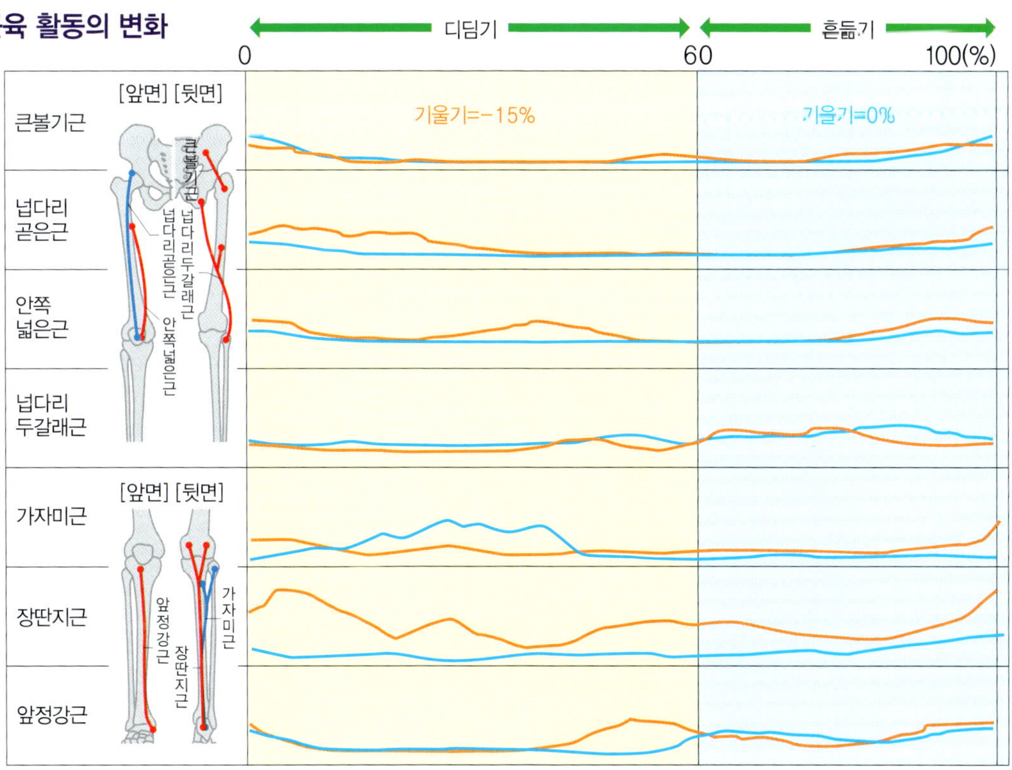

계단을 오르는 동작 시 관절 · 근육의 변화

계단을 오르내리는 동작은 같은 쪽의 앞발이 지면에 닿을 때부터 다음 앞발이 지면에 닿을 때까지가 하나의 주기이다.

디딤기를 4개로, 흔듦기를 2개로 분류

계단을 오르내리는 동작은 일상생활에서 빈번히 접할 수 있는 동작인데, **신체를 수평 방향으로 움직이는 동시에 수직 방향으로 이동시키는 동작**이다. 이와 같은 동작은 고령자와 장애인에게 난도가 높은 동작이라고 할 수 있다.

보행과 마찬가지로 하나의 주기로 파악할 수 있지만, 보행이 같은 쪽의 발꿈치딛기[뒤축딛기(heel contact, HC)]에서 다음 발꿈치딛기(HC)까지를 하나의 보행주기로 보는 것에 비해, 계단을 오르내리는 동작은 앞발부위가 지면에 닿으므로 **같은 쪽의 앞발이 지면에 닿을 때부터 다음 앞발이 지면에 닿을 때까지를 하나의 주기**로 본다. 계단을 오르내리는 동작에서 하나의 주기를 단계로 나누면 디딤기(입각기, stance phase)를 3~4단계, 흔듦기(유각기, swing phase)를 2단계로 세분화하는 것이 일반적이지만, 여기에서는 **디딤기를 4단계, 흔듦기를 2단계**로 분류한다.

하나의 주기에서 계단을 오르는 동작의 단계 분류

디딤기	1단계	상단의 다리로 하중을 받는 단계
	2단계	상단의 다리로 체중을 지탱하는 단계
	3단계	무게중심이 상단 발부위의 지지기저면 위를 뒤쪽에서 앞쪽으로 통과하는 단계
	4단계	하단의 다리로 체중을 지탱하는 단계
흔듦기	1단계	발부위가 오르면서 상단의 발부위를 앞지르는 단계
	2단계	발부위를 계단의 디딤판에 두기 위해 다리의 위치를 정하는 단계

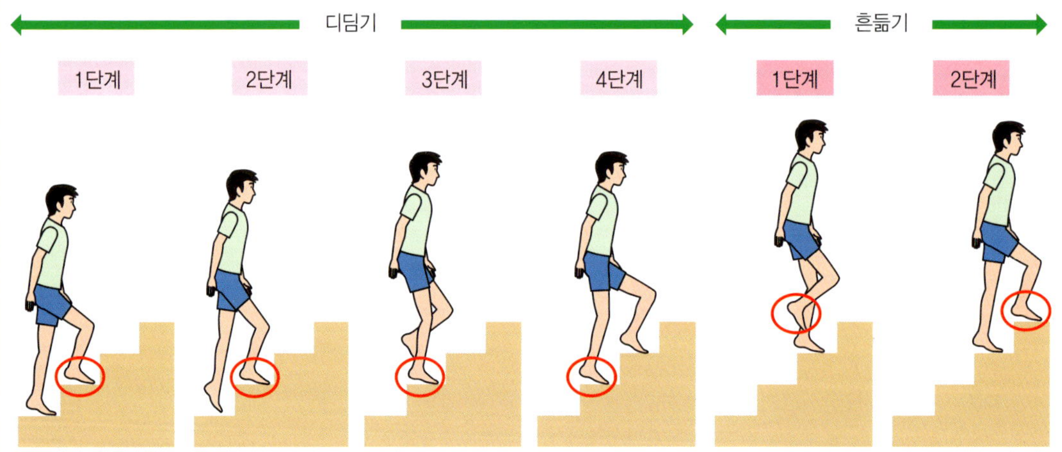

계단을 오르는 동작에서 나타나는 변화

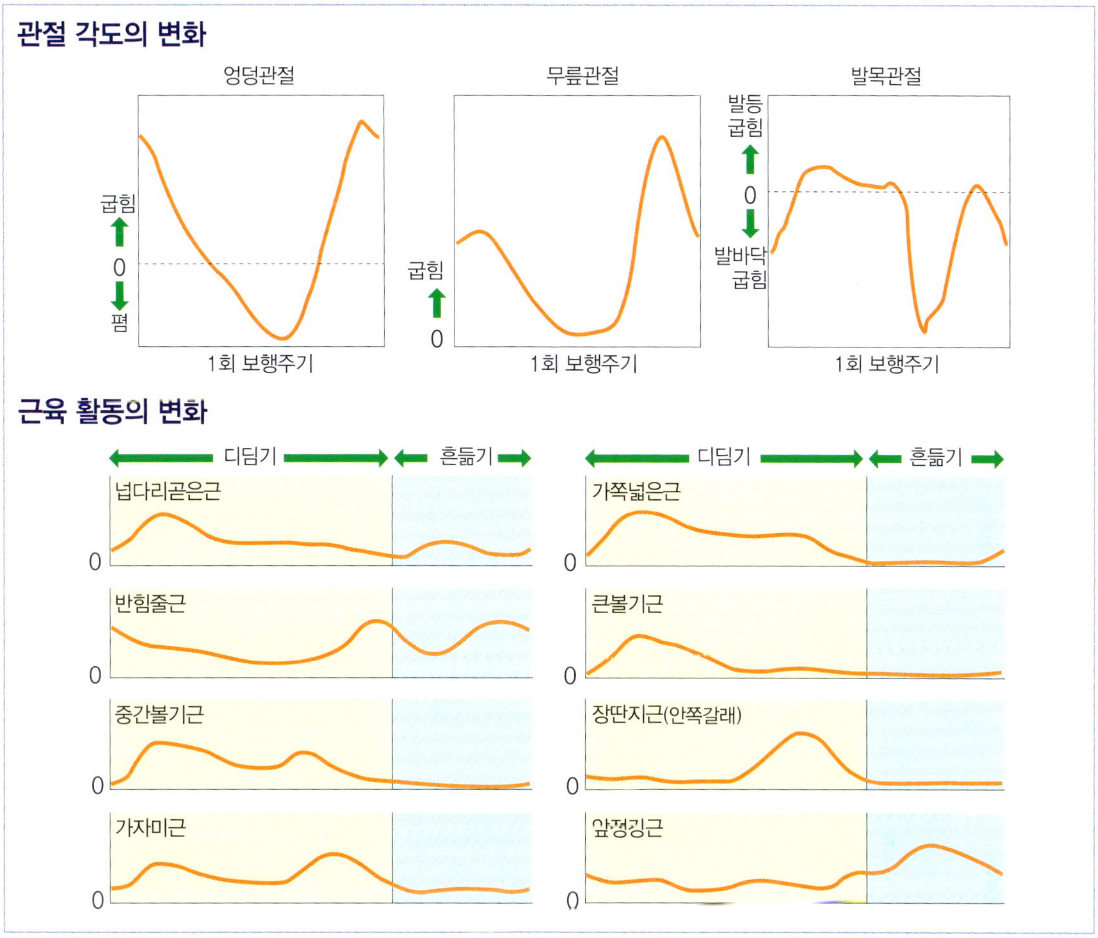

시상면에서 다리관절의 각도 변화

계단을 오르는 동작에서 시상면상 다리관절의 각도 변화에 대한 특징은 다음과 같다. 엉덩관절은 평지 보행과 거의 같은 그래프를 나타내는데, **굽힘 · 폄 각도 모두 커**진다. 무릎관절은 평지 보행과 마찬가지로 **2봉형(bimodal)의 그래프**를 나타내며, 굽힘이 정점이 되는 시기는 평지 보행보다 늦다. 발목관절은 평지 보행과 달리 **접지 시 발바닥굽힘 각도가 크다**. 그 후로는 발등굽힘 방향으로 변하는데, **흔듦기의 발바닥굽힘 각도 또한 크다**.

다리근육의 근육 활동

계단을 오르는 동작에서 다리근육의 근육 활동은 다음과 같다. 디딤기 2단계에서 3단계에 걸쳐 **큰볼기근, 중간볼기근, 넙다리네갈래근**의 활동이 고조되고, 디딤기 3단계에서 4단계에 걸쳐 **장딴지세갈래근**의 활동이 고조된다. 또한 흔듦기에 넓적다리뒤근육과 **앞정강근**의 활동이 고조된다.

계단을 내려가는 동작 시 관절 · 근육의 변화

계단을 내려가는 동작은 발목관절의 운동에서 특유의 특징을 보인다.

하나의 주기에서 운동 시간은 계단을 오르는 것보다 내려가는 쪽이 짧다

계단을 내려가는 동작은 오르는 동작에 비하면 중력에 대한 운동 방향은 반대이지만, 운동학적 특징으로 봤을 때 계단을 오르는 동작의 반대를 의미하는 것은 아니다. 계단을 내려가는 동작은 특유의 특징을 갖는다.

계단을 오르내리는 동작은 각각 계단의 높이가 높아져도 한 주기의 시간과 디딤기(입각기), 흔듦기(유각기)의 비율은 변하지 않는다고 한다. 그러나 **같은 높이라 하더라도 하나의 주기에서 운동 시간은 계단을 오르는 것보다 내려가는 쪽이 짧다**. 또한 하나의 주기에서 디딤기가 차지하는 비율도 계단을 내려가는 동작 쪽이 낮다.

하나의 주기에서 계단을 내려가는 동작의 단계 분류

디딤기	1단계	하단의 다리로 하중을 받는 단계
	2단계	하단의 다리로 체중을 지탱하는 단계
	3단계	무게중심이 하단 발부위의 지지기저면 위를 뒤쪽에서 앞쪽으로 통과하는 단계
	4단계	상단의 다리로 체중을 지탱하는 단계
흔듦기	1단계	보행주기에서 첫흔듦기(초기유각기)와 중간흔듦기(중간유각기)에 해당하는 단계
	2단계	발부위를 계단의 디딤판에 둘 준비를 하는 단계

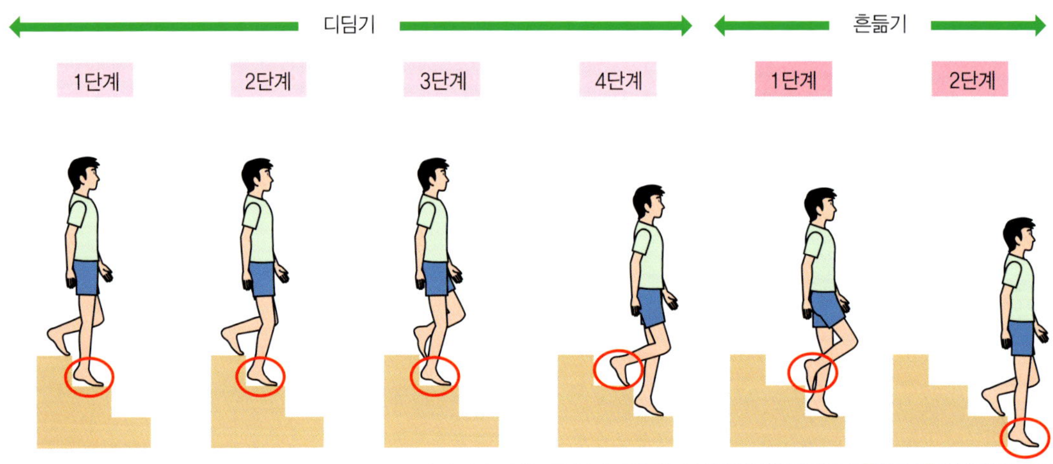

계단을 내려가는 동작에서 나타나는 변화

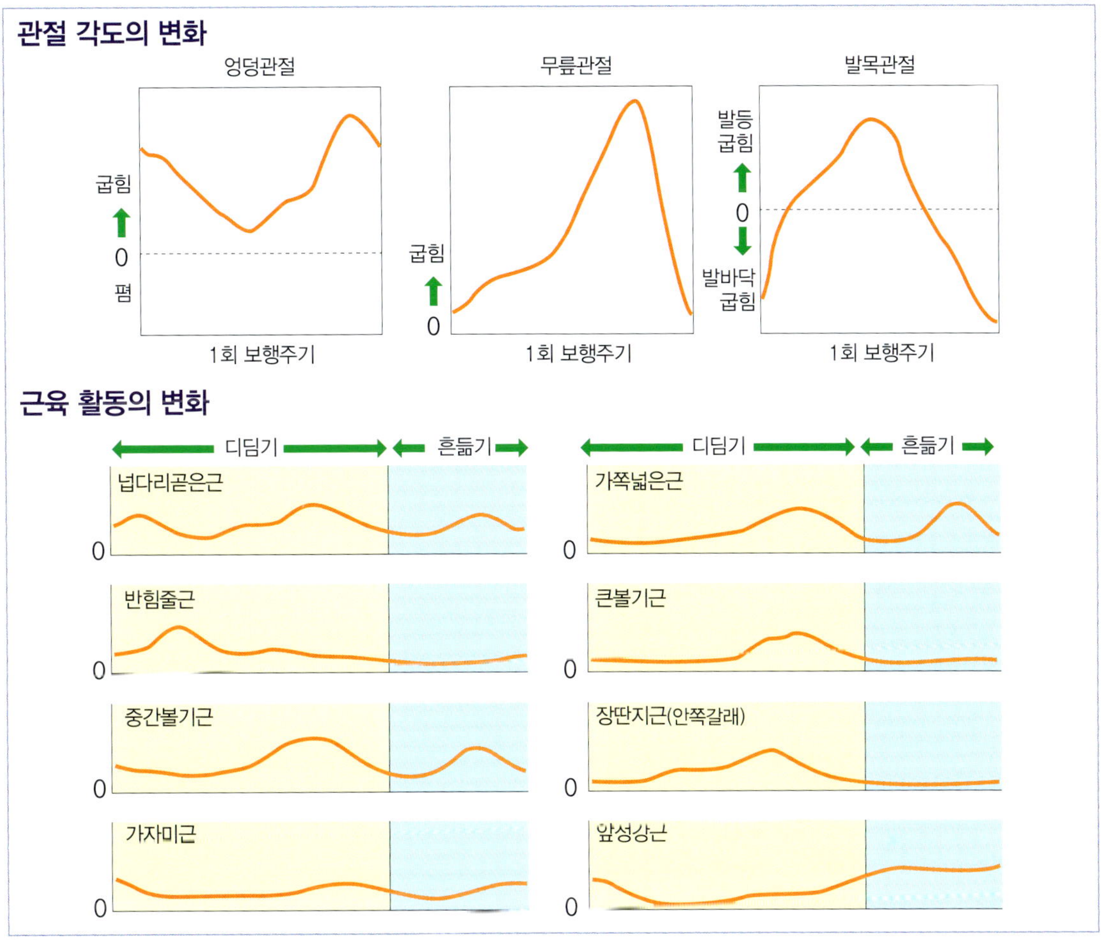

시상면에서 다리관절의 각도 변화

계단을 내려가는 동작에서 시상면상 다리관절의 각도 변화에 대한 특징은 다음과 같다. 엉덩관절은 평지 보행과 비교하면 굽힘 · 폄의 변화량이 작고, **전체에 걸쳐 굽힘 범위에서만 운동**이 일어난다. 무릎관절은 평지 보행과 달리 2봉형(bimodal)의 그래프를 나타내지 않고, 굽힘 각도가 커진다.

발목관절의 운동은 특징적이다. **발바닥굽힘 상태에서 접지하고, 체중을 지지하면서 급격히 발등굽힘**한다. 그 후, 흔듦기에는 하단으로 접지를 준비하기 위해 다시 발바닥굽힘한다.

다리근육의 근육 활동

계단을 내려가는 동작에서 다리근육의 근육 활동은 다음과 같다. 디딤기 2단계에서 3단계에 걸쳐 **큰볼기근, 중간볼기근, 넙다리네갈래근, 장딴지근**의 활동이 고조되고, 디딤기 3단계에서 4단계에 걸쳐 **넙다리네갈래근**, **장딴지근**의 활동이 고조된다. 흔듦기에는 **넓적다리뒤근육**과 **앞정강근**의 활동이 고조된다.

계단을 오르내리는 동작 시 근육 모멘트

계단을 오르고 내려가는 동작 모두 무릎관절과 발목관절이 큰 역할을 한다.

계단을 오를 때 근육 모멘트

계단을 오르는 동작 시 근육 모멘트를 보면, **디딤기(입각기, stance phase) 1단계부터 2단계에서 가장 큰 근육 모멘트가 발휘**된다. 몸통은 약간 앞쪽으로 기울어져 있으므로, 엉덩관절에서는 동심성(→ p.82)의 폄 모멘트가 작용하고, 무릎관절에서는 신체를 앞쪽 위편으로 들어 올리기 위한 동심성의 폄 모멘트가 작용한다. 발목관절에서는 편심성(→ p.82)의 발바닥굽힘 모멘트가 작용하여, 신체의 앞쪽 이동을 제어한다. **디딤기 3단계**에서는 엉덩관절 · 무릎관절 모두 동심성의 폄 모멘트를 발휘하여 신체가 앞쪽 위편으로 움직이는 상태를 유지하는데, 1단계부터 2단계의 모멘트와 비교하면 그 값은 작다. **디딤기 4단계**에서는 무게중심이 엉덩관절 · 무릎관절 근처에서 발목관절의 앞 면쪽을 통과한다. 그러므로 엉덩관절 · 무릎관절에서는 거의 모멘트가 발휘되지 않지만, 발목관절에서는 신체를 앞쪽 위편으로 들어 올리기 위한 동심성의 발바닥굽힘 모멘트가 최대로 발휘된다.

계단을 오르는 동작 시 **디딤기 1단계**에서 상단의 다리와 하단의 다리(반대쪽)를 보면, 하단의 발목관절에서 동심성의 발바닥굽힘 모멘트가 발휘된 후, 상단의 무릎관절에서 동심성의 폄 모멘트가 발휘되어 **디딤기 2단계에서 최대**가 된다. 즉, 하단의 발목관절과 상단의 무릎관절이 협조하여 신체를 앞쪽 위편으로 들어 올리고, 엉덩관절은 보조적으로 작용하는 것이다.

계단을 오르는 동작 시 근육 모멘트

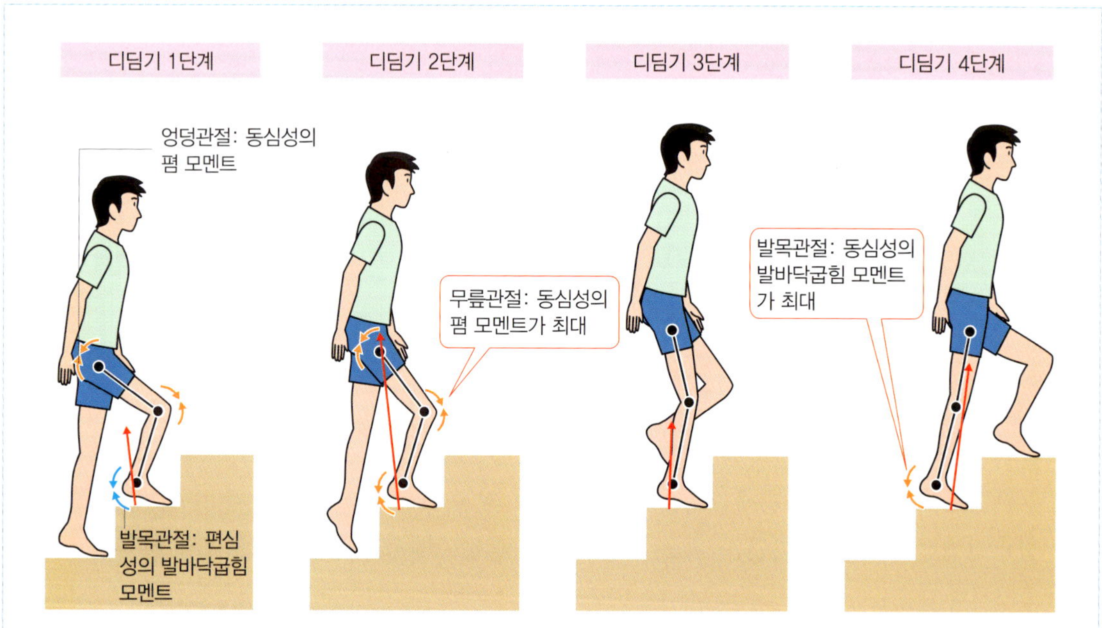

계단을 내려갈 때 근육 모멘트

계단을 내려가는 동작 시 근육 모멘트를 보면, **디딤기 1단계**에서 무게중심이 발목관절의 앞 먼쪽을 통과한다. 그러므로 발목관절은 편심성의 발바닥굽힘 모멘트를 발휘하여 신체가 앞쪽 아래편으로 이동하는 것을 제어한다. **디딤기 2단계**에서는 무게중심이 무릎관절의 뒤쪽을 통과하므로 발목관절에서 편심성의 발바닥굽힘 모멘트가, 동시에 무릎관절에서 편심성의 폄 모멘트가 작용하여, 신체가 앞쪽 아래편으로 이동하는 것을 제어한다. 또한 이러한 편심성의 모멘트는 접지 시 충격 흡수에도 작용한다. **디딤기 3단계**에서는 계속해서 무릎관절에서 편심성의 폄 모멘트가, 발목관절에서 편심성의 발바닥굽힘 모멘트가 발휘되는데, 모두 값이 작다. **디딤기 4단계**에서는 무게중심이 무릎관절의 뒤쪽, 발목관절의 앞쪽을 크게 벗어나며 통과하므로, 무릎관절에서는 편심성의 폄 모멘트를 발휘함으로써 신체가 앞쪽 아래편으로 이동하는 것을 제어한다. 발목관절에서는 발바닥굽힘 모멘트를 발휘하는데, 관절운동이 거의 없기 때문에 등척성에 가까운 작용으로 볼 수 있다.

계단을 내려가는 동작 시 **디딤기 1단계**에서 하단의 다리와 상단의 다리(반대쪽)를 보면, 상단의 무릎관절에서 편심성의 폄 모멘트가, 그 후에 하단의 발목관절에서 편심성의 발바닥굽힘 모멘트가, 그 다음에 하단의 무릎관절에서 편심성의 폄 모멘트가 발휘된다. 이처럼 계단을 내려가는 동작에서도 계단을 오르는 동작과 마찬가지로 **무릎관절과 발목관절이 큰 역할을 한다**.

계단을 내려가는 동작 시 근육 모멘트

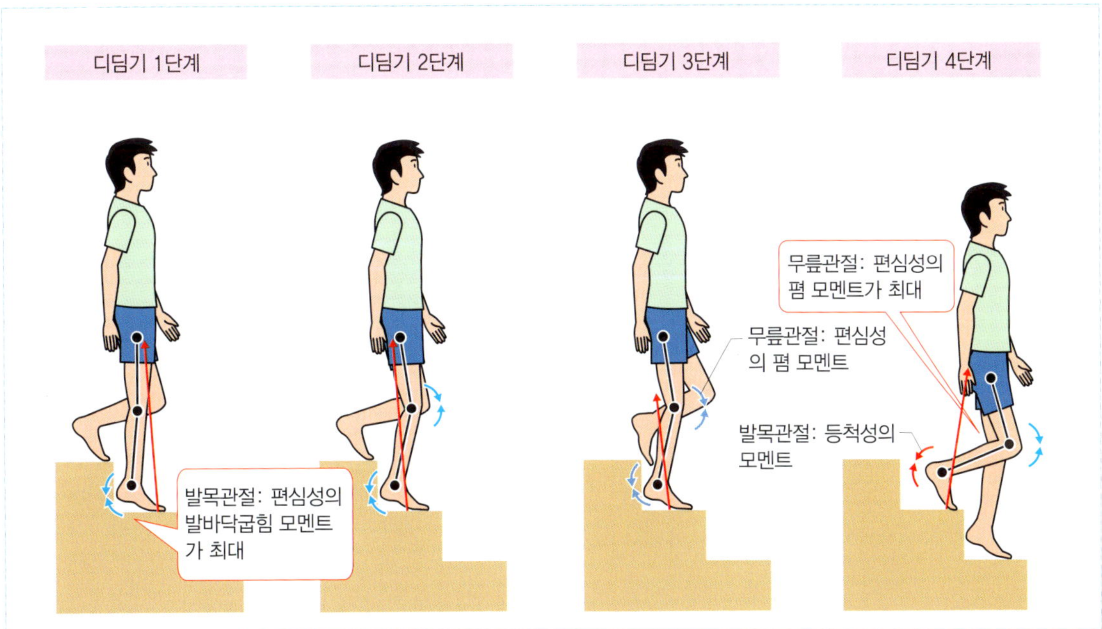

계단을 오르내릴 때 고령자에게서 볼 수 있는 특징

고령자에게 난이도가 높은 동작은 계단을 오르는 동작보다 내려가는 동작이다.

고령자가 계단을 오를 때는 몸통의 앞쪽기울임 각도가 크다

앞에서 기술한 것처럼 계단을 오르는 동작을 취할 때에는 무릎관절과 발목관절의 부담이 크고, 엉덩관절은 보조적으로 작용한다. 또한 계단을 내려가는 동작을 취할 때에는 디딤기(입각기, stance phase)에 걸쳐 몸통은 거의 직립 상태이고 엉덩관절의 운동범위도 좁기 때문에, 엉덩관절의 근육 모멘트는 거의 발휘되지 않는다.

계단을 오르는 동작 시 고령자에게서 볼 수 있는 특징은 **청년에 비해 몸통을 앞쪽으로 기울이는 각도가 커**지는 경향이 있다는 점이다. 따라서 무게중심은 더욱더 앞쪽을 통과하게 되어, **무릎관절의 폄 모멘트는 감소하고, 엉덩관절의 폄 모멘트는 증대**한다.

계단을 오르는 동작 시 디딤기 1단계에서 2단계에 걸쳐서는 강한 무릎관절의 폄 모멘트가 필요하다. 그런데 고령자는 무릎관절 주위 근육의 근력이 저하되어 **몸통을 더욱더 앞쪽으로 기울임으로써, 청년층에게 보조적으로만 작용하는 엉덩관절 폄근육의 근력을 이용하여 계단을 오르는 것**으로 볼 수 있다. 계단의 높이가 높아지면 이러한 경향은 더욱 강해져, 엉덩관절 폄근육에 대한 의존도가 높아진다.

계단을 내려가는 동작은 고령자에게 난도가 높다

계단을 내려가는 동작은 고령자와 기타 세대의 차이가 크지 않다. 계단을 오르는 동작은 엉덩관절 폄근육의 근력을 이용하기 때문에 몸통을 크게 앞쪽으로 기울여도 아래로 굴러떨어질 위험이 적다. 그러나 계단을 내려가는 동작을 취할 때에는 몸통을 앞쪽으로 기울이면 무게중심이 지지기저면의 앞쪽으로 이동하여, 아래로 굴러떨어질 위험이 높아진다. 즉, 계단을 내려가는 동작은 **무릎관절과 발목관절의 큰 역할을 엉덩관절이 대신하더라도 어려운, 자유도(degree of freedom)가 낮은 동작**이라고 할 수 있다.

계단을 내려가는 동작 시 디딤기 4단계에는 상단의 무릎관절에서 큰 편심성의 폄 모멘트가 필요한데, 이는 하단의 발부위가 지면에 닿을 때 충격을 완화하는 것이다. 그러나 무릎관절 주위 근육의 근력이 저하된 고령자의 경우, 충분히 이 작용을 수행할 수 없다. 결과적으로 고령자에게 계단을 내려가는 동작은 오르는 동작에 비해 난도가 높은 동작이다.

또한 계단을 내려가는 동작은 오르는 동작보다 무게중심의 위치와 압력중심 간 거리가 크고 두쪽다리딛기(양하지지지기)가 더 짧기 때문에, **균형 능력 면에서 보아도 난도가 높은 동작**이다.

높은 계단을 오르내리는 동작

●높은 계단을 오르는 동작

고령자 이외의 세대

계단이 가파를수록 무릎관절과 발목관절의 부담이 커진다.

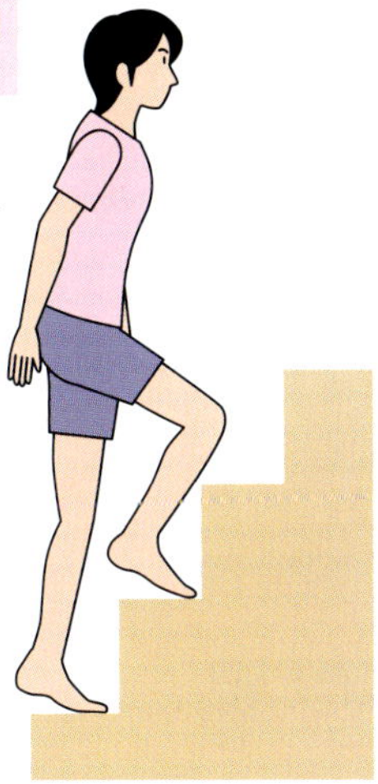

고령자

몸통의 앞쪽기울임

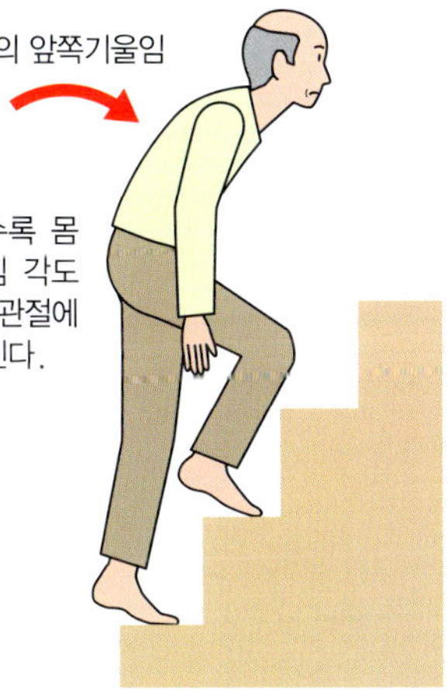

계단이 가파를수록 몸통의 앞쪽기울임 각도가 커지고, 엉덩관절에 주는 부담이 커진다.

●높은 계단을 내려가는 동작

고령자 이외의 세대

계단이 가파를수록 무릎관절의 굽힘 각도가 커지고, 무릎관절에 주는 부담이 커진다.

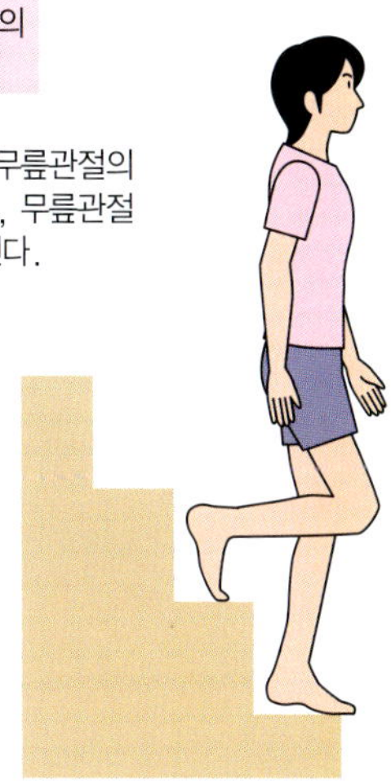

고령자

몸통을 앞쪽으로 기울이기 어렵기 때문에, 무릎관절 주위 근육의 근력이 저하됨에 따라 하단의 발부위가 지면에 닿을 때 충격을 완화하기 어렵다.

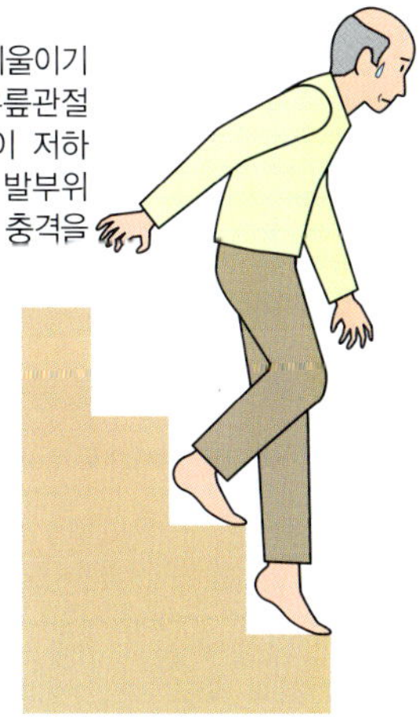

관련 지식 ▶ 압력중심

발부위가 지면에 닿아 있을 때는 힘의 분포가 접지면 전체에 미치는데, 그 크기와 방향은 일정하지 않다. 지면반발력(ground reaction force) 벡터는 이들 전체를 합친 힘으로, 그 작용점을 '압력중심(center of pressure, COP)'이라 한다.

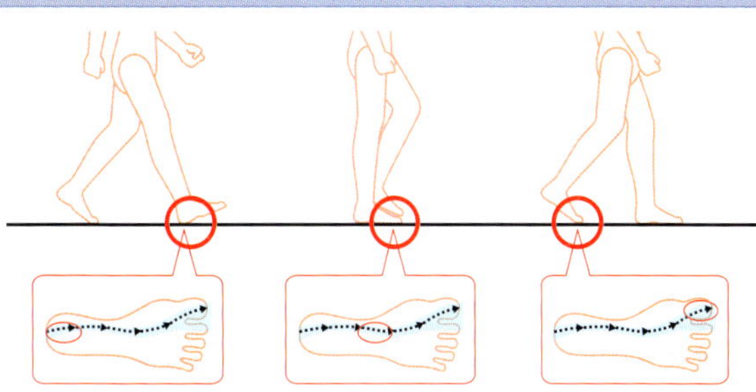

동작의 구분과 관절운동

옆으로 걸을 때 다리관절의 움직임은 한 주기의 이동 거리에 따라 변한다.

옆으로 걷는 동작의 구분은 5개로 세분화된다

일상생활 속에서 옆으로 걷는 걸음은 좁은 공간을 이동하는 방법으로 사용된다. 재활에서는 **약화된 중간볼기근(중둔근)을 강화하기 위한 목적과 균형 능력의 향상**을 목적으로 한 훈련에 활용된다.

옆으로 걷는 걸음에 대한 단계 분류는 확립되어 있지 않지만, **5단계로 세분화**되어 있는 경우가 있다.

옆으로 걷는 걸음의 단계 분류

1단계	운동을 시작하는 때이고, 급격히 뒤쪽 다리로 하중이 이동한다. 앞쪽 다리를 내딛기 위한 준비기.
2단계	앞쪽 발부위가 지면에서 떨어져 뒤쪽 다리 한쪽으로 선 자세가 되는 최초의 단계.
3단계	앞쪽 발부위가 지면에 닿고, 앞쪽 다리에 실리는 하중이 급격히 증가한다. 뒤쪽 다리를 끌어당기기 위한 준비기.
4단계	뒤쪽 발부위가 지면에서 떨어져 앞쪽 다리에 전체 하중이 실리고, 뒤쪽 다리를 끌어당기는 시기.
5단계	뒤쪽 발부위가 다시 지면에 닿고, 무게중심의 이동이 종료한다. 정지 상태의 선 자세가 되는 최종 시기.

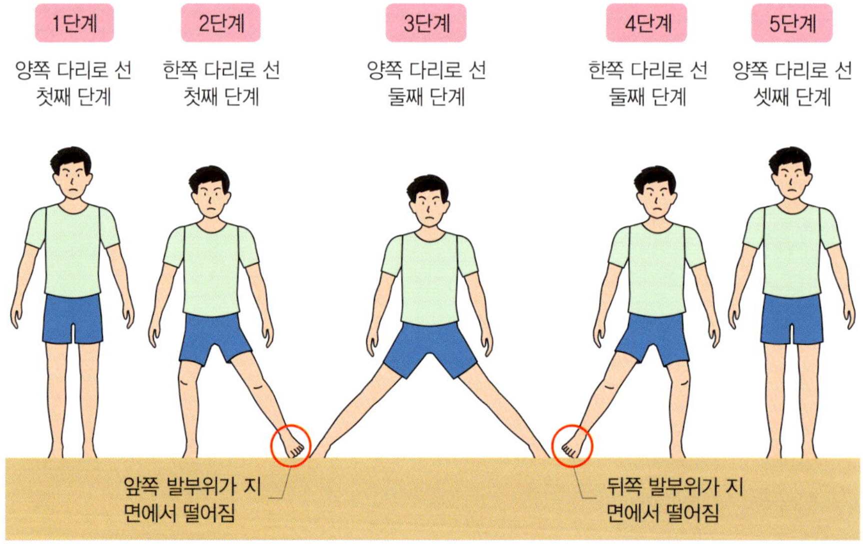

옆으로 걷는 걸음의 관절운동

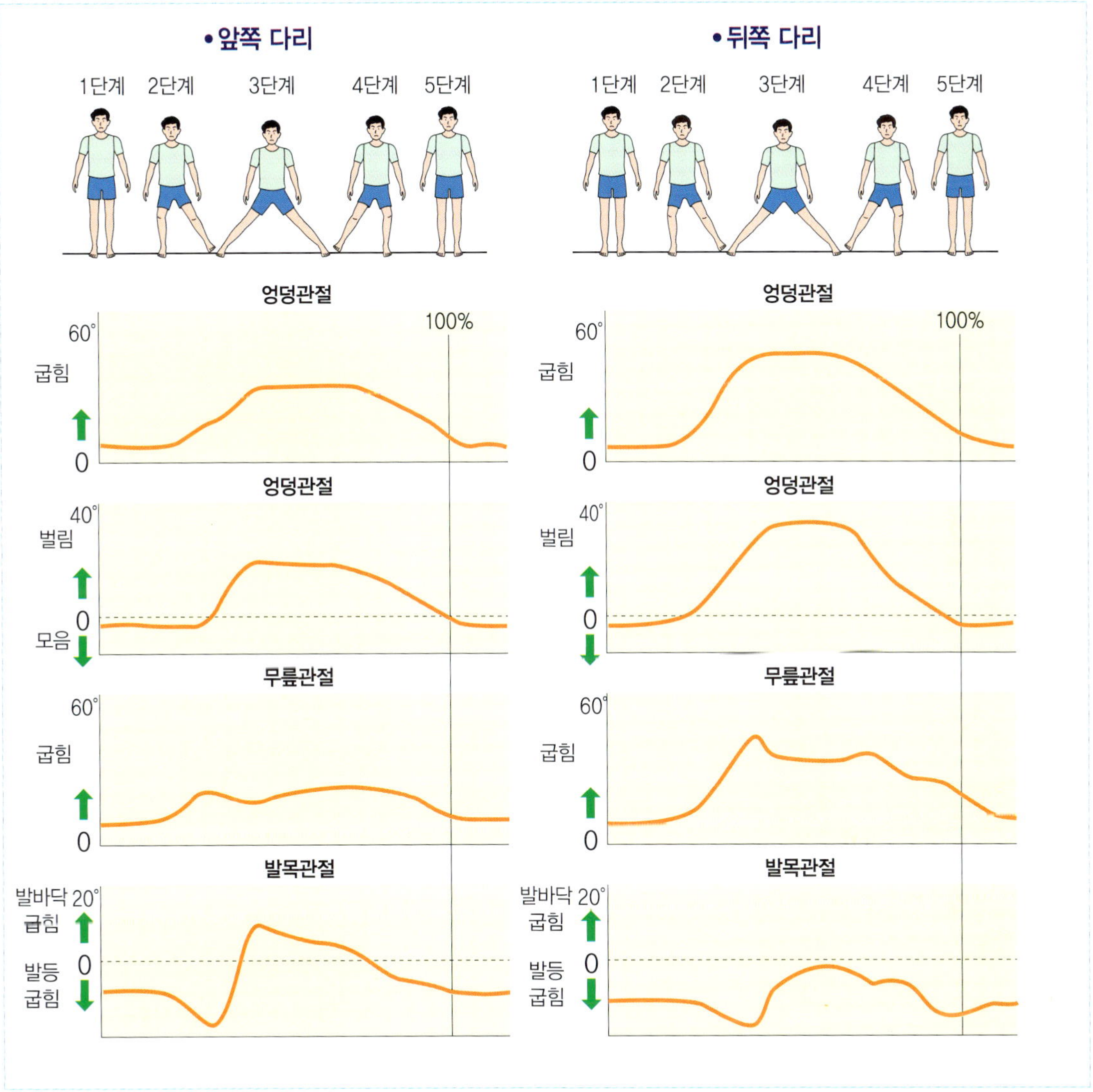

다리관절의 움직임은 한 주기의 이동 거리에 따라 변한다. 엉덩관절은 거리가 길어질수록 앞쪽 엉덩관절, 뒤쪽 엉덩관절 모두 굽힘 각도가 증가한다. 또한 거리가 길어짐에 따라 앞쪽 엉덩관절이 최대치에 이르는 시기는 늦어지고, 뒤쪽 엉덩관절은 빨라진다. 마찬가지로 엉덩관절의 벌림 각도도 거리가 길어질수록 앞쪽 엉덩관절, 뒤쪽 엉덩관절 모두 그 크기가 커진다.

무릎관절은 한 주기의 이동 거리가 길어지면, 그 **굽힘 각도의 변화가 1봉형(unimodal)에서 2봉형(bimodal)으로 변한다.** 게다가 앞쪽 무릎관절이 최대치에 이르는 시기는 늦어지고, 뒤쪽 무릎관절은 빨라진다.

발목관절은 한 주기의 이동 거리가 길어지면, 앞쪽 발목관절은 2단계부터 3단계에 발바닥굽힘 각도가 커지고, 뒤쪽 발목관절은 2단계에 발등굽힘 각도가 커진다.

옆으로 걸을 때 근육의 활동

한 주기의 거리가 길어질수록, 무게중심의 경로는 낮은 위치를 통과한다.

무게중심의 위아래운동은 한 주기의 거리가 길어질수록 커진다

옆으로 걷는 걸음에 대한 한 주기의 거리를 길게 하면, 무게중심의 위아래운동도 커진다. 그 경로를 위아래 · 좌우로 나타내면 **U자형**을 그리는데, 거리가 길어짐에 따라 무게중심의 경로는 낮은 위치를 통과한다.

옆으로 걸을 때 다리의 근육 활동은 1단계를 보면, 뒤쪽 다리에서는 **큰볼기근(대둔근), 중간볼기근(중둔근), 앞정강근(전경골근)**이, 앞쪽 다리에서는 앞정강근의 활동이 고조된다.

2단계 이후로 이동 거리가 길어지면 뒤쪽 다리에서는 **가쪽넓은근(외측광근), 가자미근**의 활동이 증가하고, 앞쪽 다리에서는 **큰볼기근, 중간볼기근**의 활동이 두드러진다. 3단계부터 4단계에 걸쳐서는 앞쪽 다리에서 **넙다리두갈래근(대퇴이두근), 가쪽넓은근**의 활동이 고조된다.

이마면에서 본 무게중심의 경로

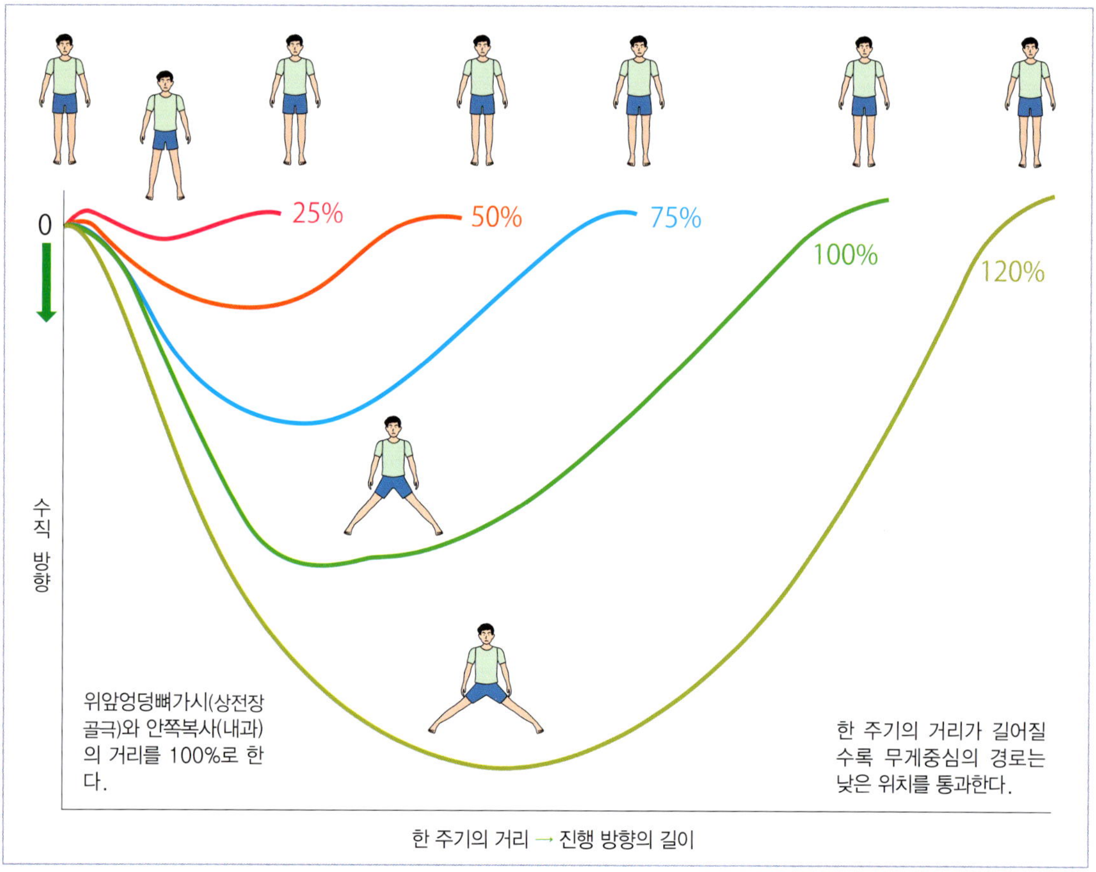

옆으로 걸을 때 근육의 활동

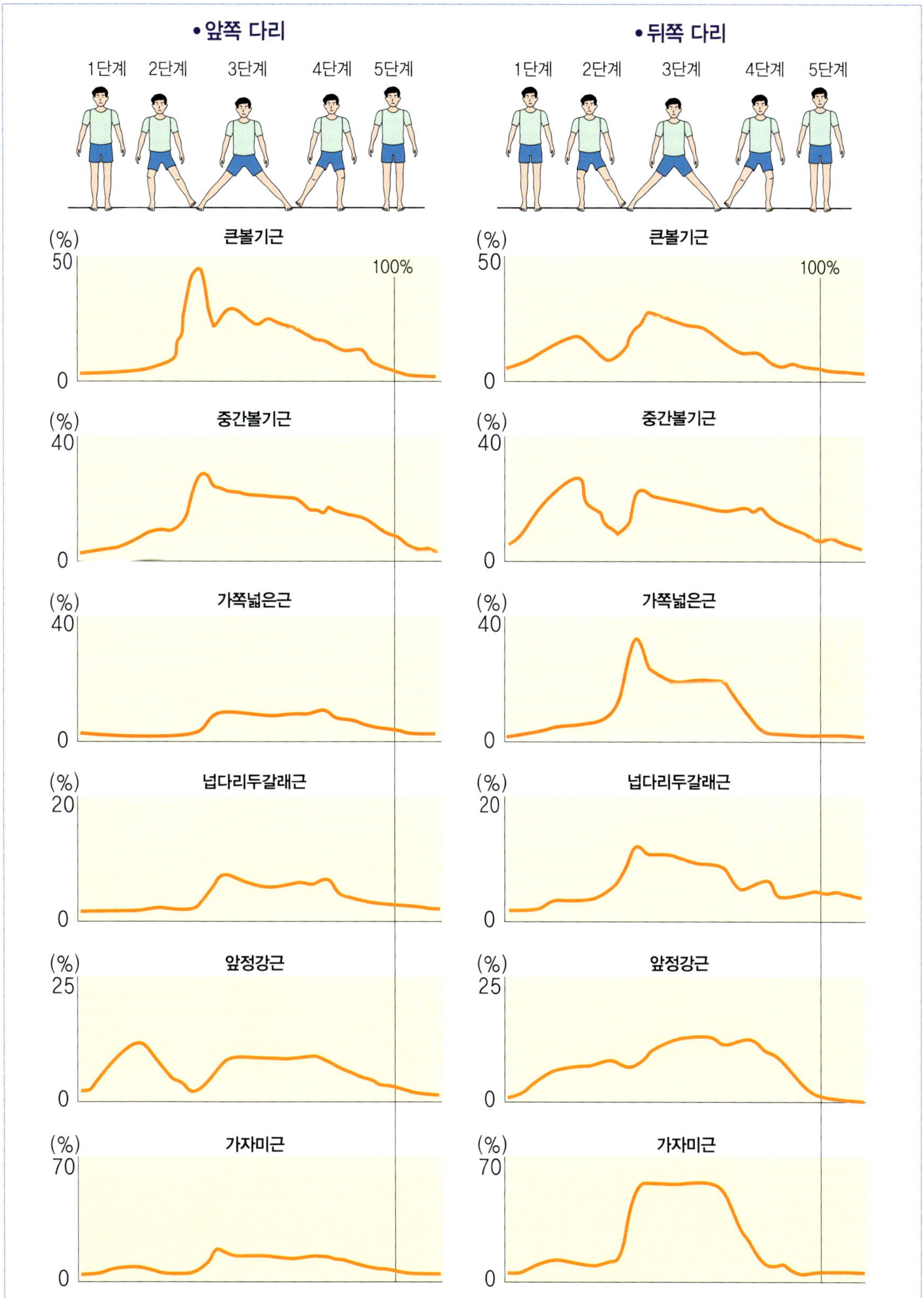

2

동작의 구분과 특징

일상생활에서 넘어짐은 낮은 높이로 넘는 동작 등으로 발생한다.

넘는 동작은 5개로 세분화된다

넘는 동작에는 입욕 시 욕조의 가장자리를 넘어가는 동작도 있으나, 여기서는 **'보행 시 진로 상에 있는 장애물에 걸려 넘어지지 않도록 그것을 넘는 동작'**이라고 하겠다. 다시 말해 넘는 동작은 '장애물에 걸려 넘어지지 않도록 중력에 저항하여 다리를 들어 올리고, 장애물과의 간격(clearance)을 확보하는 동작'이다.

일상생활 속에서 넘어짐은 위험도가 높다고 여겨지는 동작부터 **낮은 높이로 물체를 넘는 동작과 험로에서 보행하는 것 등으로 인해 발생한다**고 한다. 그런 의미에서 넘는 동작을 분석하는 것은 중요하지만, 설정 조건을 규정하기가 어려워서인지 그만큼 연구가 진척되어 있지 않다.

넘는 동작의 구분(1단계~5단계)

• 1단계~2단계

1단계~2단계	한쪽 발꿈치딛기[뒤축딛기(heel contact, HC)]부터 반대쪽 발꿈치딛기(HC)까지. 전반을 1단계, 후반을 2단계로 한다. Leading limb가 장애물을 넘는 단계.

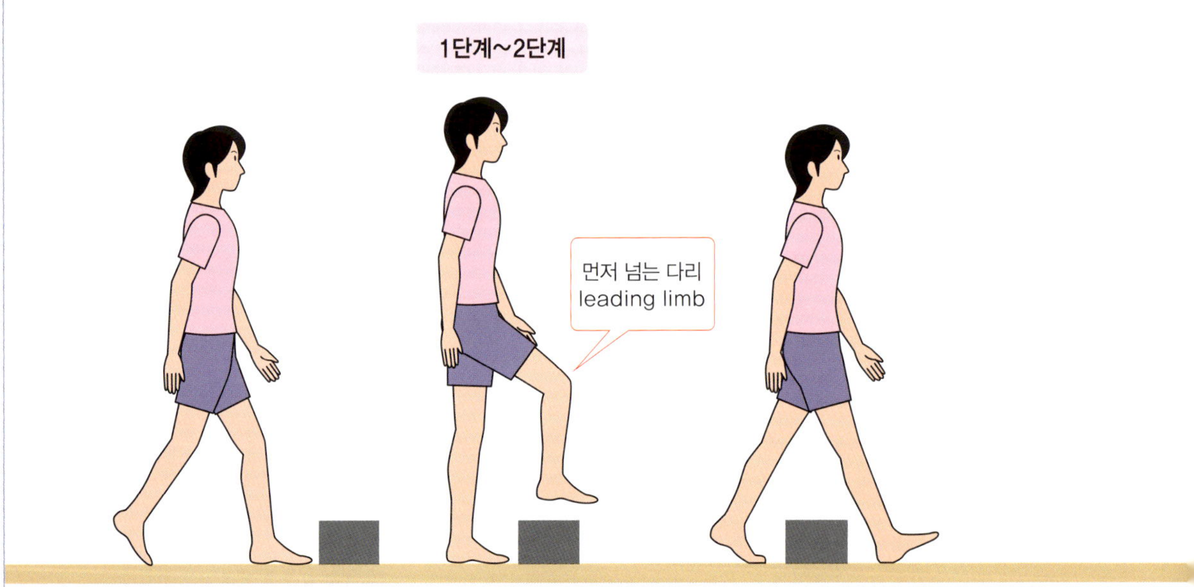

넘는 동작에서 장애물을 먼저 넘는 다리를 **leading limb**, 장애물을 뒤따라 넘는 다리를 **trailing limb**라 정의하고 있다. 또한 넘는 동작의 단계에는 **5단계로 세분화한 분류**가 있다.

넘는 동작은 발이 걸려 넘어지는 위험을 최소화하는 것을 우선시

넘는 동작에서 장애물과 발부리 사이의 거리를 장애물 클리어런스(obstacle clearance)라고 하는데, 장애물의 높이가 변하여도 leading limb와 trailing limb 모두 그 거리는 변하지 않는다고 한다.

넘는 동작에서 에너지 소비 칼로리가 최소가 될 듯한 장애물 클리어런스를 컴퓨터 모의 실험을 통해 산출하여, 그것을 예측값으로 하고 실측값과 비교한 실험이 있다. 그 실험에 의하면 실측값이 예측값보다 10~15배 크고, 장애물의 높이에 따른 차이는 없다고 한다.

즉, 넘는 동작은 **에너지 효율보다 걸려 넘어지는 위험을 최소화하는 것을 우선하는 동작**인 것이다.

2

• 3단계

3단계	두쪽다리딛기(양하지지지기, double support-ing phase)로, 반대쪽 발꿈치딛기(HC)부터 한쪽 발부리가 지면에서 떨어질 때까지.

• 4단계~5단계

4단계 ~ 5단계	한쪽 발부리가 지면에서 떨어질 때부터 한쪽 발꿈치딛기(HC)까지. 전반을 4단계, 후반을 5단계로 한다. trailing limb가 장애물을 넘는 단계.

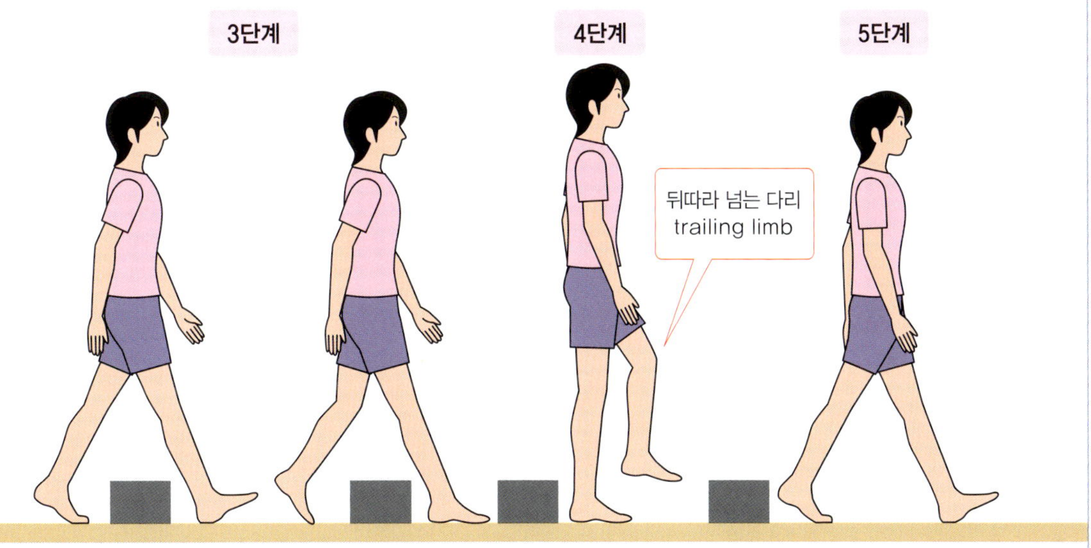

넘는 동작에서 다리의 움직임

넘는 동작의 장애물 클리어런스는 상당히 크다.

시각 정보는 넘는 동작에 미치는 영향이 크다

넘는 동작에서 장애물 클리어런스(obstacle clearance)는 장애물의 높이에 따른 차이가 없다고 하지만, **보행 시 나타나는 토우 클리어런스(toe clearance →p.100)와 비교하면 그 크기가 상당히 크다**. 모 실험에 의하면 장애물의 높이가 6.7~26.8cm일 때 장애물 클리어런스는 그 평균이 10~12cm이고, 보행 시의 토우 클리어런스는 1.0~1.7cm라는 값이 나왔다. 이는 장애물 클리어런스가 토우 클리어런스와 비교하면 약 10배 큰 것을 나타낸다. 이러한 결과만 보더라도 보행은 에너지 효율이 좋은 이동 방식인 것에 비해, **넘는 동작은 에너지 효율보다도 안전을 우선하는 동작**임을 알 수 있다.

안전한 장애물 클리어런스는 **흔드는 다리 쪽 엉덩관절 · 무릎관절이 굽힘, 발목관절이 발등굽힘일 때 확보**된다.

넘는 동작에서 일어나는 관절운동

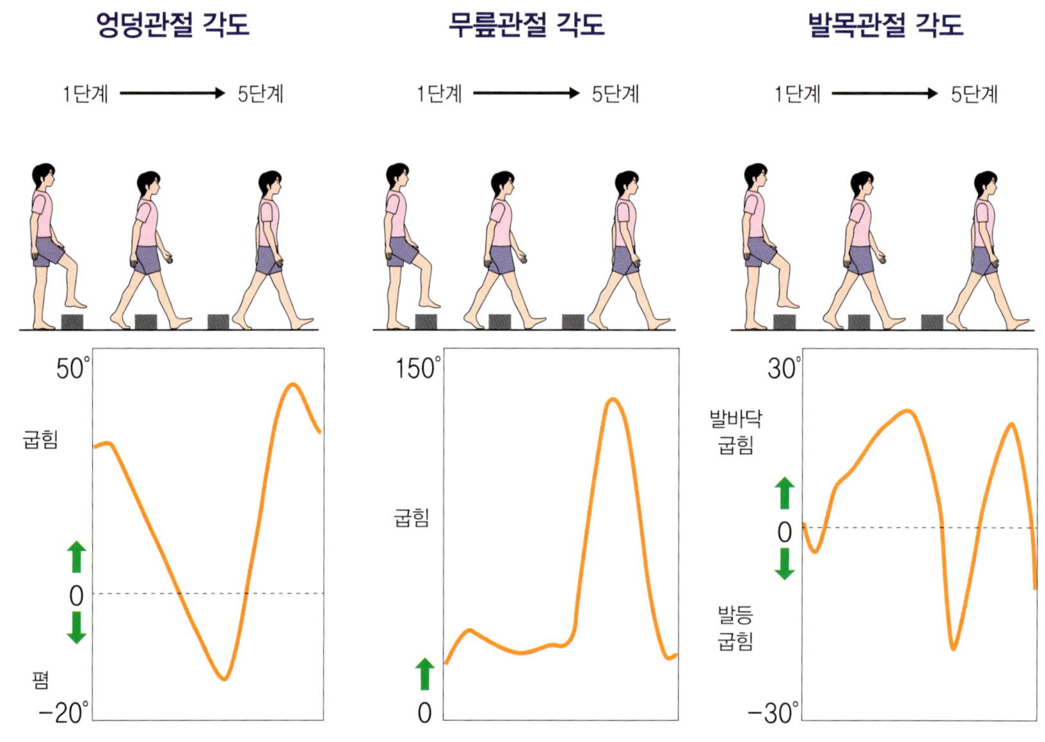

＊ leading limb에서의 관절운동을 나타냄

구체적으로는 장애물이 높아지면 **leading limb에서는 넓적다리의 올림을 증가**시키고, **trailing limb에서는 종아리와 발부위의 올림을 증가**시킴으로써 대응한다고 한다. 즉, leading limb는 다리를 내밀면서 장애물을 넘을 수 있도록 넓적다리의 올림각을 증대시키고, trailing limb는 넓적다리가 수직에 가까운 각도로 장애물을 넘을 수 있도록 종아리와 발부위의 올림각을 증가시키는 것이라 볼 수 있다. 또한 같은 높이라도 장애물의 너비가 커지면, 수평 경로가 길어지고 장애물 클리어런스도 커진다.

Leading limb와 trailing limb의 장애물 클리어런스에 차이는 없지만, trailing limb는 시각 정보가 모자라 장애물 클리어런스의 변동이 크다고 한다. 또한 부서지기 쉬운 장애물을 넘을 때는 leading limb의 장애물 클리어런스가 커지고, 엉덩관절의 수직축 높이와 엉덩관절이 수직 방향으로 이동하는 속도가 증가한다. 이는 장애물의 높이와 너비뿐만 아니라, 장애물의 단단함과 무른 정도 등의 특징도 시각을 거쳐 감지되어 다리의 운동 경로를 변화시키기 때문일 것이다. 즉, **시각으로부터 얻은 정보가 넘는 동작에 큰 영향을 주고 있는 것**이다.

그리고 **장애물이 높아지면 leading limb에서는 수직 · 앞뒤 방향의 지면반발력이 증가**한다. 그러나 장애물의 높이가 같으면, 장애물의 너비가 변하여도 수직 방향의 지면반발력은 변하지 않는다.

흔드는 다리 쪽 근육의 활동을 보면, **넙다리두갈래근**의 적극적인 활동에 의해 무릎관절의 굽힘이 제어된다. 더욱이 넙다리두갈래근은 장애물의 높이가 높아지면 두쪽다리딛기(양하지지지기)와 첫흔듦기(초기유각기)에 활동이 증가한다.

2

넘는 동작 시 근육의 활동

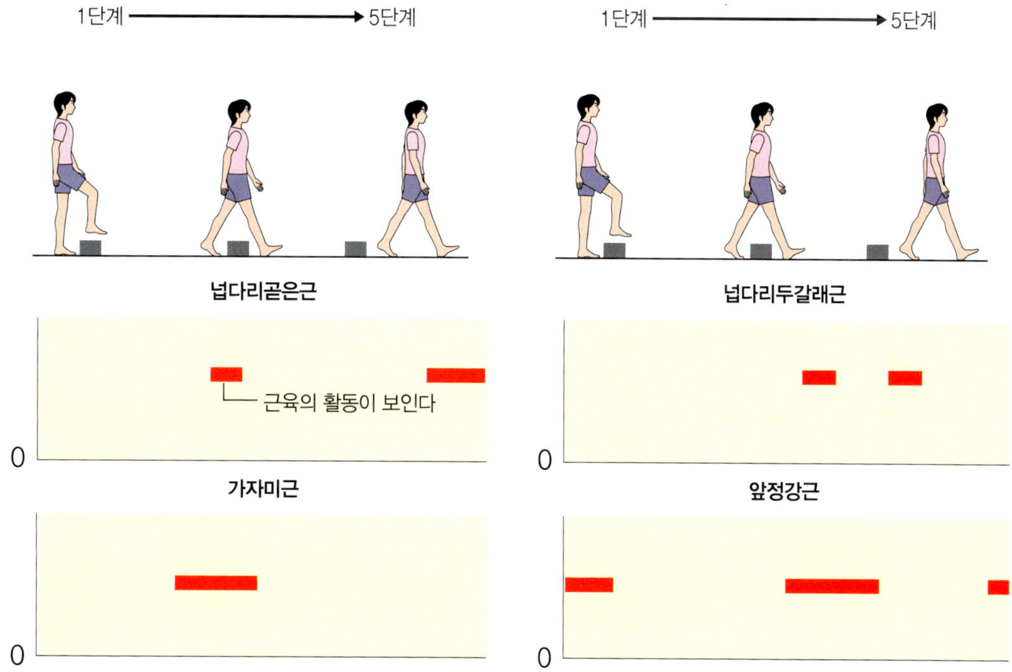

* leading limb에서 강하게 수축하는 시기를 나타냄

허리부위에 가해지는 부하

들어 올리는 동작을 수행하는 과정에서 압축력과 장력 등의 부하가 허리에 가해진다.

압축력과 전단력은 하중량 등에 의해 변한다

무거운 물체를 들어 올리는 동작은 허리뼈, 척추사이원반에 큰 압축력, 장력, 전단력 등을 발생시켜 허리통증(요통)을 일으키는 동작 중 하나이다. **압축력은 척추뼈몸통과 척추사이원반, 이 두 면을 수직으로 내리누르는 힘**이고, **장력은 반대로 두 면을 떼어 놓듯이 작용하는 힘**을 가리키며, **전단력은 면에 평행으로 작용하는 힘**을 말한다. 앉은 자세나 선 자세를 취하는 동안에는 중력 및 연부조직의 긴장 등으로 척추뼈몸통과 척추사이원반에 압축력과 전단력이 작용한다. 허리뼈는 생리적으로 앞으로 굽어 있으므로, 앞쪽 전단력에 의해 척추뼈가 앞쪽으로 조금 벗어나는 힘이 작용하는데, 여기에 저항하는 압축력이 돌기사이관절(추간관절)에 작용한다.

이러한 **압축력과 전단력은 하중량이나 허리부위의 운동에 의해 변한다**. 몸통을 앞쪽으로 기울이거나 허리뼈를 폄으로써 허리척주앞굽음(요추전만)이 증가하면, 척추뼈몸통의 윗면은 아래쪽으로 기운다. 이 때문에 위쪽 척추뼈몸통은 이 기울기를 따라 미끄러지고, 앞쪽 전단력은 커진다. 들어 올리는 동작에서는, 신체의 앞쪽에서 무거운 물체를 **들어 올릴** 때 몸통이 앞으로 기운다. 그리고 물체의 중량에 의해 무게중심이 앞쪽으로 이동하기 때문에 앞쪽 전단력은 커진다.

허리부위에 가해지는 압축력, 장력, 전단력

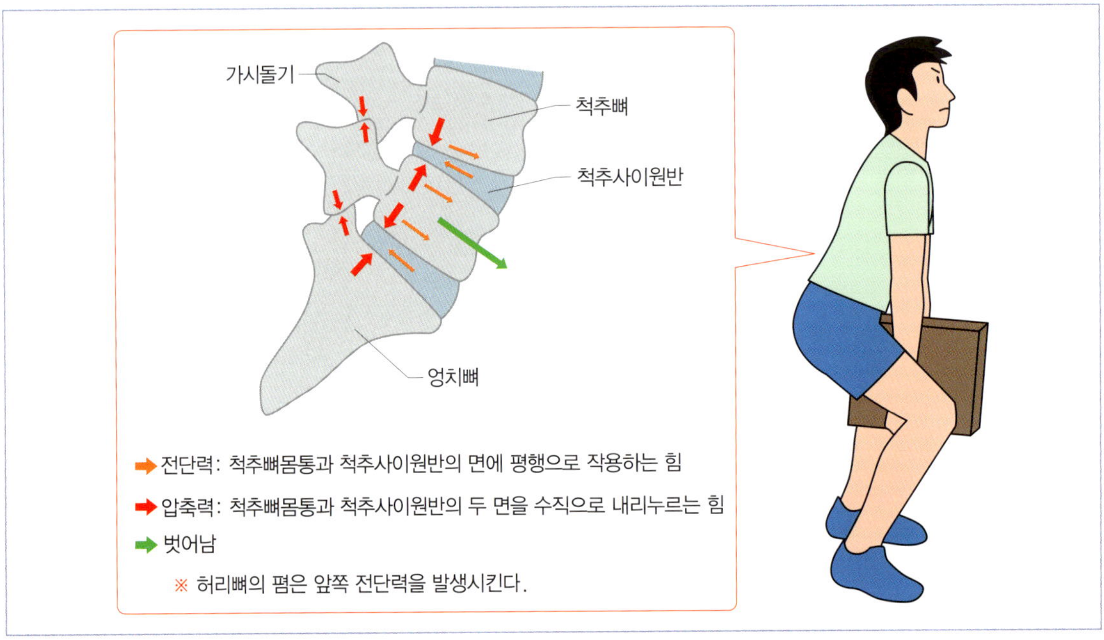

들어 올리는 동작 시 가해지는 힘

MF(muscle force)
→ 폄근육의 힘

RF(compressive reaction force)
→ 둘째허리뼈(L2)에 가해지는 압박반발력

BW(body weight)
→ 둘째허리뼈(L2) 위쪽의 체중

EL(external load)
→ 외적인 부하

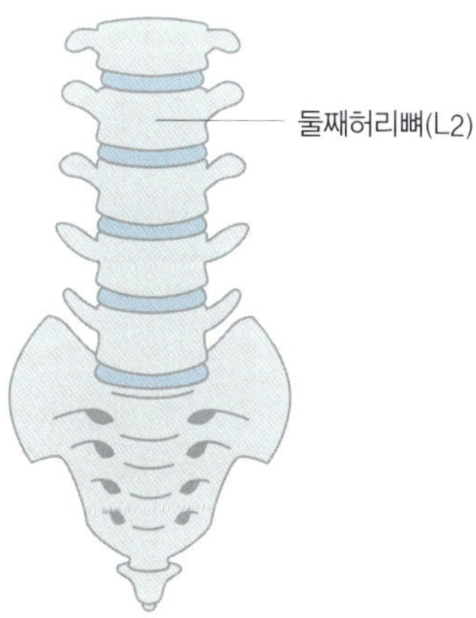

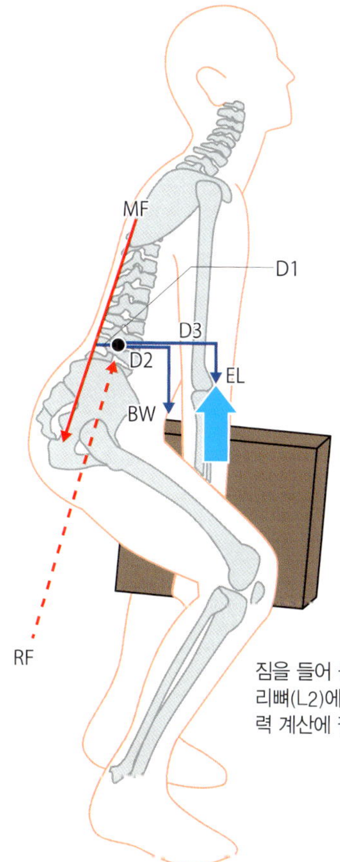

짐을 들어 올릴 때, 둘째허리뼈(L2)에 가해지는 압축력 계산에 필요한 자료

계산상 산출되는 값보다 이상의 부하가 허리부위에 가해진다

들어 올리는 동작 시 필요한 등힘(배근력, back strength)과 허리뼈에 가해지는 압축력은 수학 모델에 의해 계산되고 추측된다. 그 수치를 계산하기 위해 필요한 자료는 **상반신의 체중, 물체의 중량, 받침점부터 등근육까지의 거리, 받침점부터 물체의 무게중심선까지의 거리** 등이다.

그와 같은 자료를 바탕으로 체중이 약 80㎏인 사람이 약 20㎏의 물체를 비교적 신체 가까이에서 들어 올릴 경우를 계산하면, 약 250㎏ 정도의 등힘을 발생시켜야 한다. 또한 둘째허리뼈(L2)에 가해지는 압축력은 약 330㎏으로 측정된다. 그러나 이 계산에는 **배곧은근**과 **큰허리근** 등과 같이 등근육 이외에도 허리뼈에 압축력을 가져오는 근육이 제외되었다. 또한 이 계산법은 정적인 상태에서의 계산이다. 실제로 들어 올리는 동작을 수행하는 과정에서는 신체와 물체를 위쪽으로 가속시킬 때 필요한 힘이 가해진다.

이와 같은 사실을 고려하면, 실제로 들어 올리는 동작을 수행할 때에는 이 계산법으로 산출한 값보다 큰 부하가 허리부위에 가해진다고 봐야 한다.

안전하게 들어 올리는 동작

허리뼈에 가해지는 압축력을 줄이기 위해서는 등힘을 감소시키는 것이 포인트이다.

등근육에 가해지는 부하를 감소시키는 4가지 방법

들어 올리는 동작은 허리통증(요통)을 일으키는 동작 중 하나로, 미국에서는 무거운 물체를 들어 올릴 때 허리부위에 가해지는 과도한 부하로부터 노동자를 지키는 방침을 마련하고 있다. **허리뼈에 가해지는 압축력을 줄이기 위해서는 등힘(배근력, back strength)을 감소시키는 것이 포인트**이다. 받침점부터 등근육까지의 거리가 받침점부터 물체의 무게중심선까지의 거리에 비해 상당히 짧아 지레작용으로 폄근육은 물리적으로 상당히 불리하고, 물체의 무게보다도 꽤 큰 힘을 발생시켜야 한다.

들어 올리는 동작 시 등근육에 가해지는 부하를 감소시키는 방법은 크게 4가지로 나뉜다.

들어 올리는 동작 시 자세의 차이에 따른 부하의 차이

허리부위에 가해지는 부하는 자세 1의 직립 자세(몸통 · 무릎관절 모두 편 자세)가 가장 작고, 자세4의 굽힘 자세가 가장 크다.

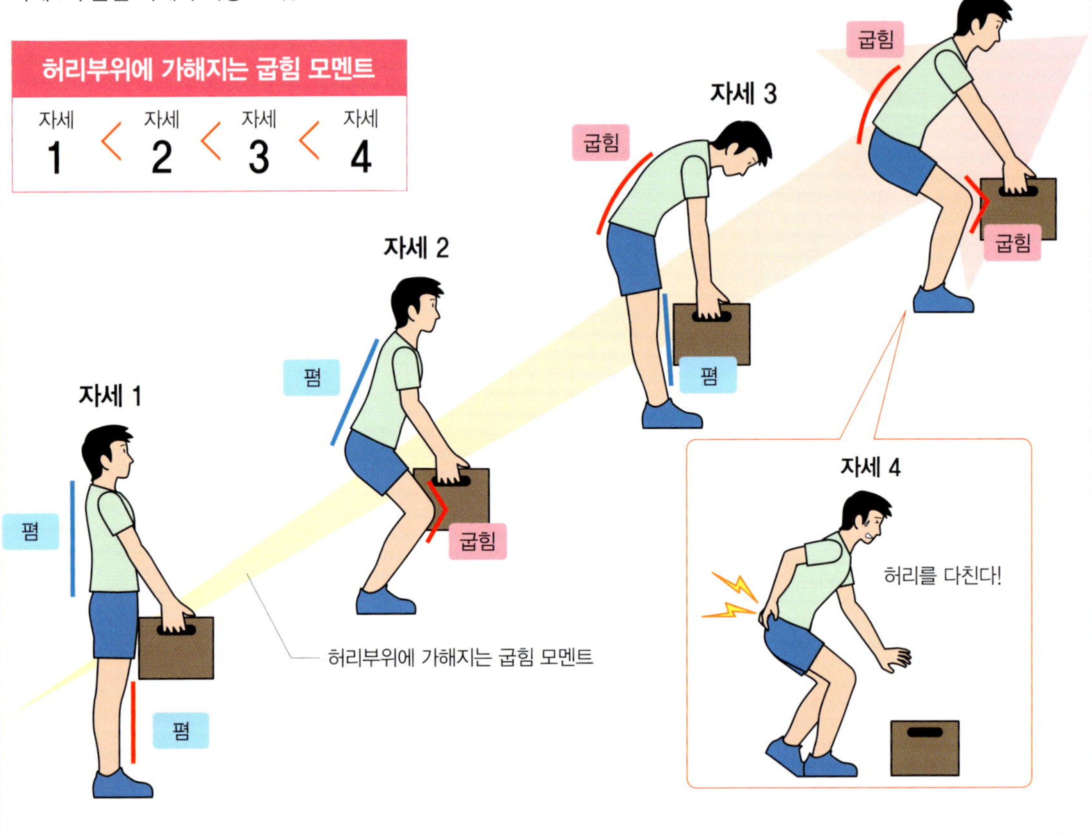

• 등근육에 가해지는 부하를 감소시키는 방법

1 들어 올리는 동작의 속도를 줄일 것

감속에 비례하여 등힘이 감소한다.

2 물체의 무게를 줄일 것 * 항상 가능한 것은 아님

3 받침점부터 물체의 무게중심선까지 그 거리를 줄일 것

가장 현실적으로 가능한 방법. 구체적으로 말하자면, 무거운 물체는 양쪽 무릎 사이에서부터 들어 올리도록 한다. 같은 무게의 물체라도 몸통에서 거리를 두어 들어 올리면, 큰 압축력을 발생시킬 위험이 있다.

4 받침점부터 등근육까지의 거리를 증가시킬 것

이론상 이 거리가 증가하면, 보다 작은 등힘으로 들어 올리는 동작이 가능해진다. 구체적으로는 허리뼈의 앞굽음을 증가시키면 그 거리는 증가한다. 그러나 항상 허리뼈의 앞굽음을 증가시키기는 어렵고, 과도한 허리척주앞굽음(요추전만)의 증가는 바람직하지 않다.

2

관련 지식 ▶ 들어 올리는 동작과 복강내압

숨을 멈추고 배근육을 수축시켜 복강내압(intra-abdominal pressure)을 상승시키면 허리뼈에 주는 부담이 줄어든다는 설이 있으나, 몇몇 연구는 그 생체역학적 타당성을 부정하고 있다.

그러나 배근육을 강력하게 수축하면 허리뼈 · 골반부위에 중요한 고정성을 제공하여, 외부 부하를 비대칭적으로 들어 올리는 과정에서 발생하는 불필요한 돌림을 억제하는 효과가 있다. 결국, 들어 올리는 동작 시 배근육을 강하게 수축시키는 것은 코르셋을 착용한 것과 같은 효과를 가져와 허리뼈를 안정화시킨다는 점에서 큰 의의를 가진다고 할 수 있다.

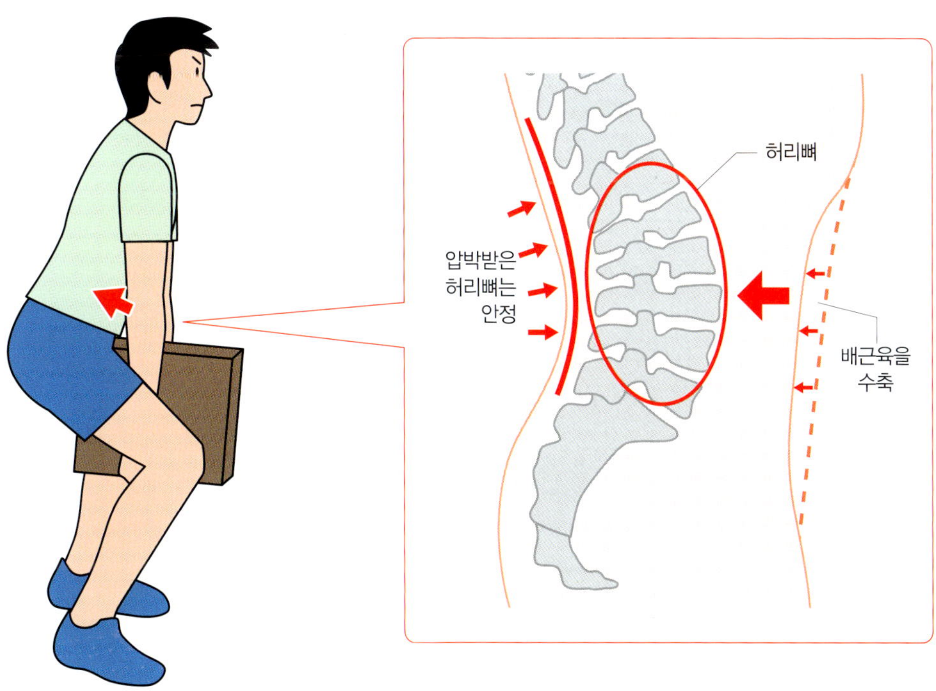

앞으로 구부리는 동작과 쪼그리는 동작

두 종류의 들어 올리는 동작을 비교하면, 쪼그려 앉는 동작이 안전하다.

안전하게 들어 올리는 동작은 쪼그려 앉는 동작

상반신을 앞으로 구부려서 들어 올리는(stoop lift) 동작과 쪼그려 앉아서 들어 올리는(squat lift) 동작은 극단적으로 다른 동작이지만, 각각의 이점과 결점을 아는 것은 안전하게 들어 올리는 동작에 대한 이해로 이어진다. 상반신을 앞으로 구부려서 들어 올리는 동작은 **무릎을 너무 굽히지 않고 엉덩관절과 허리뼈를 크게 굽힘 · 폄**하면서 들어 올리기를 수행하는 동작이다. 반면, 쪼그려 앉아서 들어 올리는 동작은 허리뼈를 거의 중립위치(neutral position)에 두고 그대로 무릎관절과 엉덩관절을 굽힘한다. 그리고 **엉덩관절의 폄근육과 넙다리네갈래근의 근력으로 무릎관절과 엉덩관절을 폄**하면서 들어 올리기를 수행하는 동작이다.

상반신을 앞으로 구부려서 들어 올리는 동작은 받침점인 허리뼈부터 물체의 무게중심선까지 거리가 길어, 허리부위 · 몸통의 등근육에 지나친 폄근육의 근력을 요구하게 된다. 따라서 이와 같은 들어 올리는 동작은 척추사이원반에 큰 압축력과 전단력을 발생시킨다. 반면, 쪼그려 앉아서 들어 올리는 동작은 물체를 자연스럽게 무릎 사이에 둘 수 있어, 결과적으로 받침점인 허리뼈부터 물체의 무게중심선까지 거리가 짧다. 그렇기 때문에 쪼그려 앉아서 들어 올리는 동작은 상반신을 앞으로 구

두 종류의 들어 올리는 동작

• 상반신을 앞으로 구부려서 들어 올리는 동작

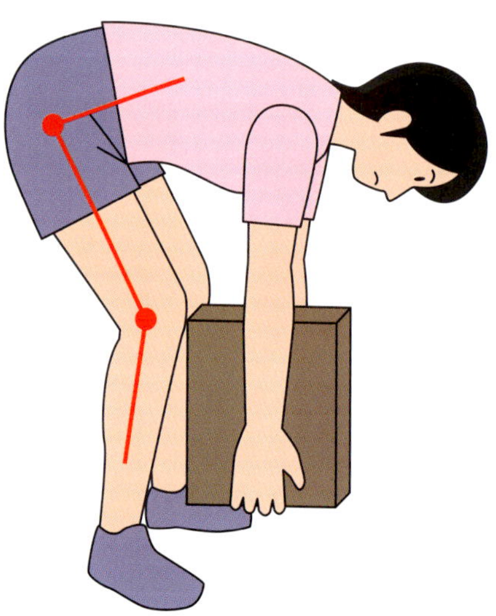

허리뼈부터 물체의 무게중심선까지 거리가 길다

↓

허리부위 · 등근육에 지나친 폄근육의 근력

↓

척추사이원반에 큰 압축력과 전단력

허리부위에 주는 부하가 큼!

들어 올리는 동작의 작업량

‖

체중 · 물체의 중량×신체 · 물체의 수직 이동 거리

대사적 측면에서 23~34% 효율적이다

부려서 들어 올리는 동작과 비교하여 등근육에 요구하는 폄근육의 근력이 작다.

그러므로 **쪼그려 앉아서 들어 올리는 동작이 안전**한 것이다.

쪼그려 앉는 동작은 무릎에 주는 부하가 크다

쪼그려 앉아서 들어 올리는 동작은 허리부위에 주는 부하 이외에도 깊이 굽힘한 무릎관절을 펌하기 위해, **넙다리네갈래근에 과도한 근력**을 요구한다. 이 근력은 정강넙다리관절과 무릎넙다리관절에 큰 압축력을 발생시키기 때문에, 튼튼한 무릎을 가졌다면 별다른 문제가 없을 수도 있지만 무릎관절에 어느 정도 장애를 가진 사람에게는 적절치 못한 방법이라 할 수 있다.

또한 에너지 소비 측면에서 들어 올리는 동작의 전체 작업량은 체중이나 물체의 중량과 신체·물체의 수직 이동 거리를 곱한 값과 같다고 한다. 쪼그려 앉아서 들어 올리는 동작은 상반신을 앞으로 구부려서 들어 올리는 동작에 비해 신체의 많은 부분이 공간을 이동해야 하므로, 대사적 측면에서 보면 **상반신을 앞으로 구부려서 들어 올리는 동작 쪽이 23~34% 효율적**이라고 할 수 있다.

이 두 가지 방법은 극단적인 예이지만, 모든 면에서 우수한 들어 올리는 방법은 없다. 따라서 각각의 이점·결점을 이해하고 자신에게 알맞은 방법을 찾아내야 한다.

•쪼그려 앉아서 들어 올리는 동작

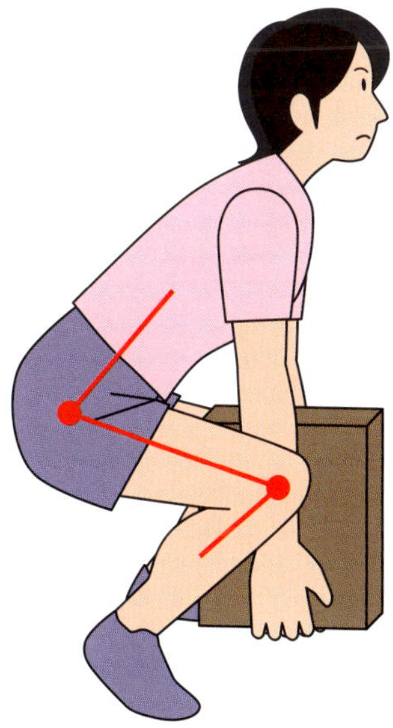

허리뼈부터 물체의 무게중심선까지 거리가 짧다

등근육에 요구하는 폄근육의 근력은 작다

허리부위에 주는 부하가 작음!

무릎관절을 깊이 굽힘하고 폄

넙다리네갈래근의 지나친 근력

무릎관절에 큰 압축력

무릎관절에 주는 부하가 큼!

칼럼 ▶ 의료 현장에서 ❷

스트레칭(stretching)

유연성이란 '어느 관절(또는 관절들)의 운동에 대한 가동범위', 즉 관절가동범위의 크기를 말합니다. 그것을 한정하는 주요한 관절 주위의 조직에는 관절주머니(관절낭), 근육, 근막, 힘줄(건), 피부 등이 있습니다. 스트레칭은 근육을 주체로 이 조직들을 늘여 주는 것입니다.

스트레칭의 주목적은 다음과 같지만, 각각의 효과를 증명하는 과학적 근거가 적은 것이 현 상황입니다.

- **유연성의 향상** – 부상 후 관절운동이 제한될 때 생리적인 가동범위를 획득하기 위한 경우와 스포츠 종목에 따라 필요한 생리적 범위 이상의 가동범위를 획득하기 위한 경우가 있다.
- **부상을 방지** – 스포츠 종목에 따라 특별하게 사용되는 근육은 부상당하기 쉽기 때문에, 이러한 부상을 방지하기 위해 실시한다.
- **수행능력의 향상** – 신경근육계의 작용을 원활하게 하여 스피드업, 파워업을 꾀하기 위해 실시한다.
- **피로 회복** – 운동 후 스트레칭을 실시하여 피로 회복을 촉진한다.

스트레칭은 지속하는 시간에 따라 나눌 수 있습니다. 반동을 주어 힘차게, 순간적으로 근육을 늘여 주는 '발리스틱 스트레칭(ballistic stretching)'과 힘을 주지 않고 천천히 근육을 늘이고 그 자세를 유지하는 '정적 스트레칭(static stretching)'으로 나뉩니다. 보통 스트레칭이라고 하면 후자를 가리키는 경우가 많습니다. 그리고 고유감각기(proprioceptor)를 자극하여 신경근육계의 반응을 향상시키는 방법인 고유감각신경근육촉진(proprioceptive neuromuscular facilitation, PNF)의 기술을 사용한 스트레칭도 있는데, 이를 'PNF 스트레칭'이라고 합니다.

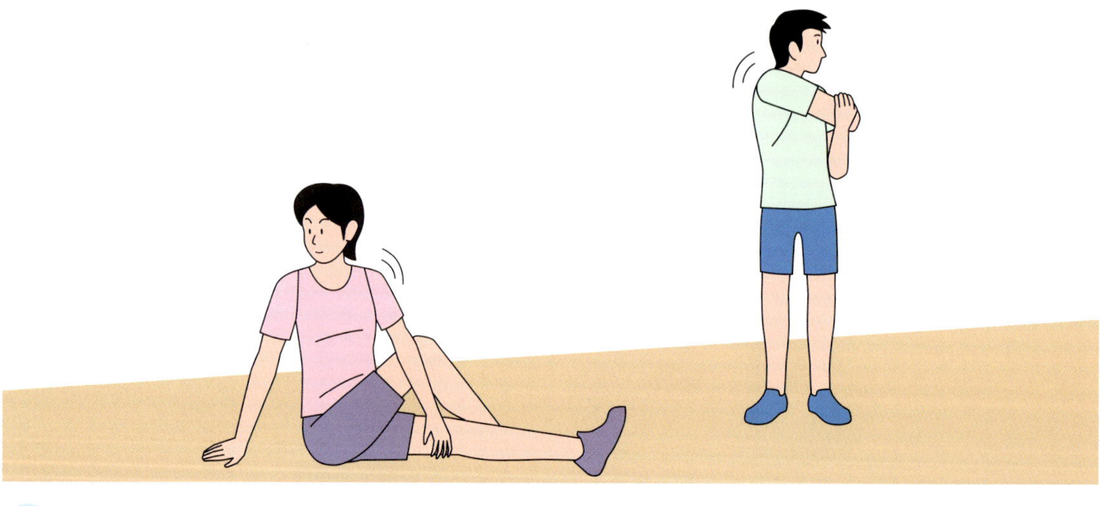

03

운동별
근육 · 관절의 움직임과 구조

주행(달리기)의 정의

주행하는 동안은 두쪽다리딛기가 소실되고, 동시흔듦기가 출현한다.

주행과 보행의 차이

• 주행

주행하는 동안에는 좌우 발 모두 지면에 닿는 '두쪽다리딛기(양하지지지기, double supporting phase)'는 출현하지 않는다.

• 보행

보행하는 동안에는 좌우 발 모두 지면에서 떨어지는 '동시흔듦기(동시유각기, double swing phase)'는 출현하지 않는다.

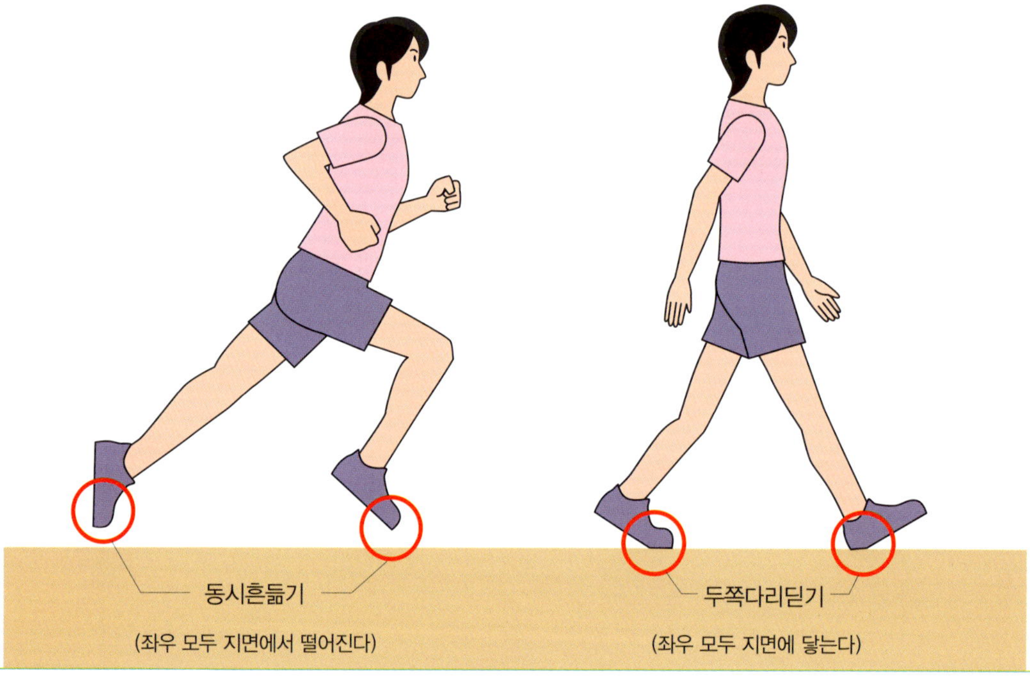

두쪽다리딛기의 소실, 동시흔듦기의 출현

보행과 달리 주행은 좌우 발 모두 지면에 닿는 **두쪽다리딛기가 소실**되고, 좌우 발 모두 지면에서 떨어지는 **동시흔듦기가 출현**한다.

시상면상 발목관절의 운동 측면에서 보면, **보행 시에는 접지한 후에 발바닥굽힘**되는 것에 반해, **주행 시에는 발등굽힘**되어 충격을 흡수한다. 시상면상 엉덩·무릎관절의 운동에서 연속적인 변화 패턴은 보행과 비슷하다.

또한 지면에 발이 닿는 패턴은 주행속도에 따라 변화한다. 빠른 속도에서는 앞발부위부터 닿고, 발꿈치가 닿지 않은 상태에서 그대로 내지르는 경우도 있다. 그러나 장거리 주행처럼 속도가 느린 상태에서는 발꿈치가 닿고, 발바닥 전체가 닿는다.

주행주기

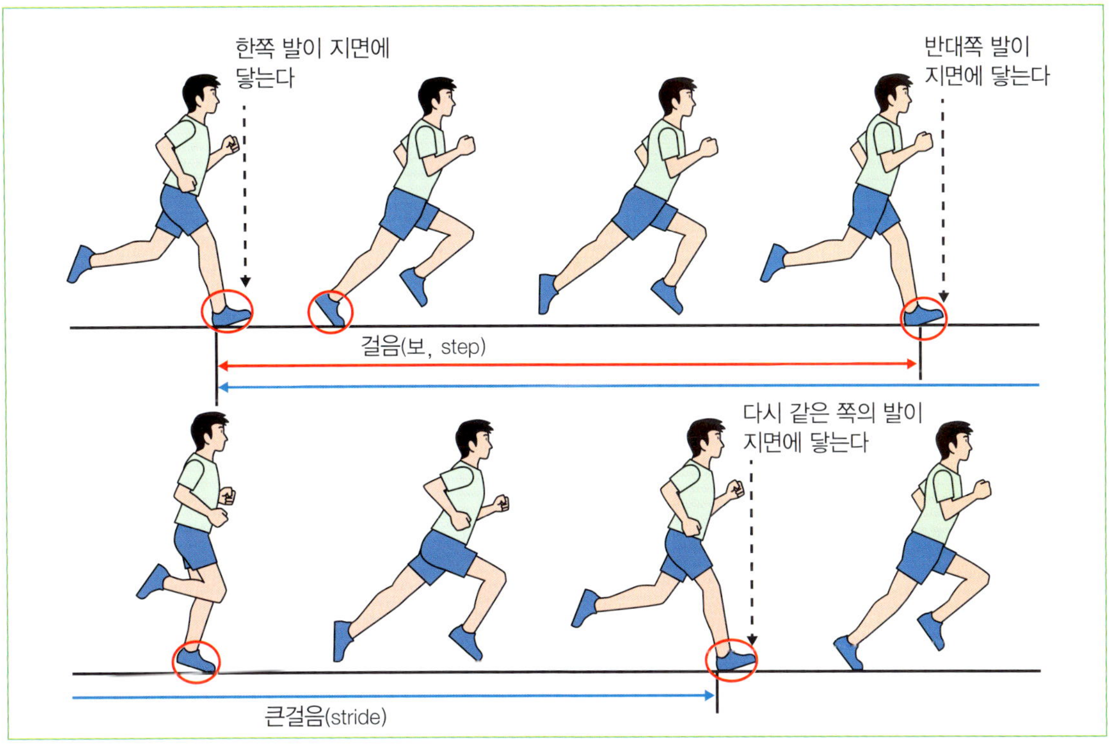

운동학에서 쓰이는 주행 용어의 정의 운동학적으로는 보행 용어의 정의와 같음	**걸음(보, step)**	한쪽 발이 지면에 닿고, 반대쪽의 발이 지면에 닿기까지
	큰걸음(stride)	한쪽 발이 지면에 닿고 반대쪽 발이 지면에 닿은 후, 다시 같은 쪽의 발이 지면에 닿기까지
	큰걸음길이 (stride length)	큰걸음의 거리
	피치(pitch)	큰걸음의 시간당 빈도
	주행속도	큰걸음길이와 피치의 곱
스포츠계에서 쓰이는 주행 용어의 정의	**큰걸음(stride)**	한 걸음의 거리(step의 거리)
	피치	시간당 걸음 수
	지지기(support phase)	발부위가 지면에 닿아 있는 시기
	Forward recovery phase	발부위가 지면에서 떨어져 있는 시기
	Non-support phase, flight period	양발이 지면에서 떨어져 있는 시기

주행할 때 일어나는 관절운동과 근육의 활동

하반신에서 일어나는 근육 활동에서 엉덩 · 무릎 · 발목관절은 굽힘, 폄한다.

주행 시 관절의 움직임

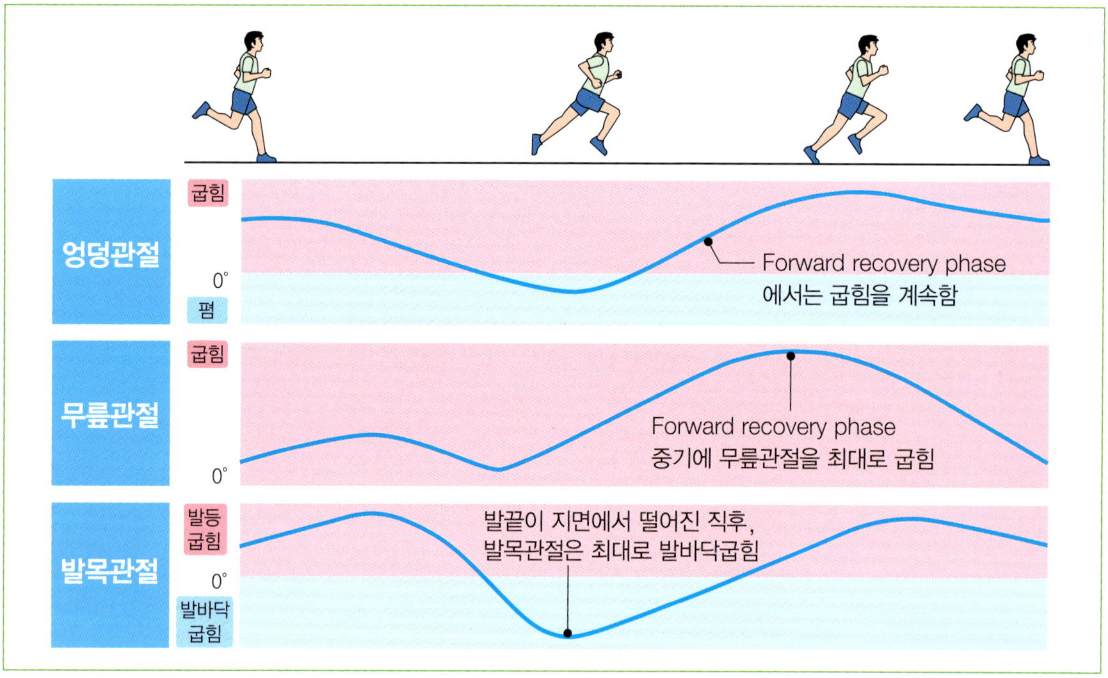

지지기 (support phase)
한쪽 앞발부위가 지면에 닿으면서 시작하여, 발꿈치가 내려가면서 발바닥 전체가 지면에 닿는다.

➡

발을 내지르기 위해 이행하고, 양쪽 발이 지면에서 떨어지는 것을 **non-support phase** 라고 한다.

➡

Forward recovery phase
엉덩 · 무릎관절이 굽힘되고, 뒤쪽의 발부위는 높이 올라간다.

➡

엉덩관절은 계속해서 굽혀지고, 무릎관절도 최대로 굽혀져 몸통보다 앞쪽에 위치하며, 발꿈치가 볼기에 가까워진다.

⬇

무릎관절이 폄되고, 다시 같은 쪽 발부위가 지면에 닿는다.

* 이러는 동안 팔은 다리와 반대의 움직임을 보이고, 골반의 돌림운동도 보행보다 크다.

⬇

접지 직후 발부위에 가쪽들림운동이 일어나면서 종아리는 안쪽돌림이, 무릎관절은 밖굽음된다. 그리고 발목관절은 **지지기 중기**에 최대로 발등굽힘된다.

⬇

발끝이 지면에서 떨어지는 시기에 걸쳐서 발부위에는 안쪽들림운동이 일어나면서 종아리는 가쪽돌림이, 무릎관절은 안굽음된다. 그리고 발목관절은 발끝이 지면에서 떨어진 직후에 최대로 발바닥굽힘된다.

주행 시 근육의 작용

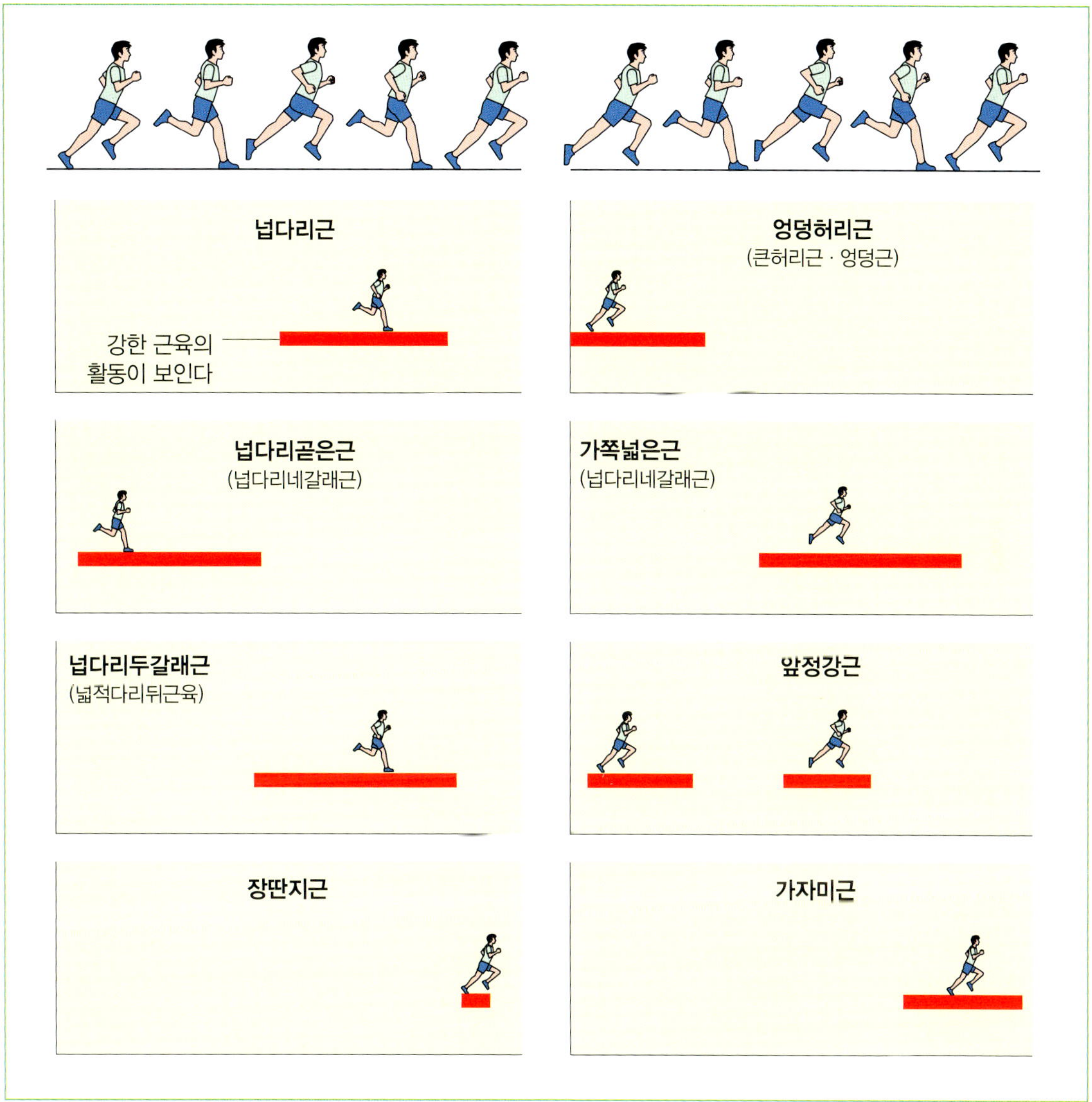

큰볼기근 넓적다리뒤근육	Forward recovery phase의 마지막부터 지지기 초기에 걸쳐, 발이 지면에 닿기 전에 감속 기능을 하며 활동한다.
넙다리네갈래근	보행 시에는 끝흔듦기(말기유각기)부터 활동하지만, 주행 시에는 이보다 빠른 forward recovery phase 중간부터 작용하고, 무릎관절을 폄시킨다.
장딴지세갈래근 (장딴지근과 가자미근을 합쳐 세갈래로 구성된 장딴지의 근육)	보행하는 동안은 충격을 흡수하는 작용을 하지 않지만, 주행하는 동안에는 지지기에 편심성 수축(→ p.82)으로 발목관절이 발등굽힘되는 것을 제한하고, 지지기 후반에 동심성 수축(→ p.82)으로 발목관절을 발바닥굽힘하여 밀기(push off, → p.98)를 한다.

단거리 경주에서의 관절운동

단거리 경주에서는 엉덩관절을 중심으로 한 다리의 흔듦이 중요하다.

'피치 × 큰걸음'이 주행속도

주행속도는 **피치와 큰걸음의 곱**으로 정해진다.

소아에서 성인이 되면서 주행속도는 빨라지는데, 이는 피치의 증가에 따른 것이라기보다 큰걸음(stride)이 증대되기 때문이다. 그러나 신장별 큰걸음의 증가는 6세까지이고 그 이후로는 일정하므로, **주행속도를 결정하는 큰걸음의 증대는 신장의 증가와 상관이 있다**고 한다.

단거리 경주에는 엉덩관절이 중요

속도가 빠른 주행에 항상 크게 관여하는 관절은 **엉덩관절**이다.

발목관절은 발이 지면에 닿을 때 작용하지만, forward recovery phase일 때에 비교적 편안한 상태에 있다. **무릎관절**은 넓적다리뒤근육(hamstring muscle)이 forward recovery phase 마지막부터 지지기(support phase) 초기에 걸쳐 종아리가 앞쪽으로 지나치게 나가지 않도록 굽힘 토크를 발휘하는데, 종아리를 말려들게 하는 경우에는 그다지 작용하지 않는다.

단거리 경주에서의 자세

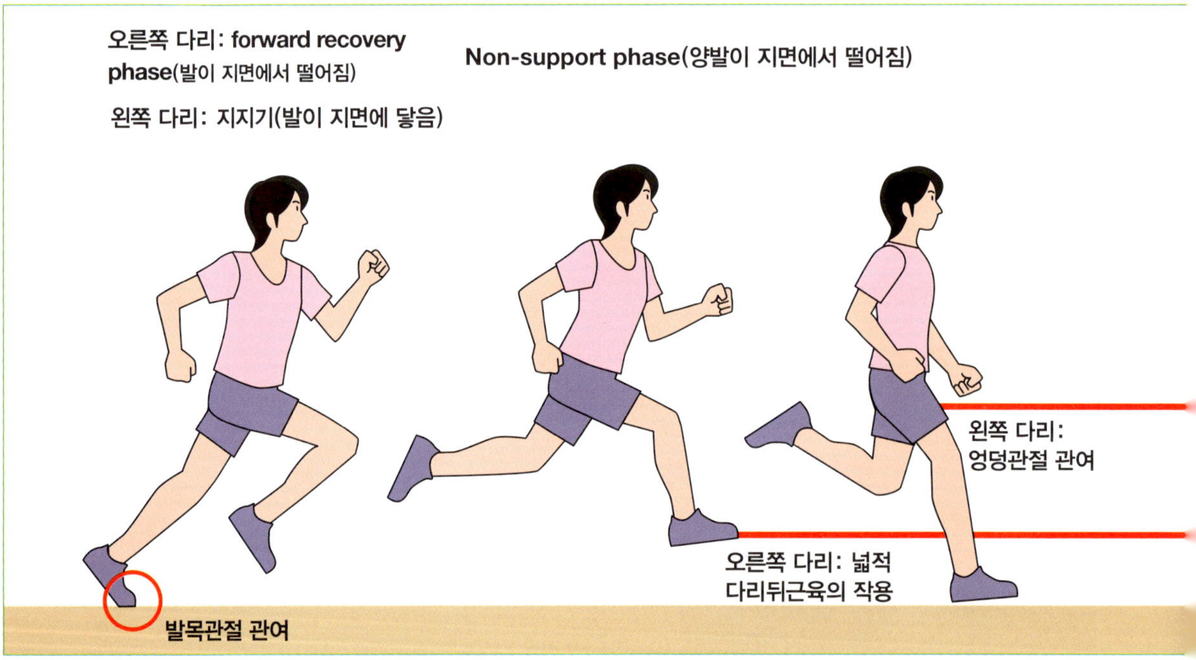

그에 비해, 다리를 뒤쪽에서 앞쪽으로 내미는 데 있어서 중요한 관절은 **엉덩관절**이다. 엉덩관절을 빠르게 굽힘시킴으로써 편안한 상태에 있던 무릎관절은 굽힘되고, 이에 종아리는 말려든다. 이때, **넓적다리를 높이 올리는 것보다 빠르게 올리는 것이 중요**하다고 한다. 보통 빠르게 달리는 선수는 넓적다리부위가 올라가 있다(엉덩관절의 굽힘이 크다)고 오해를 받는다. 주행속도와 허벅지의 올림 각도(엉덩관절의 굽힘 각도), 주행속도와 종아리의 견인 각도(**무릎관절의 굽힘 각도**)의 관계를 검토한 연구에 의하면, 그 관련성은 인정되지 않는다.

지지기에서 다리는 무릎관절을 별로 굽히지 않은 채로 다리를 하나의 봉처럼 하고, 앞쪽에서 뒤쪽으로 끌어당겨 되돌린다(**엉덩관절의 폄**). 즉, 단거리 경주처럼 주행속도가 빠른 달리기에서 중요한 것은 **엉덩관절을 중심으로 한 다리의 흔듦**이라 할 수 있다.

질주속도와 허벅지의 올림 각도, 견인 각도의 관계

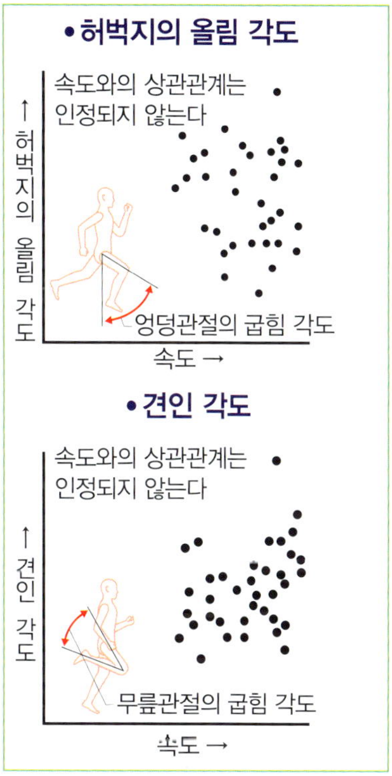

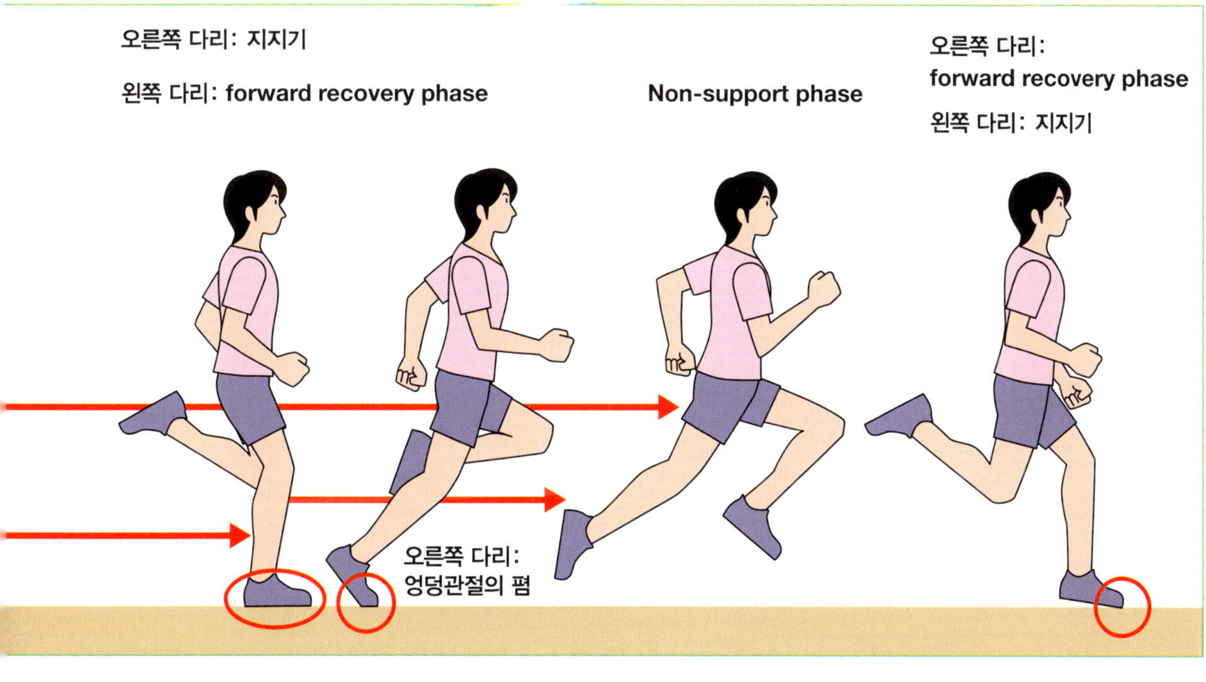

주행과 동력학

속도에 따른 팔 흔듦의 차이는 관성 모멘트와 관련이 있다.

관성 모멘트가 작을수록 각가속도는 크다

보행이나 주행에서 신체가 앞쪽으로 이동할 수 있는 것은 **지면으로부터 받는 반작용(지면반발력)의 결과** 때문이라고 할 수 있다. 주행속도가 증가하면서 지지기(support phase)의 시간은 단축되지만, 앞뒤 방향에서는 지지기의 전반(前半)에 주행 방향과 반대 방향의 지면반발력이 제동력으로 작용한다. 그러나 그 후로는 그보다 큰 **충격량**(→ p.96)을 갖는 앞쪽 방향의 지면반발력이 작용한다. 수직 방향의 지면반발력은 고속 주행 시 착지 직후에 큰 지면반발력(착지 시 가해지는 충격)이 작용한다. 저속 시에는 고속에서 볼 수 있는 최초의 정점은 사라지고, 지속 시간도 길어진다. 최고속도일 때는 수직 방향의 지면반발력이 체중의 4~5배에 달한다.

주행 중에 엉덩 · 무릎 · 발목관절의 회전운동은 관성 모멘트가 작을수록 쉽게 큰 회전의 각가속도(angular acceleration)를 발생시킬 수 있고, 반대로 관성 모멘트가 클수록 회전 각가속도를 크게 하기 어려워진다. Forward recovery phase일 때 관절을 폄한 채로 다리를 뒤쪽에서 앞쪽으로 내밀면 관성 모멘트가 커지고, 앞쪽으로 내미는 속도가 늦어진다. 그런 까닭으로, **무릎관절을 굽혀 작은 관성 모멘트를 만든다.**

단거리 경주에서는 팔꿉관절을 펴, 크게 팔을 흔든다

팔을 흔드는 것은 주행속도에 따라 차이가 있다. 마라톤과 같은 **장거리 경주에서는 팔꿉관절을 굽히지만, 단거리 경주에서는 비교적 팔꿉관절을 편다.** 외력을 계속 받는 주행에서 지지기에는 **각운동량 보존의 법칙**이 적용되지 않지만, 공기의 저항만 받는 forward recovery phase에는 각운동량 보존의 법칙이 성립한다. 단거리 경주와 같은 고속 주행에서 질량이 큰 다리가 회전운동을 하는 경우, 각운동량은 커진다.

용어 해설

- **동력학(kinetics)**
  역학의 한 분야이며, 운동을 일으키거나 변화시키는 힘의 움직임을 분석하는 학문이다.
- **관성 모멘트(moment of inertia)**
  어떤 물체가 임의의 축을 회전할 때, 같은 상태로 회전하려는 성질. 물체가 회전축으로부터 벗어날수록 그 크기는 커진다.
- **각운동량 보존의 법칙(law of conservation of angular momentum)**
  각운동량은 물체가 회전운동할 때 그 세기를 나타내는 운동량이고, 각운동량 보존의 법칙은 외력이 작용하지 않으면 각운동량이 일정하게 보존된다는 물리적 법칙을 이른다.

속도 증가에 따른 지면반발력의 변화

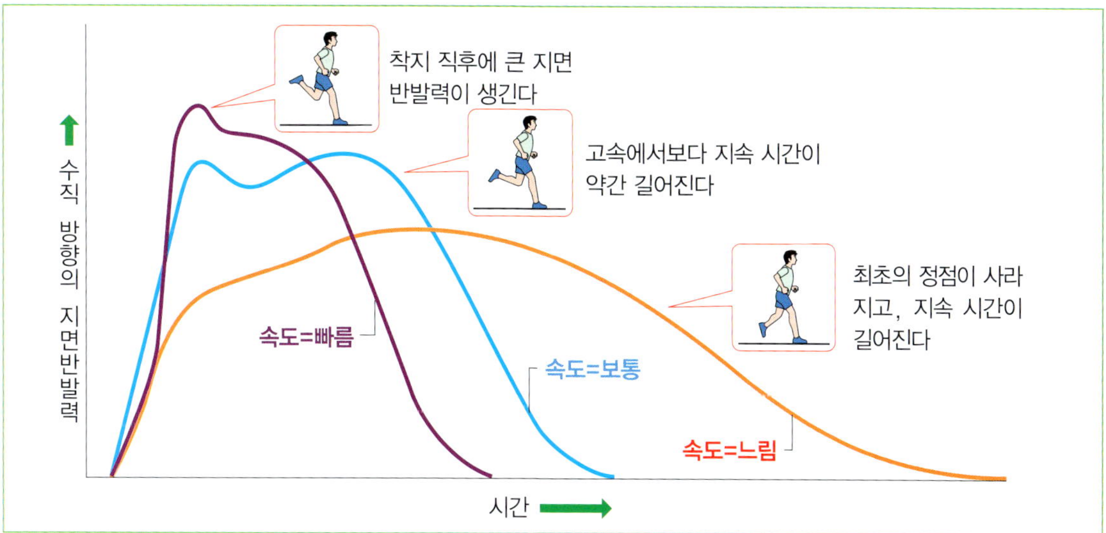

Forward recovery phase에서는 각운동량이 큰 상태로 거의 보존된다. 따라서 몸통의 축이 벗어나지 않도록 하려면, 반대 방향의 각운동량을 크게 해야 한다. 그 결과, 단거리 경주에서는 팔꿉관절을 펴 크게 팔을 흔들게 된다. 단거리 주자는 팔의 질량도 이용해야 하기 때문에, **상반신의 근력을 강화시키는 것도 중요한 트레이닝** 중 하나이다.

단거리 경주 · 장거리 경주에서의 팔 흔듦 차이

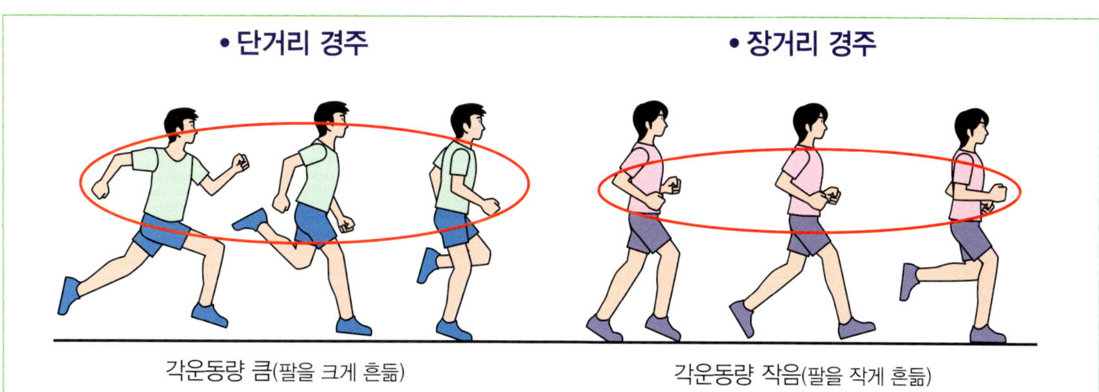

경기로서의 주행에 대한 분석

최정상급 선수가 무릎관절을 굽힌다는 분석은 맞지 않다.

질주하는 속도가 빠른 선수일수록 종아리를 작게 끌어당긴다

모 세계육상대회에 출전한 선수들을 분석한 보고가 있다. 그 보고에 따르면, 남자 100m 달리기에서 최고속도는 외국의 정상급 선수가 시속 약 42.5㎞, 일본 선수가 시속 약 41.4㎞이고, 여자는 외국의 정상급 선수가 시속 약 37.5㎞, 일본 선수가 시속 약 34.1㎞이었다고 한다. 큰걸음(stride)과 질주속도는 유의한 상관관계를 보이지 않았지만, **피치는 질주속도가 빠를수록 높은 경향을 보였다**고 한다.

앞서 기술한 내용과 같이, forward recovery phase에서 허벅지의 올림 각도(엉덩관절의 굽힘 각도)와 질주속도는 유의한 상관관계를 보이지 않았다. 그러나 종아리의 견인 각도는 질주속도가 빠를수록 크고(무릎관절의 굽힘 각도가 작음), 외국 선수 쪽이 일본 선수보다 그 각도가 컸다. 이는 **질주속도가 빠른 선수일수록 종아리를 작게 끌어당긴다**는 것을 나타낸다. 따라서, 앞에서 기술한 바와 같이 정상급 선수가 '무릎관절을 굽혀 작은 관성 모멘트를 만든다'는 분석과는 맞지 않는 결론을 도출할 수 있다.

지지기(support phase)에는 지면에 발이 닿는 순간 엉덩 · 무릎 · 발목관절의 각도와 질주속도가 유의한 상관관계를 보이지 않았지만, **지면에서 발이 떨어지는 순간에는 질주속도가 빠를수록 유의하게 엉덩관절의 폄 각도는 작아지고, 무릎관절의 굽힘 각도는 커지며, 발목관절의 발바닥굽힘 각도는 작아진다**고 보고하고 있다.

한편 400m 달리기에서는 큰걸음 · 피치 모두 질주속도와 유의한 상관관계가 있다고 인정되었지만, 큰걸음 쪽이 피치보다 상관관계가 높다고 보고하고 있다. 그리고 운동형상학적 분석에서도 100m 달리기와는 다른 결과를 보고하고 있다.

이처럼 같은 주행이라도 경기 형식이 되면 전술적, 기술적인 면에서 큰 차이를 보이는 것이다.

용어 해설 ▶ 운동형상학(kinematics)

역학의 한 분야이며, 물체의 질량과 그 물체에 가해지는 힘을 고려하지 않고 물체의 운동을 기하학적으로 분석(운동량 · 에너지 · 각운동량의 보존량 등)하는 학문.

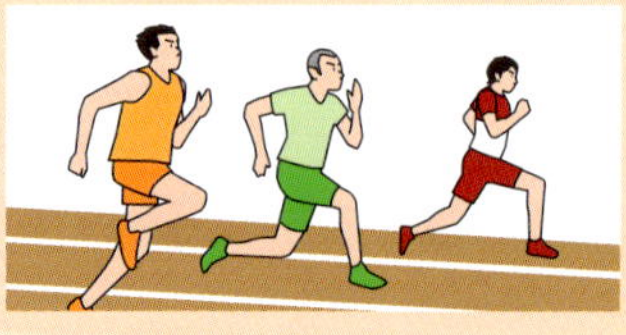

100m 달리기에서 지면에 발이 닿을 때 · 지면에서 발이 떨어질 때, 각 관절의 각도

지면에 발이 닿을 때 다리관절의 각도와 속도는 관계가 없지만, 지면에서 발이 떨어질 때는 관계가 있다.

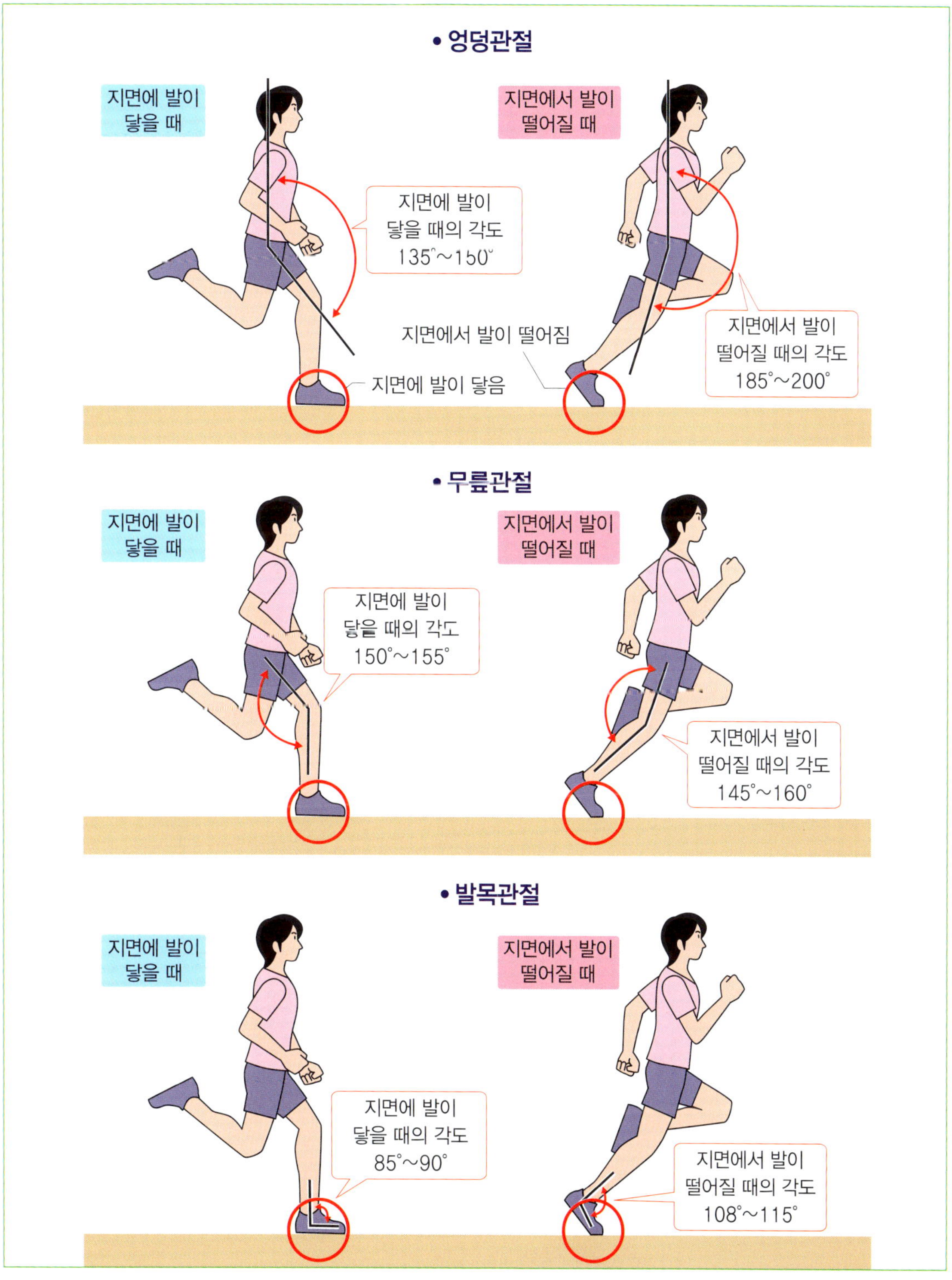

동작의 종류와 수직 점프

높이 뛰려면 쪼그려 앉는 동작과 팔을 젓는 동작을 취한다.

도약 동작의 종류

스포츠에서 뛰어오르는 동작에는 높이뛰기, 장대높이뛰기처럼 **높이 뛰어오르기를 겨루는 것**과 멀리뛰기, 삼단뛰기, 스키 점프처럼 **멀리 뛰어오르기를 겨루는 것,** 피겨 스케이팅, 다이빙 경기, 체조 경기처럼 **기량을 겨루는 것** 등이 있다. 그리고 그 목적과 도움닫기의 유무, 방향에 따라 분류된다.

수직 점프에서 쪼그려 앉는 동작

수직 점프는 가장 기초적인 도약 동작인데, 보행이나 주행과 같은 자연적인 운동과는 달리 **측정이나 실험을 위해서 규정된 도약 동작**이라고도 할 수 있다. 높이 뛰어오르려고 할 때는 뛰어오르기 직전에 다리관절을 깊이 굽힘하여 **쪼그려 앉는 동작**을 하는 것이 자연스럽다. 높이 뛰어오르기 위해서는 발 구르기 시 지면에 대한 반작용의 힘을 크게 해야 한다. 발 구르기 전에 쪼그려 앉는 동작을 취하면 반작용의 힘이 한 번 감소하는데, 거기에서 다리를 펴면 처음부터 쪼그려 앉는 자세에서 수행하는 발 구르기보다도 큰 반작용을 얻을 수 있다. 쪼그려 앉을 때 무릎관절의 굽힘 각도는 도약 높이에 크게 영향을 미치는데, **60° 부근에서 도약 높이가 가장 커진다**고 한다.

수직 점프

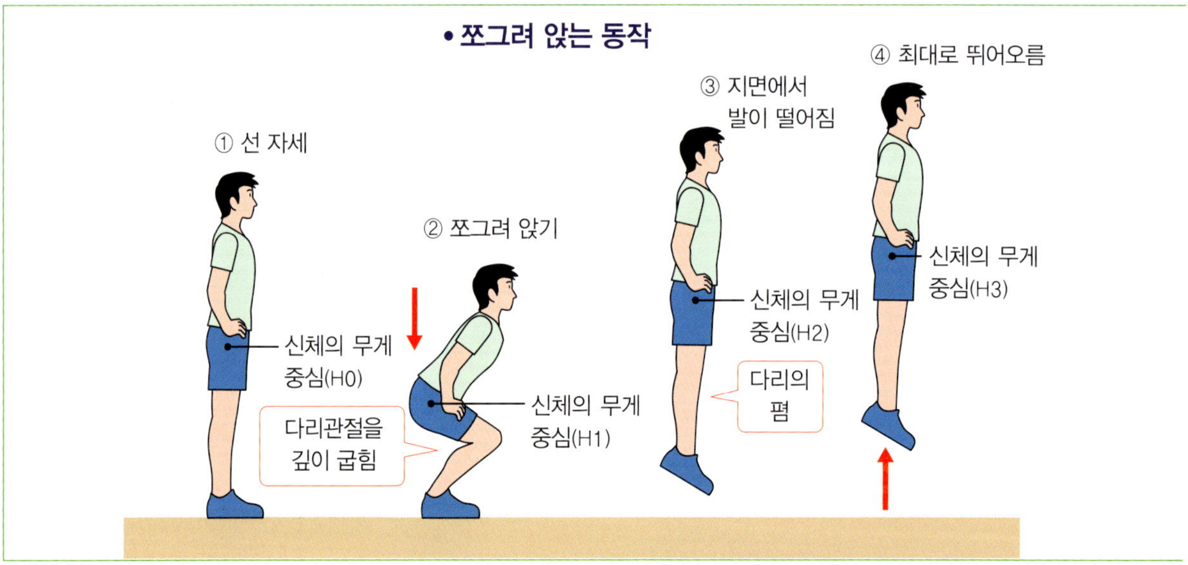

정적인 선 자세(static upright posture)에서 신체의 무게중심 위치를 H0, 쪼그려 앉았을 때 신체의 무게중심 위치를 H1, 지면에서 발이 떨어졌을 때 신체의 무게중심 위치를 H2, 최대 도약 높이에서 신체의 무게중심 위치를 H3이라 하면, 지면에서 발이 떨어졌을 때에는 발돋움하게 되므로 정적인 선 자세에서 나타나는 신체의 무게중심 위치(H0)보다 높은 위치(H2)가 된다. 도약 높이(H3−H0)에서 H2−H0은 거의 신장에 의해 정해지는데, 그 공헌도는 도약 높이 전체에서 25~30%이다. 그리고 지면에서 발이 떨어진 후의 도약 높이(H3−H2)는 도약 높이의 70~75%를 차지하는데, 이 도약 높이는 **뛰기 시작할 때의 처음 속도에 의해 결정**된다.

3

수직 점프에서 팔을 젓는 동작

높이 뛰어오르려 할 때는 쪼그려 앉는 동작과 함께 팔을 젓는 동작도 자연스레 취하게 된다. 이렇게 **팔을 젓는 동작**은 발 구르기 전에 다리가 펴질 때 같이 일어나고, 양쪽 팔을 몸통의 뒤에서 앞으로 힘차게 치켜드는 동작이다.

팔을 젓는 동작을 취하면, 쪼그려 앉는 동작과 마찬가지로 지면에 대한 반작용의 힘은 한 번 감소한다. 그 후로 반작용의 힘은 증가하지만, 팔의 무게가 가볍기 때문에 큰 반작용을 얻을 수 없다. 따라서 **팔을 젓는 동작의 회전속도를 올려 발생하는 원심력을 이용**한다.

구체적으로는 팔이 뒤쪽에서 아래에 위치할 때 하향의 원심력을, 발 구르기 동작에 대한 반작용 증대로 전환시킨다.

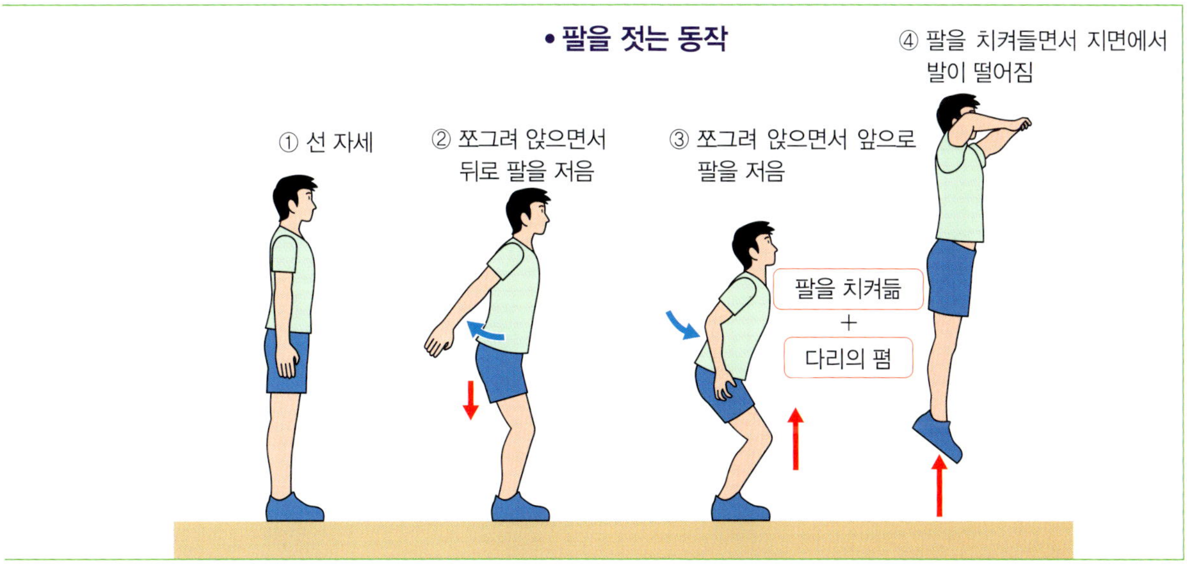

동력학으로 본 수직 점프

수직 점프의 도약 높이는 뛰기 시작할 때의 처음 속도에 의해 결정된다.

쪼그려 앉는 동작 · 팔을 젓는 동작에서 지면반발력의 충격량이 크다

수직 점프에서 지면반발력의 전형적인 패턴은 정적인 선 자세(static upright posture)를 취할 때 중력과 지면반발력이 조화를 이루는 것이다(체중). 뛰어오르기 전에 쪼그려 앉는 동작을 취하면 지면반발력은 작아져 **아래로 볼록한 커브**(오른쪽 그림 '지면반발력' a~b)를 나타내고, 다시 속도가 0(오른쪽 그림 '속도' c)이 된다. 이 순간이 무게중심이 가장 낮은 위치일 때이다(오른쪽 그림 '변위' c). 그 후, 무게중심은 위쪽으로 변위하고 지면에서 발이 떨어진다(오른쪽 그림 '변위' d). 이때, 팔을 젓는 동작을 취하면 **쌍봉형의 파형**(하나의 사이클에 2개의 봉우리를 가지는 파형)이 되는 경우가 많다.

수직 점프의 도약 높이는 뛰기 시작할 때의 처음 속도에 의해 결정된다. 그 **초속도를 정하는 요인은 지면반발력의 충격량**(→ p.96)이다. 이 충격량을 크게 하기 위해서 쪼그려 앉는 동작과 팔을 젓는 동작을 취하게 된다. 지면반발력의 최대치는 체중당 약 2.7배라고 한다.

도약 동작과 힘줄에 저장된 탄성 에너지

근육의 활동 측면에서 쪼그려 앉는 동작을 취할 때 다리근육은 활발한 활동을 보이는데, 속도가 위쪽으로 변하고 나서 잠시 동안은 근육의 방전(discharge)이 보이지 않는다. 가장 아래에서 도약 동작을 취해 근육의 수축이 빨라지면, 근육의 방전을 볼 수 있다고 생각되는 무게중심이 상승할 때 근육의 방전이 소실된다. 이는 **근육의 수축 에너지와는 다른 메커니즘이 존재함**을 시사한다.

구체적으로 말하자면, **힘줄이 스프링과 같은 성질을 지니고 그 탄성 에너지를 이용**할 것이다. 쪼그려 앉는 동작과 팔을 젓는 동작에 의해 신장된 힘줄은 운동 에너지를 탄성 에너지로 저장하고, 그 후 수축 과정에서 그것을 이용함으로써 더 큰 힘을 발휘할 것이다.

연속으로 점프하는 캥거루는 에너지 효율이 굉장히 높다고 알려져 있다. 캥거루의 뒷다리는 근육이 매우 적지만 긴 발꿈치힘줄(아킬레스힘줄)이 있다. 연속으로 점프할 때 신장된 발꿈치힘줄에 탄성 에너지가 저장되며, 그것을 재사용하여 연속으로 점프를 하는 것이다.

수직 점프에서 지면반발력과 무게중심, 다리의 근전도

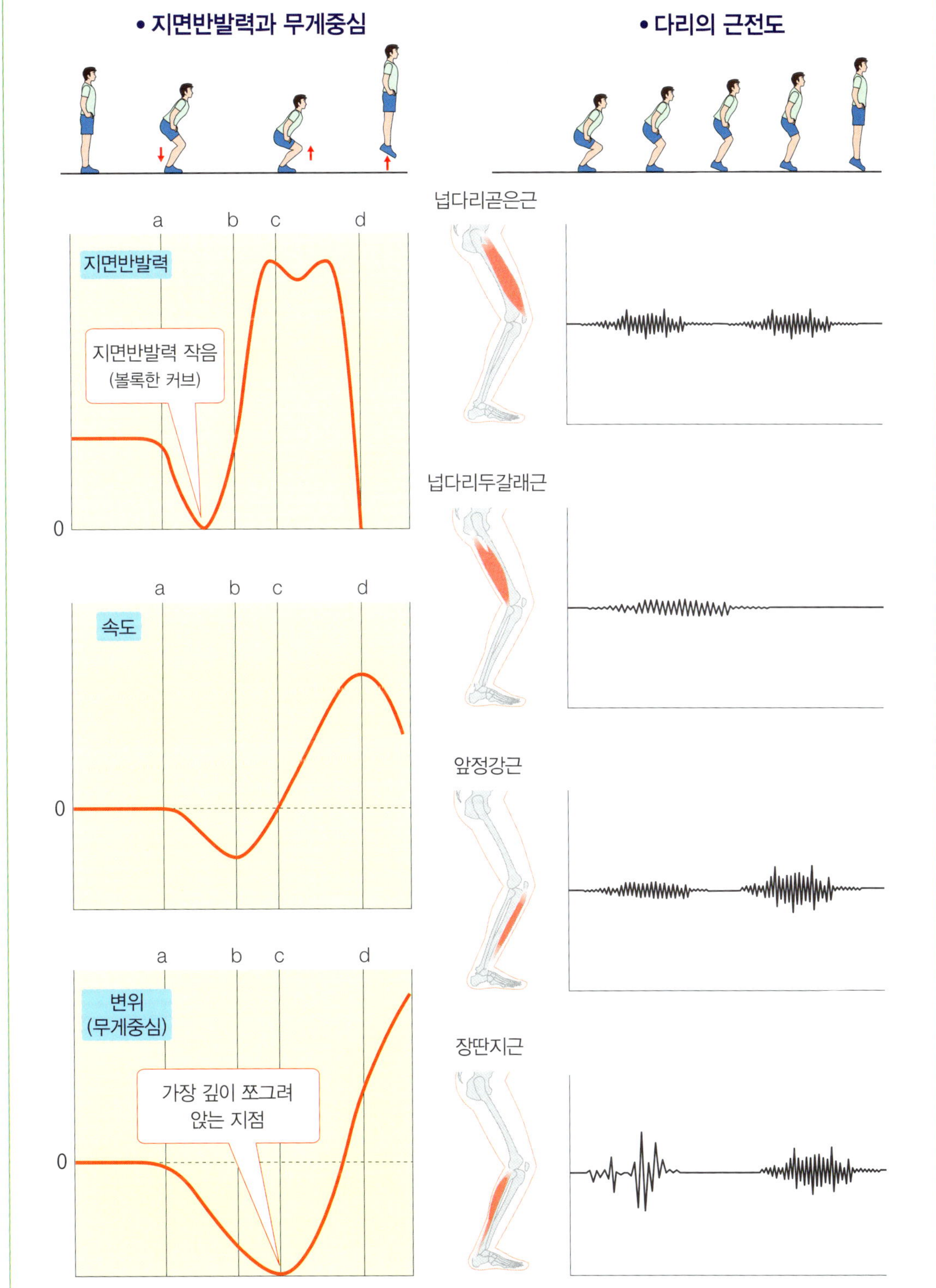

도약 동작에서는 근력뿐만 아니라, 힘줄이 가지는 탄성 에너지도 중요한 요소이다.

3

멀리뛰기의 분석

도약거리는 이륙거리 · 공중거리 · 착지거리 이렇게 3가지로 분류된다.

멀리뛰기의 질주속도

멀리뛰기는 도약거리로 승부를 겨루는 경기이다. 도약거리는 **이륙거리 · 공중거리 · 착지거리** 이렇게 3가지로 분류되는데, **공중거리가 약 90%**를 차지한다.

멀리뛰기에서 일류 선수를 분석한 보고에 따르면 도약거리와 공중거리는 유의한 상관관계를 보였지만, 이륙거리와 착지거리 사이에는 상관관계가 존재하지 않았다. 즉, **도약거리를 길게 하기 위해서는 얼마나 공중거리를 길게 하는가에 달려 있다**는 것이다.

멀리뛰기에서 질주속도는 발 구르기 2~3걸음(보) 전에 최고속도에 이르고, 외국의 정상급 남자 선수는 이 속도가 시속 약 39㎞ 이상에 달한다.

멀리뛰기에서는 **수평 방향 속도에 더하여 위쪽을 향할 것**이 요구된다. 보통 발 구르기 2걸음 전 정도에서부터 신체의 무게중심을 낮춘다. 약간 아래쪽을 향한 속도 벡터는 발 구르기 후에 위쪽을 향한다. 따라서 발 구르기 시 약간 속도가 줄지만, 도약거리는 발 구르기 시 발이 지면에 닿을 때와 지면에서 발이 떨어지는 때의 수평속도와 상관관계가 높다고 할 수 있다.

멀리뛰기의 거리를 구성하는 요소

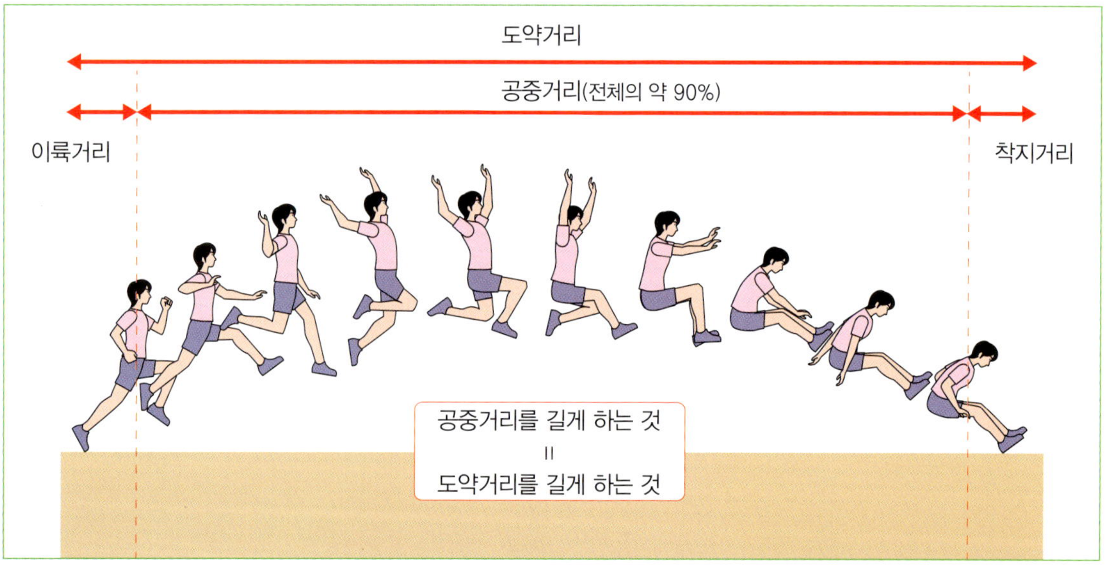

발 구르기 준비 단계에서 신체의 무게중심 높이 변화

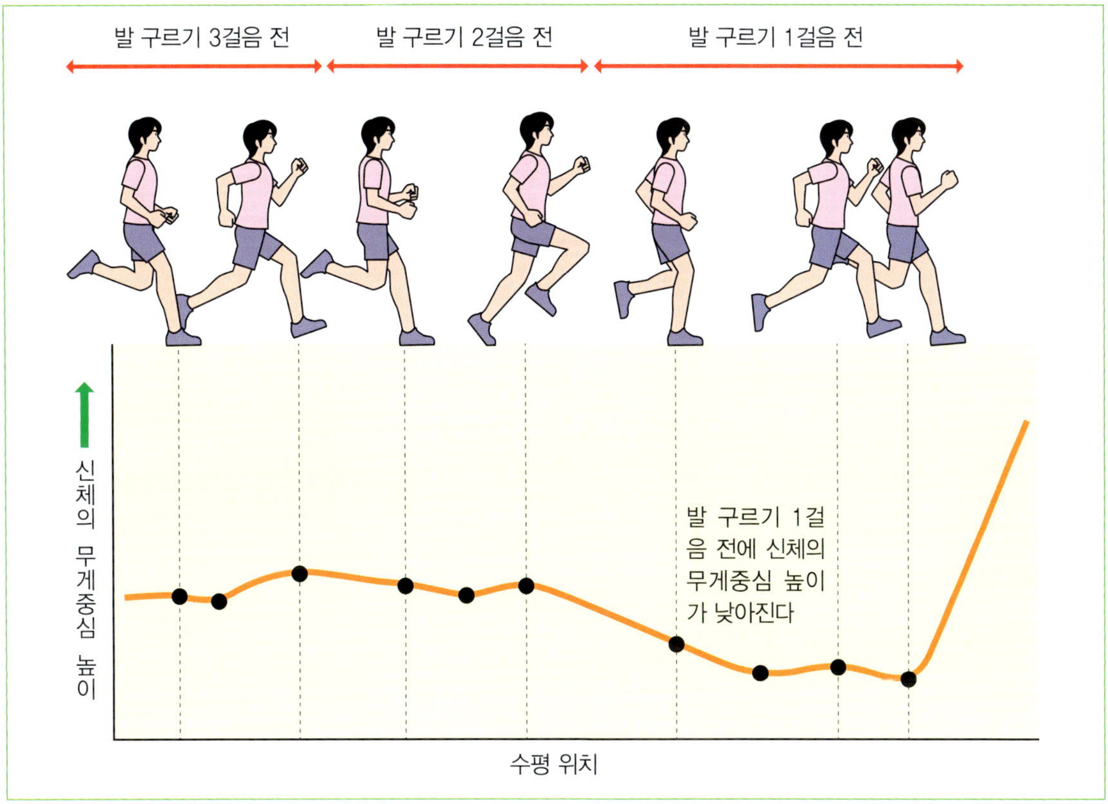

발 구르기 시의 지면반발력

발 구르기 시 수직 방향의 지면반발력은 최초로 착지할 때 날카로운 모양의 최대치를 보이고, 그 직후에 **'킥력'**이라 불리는 봉우리가 이어진다.

신체는 구르는 발이 받는 지면반발력으로 회전운동을 일으킨다. 대체로 앞쪽 회전력을 받는데, 공중에서는 중력 이외에 공기 저항만 작용하므로 그대로 회전한다.

따라서 선수는 **자세를 유지하기 위해 팔 · 다리를 앞쪽으로 회전시키는 기술**을 가져야 한다.

멀리뛰기에서의 지면반발력(수직 방향)

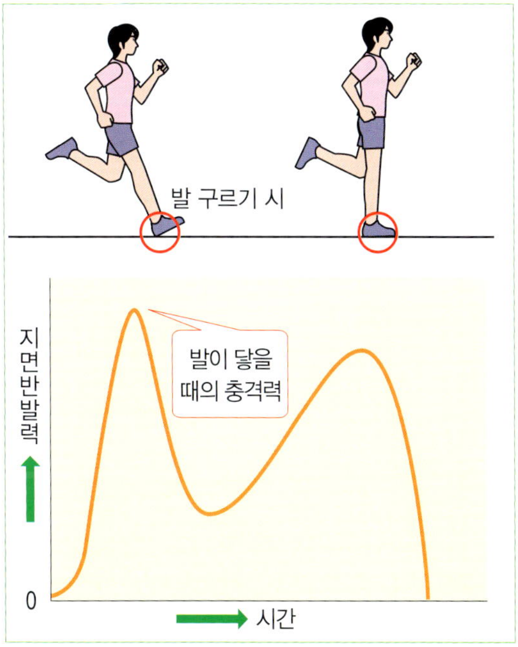

커팅의 분석

커팅(방향을 전환하는 동작)은 무릎 · 발목관절에 부상을 일으키기 쉽다.

두 종류의 커팅: 사이드스텝 커팅과 크로스오버 커팅

스포츠에서는 **방향을 전환하는 동작을 가리켜 커팅(cutting)**이라고 한다. 이는 무릎관절과 발목관절에 부상을 일으키기 쉬운 동작 중 하나이다.

커팅은 축이 되는 발과 반대쪽으로 방향을 바꾸는 **사이드스텝 커팅(sidestep cutting)**과 축이 되는 발과 같은 쪽으로 방향을 바꾸는 **크로스오버 커팅(crossover cutting)**으로 나뉜다.

감속준비기 · 방향전환기 · 이륙기로 구분

커팅은 **감속준비기(preliminary deceleration phase)**, **방향전환기(plant and cut phase)**, **이륙기(takeoff phase)** 세 가지로 나뉜다.

감속준비기에는 어떤 커팅이라도 발끝치부위가 지면에 닿은 직후 발목관절이 발바닥굽힘 상태가

사이드스텝 커팅

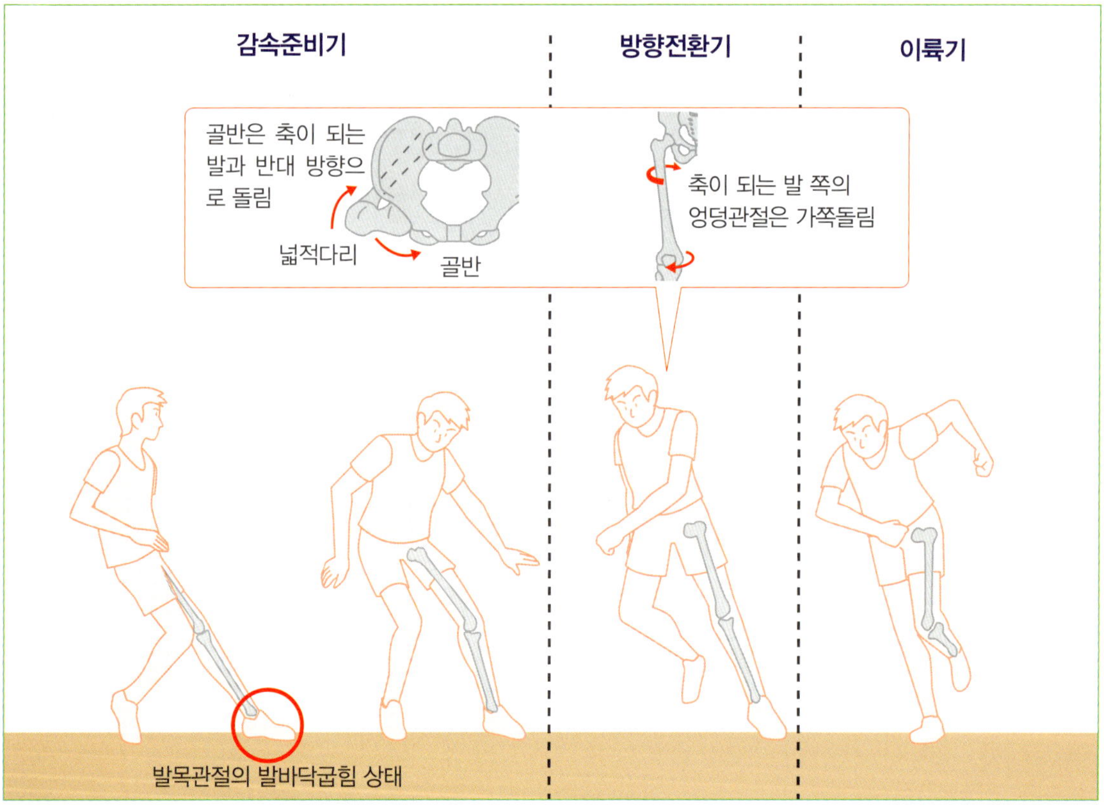

된다. 그 후 무릎관절에서는 굽힘이, 발목관절에서는 발등굽힘이 일어난다. 이때, 무게중심은 뒤쪽에 있다.

사이드스텝 커팅의 방향전환기에는 몸통 · 골반이 축이 되는 발과 반대 방향으로 돌림되기 때문에, 축이 되는 발 쪽의 엉덩관절은 상대적으로 가쪽돌림된다. 그 후 엉덩관절 · 무릎관절 · 발목관절은 폄된다.

크로스오버 커팅의 방향전환기에는 몸통 · 골반이 축이 되는 발과 같은 방향으로 돌림되기 때문에, 축이 되는 발 쪽의 엉덩관절은 상대적으로 안쪽돌림된다. 돌림이 종료되었을 때, 축이 되는 발과 반대쪽의 다리는 주행에서의 forward recovery phase(발부위가 지면에서 떨어져 있는 시기)가 되어, 방향을 바꾼 쪽으로 가속한다. 이륙기에는 주행보다도 몸통을 굽혀 가속한다.

사이드스텝 커팅에서는 무릎관절 안쪽에, 크로스오버 커팅에서는 무릎관절 가쪽에 견인력이 가해져 스트레스를 준다. 사이드스텝 커팅의 방향전환기에 발부위가 고정되면 발끝은 바깥쪽을 향하고 무릎관절은 이마면상 안쪽으로 들어가기 때문에, **무릎관절의 인대에 손상을 일으키기 쉽다.**

3

크로스오버 커팅

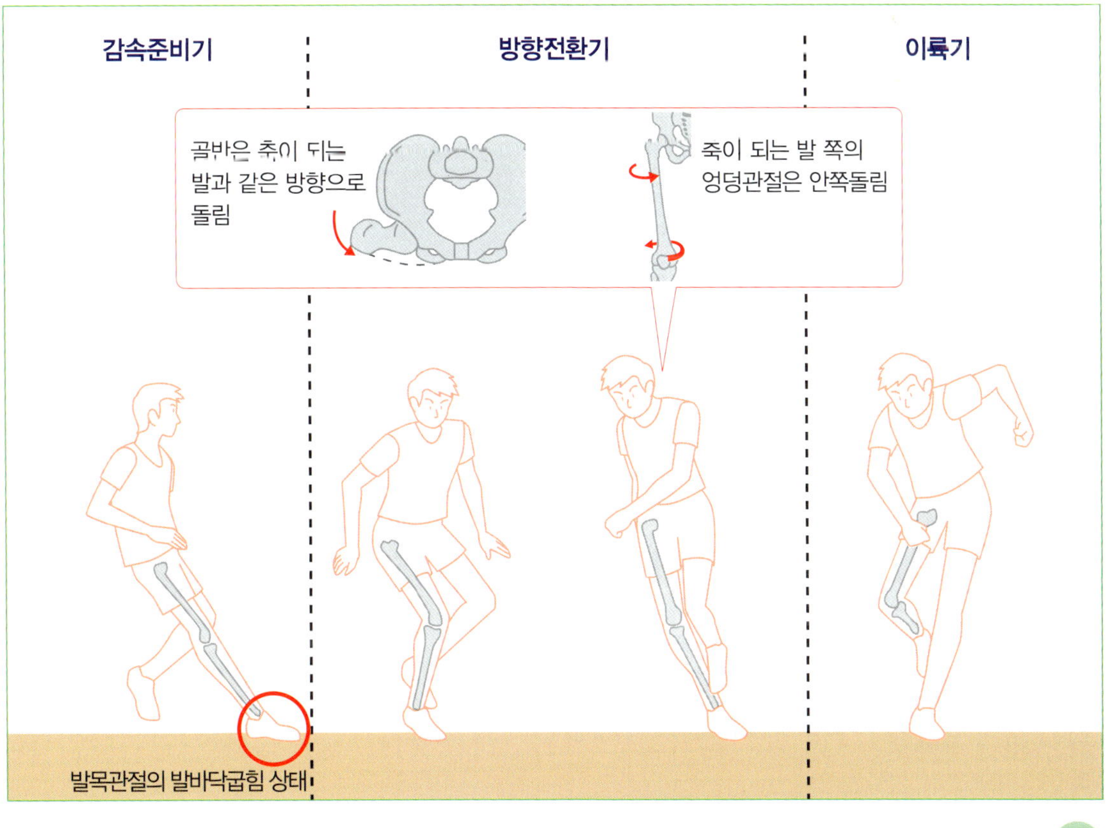

동작의 종류와 발달

던지는 동작을 수반하는 스포츠에서 던진 속도를 겨루는 종목은 볼 수 없다.

던지는 동작의 종류: 스포츠 종목에 따른 분류

던지는 동작은 스포츠 종목에 따라, 목적이나 상황에 따라 몇 가지로 분류할 수 있다.

• 던지는 동작의 종류

1 농구의 슛, 다트, 구기 종목의 패스 동작과 같이 정확하게 던지는 것을 목적으로 하는 경우.

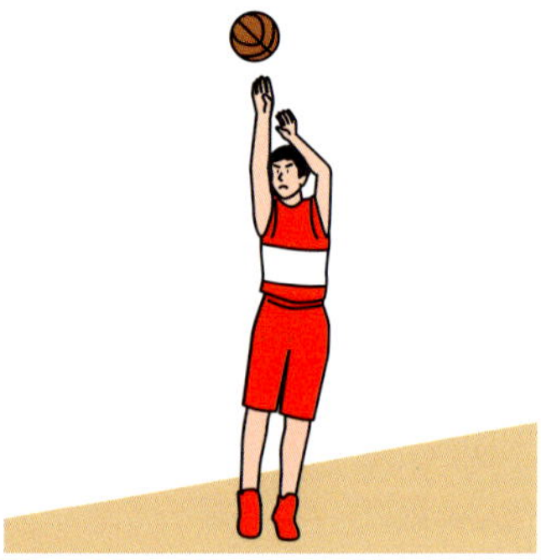

2 야구의 투구, 크리켓, 볼링과 같이 빠르고, 정확하게 던지는 것을 목적으로 하는 경우.

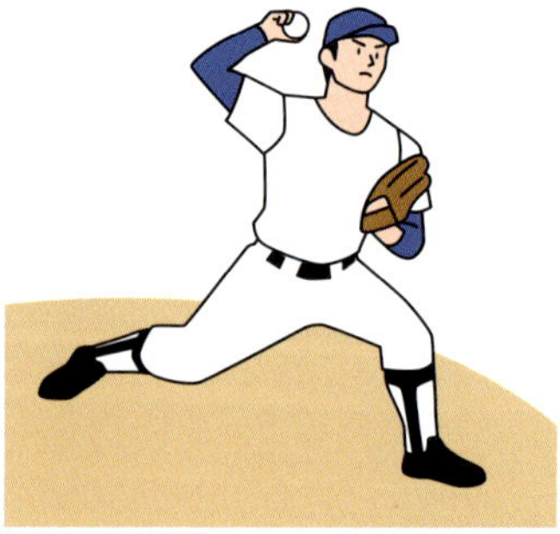

3 창던지기, 투포환, 원반던지기와 같이 멀리 던지는 것을 목적으로 하는 경우.

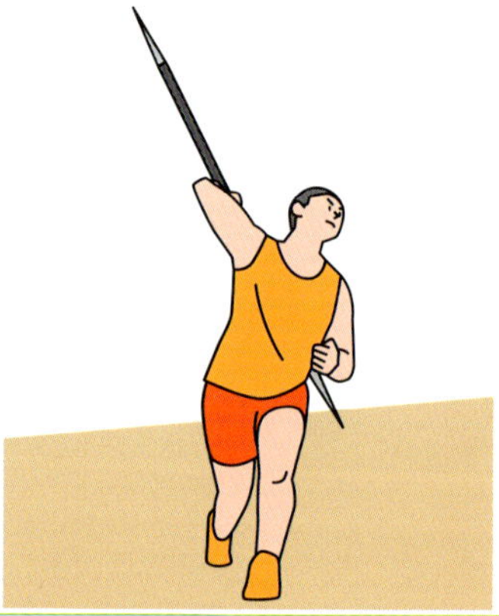

스포츠에서는 공과 같이 던진 물체를 받아 내는 사람이 있거나 정해진 장소로 던지는 것이 시합의 결과로 직결되는 경우가 많다. 그러나 던지는 동작을 수반하는 스포츠에서 던진 물체의 속도만을 겨루는 종목은 없다.

동물 중에 원숭이에게서 던지는 동작을 볼 수 있으나 대부분은 **언더핸드 스로**(아래쪽에서 위쪽으로 던짐)이고, **오버핸드 스로**(위쪽에서 아래쪽으로 던짐)로 물체를 던지는 동작을 하는 동물은 사람뿐이라고 할 수 있다. 동물임에도 불구하고 사람이 던지는 동작을 할 수 있는 것은 이족 보행, 몸통의 직립, 엄지의 맞섬운동, 어깨관절의 넓은 가동성 등과 같은 조건을 갖추었기 때문이다.

용어 해설 ▶ 엄지의 맞섬운동

맞섬(대립, opposition)운동은 엄지손가락이 다른 손가락 끝과 마주 향하며 접촉하는 운동으로, 손가락의 운동에만 쓰이는 용어이다.

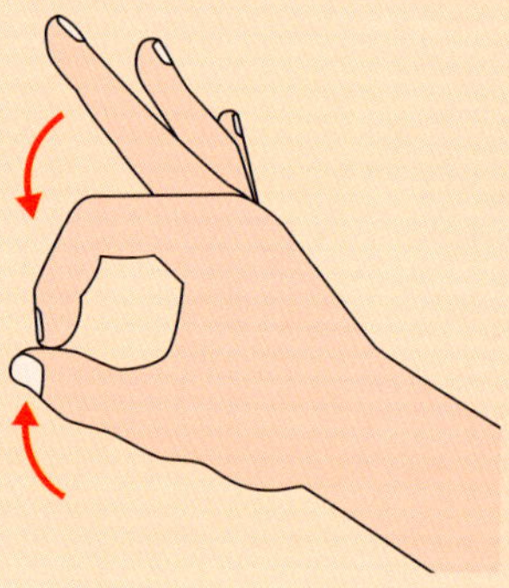

던지는 동작의 발달

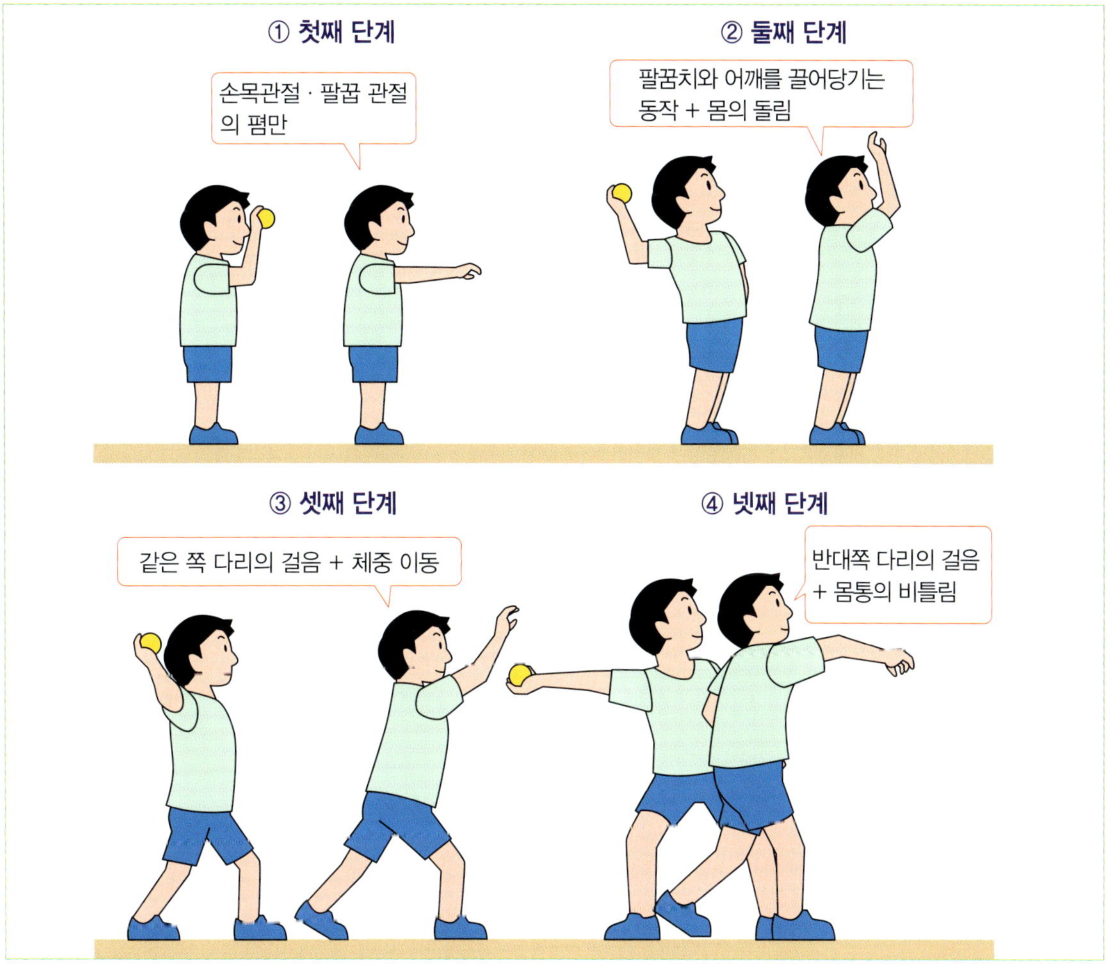
① 첫째 단계
손목관절 · 팔꿉 관절
의 폄만
② 둘째 단계
팔꿈치와 어깨를 끌어당기는
동작 + 몸의 돌림
③ 셋째 단계
같은 쪽 다리의 걸음 + 체중 이동
④ 넷째 단계
반대쪽 다리의 걸음
+ 몸통의 비틀림

성장에 따라 던지는 동작은 변화한다

유아기부터 던지는 동작은 성장에 따라 그 운동 패턴이 변한다. 어떤 분류에 따르면, 성장에 따라 ①~④와 같이 던지는 동작은 변해 간다고 한다.

①	상체가 앞뒤 방향으로 움직이고 손목관절 · 팔꿉관절의 폄만으로 던지는 동작을 수행한다.
②	위에 기술된 운동에 팔꿈치와 어깨를 뒤쪽으로 당기는 동작과 몸통의 돌림을 더하여 던지는 동작을 수행한다.
③	위에 기술된 두 운동에 던지는 팔 쪽 다리로 걸음을 보태어, 체중을 이동시키고 던지는 동작을 수행한다.
④	던지는 팔과 반대쪽의 다리도 걸음을 보태어, 체중을 이동시키면서 몸통을 비틀며 던지는 동작을 수행한다.

투구 동작의 분류

야구에서 투구 동작은 시간적으로 4~5가지로 분류된다.

'운동사슬'로 에너지를 전달

던지는 동작에서 공이나 창 등을 최대한 멀리 던지기 위해서는 신체로부터 발생하는 에너지를 효율적으로 공이나 창에 전달해야 한다.

그렇게 하기 위해서는 하반신의 무릎 · 엉덩관절, 몸통, 그리고 어깨 · 팔꿉관절로 서서히 속도가 절정에 이르고, 최종적으로 던지는 쪽의 손 부분에 대한 속도가 절정에 이르는 운동 형태가 이상적이다. 이처럼 일련의 동작에 대한 흐름을 **'운동사슬'**이라 한다. 운동사슬은 던지는 동작뿐만 아니라, 권투의 펀치나 타격 동작에서도 마찬가지로 **하반신에서 몸통, 그리고 팔로 서서히 가속해 나가는 운동사슬**을 보인다.

운동사슬

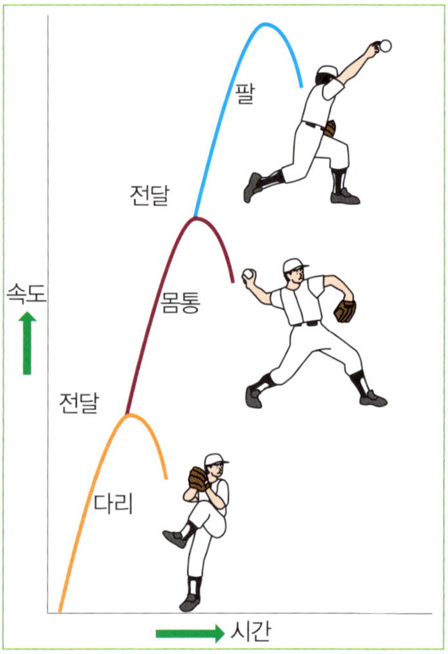

야구에서 투구 동작의 분류

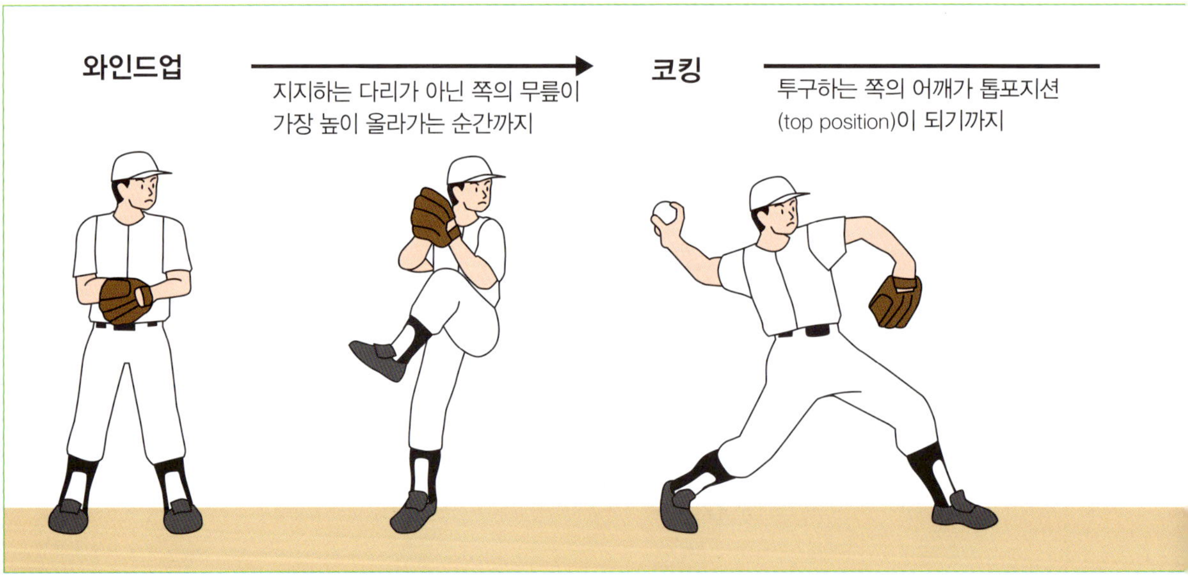

야구에서 투구 동작의 시간적 분류

야구의 투구 동작은 대표적으로 오버스로(오버핸드 스로)로 던지는 동작의 하나이다. 던지는 동작은 전신운동이고, **신체를 잘못 사용하면 어깨에 부상을 일으킬** 수 있다. 특히 투수는 투구 수가 많기 때문에, 어깨에 부상을 일으키기 쉽다. 그러므로 야구의 투구 동작은 의학적으로도 해석되고 있다.

1 와인드업(wind up)

투구 동작의 시작부터 지지하는 다리가 아닌 쪽(우투수라면 왼쪽 다리)의 무릎이 가장 높이 올라가는 순간까지이고, 공이 글러브 안에 있는 시기이다.

2 코킹(cocking)

와인드업에 이어서, 투구하는 쪽이 아닌 손에서 공이 떠나고 투구하는 쪽의 어깨가 최대로 뒤쪽에 위치**(top position)**하기까지를 말한다. 내딛는 발이 지면에 닿기까지를 **얼리 코킹(early cocking)**, 그 후를 **레이트 코킹(late cocking)**으로 나누는 경우도 있다.

3 가속 단계(acceleration)

코킹에 이어서, 어깨관절이 급격히 모음 · 안쪽돌림되고 공이 손에서 떠나기까지를 말한다. 시간적 측면에서 보면, 미국 메이저 리그 투수가 평균 0.05초라고 한다.

4 폴로 스루(follow through)

공이 손에서 떠나 투구 동작이 종료되기까지를 말한다.

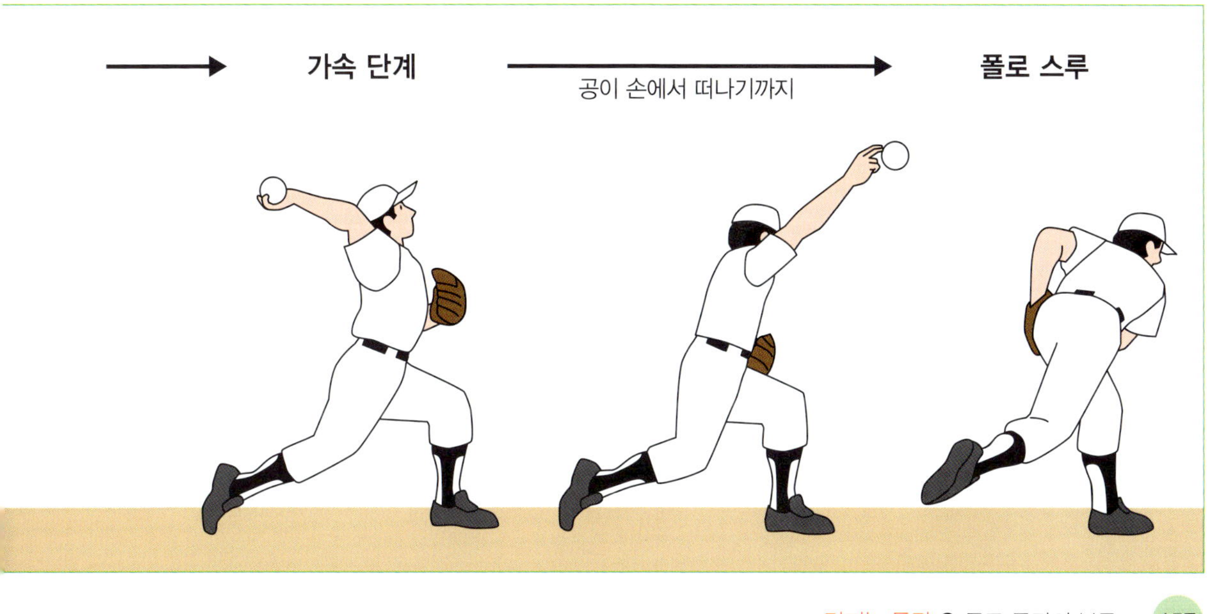

투구 동작과 근육의 활동

코킹~가속 단계에서 근육의 활동이 활발해진다.

볼 릴리스 직전에 손부위의 속도는 급격히 가속된다

야구의 투구 동작에서는 볼 릴리스(ball release) 직전 얼마 안 되는 시간에 큰 속도를 가지게 된다. 볼 릴리스를 향해 어깨관절의 안쪽돌림에 대한 각속도(회전속도)는 초속 5000~8000°, 팔꿉관절의 폄에 대한 각속도는 초속 2000~2500°, 손목관절의 손바닥굽힘에 대한 각속도는 초속 2000~3000°라는 보고가 있다. 또한 볼 릴리스 직전 0.02초 동안에 손부위의 속도는 초속 20m부터 29m까지 가속된다고도 한다.

공의 속도와 손부위의 속도가 같다고 가정하여 공(150g)에 이만큼의 속도를 주려고 하면, 계산상 그 파워는 **약 2.2마력**이라는 보고도 있다. 이와 같은 파워를 발휘할 수 있는 것은 길게 신장된 근육의 반동을 사용하여 큰 수축력을 얻는 **스트레치-쇼트닝 사이클(stretch-shortening cycle, SSC)**의 효과를 이용하고 있기 때문이다.

• 투구 단계에서 나타나는 움직임과 근육의 활동

와인드업(wind up)	어깨관절 주위에 있는 근육의 활동은 부진하다.
코킹(cocking) 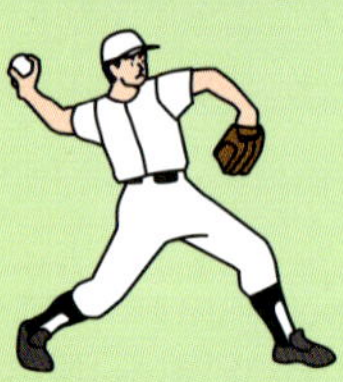	톱포지션(top position)으로 이행하기 위해 어깨뼈는 들임, 어깨관절은 벌림 · 가쪽돌림 · 수평폄(수평면에서 팔꿈치가 뒤쪽으로 당겨짐), 팔꿉관절은 굽힘된다. 톱포지션에서는 어깨관절의 가쪽돌림이 겉보기에는 140°~150°인데, 여기에는 등뼈의 폄과 어깨뼈의 뒤쪽기울임이 포함되어 있다. 톱포지션을 유지하기 위해 가시위근 · 어깨세모근 · 가시아래근 · 작은원근이 수축한다.
가속 단계(acceleration) 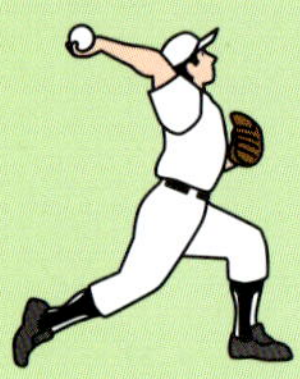	어깨뼈는 위쪽돌림 · 내밈, 어깨관절은 폄 · 모음 · 안쪽돌림, 팔꿉관절은 폄된다. 앞톱니근과 같이 어깨뼈 주위에 있는 근육은 강하게 수축하고, 어깨관절을 모음 · 안쪽돌림시키는 어깨밑근 · 넓은등근 · 큰가슴근이 수축한다.
폴로 스루(follow through) 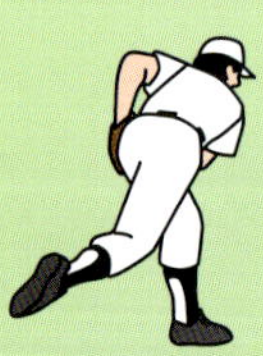	가속 단계의 움직임이 계속되는데, 볼 릴리스 후에는 운동이 급격히 감속된다. 공은 손에서 떠났지만, 어깨세모근 · 어깨밑근 · 가시위근 · 가시아래근 등이 강하게 수축된다.

톱포지션(top position)에서 보이는 근육의 활동

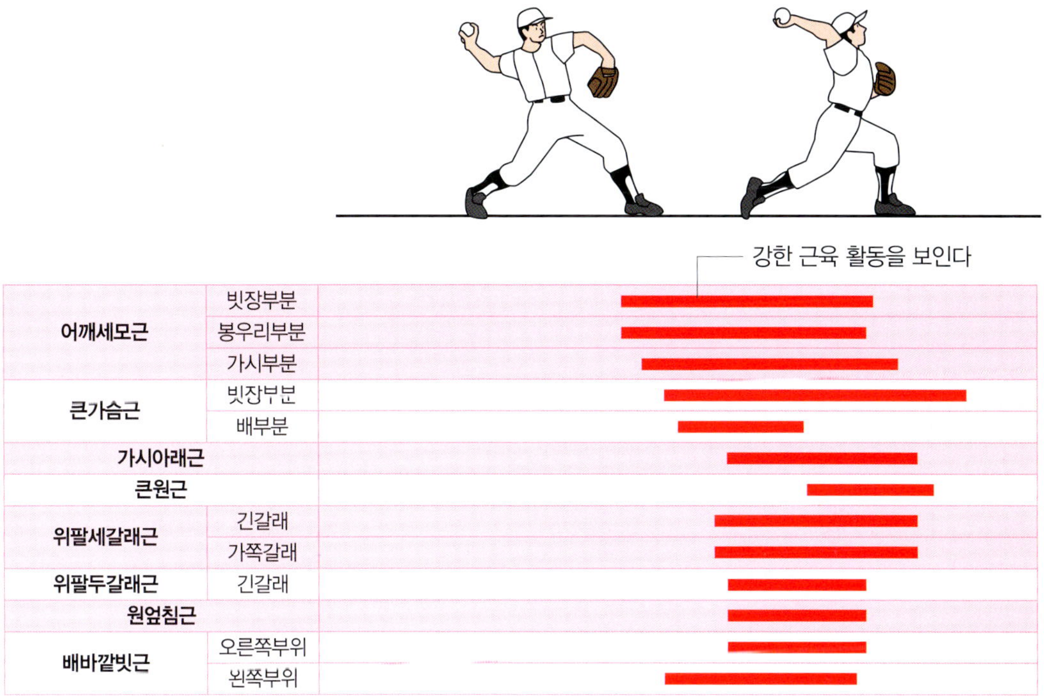

코킹(톱포지션)~가속 단계

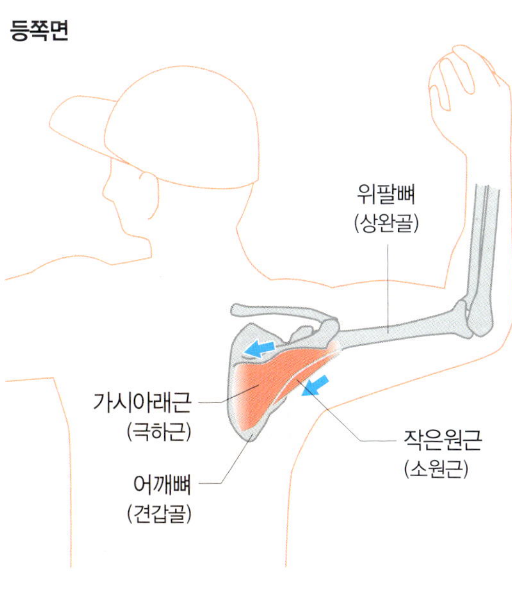

톱포지션을 유지하기 위해 가시아래근 · 작은원근 등이 수축한다.

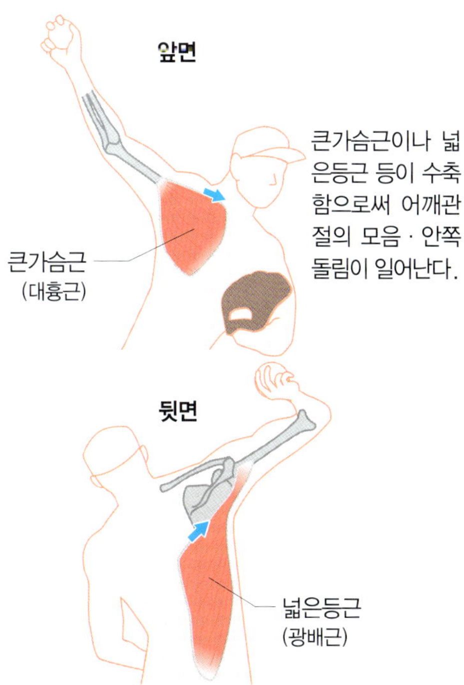

에너지 전달과 킥(kick)

공을 찰 때 관절속도가 정점에 이르는 것은 엉덩관절 · 무릎관절 · 발목관절의 순이다.

인스텝 킥의 분석

축구에서 킥은 **인스텝 킥(instep kick), 인프런트 킥(infront kick), 인사이드 킥(inside kick)** 등으로 분류된다. 이러한 용어는 경기 장면에 따라 구분하여 사용할 수 있다. 인스텝 킥 유형은 공을 차는 발의 상태에 따라, 시간에 따라 3~5가지로 분류된다.

준비 (preparation)	공을 차는 발을 내디뎌, 발꿈치부위가 지면에 닿고 발끝이 지면에서 떨어지기까지의 시기.
백스윙 (backswing)	이어서 엉덩관절이 최대로 펴되기까지의 시기.
레그 코킹 (leg cocking)	다음에 무릎관절이 최대로 굽힘되기까지의 시기.
가속 단계 (acceleration)	이어서 무릎관절이 펴되고, 공을 임팩트(impact)하기까지의 시기.
폴로 스루 (follow through)	공을 임팩트한 후 킥 동작이 종료되기까지의 시기. 인스텝 킥은 킥 전체에서 0.8초 정도 걸리고, 시간적인 비율로 보면 폴로 스루가 40% 이상을 차지한다.

준비~폴로 스루

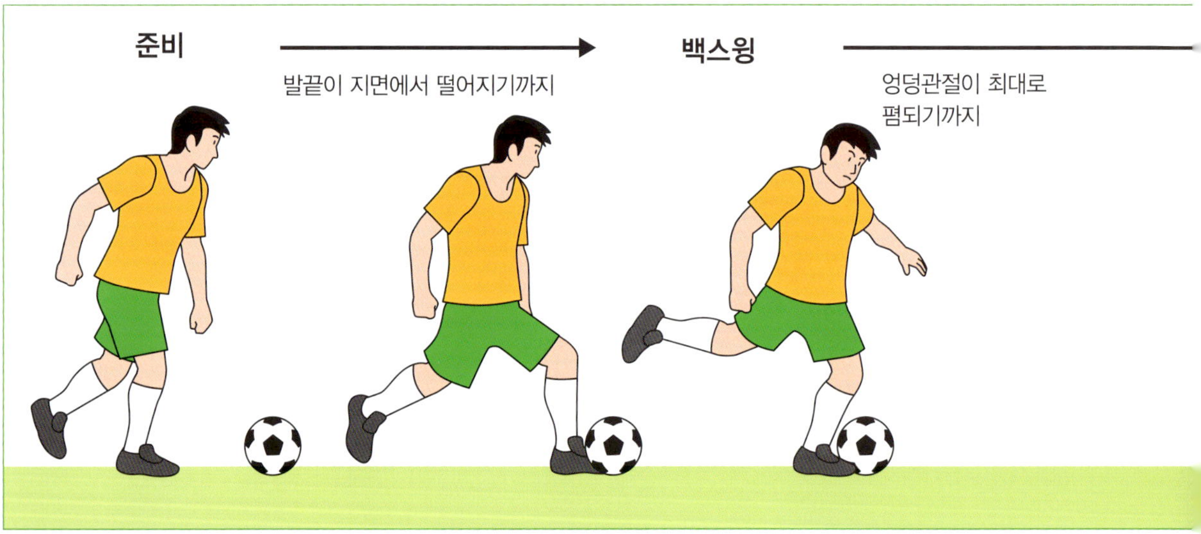

공을 찰 때(kick)의 운동사슬

정상급 축구 선수가 풀 스윙(full swing)으로 공을 차면, 그 공의 스피드는 초속(물체가 움직이기 시작했을 때의 속도)으로 보면 시속 100㎞ 이상이다. 그 속도를 발생시키는 운동 에너지는 매우 크고 다리의 근력만으로는 충분하지가 않기 때문에, **공을 차고 있는 중에 폭발적으로 근육을 수축하는 데는 상반신을 효과적으로 움직이는 것이 중요**하다고 한다.

정상급 선수가 인스텝 킥으로 찼을 때 공을 차는 발에서 각 관절의 속도를 시상면 방향으로 분석하면, **엉덩관절부위의 속도**가 정점에 이른 다음, **무릎관절부위의 속도**가 정점에 이르고, 그 후에 **발목관절부위의 속도**가 정점에 이르러 공을 임팩트(impact)한다.

이는 던지는 동작을 할 때 이루어지는 에너지 전달(→ p.156)과 같다. 많은 관절의 운동사슬에 의해 말단 부분(투구에서는 손부위, 킥에서는 발부위)의 속도를 비약적으로 향상시킨다.

공을 차는 발의 관절속도

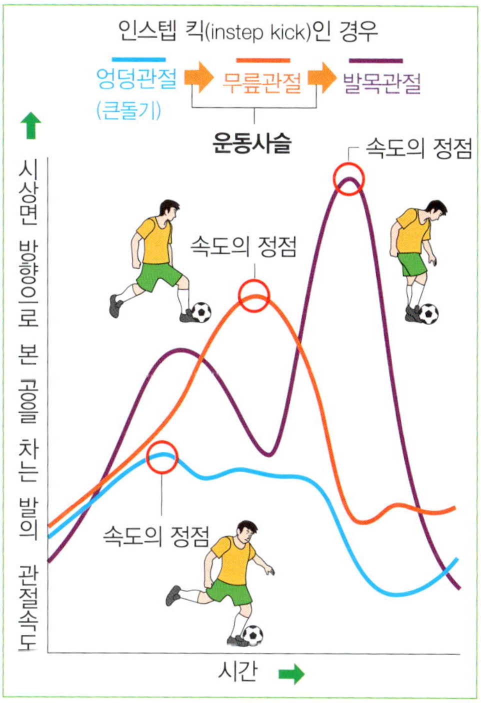

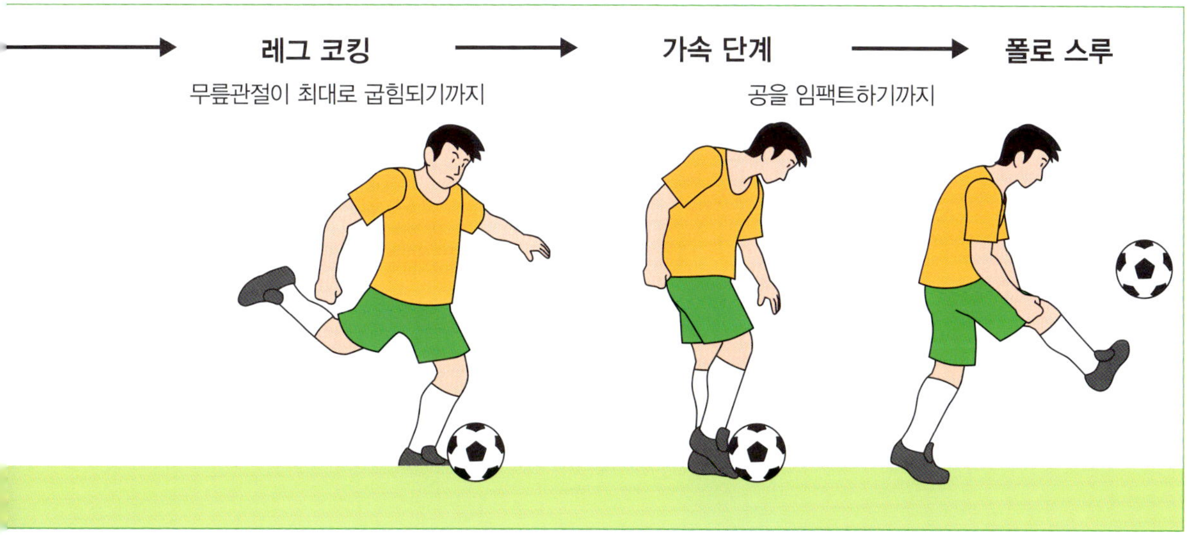
레그 코킹
무릎관절이 최대로 굽힘되기까지
가속 단계
공을 임팩트하기까지
폴로 스루

프리 킥의 분석

걸음을 내딛은 후 3걸음째가 일련의 동작 중에서 가장 중요하다.

선 자세부터 2걸음째까지의 동작 분석

경기 중 차는 동작으로 축구나 럭비에서 프리 킥(free kick)이 있다. 여기서는 공에 최대한의 힘을 전달하는 것을 목적으로 하는 **프리 킥**으로, 일반적으로 보이는 패턴을 소개한다(모두 오른발이 차는 발).

선수는 보통 공을 차려는 방향의 바로 뒤가 아니라, **45° 정도 비스듬하게 위치**해 있는 경우가 많다. 구체적으로는 공의 진행 방향과 반대쪽으로 2걸음 물러서고 왼쪽으로 2걸음 나아간 위치부터 시작한다.

선수는 민첩하게 체중을 이동시키면서 몸통을 돌리기 위한 준비 자세로, 오른발 앞쪽에서 왼발의 발끝이 공을 향하게 하고 느긋한 스탠스(stance)를 취한다. 팔은 편한 위치에 두고, 시선은 공의 아랫부분에 둔다.

어프로치(approach) 동작은 준비 자세에서 처음으로 왼발이 짧고 예리한 스텝 동작을 시작한다. 이어서 준비 위치와 공 위치의 거의 중간까지 오른발을 내디디고, 체중을 이동시킨다. 이때, 오른쪽 엉덩관절은 가볍게 모음한다.

임팩트(impact)까지의 동작 분석

힘차게 내디뎌진 왼발이 3걸음째일 때 엉덩관절은 가쪽돌림되고, 왼발은 골라인과 거의 직각에 위치한다. 발바닥의 한가운데는 공 중심을 지나는 직선 상에 있다. 그 위치는 공에서 약 15~20cm 정도 떨어져 있다. 이러한 **3번째 걸음은 일련의 동작 중에서 가장 중요**하다고 한다. 이로써 몸통이 골라인을 향해 돌림하고, 오른쪽 엉덩관절이 보다 큰 굽힘 · 모음 · 안쪽돌림 동작을 할 수 있게 하기 때문이다. 이때 왼쪽 넙다리네갈래근의 편심성 수축(→ p.82)에 의해 착지 동작에서 일어나는 충격은 흡수되고, 킥을 하는 순간 오른쪽 무릎의 강력한 폄 동작을 준비한다.

추켜 올라간 오른쪽 다리는 엉덩관절이 굽힘되고, 무릎관절을 중심으로 공을 향해 **진자운동**(pendular movement)이 이루어진다. 오른쪽 무릎관절은 공 위를 통과할 때 강력하게 폄되고, 발목관절은 첫째발허리뼈(제1중족골) 중앙이 공을 향하도록 발바닥굽힘된다. 그리고 전신의 힘이 임팩트하는 면에 집중되어 볼에 전해진다.

오른발이 공을 임팩트하는 순간 몸통이 지나치게 왼쪽으로 돌림되지 않도록 왼쪽 어깨는 수평모음하고, 팔은 가슴 앞을 가로지른다. 이로써 공을 차는 선수의 양쪽 어깨 라인이 골라인에 평행한 상태로 유지된다.

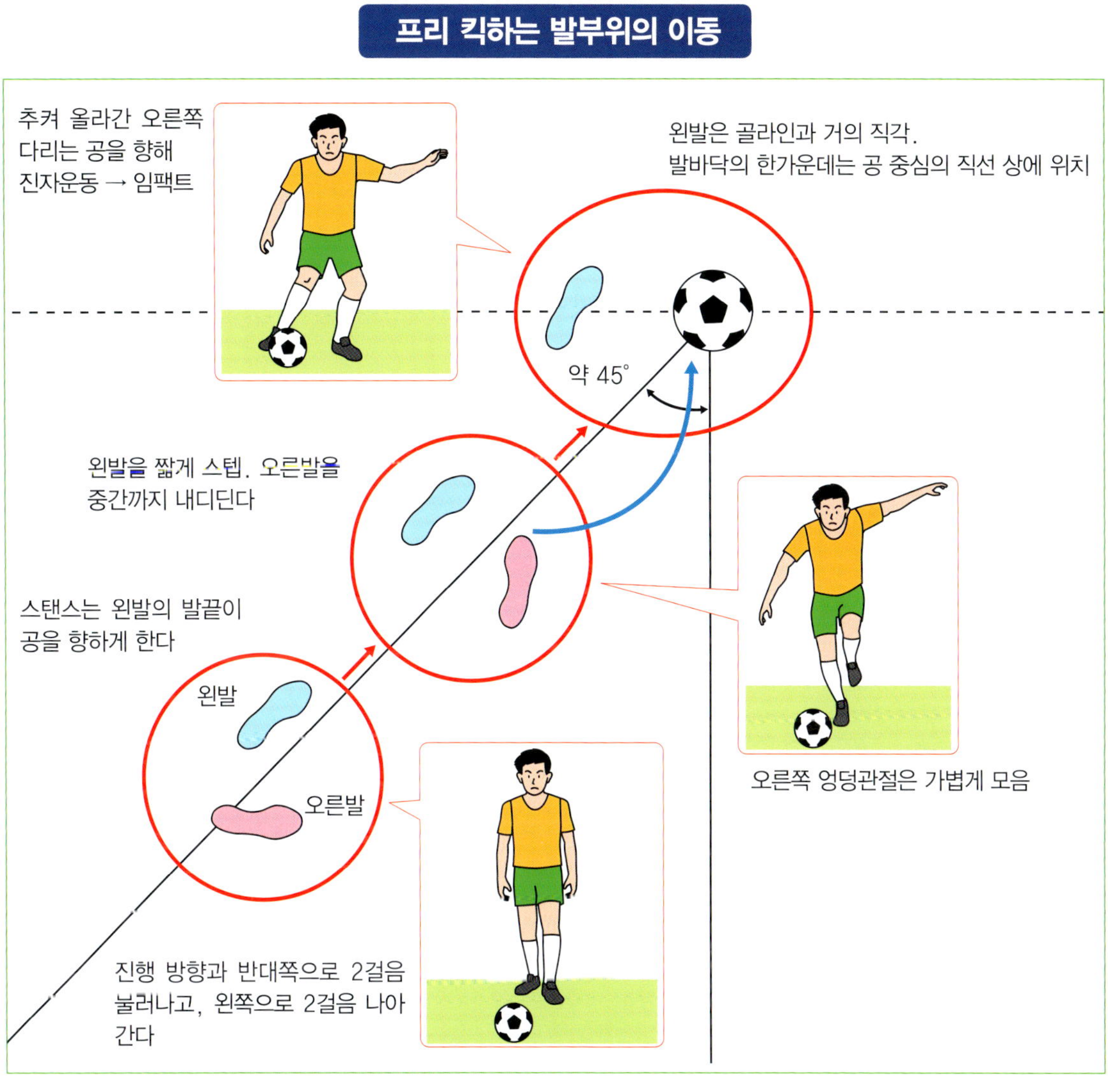

폴로 스루에 대한 동작 분석

공이 발을 떠난 후인 폴로 스루(follow through)는 킥의 감속 동작이다. 공을 임팩트한 후 오른발은 고속 상태가 되므로, **무릎 · 엉덩관절이 손상되는 것을 막기 위해서는 확실한 감속 동작이 필요**하다. 이러한 감속 동작은 넓적다리뒤근육(hamstring muscle)의 편심성 수축으로 무릎관절의 폄 동작을 감속하고, 엉덩관절의 가쪽돌림근육, 큰볼기근, 중간볼기근, 넙다리근막긴장근 등의 편심성 수축으로 엉덩관절의 굽힘 · 모음 · 안쪽돌림을 감속하는 것이다.

폴로 스루는 이미 공 자체가 발에서 떠난 후이지만, 부상을 일으킬 가능성이 높은 동작이므로 신경을 써야 한다.

프리 킥 동작과 근육의 활동

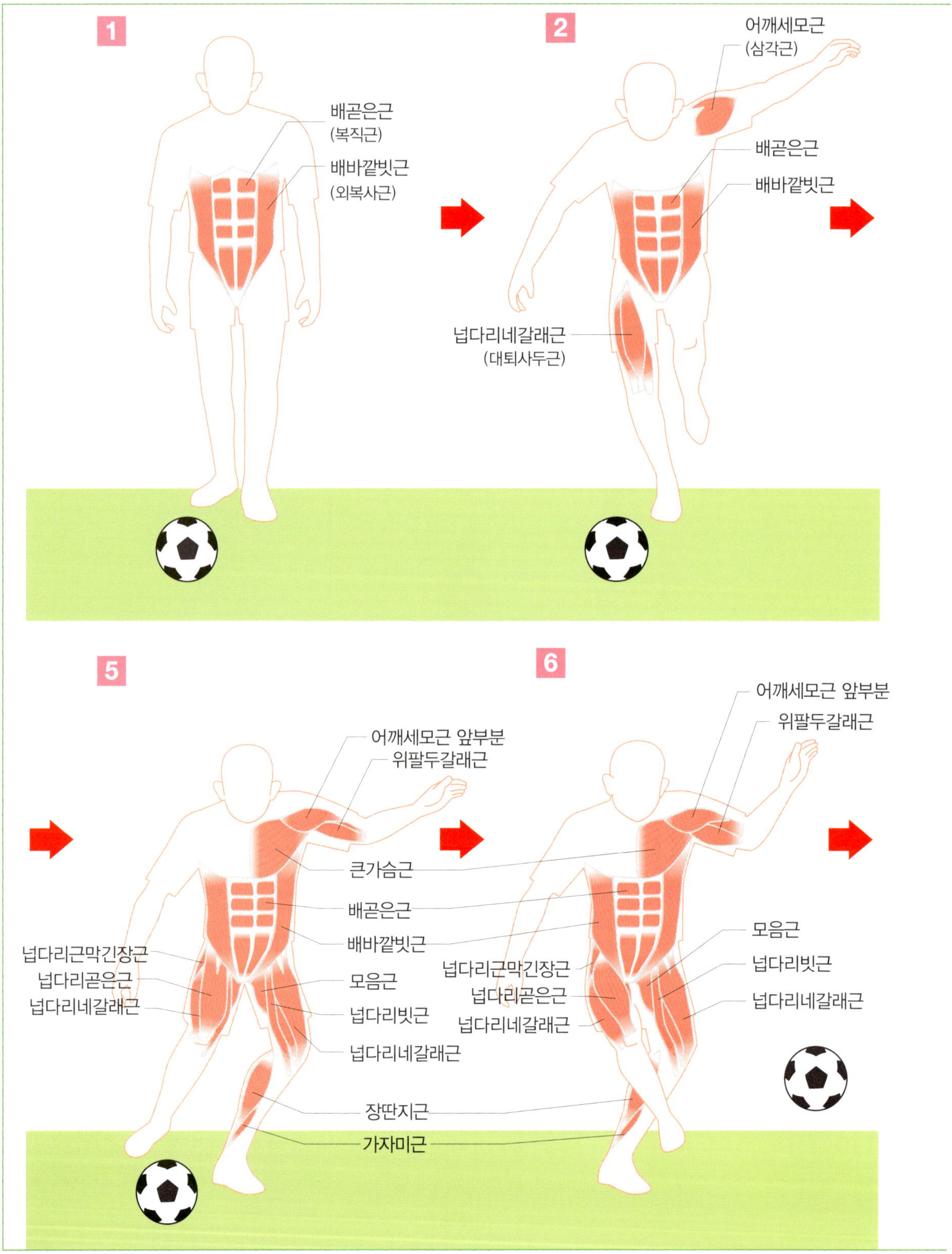

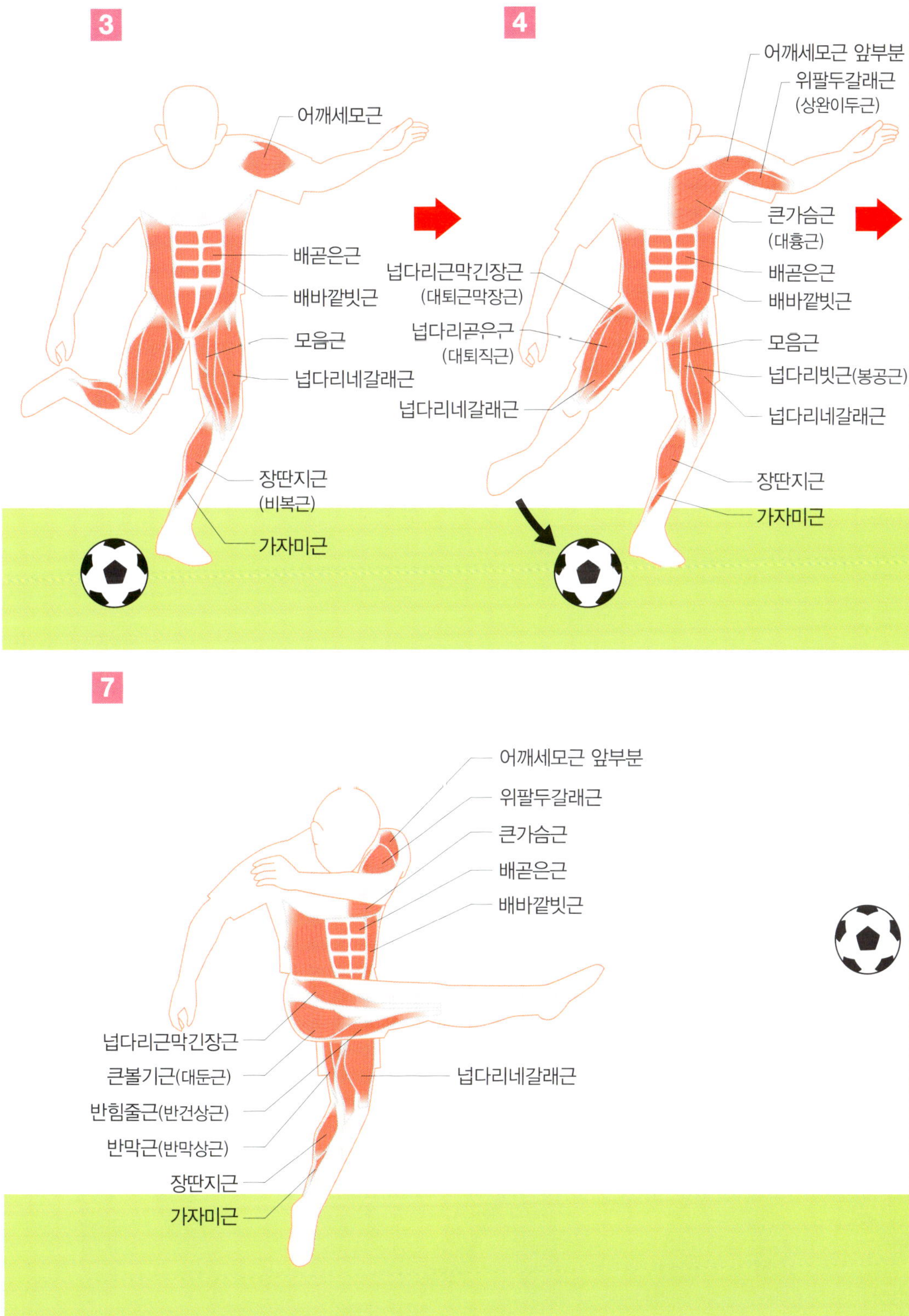
3
어깨세모근
배곧은근
배바깥빗근
모음근
넙다리네갈래근
장딴지근
(비복근)
가자미근
4
어깨세모근 앞부분
위팔두갈래근
(상완이두근)
큰가슴근
(대흉근)
배곧은근
배바깥빗근
넙다리근막긴장근
(대퇴근막장근)
넙다리곧은근
(대퇴직근)
모음근
넙다리빗근(봉공근)
넙다리네갈래근
넙다리네갈래근
장딴지근
가자미근
7
어깨세모근 앞부분
위팔두갈래근
큰가슴근
배곧은근
배바깥빗근
넙다리근막긴장근
큰볼기근(대둔근)
반힘줄근(반건상근)
반막근(반막상근)
장딴지근
가자미근
넙다리네갈래근

3

골프 스윙 시 근육의 활동

스윙할 때 근육의 활동은 단계에 따라 특징이 있다.

골프 스윙 시 근육의 활동

골프 스윙은 오른쪽 표와 같이 다섯 가지로 분류된다.

정상급의 프로 골프 선수가 드라이버 샷을 할 때 스윙을 분석한 연구에 의하면, **얕은손가락굽힘근(천지굴근)**은 포워드 스윙부터 가속 단계에 걸쳐 강하면서도 길게 활동하는데, 특히 leading arm 쪽에서 크게 활동하고, trailing arm 쪽에서는 임팩트 직전에 활동의 증가가 보인다(오른손잡이인 경우, 오른팔을 trailing arm, 왼팔을 leading arm이라 함).

위팔두갈래근(상완이두근)은 trailing arm 쪽에서 임팩트 시 순간적인 활동을 보이는데, 그 전후의 활동은 굉장히 저조하다. Leading arm 쪽은 임팩트 전후에 활동을 보이고, 임팩트하는 순간 정점에 이른다.

위팔세갈래근(상완삼두근)은 양쪽 팔 모두에서 포워드 스윙이 시작됨과 동시에 활동한다.

테이크 어웨이~레이트 폴로 스루

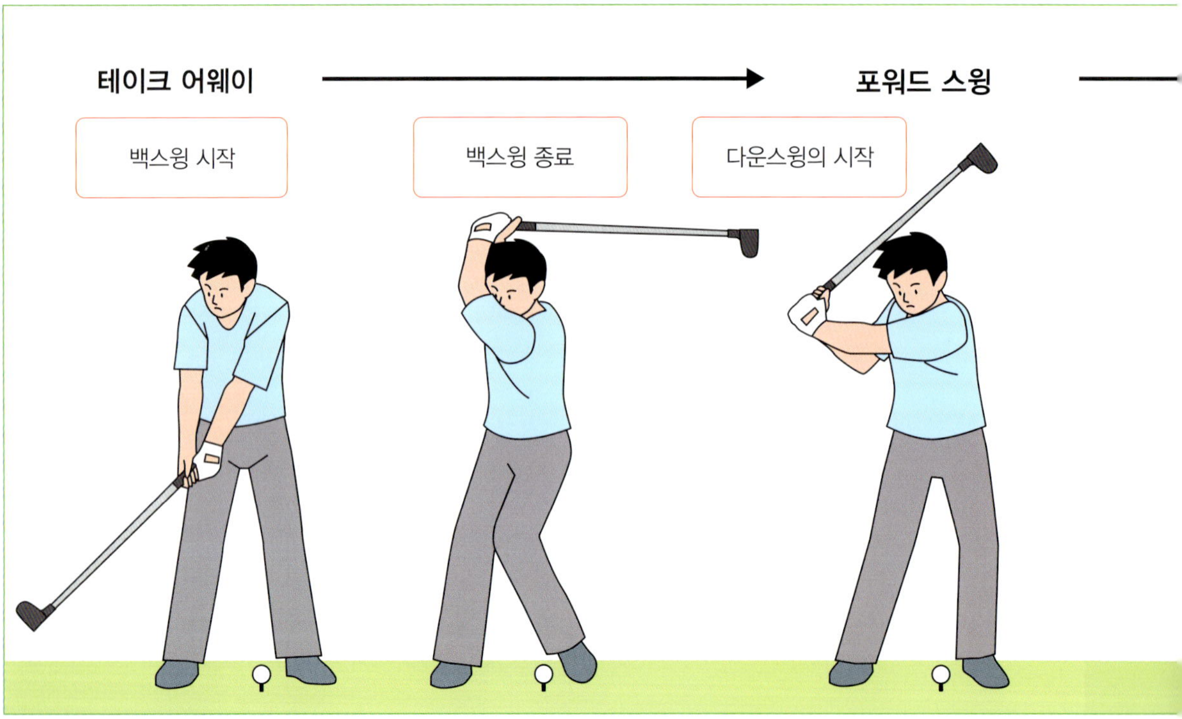

어깨세모근(삼각근)은 임팩트 전에 trailing arm 쪽의 활동이 증가하고, 임팩트 후에는 leading arm 쪽의 활동이 높아지는 등의 전환을 보인다.

큰가슴근(대흉근)은 포워드 스윙부터 가속 단계에 걸쳐 양쪽이 거의 동시에 활동이 고조되고, 임팩트 후에 그 활동이 저하된다.

스윙(swing)의 분류

테이크 어웨이 (take away)	어드레스부터 백스윙이 종료되기까지의 시기.
포워드 스윙 (forward swing)	다운스윙의 시작부터 클럽 헤드가 지면에 수평이 되기까지의 시기.
가속 단계 (acceleration)	클럽 헤드가 수평이 되고 나서 공을 임팩트(impact)하는 순간까지의 시기.
얼리 폴로 스루 (early follow through)	공을 임팩트하는 순간부터 클럽 헤드가 수평이 되기까지의 시기.
레이트 폴로 스루 (late follow through)	클럽 헤드가 수평이 되고 나서 스윙이 종료되기까지의 시기.

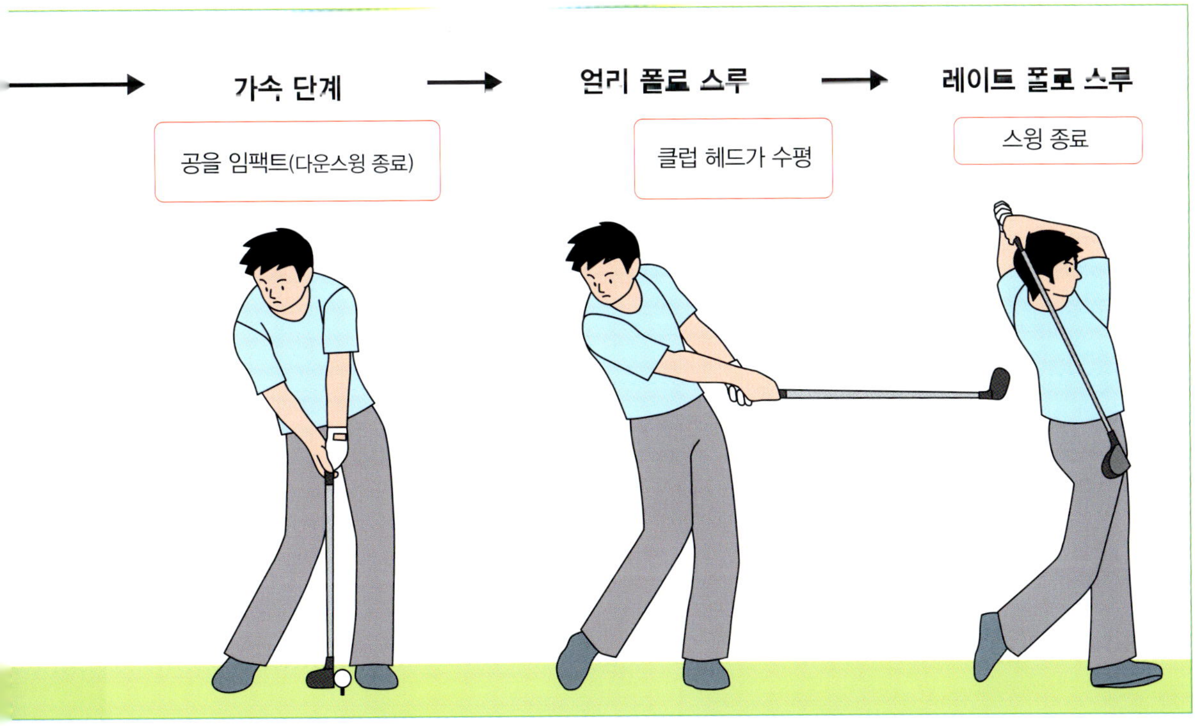

포워드 스윙~얼리 폴로 스루 단계에서 보이는 근육의 활동

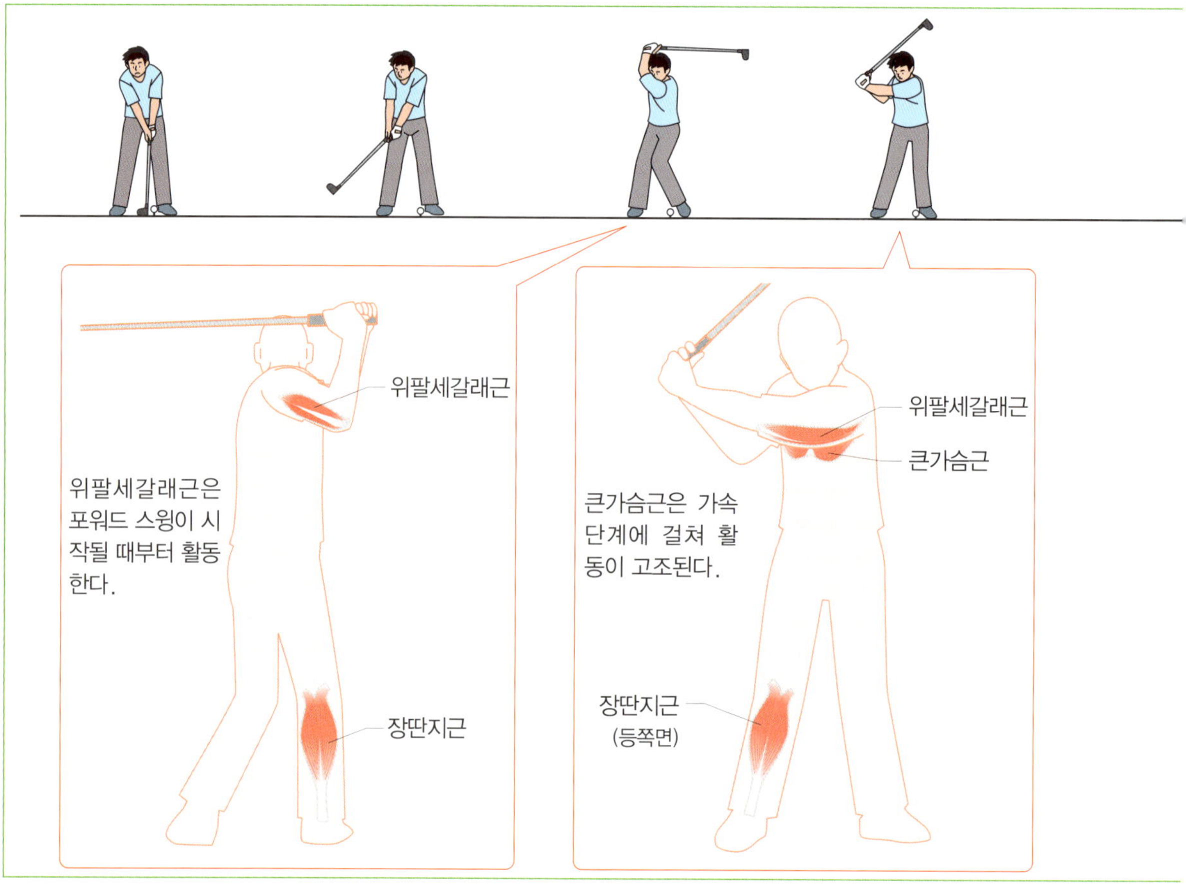

배바깥빗근(외복사근)은 trailing arm 쪽에서 임팩트 전후로 활동을 보이지만, 임팩트 순간에 활동이 저하된다. 그에 비해, leading arm 쪽의 활동 수준은 낮다.

넓은등근(광배근)은 양쪽 모두 임팩트 전후로 집중적인 활동을 보인다.

가쪽넓은근(외측광근)은 trailing arm 쪽에서 임팩트 전에 활동하고, 임팩트 시에는 활동이 저하된다. Leading arm 쪽은 임팩트 전후로 강하게 활동한다.

넙다리두갈래근(대퇴이두근)은 가쪽넓은근과 마찬가지로 trailing arm 쪽에서 임팩트 전에 활동하고, 임팩트 시에는 활동이 저하된다. Leading arm 쪽은 임팩트 전후로 강하게 활동한다.

장딴지근(비복근)은 trailing arm 쪽이 포워드 스윙에서 크게 활동하지만, 가속 단계에서 활동이 저하된다. 한편, leading arm 쪽에서는 거의 활동을 보이지 않는다.

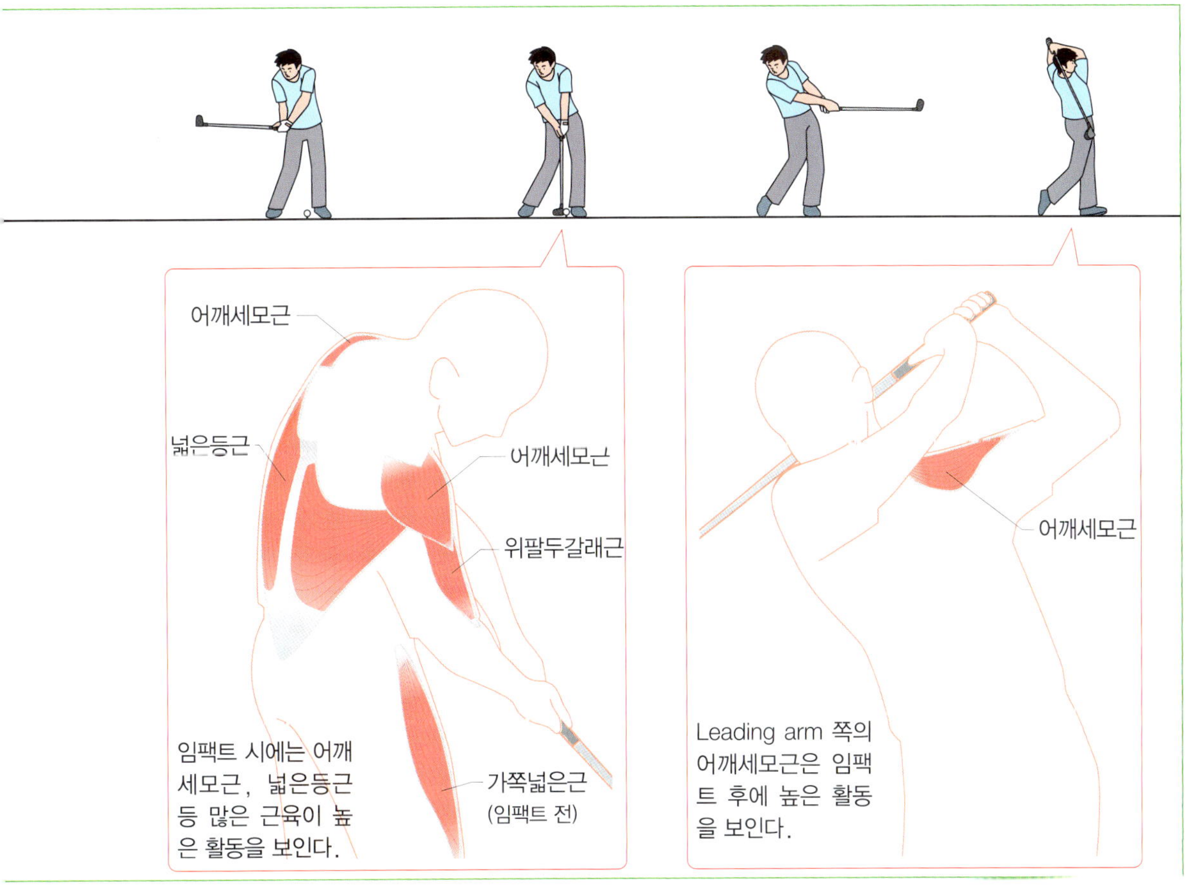

지면반발력 측면에서 본 스윙의 분석

지면반발력 측면에서 스윙을 분석하면 다음과 같다. 어드레스에서는 하중이 좌우로 균일하게 실렸지만, 테이크 어웨이에는 trailing arm 쪽 다리에, 임팩트를 향해서는 leading arm 쪽 다리에 주로 하중이 실린다. 그리고 임팩트 후에는 거의 leading arm 쪽 다리에 하중이 실린다.

수직 방향의 하중량을 보면, leading arm 쪽에서는 임팩트 전에 최소가 된 후 급격하게 증가하여 임팩트 직후에 최대가 된다.

한편 trailing arm 쪽에서는 수직 방향의 하중량이 포워드 스윙 시 최대가 되고 임팩트를 향할 때 감소하는데, 임팩트 후로 더욱 감소하여 최종적으로 0이 된다.

칼럼 ▸ 의료 현장에서 ❸

테이핑(taping)

테이핑이란 '접착성이 있는 테이프를 사용하여 고정하는 것'을 말하며, 5000여 년 전 고대의 이집트나 중국 시대에 'bandage'나 '붕대 고정법'으로 치료에 활용되었다고 합니다. 현재 이용되고 있는 접착성이 있는 테이프는 1920년대에 미국에서 만들어져, 미식축구이나 농구 등 격렬한 스포츠에서 부상 방지를 위해 사용되었습니다. 일본에서는 1975년경부터 본격적으로 보급되기 시작했다고 합니다.

테이핑의 목적은 다음과 같습니다.

- **부상 방지** – 각종 스포츠에서 발생하는 부상을 방지하기 위해 아무 이상이 없는 부위에 테이핑을 한다.
- **재발 방지** – 부상을 입은 후 운동을 할 경우에 재발을 방지하는 목적으로 상처를 입은 부위에 테이핑을 한다.
- **응급 처치** – 부상 후 행하는 응급 처치는 RICE 처치(→ p.175)가 원칙인데, 여기서 안정(R)과 압박(C)를 위해 테이핑을 한다.
- **통증 완화 · 경감** – 뼈 등의 위치 관계를 교정하고, 근육의 신장을 경감시키며, 충격을 누그러뜨린다. 따라서 일상생활이나 운동 시 오는 통증을 경감시키기 위해서 테이핑을 한다.
- **보존적 치료의 고정법** – 경도의 인대 손상을 치료할 때에는 완전히 고정하지 않으면서 보조기나 테이핑으로 보호하는 경우가 있다.

  * 'kinesio taping'이나 'spiral taping'이라 불리는 독특한 방법을 이용한 테이핑도 있다.

어쨌건 '약간 상처가 있어도 테이핑을 하면 운동할 수 있다'라는 등의 테이핑에 대한 과신은 금물입니다. 안이하게 테이핑에 의존하면 부상이 재발하거나 진행되고 만성화되는 등 본말이 전도되는 상황에 이르게 됩니다.

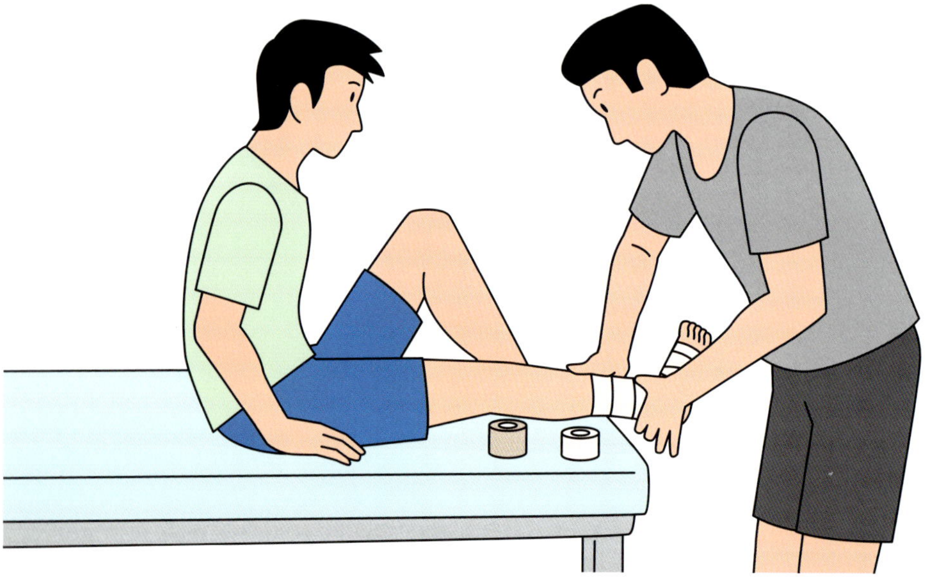

04

종목별

발생하기 쉬운 손상과 재활

손상의 종류와 발생 요인

스포츠 손상은 '급성 손상'과 '과사용 손상'으로 분류된다.

'스포츠 손상'은 두 가지로 분류

스포츠로 얻을 수 있는 다양한 육체적 · 정신적 효과를 **'스포츠 효과'**라고 한다. 스포츠의 육체적 효과에는 유연성 · 근력 · 심폐 기능 등의 향상이 있고, 스포츠의 정신적 효과에는 스트레스 해소나 성장기에 사회성을 향상시키는 등 교육적인 효과가 있다.

반면, 스포츠로 인해 생기는 부상 등 바람직하지 않은 결과를 가리켜 **'스포츠 손상'**이라 한다. 스포츠 손상은 한 번의 큰 외력으로 생기는 골절이나 인대 손상 등의 **'급성 손상'**과 반복되는 동작으로 특정 부위에 부담을 주어 생기는 허리통증이나 무릎통증 등의 **'과사용 손상'**으로 나뉜다.

스포츠 활동은 일상생활보다도 큰 힘이나 빠른 동작을 필요로 하며 같은 패턴의 동작을 반복하는 경우가 많으므로, 급성 · 과사용 손상이 발생할 가능성이 높다.

스포츠가 일부 경기자만을 위한 것이었던 시대에는 이러한 스포츠 손상도 특정한 사람들만의 문제였다. 그러나 최근 선진국에서 스포츠는 보는 것에서 참여하는 것으로 변화하여, 남녀노소가 다양한 스포츠에 참여하게 되었다. 따라서 스포츠 손상은 일반인들에게도 문제가 되고 있다.

과사용 손상을 입은 환자는 회복된 후에 같은 스포츠 종목에 복귀하기 때문에 같은 부위에 반복적으로 스트레스를 주어 재발하는 경우가 많다. 또한 한 번의 외력으로 생기는 급성 손상도 그 경기 종목 특유의 부상 기전이나 환경 요인이 원인이 되는 경우가 있어 재발의 가능성이 높다.

손상에는 내적 요인과 외적 요인이 있다

급성 · 과사용 손상의 발생 요인은 크게 **내적 요인**과 **외적 요인**으로 나눌 수 있다.

내적 요인은 스포츠를 행하는 개체 쪽의 문제이다. 그 예로는 근력 · 유연성의 저하, 잘못된 정렬(뼈 등의 위치 관계), 민첩성의 저하, 자세 불량 등을 들 수 있다.

외적 요인은 스포츠를 행하고 있는 환경 문제이다. 구체적으로는 악천후, 경기장이나 노면의 상태 불량, 바닥이 닳은 신발의 사용, 부적절한 도구의 사용, 준비운동의 부족, 부적절한 연습 등을 들 수 있다.

스포츠 손상의 발생 요인

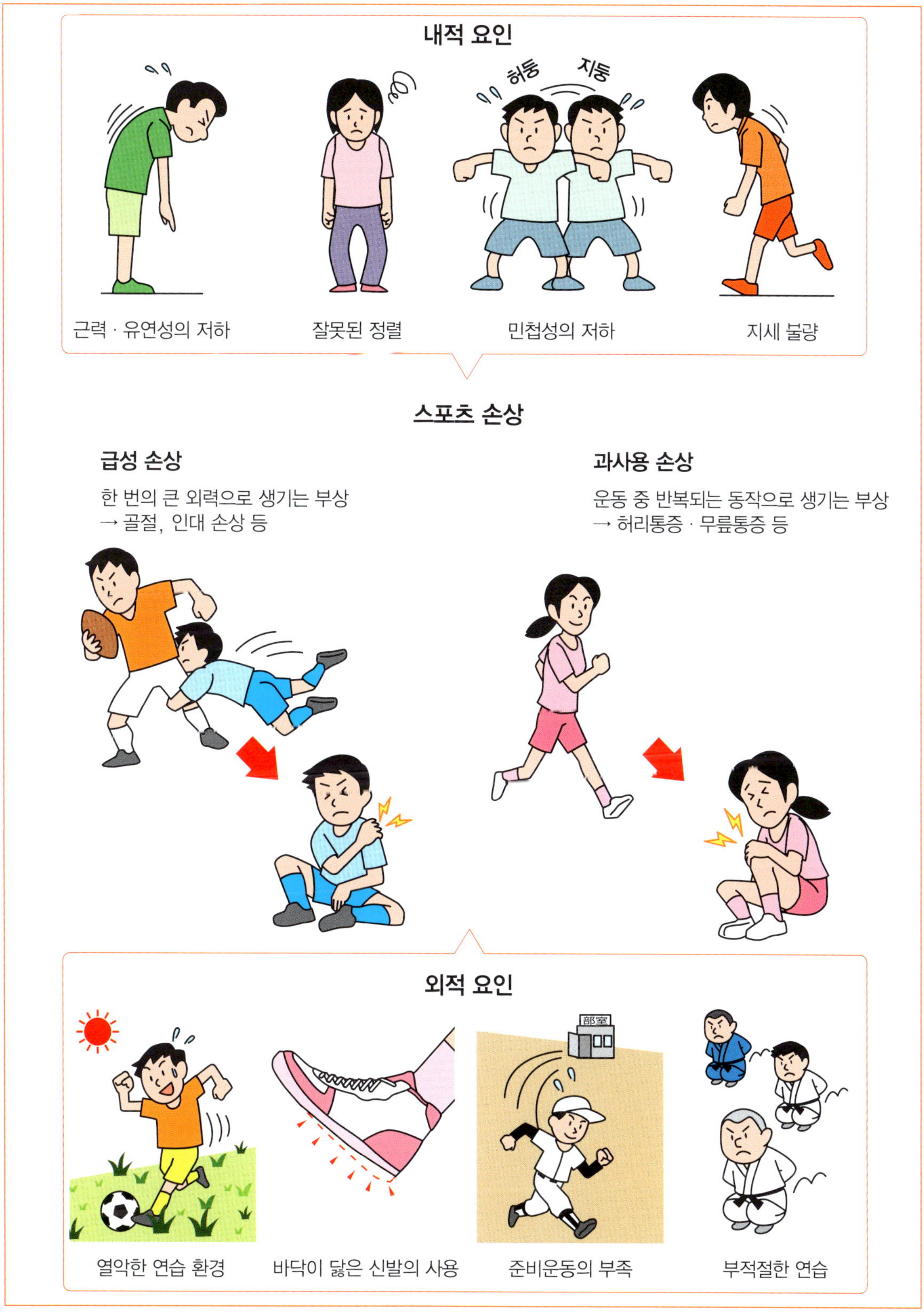

내적 요인
허둥
지둥
근력 · 유연성의 저하
잘못된 정렬
민첩성의 저하
지세 불량
스포츠 손상
급성 손상
한 번의 큰 외력으로 생기는 부상
→ 골절, 인대 손상 등
과사용 손상
운동 중 반복되는 동작으로 생기는 부상
→ 허리통증 · 무릎통증 등
외적 요인
部室
열악한 연습 환경
바닥이 닳은 신발의 사용
준비운동의 부족
부적절한 연습

경기 특성과 발생하기 쉬운 손상

근육 과도 긴장은 넓적다리뒤근육에서 가장 많이 발생한다.

단거리 주자에게 많이 발생하는 넓적다리뒤근육의 근육 과도 긴장

육상 경기에서는 주행 동작, 도약 동작, 던지는 동작 등이 행해진다. 더욱이 이러한 동작들은 각각 세분화되어 있으므로, 동일한 경기에서 일어나는 특징적인 스포츠 손상을 정리하기 어렵다. 그러나 육상 경기 중 **순발력을 요하는 종목에서 일어나기 쉬운 손상은 근육 과도 긴장(근육 좌상)**이다.

근육 과도 긴장이란 근육에 강한 수축을 일으키는 스포츠 동작으로 인해 장력이 급격하게 근육에 작용하여, 근육 일부에 어느 정도 손상을 가져온 상태를 말한다. 부상은 **넓적다리뒤근육(hamstring muscle)**에서 가장 많이 발생하고, 약 70%를 차지한다. 근육 과도 긴장은 특히 **넙다리두갈래근의 긴갈래**에서 가장 일어나기 쉽고, 이어서 넙다리곧은근, 장딴지근, 넓적다리의 모음근육 순이다.

넓적다리뒤근육의 근육 과도 긴장은 단거리 주자, 럭비 · 축구 선수에게서 많이 나타나고, **질주 중에 가장 많이 발생한다**. 구체적으로는 forward recovery phase(발부위가 지면에서 떨어져 있는 시기)가 끝날 즈음 무릎의 폄을 감속하기 위한 기능으로 넓적다리뒤근육이 수축할 때와, 이륙기(takeoff phase)에 굽힘된 상태의 무릎을 안정화시키는 기능에서 무릎의 폄을 보조하는 기능으로 급격하게 바뀔 때 발생한다.

넓적다리뒤근육의 근육 과도 긴장이 발생하는 자세

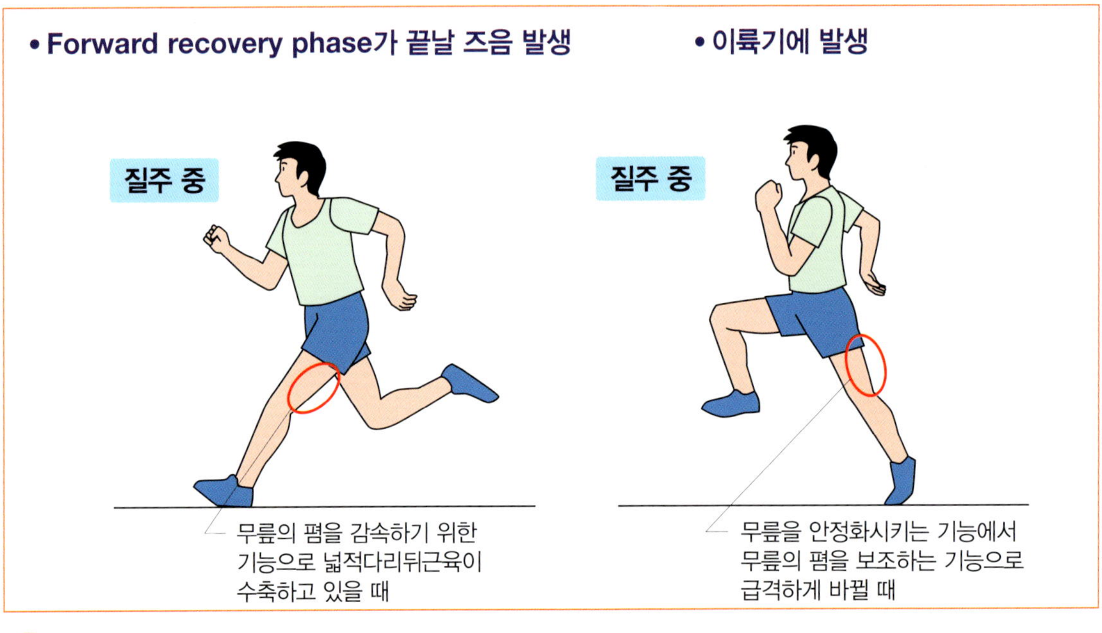

근육 과도 긴장의 재활

스트레칭

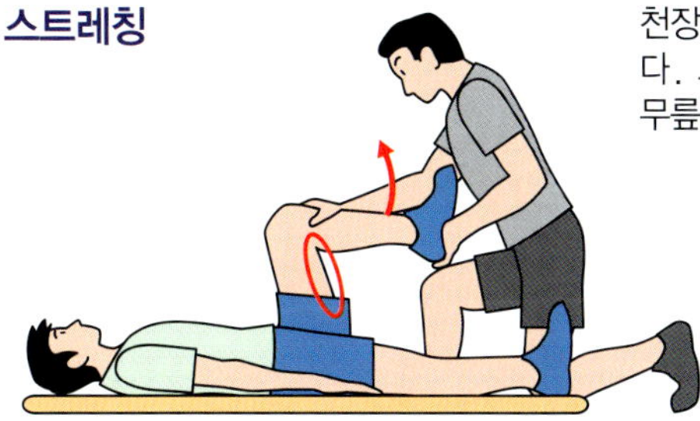

천장을 보고 누워 아프지 않은 쪽 다리를 편다. 그리고 아픈 쪽의 엉덩관절을 굽히고, 무릎관절을 펴듯 넓적다리뒤근육을 늘인다.

가벼운 능동운동(무릎의 굽힘운동)

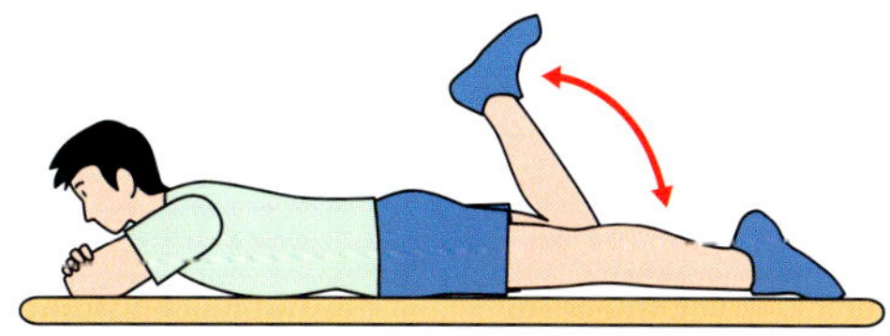

엎드려 누워 다리를 펴고, 아픈 쪽 무릎을 서서히 굽힘 ↔ 폄한다.

근육 과도 긴장의 처치와 재활

근육 과도 긴장은 응급 처치가 충분히 이루어지지 않았거나 재활이 부적절하면, 경기에 복귀한 후에 운동통증이나 위화감을 느끼는 등 후유증이 남을 수 있다. **재발의 위험성도 있는 위중한 급성 손상 중 하나**이기 때문에, 압통이 심한 경우에는 의료 기관을 방문하여 진찰을 받도록 한다. 경증인 경우에도 부상 직후에는 **RICE 처치**를 충분히 실시해야 한다. 1~2주 후에 통증이 완화되면, 온열치료 후에 넓적다리뒤근육의 능동운동(무릎의 굽힘운동)을 가볍게 실시하거나 스트레칭을 시작한다. 그리고 통증을 지표로 자전거 타기나 근력의 강화운동도 추가적으로 시행한다. 약 3주 후부터 가볍게 조깅을 시작하고, 거리나 속도를 서서히 늘린다.

근육 과도 긴장은 재발하기 쉬운 질환이다. 따라서 **운동 전에 워밍업**, 특히 **스트레칭에 힘쓰는 것**이 중요하다.

관련 지식 ▶ RICE 처치

안정(R: rest)
냉각(I: icing)
압박(C: compression)
올림(E: elevation)

RICE 처치는 급성 외상에 대한 처치의 기본이다. 외상 후의 염증 증상을 최대한 억제하는 것으로, 수술이나 보존치료 등 다음 치료로 원활하게 이행할 것을 목적으로 한다.

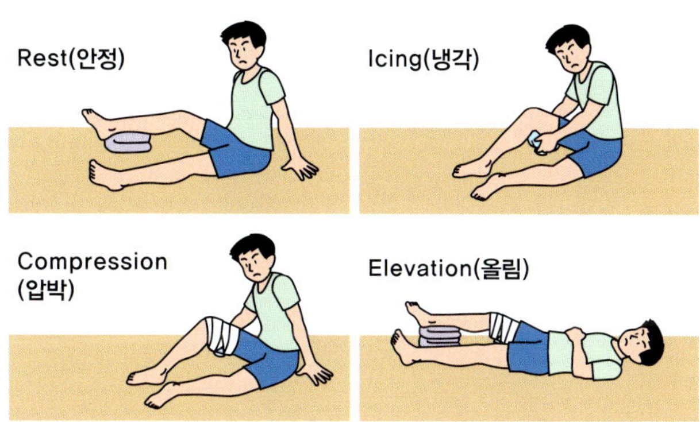

발생 요인에 따른 분류

달리기 손상은 내적 요인과 외적 요인으로 나뉜다.

정형외과질환은 주로 발부위부터 무릎관절에 걸쳐 증상이 나타난다

건강을 지향하는 분위기가 고조되면서 많은 사람이 조깅을 애호하고 있다. 조깅 및 달리기를 하는 인구는 2012년의 추계에 의하면 1000만 명이라고 한다. 수많은 시민 마라톤 경주가 개최되고 있는 만큼, 그로 인해 달리기가 신체에 주는 유용성뿐만 아니라 부정적인 면도 나타나게 되었다. 그것이 **달리기 손상**이다. 달리기 손상은 피로골절(긴장골절)이나 힘줄염(건염)과 같은 **정형외과질환**과 빈혈이나 월경 불순과 같은 **내과질환**으로 나눌 수 있다.

달리기 손상에서 정형외과질환인 경우, 조깅을 졸업하고 속도를 올려서 한 달 동안 주행 거리를 늘린, 경험이 부족한 마라톤 애호가들에게 주로 증상이 나타난다. 이러한 질환은 종류가 많지만, 발부위부터 무릎관절에 증상이 나타나는 **통증성 질환**이 대부분이다.

주행주기 중 하나인 지지기(support phase: 발부위가 지면에 닿아 있는 시기)에서는 지면반발력(→ p.142)의 수직 분력이 체중의 3배 가까이 된다. 또한 가쪽들림에서 안쪽들림운동에 따른 목말밑관절(거골하관절)의 각도 변화는 12°~16°로, 그 움직임이 불과 0.03초 동안 일어난다고 한다.

이처럼 주행은 **보행보다도 관절이나 근육에 미치는 부하가 크고**, 달리기 손상을 일으키는 원인이다.

내적 요인과 외적 요인

달리기 손상의 발생 요인은 **내적 요인**과 **외적 요인**으로 나뉜다.

내적 요인은 달리는 사람 개인의 문제로, 연령, 잘못된 정렬(뼈 등의 위치 관계), 달리기 자세, 비만, 성 차이 등을 들 수 있다.

외적 요인은 달리는 환경의 문제로, 주행 거리, 신발, 달리기 코스 등을 들 수 있다.

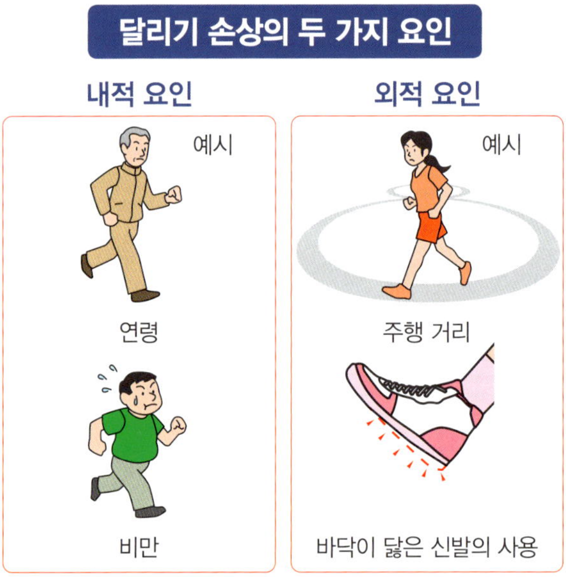
달리기 손상의 두 가지 요인
내적 요인
예시
연령
비만
외적 요인
예시
주행 거리
바닥이 닳은 신발의 사용

달리기 손상의 내적 요인

<table>
<tr><td>연령</td><td colspan="2">30대 후반에 주로 증상이 나타난다. 근육이나 힘줄의 통증질환은 40~50대에 많고, 뼈나 관절의 통증성 질환은 60대부터 증가한다. 조직의 퇴행성 변화(노화 현상)를 원인으로 볼 수 있다.</td></tr>
<tr><td>잘못된 정렬 (malalignment)</td><td>O자형 다리인 경우에는 무릎관절 안쪽에 압박력이 집중되기 때문에 그 부위의 연골이나 관절반달이 아프기 쉽고, 바깥쪽은 장력이 증가하므로 엉덩정강띠(→ p.32)에 염증이 생기기 쉽다.</td><td>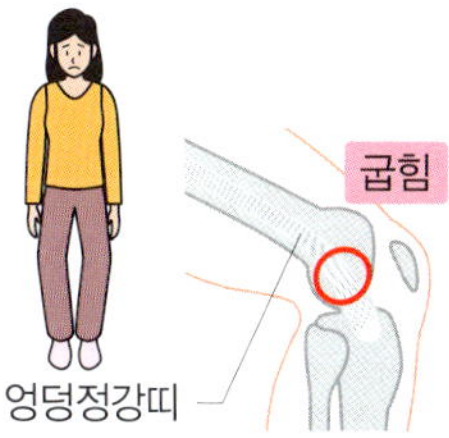</td></tr>
<tr><td>달리기 자세</td><td>스트라이드(stride) 주법으로 달리는 선수는 엉덩관절이나 넓적다리부위에 근육 과도 긴장(근육 좌상)이 나타나는 경우가 많고, 피치(pitch) 주법으로 달리는 선수는 정강뼈 및 종아리뼈의 피로골절이나 발바닥근막염(족저근막염, plantar fasciitis) 등이 발생하기 쉽다고 한다.</td><td>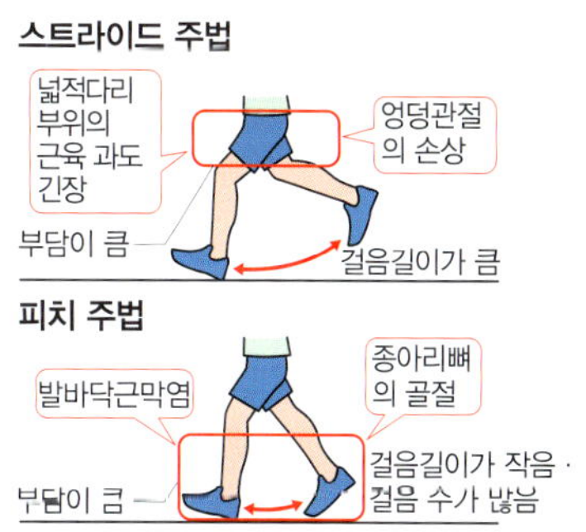</td></tr>
<tr><td>비만</td><td colspan="2">체중의 증가는 다리에 부담을 많이 줄 뿐만 아니라, 허리통증의 발생 요인이기도 하다.</td></tr>
<tr><td>성 차이</td><td>골반이 넓은 여성은 발부위가 바깥쪽에서 안쪽으로 깊숙이 들어가며 시변에 닿기 때문에, 발부위에 부담을 주기 쉽다. 또한 일반적으로 여성은 과도한 관절의 유연성이, 남성은 단단한 근육이 문제가 되는 경우가 많다.</td><td>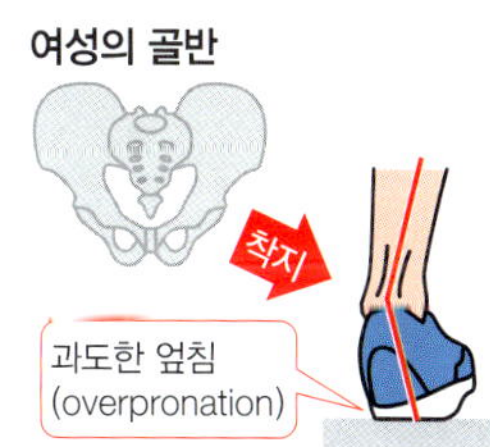</td></tr>
</table>

달리기 손상의 외적 요인

주행 거리	통계적으로 단위 기간(1개월이나 1주일)당 주행 거리가 길어지면, 달리기 손상의 증상이 나타날 가능성이 높아진다.
신발	바닥이 닳은 신발은 지면반발력의 흡수 작용이 감소하고, 신체에 부담을 준다.
달리기 코스	도로는 갓길을 향해 아래로 경사져 있다. 그러므로 항상 같은 쪽 갓길을 주행하면, 바깥쪽 다리와 안쪽 다리가 받는 부담은 균형이 깨진다.

대표적인 과사용 손상

엉덩정강띠증후군, 거위발염, 신스플린트, 피로골절이 대표적인 손상이다.

무릎관절의 주변 근육이나 힘줄에서 기인한 손상

무릎관절 주변에는 무릎 폄 기구(→ p.188) 이외에도 뒤쪽에 넓적다리뒤근육 · 오금근, 안쪽에 넙다리빗근, 바깥쪽에 엉덩정강띠와 같은 근육 · 힘줄이 있는데, 이러한 근육 · 힘줄에서 기인한 스포츠 손상을 볼 수 있다.

구체적으로는 **바깥쪽의 엉덩정강띠증후군**, **안쪽의 거위발염** 등을 들 수 있다.

엉덩정강띠증후군(장경인대증후군, iliotibial band syndrome)

• **구조** 엉덩정강띠(엉덩정강근막띠, 장경인대)는 엉덩뼈능선에서 정강뼈 몸쪽의 바깥쪽으로 주행한다. 엉덩정강띠는 무릎관절을 펌할 때는 넙다리뼈 가쪽위관절융기의 앞쪽에 있고, 굽힘할 때는 뒤쪽으로 이동한다. 따라서 무릎을 반복해서 굽히고 펴는 스포츠에서는 **엉덩정강띠와 넙다리뼈 가쪽위관절융기 사이에 기계적 자극이 일어나 엉덩정강띠증후군이 생긴다**고 볼 수 있다. 특징적인 자각 증상은 달릴 때 무릎의 바깥쪽에서 통증이 느껴진다는 것이다. 이것을 **'러너스 니(runner's knee)'**라고도 한다. 통증은 보통 주행을 시작할 때는 없지만, 거리가 증가하면 출현한다. 엉덩정강띠증후군이 발생하기 쉬운 스포츠에는 육상의 장거리 경기, 자전거 경기 등이 있다.

• **요인** 엉덩정강띠증후군의 증상이 나타나기 쉬운 내적 요인으로는 **밖굽이무릎(내반슬)**, **발의 과도한 엎침(회내족, pes pronatus)**을 들 수 있다. 밖굽이무릎(O자형 다리)은 무릎관절의 안굽음(내반) 토크를 증대시키고, 엉덩정강띠에 부담을 준다. 발의 과도한 엎침으로 러너의 무릎은 강하게 안쪽돌림되고, 무릎의 가쪽 지지 기구에 부담을 주어 엉덩정강띠증후군이 생기기 쉽다고 한다. 또한 **중간볼기근의 근력은 저하**되지만 그 대신 큰볼기근과 넙다리근막긴장근(엉덩정강띠의 몸쪽부분)이 동시에 수축되어 엉덩정강띠의 긴장을 증가시킨다.

• **치료법과 재활** 엉덩정강띠증후군은 **보존치료**로 치료한다. 통증이 심한 급성기에는 달리기를 중지시켜 안정을 취하도록 한다. 염증 증상이 진정되면 온열치료, 초음파요법 등을 시도한다. 긴장을 완화시키기 위해, 넙다리근막긴장근부터 시작하여 엉덩정강띠를 중점적으로 스트레칭하고, 통증이 출현하지 않는 범위 내의 저항으로 엉덩관절 벌림근육의 근력을 강화시키는 훈련을 시작한다.

신장 스트레스를 감소시키기 위해서는 **안창(아치받침)**이나 **테이핑**으로 대처하는 것도 효과적이다. 구체적으로 엉덩정강띠증후군에는 **바깥쪽이 높은 깔창(lateral heel wedge)**의 아치받침을 시도할 수 있다. 바깥쪽이 높은 깔창은 종아리에 위치한 이마면상에서의 무게중심선을 안쪽으로 향하게 하고, 무릎관절에서 안굽음 토크를 감소시켜 엉덩정강띠에 가해지는 신장 스트레스를 감소시킨다.

엉덩정강띠증후군의 발생 구조와 재활

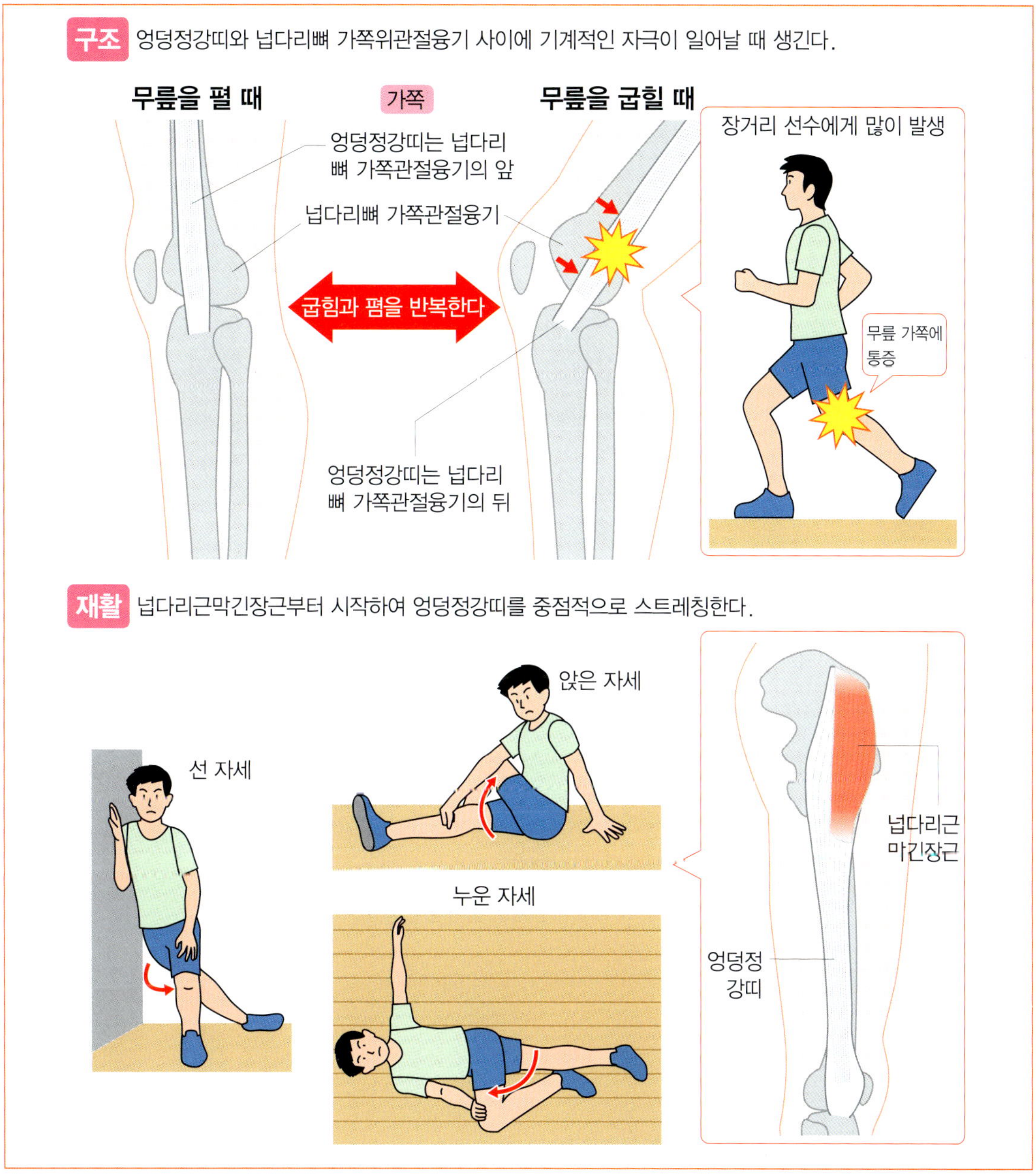

달리기를 시작할 때는 충격을 충분히 흡수할 수 있는 러닝슈즈를 사용하며, 느린 속도로 큰걸음(stride)을 작게 하고, 평평하고 폭신한 노면에서 달리도록 지도한다. 특히, 경사진 갓길에서의 주행은 피한다.

거위발염(pes anserinus bursitis)

- **구조** 거위발(pes anserinus)은 정강뼈 몸쪽의 안쪽에 **넙다리빗근 · 두덩정강근 · 반힘줄근**의 힘줄이 부채꼴로 부착된 부위를 총칭한다. 부착부위의 형태가 거위의 발과 비슷하여 거위발이라 명명되었다. 강력한 근력을 가진 **넓적다리뒤근육**의 견인력이 거위발부위에 반복적으로 가해지고, 그러한 해부학적 특징으로 인해 무릎관절을 굽히고 펴면 무릎에 있는 **안쪽곁인대**의 앞섬유와 거위발 사이에 마찰이 반복해서 일어나는데, 이때 힘줄의 부착부위나 거위발주머니에 염증을 일으키는 것이다. 이 질환은 단거리 경주 선수나 축구 선수에게서 많이 볼 수 있다. 자각 증상은 거위발부위의 통증 및 압통이고, 증상에 따라 무릎을 굽히고 펼 때 삐걱거리는 소리를 내거나 부기를 보일 수 있다.

- **요인** **안굽이무릎(외반슬)**이나 **발의 과도한 엎침(회내족, pes pronatus)** 등과 같이 잘못된 정렬(뼈 등의 위치 관계)이 거위발염의 잠재적 요인이 된다고 한다.

거위발염의 발생 구조와 재활

구조 무릎관절의 굽힘과 폄에 따라 무릎에서 안쪽곁인대의 앞섬유와 거위발 사이에 마찰이 반복적으로 일어나, 힘줄의 부착부위나 거위발주머니에 염증을 일으킨다.

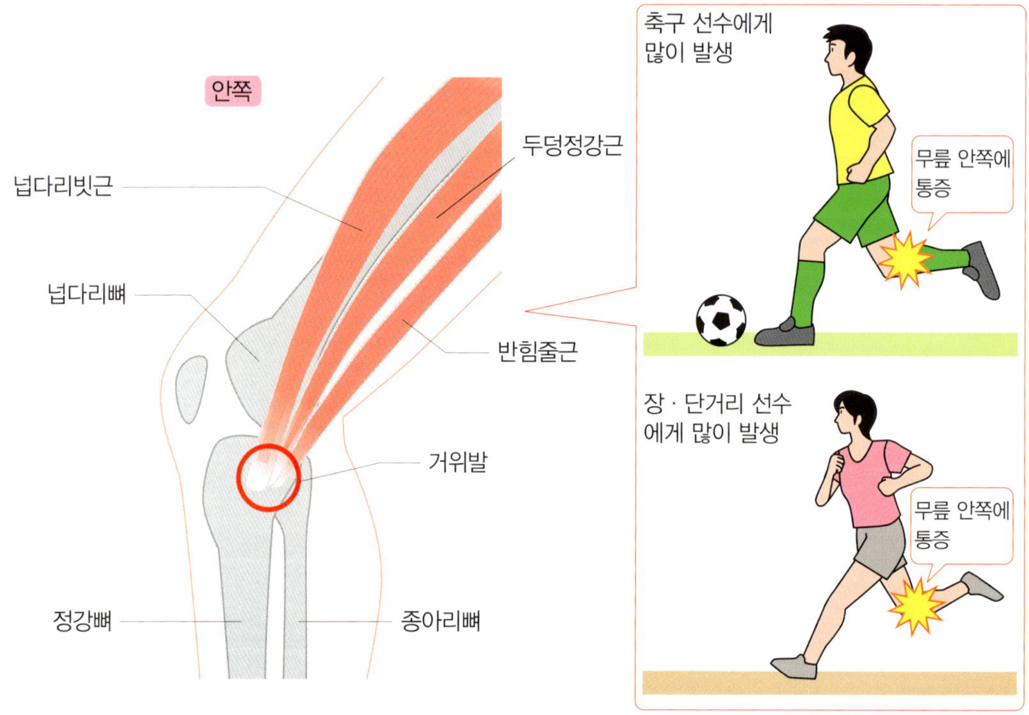

• **치료법과 재활 보존치료가 원칙**이다. 통증이 심한 급성기에는 달리기를 중지시켜 안정을 취하도록 한다. 증상이 진정되면 온열치료, 초음파요법 등을 시도한다. 긴장을 완화시키기 위해서 넓적다리뒤근육을 스트레칭하고, 통증이 출현하지 않는 범위 내의 저항으로 넓적다리뒤근육의 근력을 강화시키는 훈련도 시작한다.

신장 스트레스를 감소시키기 위해서는 안창(아치받침)이나 테이핑으로 대처하는 것도 효과적이다. 구체적으로 거위발염에는 **안쪽이 높은 깔창(medial heel wedge)**을 시도할 수 있다. 안쪽이 높은 깔창은 종아리에 위치한 이마면 상에서의 무게중심선을 가쪽으로 향하게 하고, 무릎관절에서 밖굽음 토크를 감소시켜 안쪽의 넓적다리뒤근육에 가해지는 신장 스트레스를 감소시킨다.

달리기를 시작할 때는 충격을 충분히 흡수할 수 있는 러닝슈즈를 사용하며, 느린 속도로 큰걸음(stride)을 작게 하고, 평평하고 폭신한 노면에서 달리도록 지도한다.

4

재활 넓적다리뒤근육(넙다리두갈래근 · 반힘줄근 · 반막근)을 중점적으로 스트레칭한다.

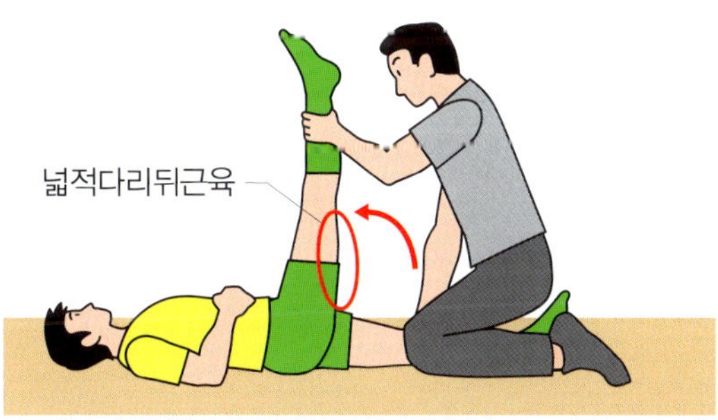

혼자서 할 때

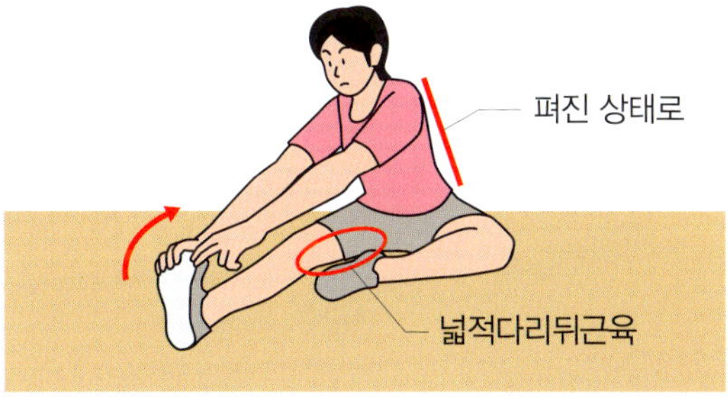

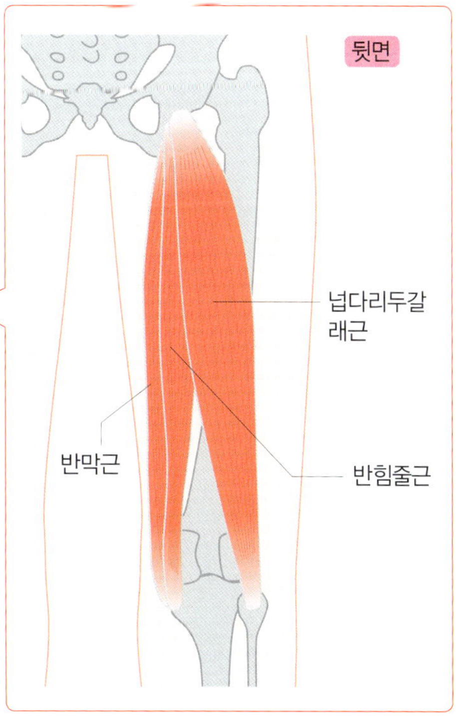

신스플린트(shin splints)

• **구조** 신스플린트는 스포츠 손상에서 대표적인 과사용 손상 중 하나로, 육상 경기나 축구, 농구 등의 종목에서 많이 발생한다. 전형적인 증상은 운동할 때나 운동 후에 종아리(정강뼈) 안쪽 중간 아래 1/3 주위에서 느껴지는 통증이다. 정형외과적으로는 X선상에 변화가 보이지 않는 것으로, **내측경골스트레스증후군(medial tibial stress syndrome)**이라고도 한다. 광의적으로는 종아리의 통증을 총칭하기도 한다.

• **요인** 주행할 때 뒤정강근의 수축 · 신장이 그 부착부위에 스트레스를 주기 때문으로 볼 수 있다. 내적 요인으로는 **편평발(편평족), 발의 과도한 엎침(회내족, pes pronatus), 발목관절의 유연성 저하** 등을, 외적 요인으로는 부적절한 신발, 딱딱한 주행 노면 등을 들 수 있다. 일반적으로 운동량이 증가하면 통증이 더 심해지고, 운동량이 감소하면 증상도 경감한다.

• **치료법과 재활 보존치료가 주체**로, 통증이 심할 경우에는 주행(스포츠)을 중지시키고, 염증 증상이 있으면 얼음 마사지 등으로 대처한다. **발목관절의 유연성을 향상시키는 것이 중요**하므로, 발목관절을 중점적으로 스트레칭하도록 한다. 발의 과도한 엎침이나 편평발이 있을 경우에는 안창(아치받침)에 대한 처방도 고려되어야 한다.

신스플린트의 압통부위

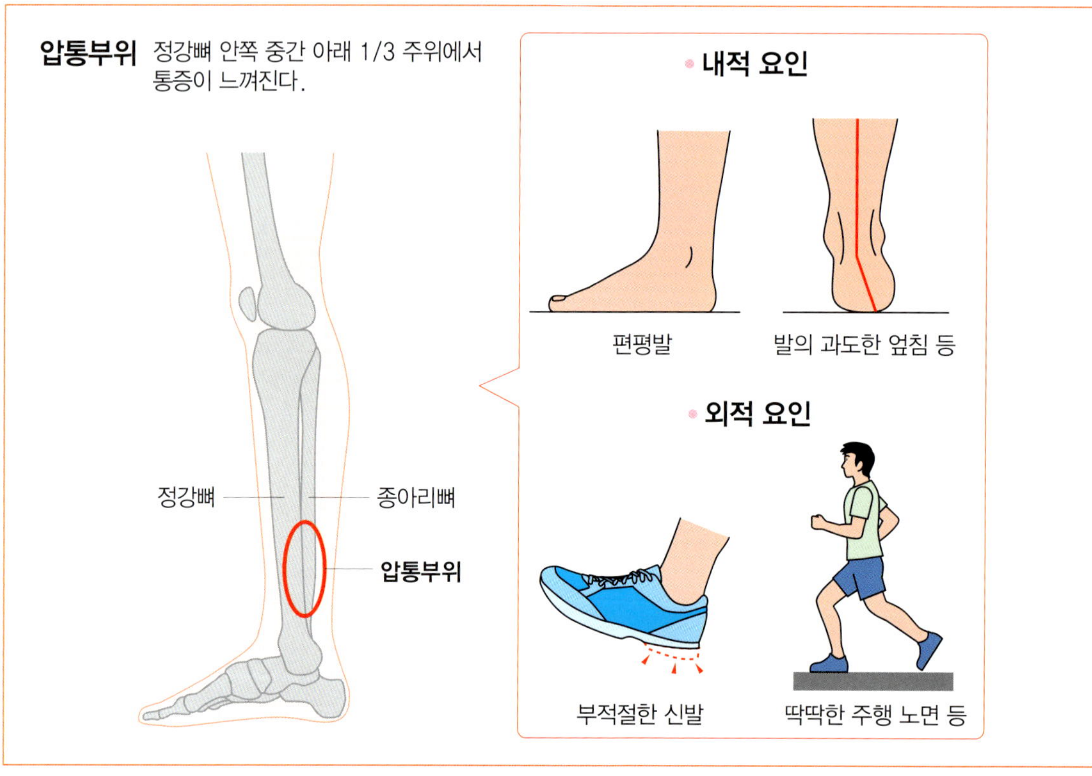

피로골절(긴장골절, stress fracture)

• **구조** 피로골절은 한 번의 큰 외력으로 생기는 일반적인 외상성 골절과는 달리, 한 번으로는 골절이 일어나지 않을 정도의 외력이 뼈 일부에 몇 번이나 가해져 생기는 골절이다. 구체적으로는 **달리기나 도약 동작을 반복하면 증상이 나타나는 메커니즘**을 가진다고 볼 수 있는데, 지구력을 요하는 장거리 경주와 순발력을 요하는 단거리 경주에 따라 발생부위에 차이가 있다. **정강뼈**에서 가장 발생하기 쉽고, 이어서 **발허리뼈, 종아리뼈**에서 많이 발생한다고 한다. 증상은 골절부위 주변의 통증인데, 하중에 의해 더 심해진다. 증상이 나타난 직후 실시한 X선 검사로는 변화가 보이지 않을 수도 있으므로 주의가 필요하다.

• **치료법과 재활** 치료의 기본은 **보존치료**이지만, 부위와 경과에 따라서는 **수술적 요법**도 고려될 수 있다. 치료법은 부위와 중증도에 따라 다르다. 수 주간 안정(운동 금지)을 취하거나 비체중부하(목발 사용)로 증상을 완화시키고, 뼈가 붙기를 기다린다. 이 시기 동안에는 유연성이 저하된 부위를 스트레칭하거나 환부에 부담을 주지 않는 범위 내에서 근력을 강화시키는 운동을 하며, **유산소운동으로는 고정식 자전거 타기나 수중운동**을 하도록 한다. 처방은 골절부위에 따라 다르지만, 달리기를 시작할 때는 안창(아치받침) 등도 고려되어야 한다.

종아리에서 피로골절의 발생부위

발생부위 가장 많이 발생하는 부위는 정강뼈이고, 발허리뼈나 종아리뼈에서도 많이 발생한다.

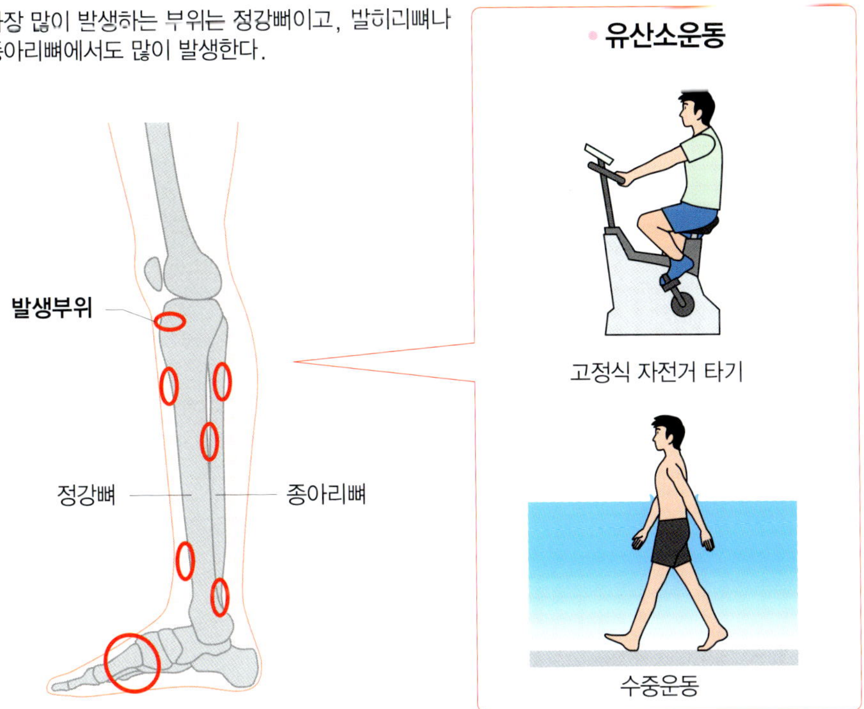

경기 특성과 발생하기 쉬운 손상

비접촉성의 앞십자인대 손상이 많이 발생한다.

농구에서는 다리 부상이 대부분

농구는 세로(사이드라인) 28m, 가로(엔드라인) 15m로 된 코트에서 한 팀에 5명으로 구성된 선수들이 하나의 공을 서로 빼앗아, 엔드라인 중앙 안쪽 1.2m, 높이 3.05m의 바스켓에 공을 넣어 득점을 겨루는 스포츠이다.

공을 가진 공격 팀은 24초 이내에 슛을 해야 하고, 공수 전환이 빠르며, 선수는 스톱, 턴, 점프를 빈번하게 반복한다. 다리에 주는 부담이 크고, 특히 여성에게서 비접촉성의 **앞십자인대 손상이 많이 발생한다**는 것이 특징이다.

농구에서 가장 많이 발생하는 부상은 **발목염좌**이고, 이어서 **앞십자인대 손상**이라고 하는데 대부분이 다리 부상이다.

무릎에서 앞십자인대의 기능과 손상 시 부상 기전

앞십자인대는 뒤십자인대와 함께 무릎관절의 관절주머니 안에 있는 독립된 인대로, 넙다리뼈 가쪽관절융기의 안쪽 뒤편에서 정강뼈의 관절면 앞 안쪽으로 주행한다. 앞십자인대의 주된 역할은 **정강뼈의 앞쪽 이동이나 무릎관절의 과다폄(과신전, hyperextension)**을 방지하는 것이다. 넙다리네갈래근을 강하게 수축시켜 무릎관절을 펴면 앞십자인대는 폄 범위로 긴장한다.

무릎관절은 엉덩관절처럼 뼈 자체의 안정성이 높은 관절이 아니므로 인대, 관절반달, 근육이나 힘줄 등의 조직이 안정성에 크게 기여한다. 그리고 무릎관절은 스포츠 손상이 많이 발생하는 부위이다. 스포츠에서 무릎관절의 인대 손상은 **앞십자인대가 약 50%, 안쪽곁인대가 약 30%**로, 두 인대의 복합 손상도 포함하면 전체의 90%를 차지한다. 미국에서는 앞십자인대 손상이 연간 10만 건 이상 발생한다고 한다.

앞십자인대 손상은 Cutting(방향 전환)

무릎의 십자인대

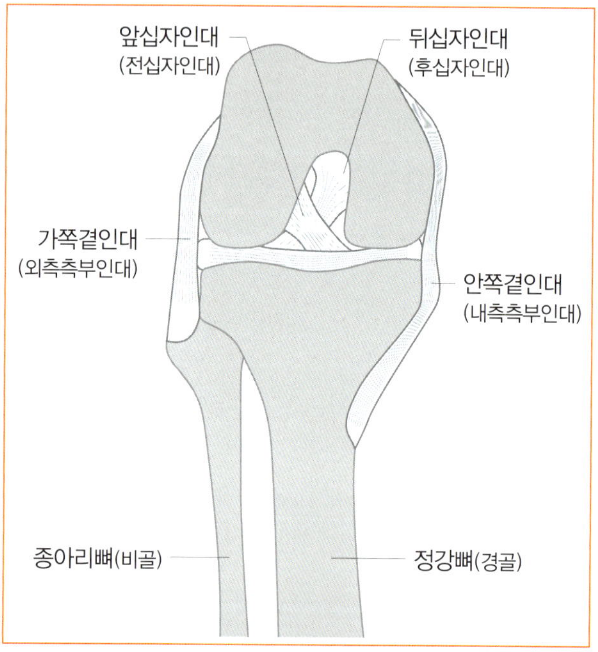

앞십자인대 손상의 부상 기전

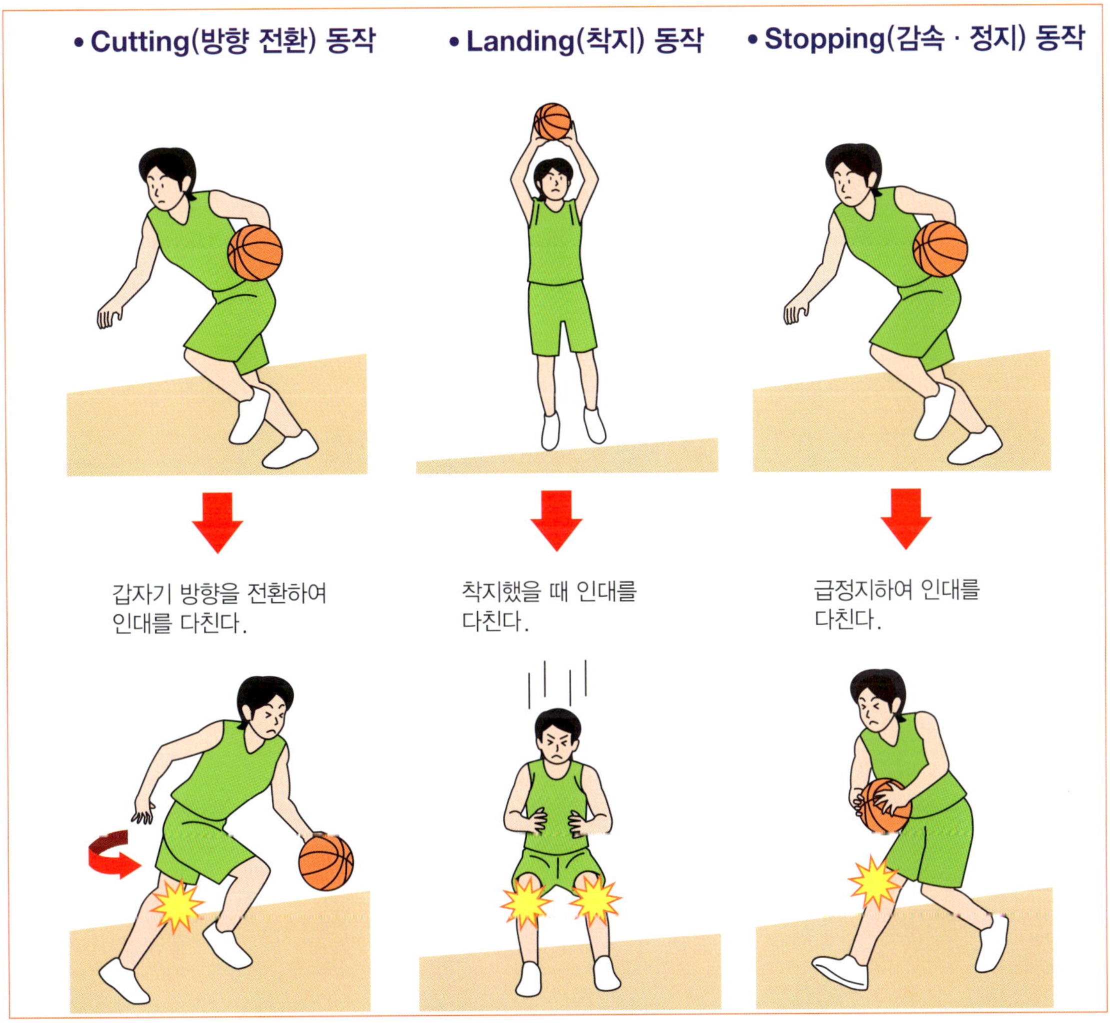

동작, **Landing**(착지) 동작, **Stopping**(감속 · 정지) 동작을 부상 기전으로 하여 많이 발생한다. 선수가 균형을 잃고 무게중심이 뒤쪽으로 치우친 자세를 취하게 되면, 발부위가 바닥면에 고정된 상태에서 무릎관절이 가볍게 굽힘되고 강제적으로 밖굽음되는 경우가 많다고 한다. 여성의 발생률이 높고, 스포츠 종목으로는 농구에서 많이 발생한다.

보존적 치료를 할 경우, 치료 후에 스포츠에서 **giving way(무릎이 무의식적으로 꺾이는 현상)**라 불리는 정강뼈의 불완전탈구(아탈구)가 일어나는 경우가 많다. 불완전탈구 현상은 스포츠 활동을 어렵게 만들 뿐만 아니라, 이것이 발생함으로써 관절반달 손상이나 관절연골 손상 등 이차적인 관절 내 손상을 일으킬 가능성이 높다.

앞십자인대 손상의 치료

운동 중에 앞에서 기술한 바와 같은 자세로 무릎관절을 다쳤을 경우에 마치 탈구된 것처럼 아프고 12시간 이내로 관절이 부었다면(관절 내 혈종), **앞십자인대 손상**이 의심된다.

의료 기관에서 관절 혈종을 빨아들이고 안정을 취하도록 하면 통증이 완화되어, 얼마 후에 일상생활, 그리고 스포츠 동작도 취할 수 있게 되는 경우가 많다. 그러나 운동을 하면 **giving way(무릎이 무의식적으로 꺾이는 현상)**를 경험하고, 무릎관절의 이차적 손상을 일으킬 위험성이 높다. 따라서 스포츠 활동을 계속할 경우에는 **앞십자인대 재건술과 같은 수술적 요법**을 시행하는 것이 일반적이다. 재건술에서는 무릎인대나 안쪽넓적다리뒤근육의 힘줄 일부를 이식 재료로 사용하는 경우가 많다.

재건술 후 행하는 근력 강화

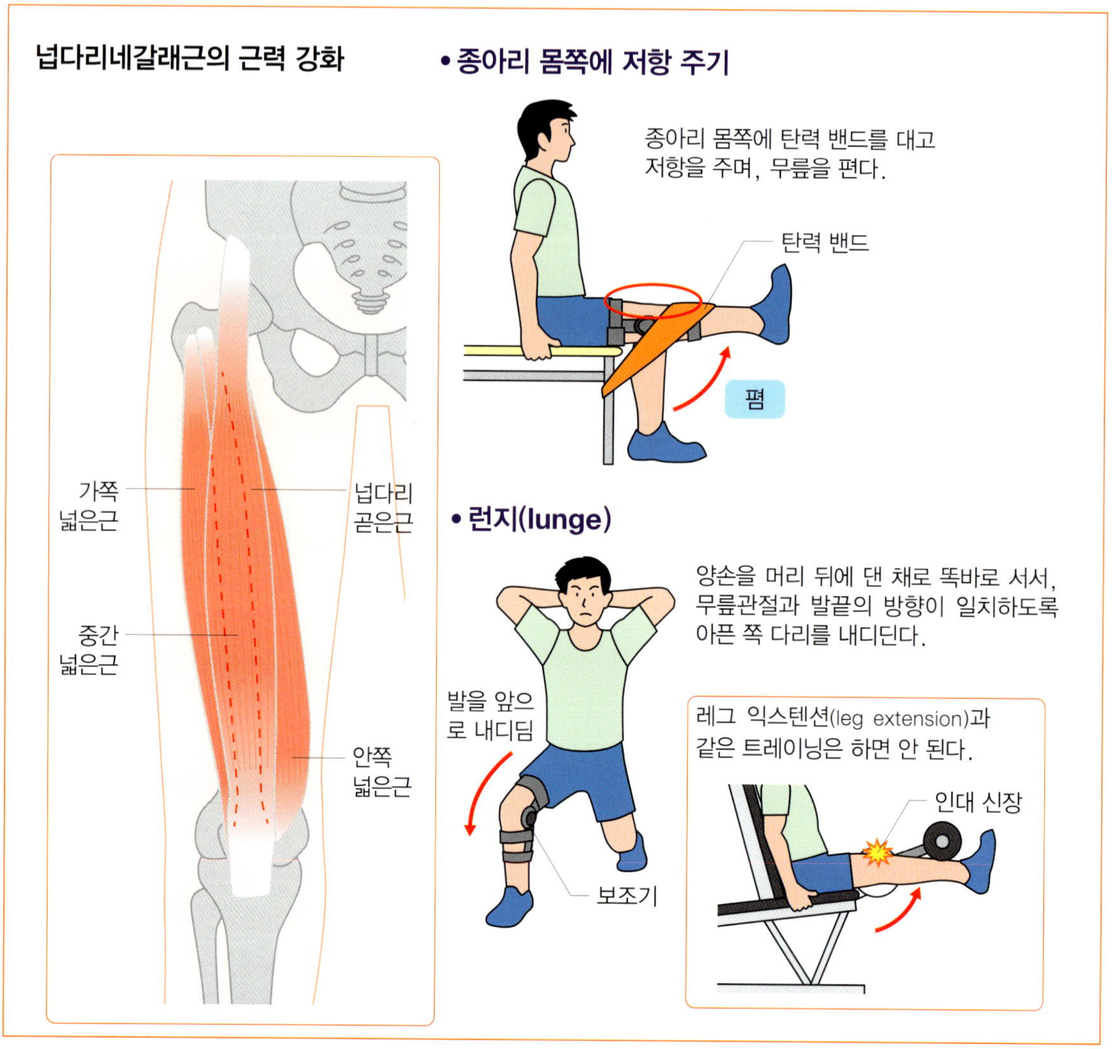

착지 동작의 지도

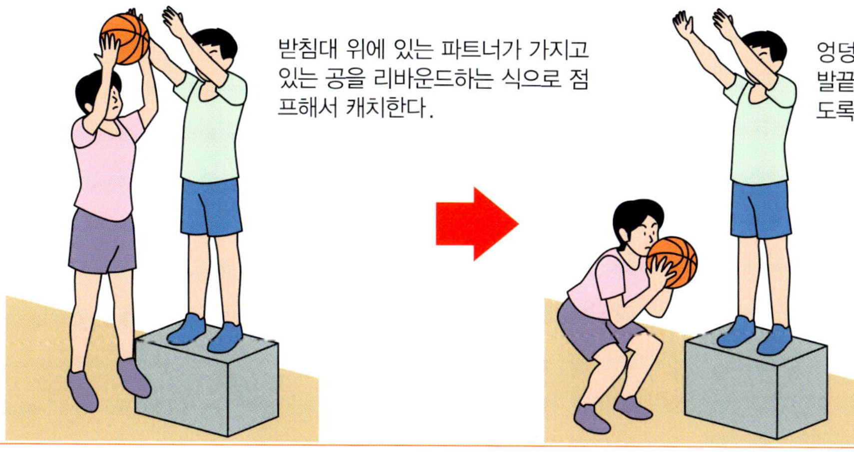

4

앞십자인대 손상의 재활

앞십자인대 재건술을 하고 나서 스포츠 복귀를 허가하기까지의 기간은 의료 기관에 따라 차이는 있지만, 일반적으로는 **6개월에서 10개월** 정도로 장기간에 걸친다. 이는 재건한 인대의 강도와 그 인대를 뼈에 고정시키는 힘이 회복하기까지 시간이 걸리기 때문이다. 일본에서는 보통 수술 후 입원 기간이 2~3주 정도이다. 이 기간에는 무릎관절의 가동범위와 일상생활에 지장을 주지 않을 정도의 근력을 획득하고, 그 후에도 근력을 강화하는 훈련을 계속하게 된다.

이때 주의해야 할 점은 **재건한 인대에 과도한 부하를 주지 않는 것**이다. 특히 넙다리네갈래근을 강화할 때 보통의 레그 익스텐션(leg extension)과 같은 방법으로 종아리 먼쪽에 저항을 가하면, 넙다리네갈래근이 수축하면서 재건한 인대를 늘어나게 한다. 이를 막기 위해서는 **종아리 몸쪽에 강한 튜브를 이용하여 저항을 주는** 등의 노력이 필요하다.

또한 넓적다리뒤근육의 수축은 앞십자인대와 공동의 작용을 하므로, 그 근력을 강화하는 것이 중요하다. 그러나 안쪽넓적다리뒤근육의 힘줄을 이식 재료로 한 재건술의 경우, 수술 직후에는 통증이 있어 적극적으로 근력을 강화하기가 어렵다. 결국, 재건술 후 재활은 전문가의 지도를 받아 실시되어야 한다.

스포츠 손상의 전반적인 특징이기도 하지만, 특히 **앞십자인대 손상은 재발이나 반대쪽에도 손상을 입는 경우가 많은데, 양쪽을 합치면 10%에 가깝다**는 보고도 있다. 특히 농구의 경우, 앞십자인대 손상을 일으키기 쉬운 동작을 반복하기 때문에 재발 방지를 고려한 재활이 필요하다. 단순히 근력을 회복시키기만 하는 재활에 그치지 않고, **양호한 상태의 동적 정렬(뼈 등의 위치 관계)을 의식한 풋워크 트레이닝(footwork training)이 중요**하다.

경기 특성과 발생하기 쉬운 손상

대표적인 스포츠 손상은 무릎힘줄염과 오스굿-슐라터병이다.

점프 동작과 관련된 부상이 많다

배구는 네트를 사이에 두고 같은 인원수로 구성된 두 팀의 선수가 공을 바닥에 떨어뜨리지 않고 정해진 횟수 안에서 상대편 코트로 넘겨 보내는 경기이다. 경기 네트와 센터 라인에 의해 나뉘어 상대편 코트에 들어가 플레이할 수 없는 것이 원칙이다. 경기로서의 배구는 상대 팀이 친 강력한 스파이크를 리시브하고 그 공을 되받아 쳐서 득점하기 위해, 네트 위에서 스파이크와 블로킹으로 응수하는 것을 볼 수 있다.

점프 동작이 잦은 스포츠이므로 **발목염좌**나 **허리통증(요통)**이 많이 발생하지만, 무릎관절의 스포츠 손상 측면에서 보면 **무릎힘줄염**이 빈번하게 발생한다는 점이 특징이다.

관련 지식 ▶ **무릎 폄 기구(knee extensor mechanism)**

넙다리네갈래근(대퇴사두근)-넙다리네갈래근힘줄(대퇴사두근건)-무릎뼈(슬개골)-무릎인대(슬개인대)-정강뼈거친면(경골조면)으로 이어지는 중요한 동적 지지 기구이며, 넙다리네갈래근의 수축이 무릎관절에서 폄 토크로 변환된다.

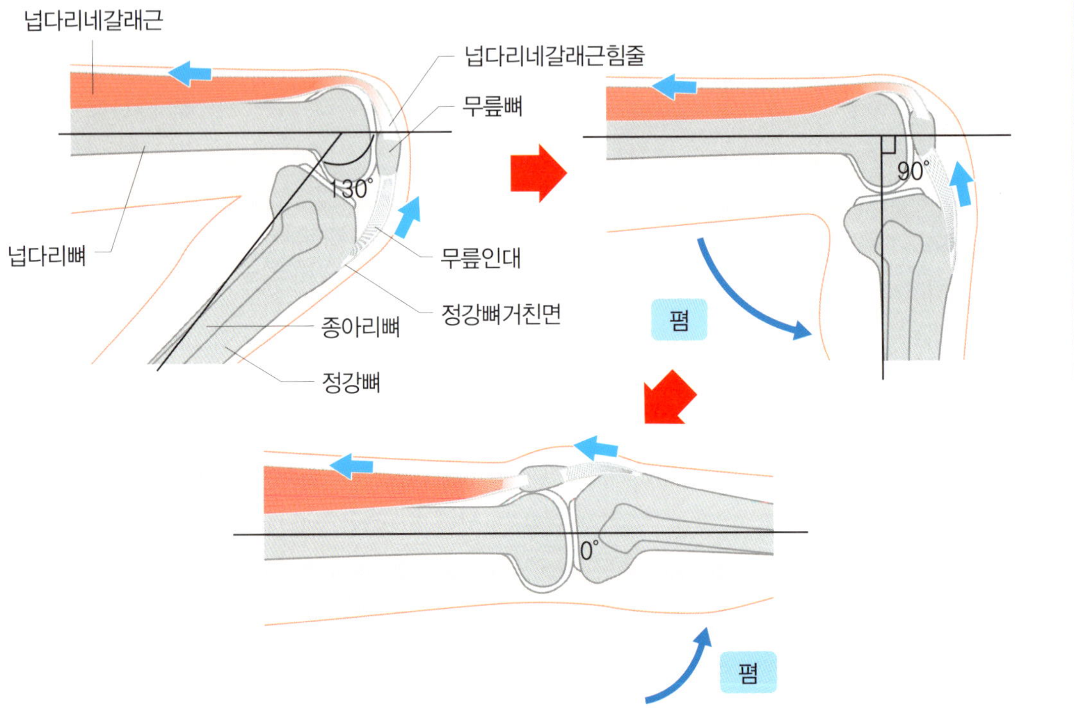

무릎힘줄염 · 오스굿–슐라터병의 요인

무릎힘줄염(슬개건염, patellar tendinitis)과 **오스굿–슐라터병(Osgood-Schlatter disease)**은 모두 무릎 폄 기구에서 기인하여 발생한 스포츠 손상이다.

무릎힘줄염은 점프나 달리기를 반복함으로써 생긴 스트레스가 무릎 폄 기구에 가해져 발생하는데, 이는 **무릎뼈를 중심으로 한 통증성 질환**이다.

오스굿–슐라터병은 **정강뼈거친면부위에 발생하는 대표적인 뼈끝병증**이며, 성장이 왕성한 10대 전반에 운동을 많이 하는 소년에게서 흔히 발생한다.

점프나 달리기 등의 스포츠 동작으로 넙다리네갈래근의 동심성 · 편심성 수축(→ p.82)이 반복해서 일어나 무릎 폄 기구에 신장 스트레스를 주는데, 이를 공통된 발생 요인으로 들 수 있다. 특히 무릎인대는 무릎 폄 기구 중에서도 **lever arm**(받침점부터 작용점까지의 길이)이 짧고, 부하기 걸리기 쉬운 부위이다.

무릎힘줄염의 별칭 점퍼스 니(jumper's knee)는 점프 동작이 많은 스포츠 선수에게서 흔히 볼 수 있는 것에서 유래하였으나, 달리기 선수에게서도 볼 수 있다. 호발 연령은 10대 후반이고, 남녀 비율은 3:2에서 3:1로 남성에게 많이 나타난다. 임상 증상은 무릎뼈 주위의 통증이고, 무릎뼈 아래 끝부위에서 가장 많이 발생한다. 오스굿–슐라터병은 정강뼈거친면의 통증이 주된 증상이고, 10대 남성에게서 많이 발생하는 질환이다.

넙다리네갈래근이 과도하게 활동하지 않으면 몸

발생부위

• 무릎힘줄염

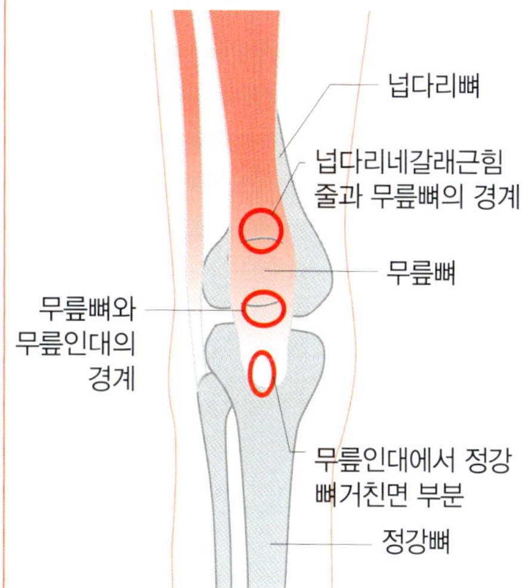

• 오스굿–슐라터병

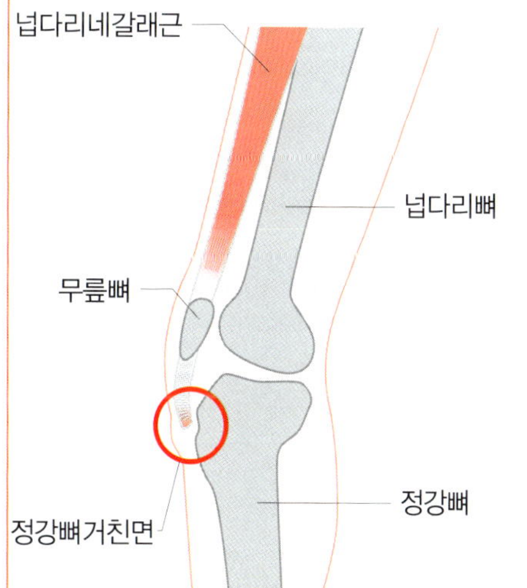

4

용어 해설 ▶ 뼈끝병증(골단병증, apophyseopathy)

성장기에는 뼈의 급속한 신장을 근육이나 힘줄이 따라잡지 못하여 과도하게 긴장된 상태가 된다. 이러한 시기에 스포츠로 인해 부하가 가해지면 근육 · 힘줄이 부착된 뼈끝(골단)에서 과사용증후군이 발생하는데, 이를 뼈끝병증이라 한다.

발꿈치뼈곁돌기염(종골골단염)인 경우

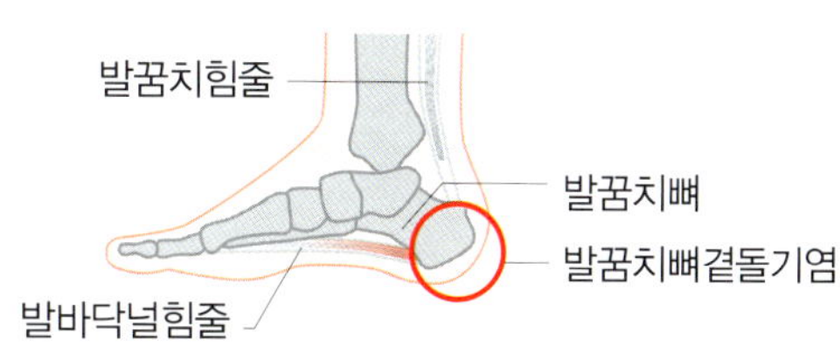

전체의 자세 · 동작에 이상이 생겨 운동을 시행하기 어려워지는 상태가 되는데, 이것이 무릎힘줄염의 발생 메커니즘으로 지적된다. 구체적인 신체의 특징으로는 발목관절의 **발등굽힘** 제한, **넙다리곧은근(대퇴직근)의 유연성 저하, 허리뼈의 굽힘 제한** 등을 들 수 있다.

무릎힘줄염 · 오스굿-슐라터병의 치료와 재활

무릎힘줄염 · 오스굿-슐라터병을 치료할 때 염증 증상이 심한 시기에는 냉찜질을 하고, 운동을 중지시킨다. 염증 증상이 경감되면 통증에 온열치료, 물치료, 초음파요법 등의 물리치료를 시도한다.

다리근육의 유연성을 향상시키기 위해, 적극적으로 다리의 각 근육을 스트레칭한다. 특히, **넙다리**

넙다리네갈래근의 스트레칭과 강화

• 스트레칭

선 자세

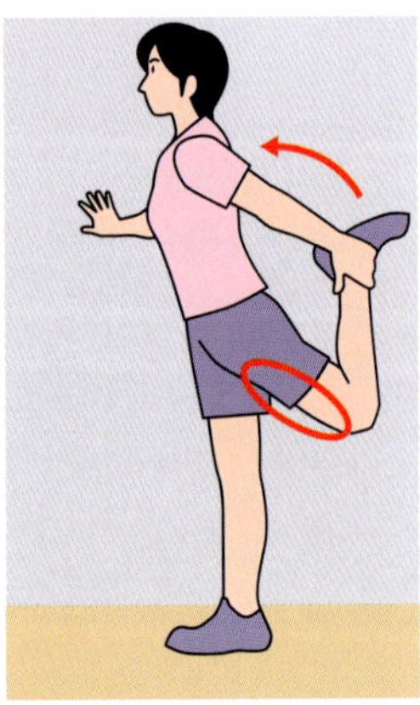

벽 등에 손을 대고 늘이려는 쪽 발목을 잡고, 발꿈치를 신체 쪽으로 가까이 당긴다.

앉은 자세

늘이려는 쪽 다리의 무릎을 굽히고, 반대쪽은 편다. 상체를 뒤쪽으로 누이면서 허벅지가 팽팽해지는 것이 느껴지면, 자세를 유지한다.

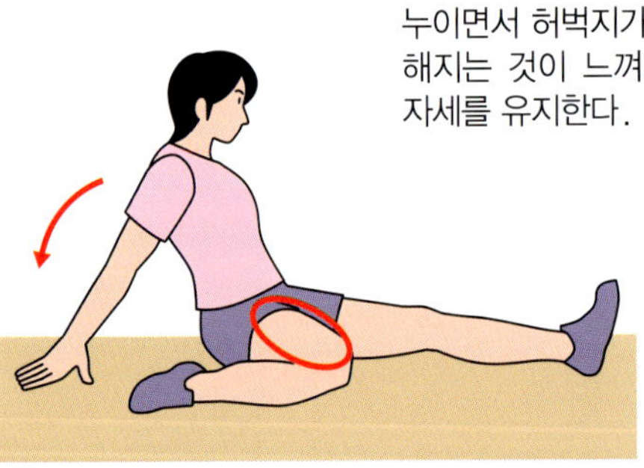

• 강화 훈련

앉은 자세

의자에 앉아, 무릎을 펴듯이 천천히 발을 들어 올린다.

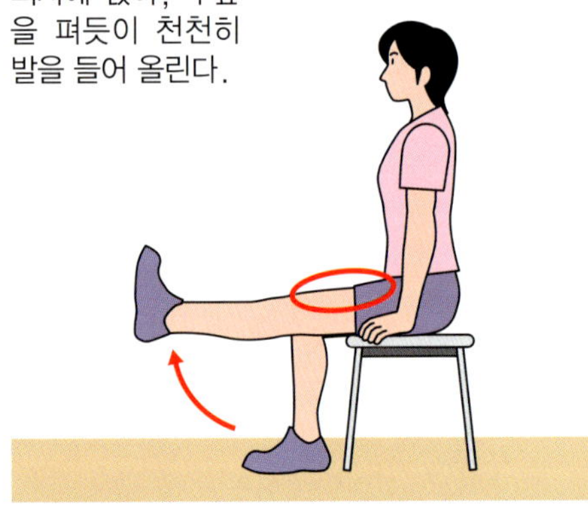

누운 자세

천장을 보고 누워, 한쪽 다리의 무릎을 세운다. 반대쪽 다리를 서서히 들어 올린다.

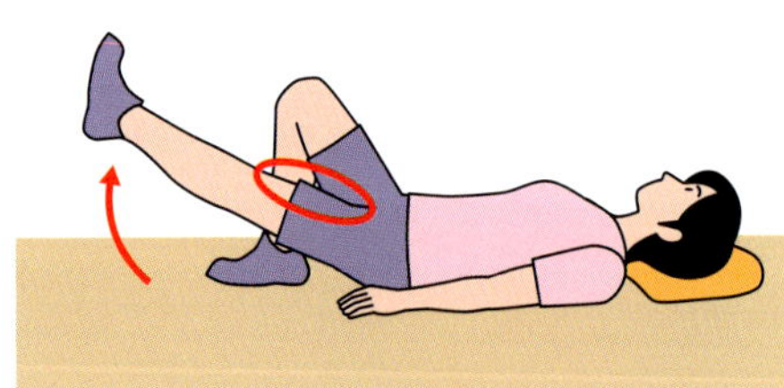

네갈래근과 장딴지세갈래근(하퇴삼두근)을 스트레칭하는 것이 중요하다.

넙다리네갈래근을 강화해야 하지만 통증이 더 심해질 수 있으므로, 통증이 출현하지 않는 범위 내에서 각도와 저항을 이용하여 등척성(→ p.72) 훈련부터 시작한다.

운동을 시작할 때에는 통증에 대비하여 보조기를 사용하는 것도 고려되어야 할 방법이다. 경기 복귀 후에도 운동 전은 준비운동과 스트레칭, 운동 후는 냉찜질과 스트레칭을 열심히 하도록 지도한다.

4

장딴지세갈래근의 스트레칭

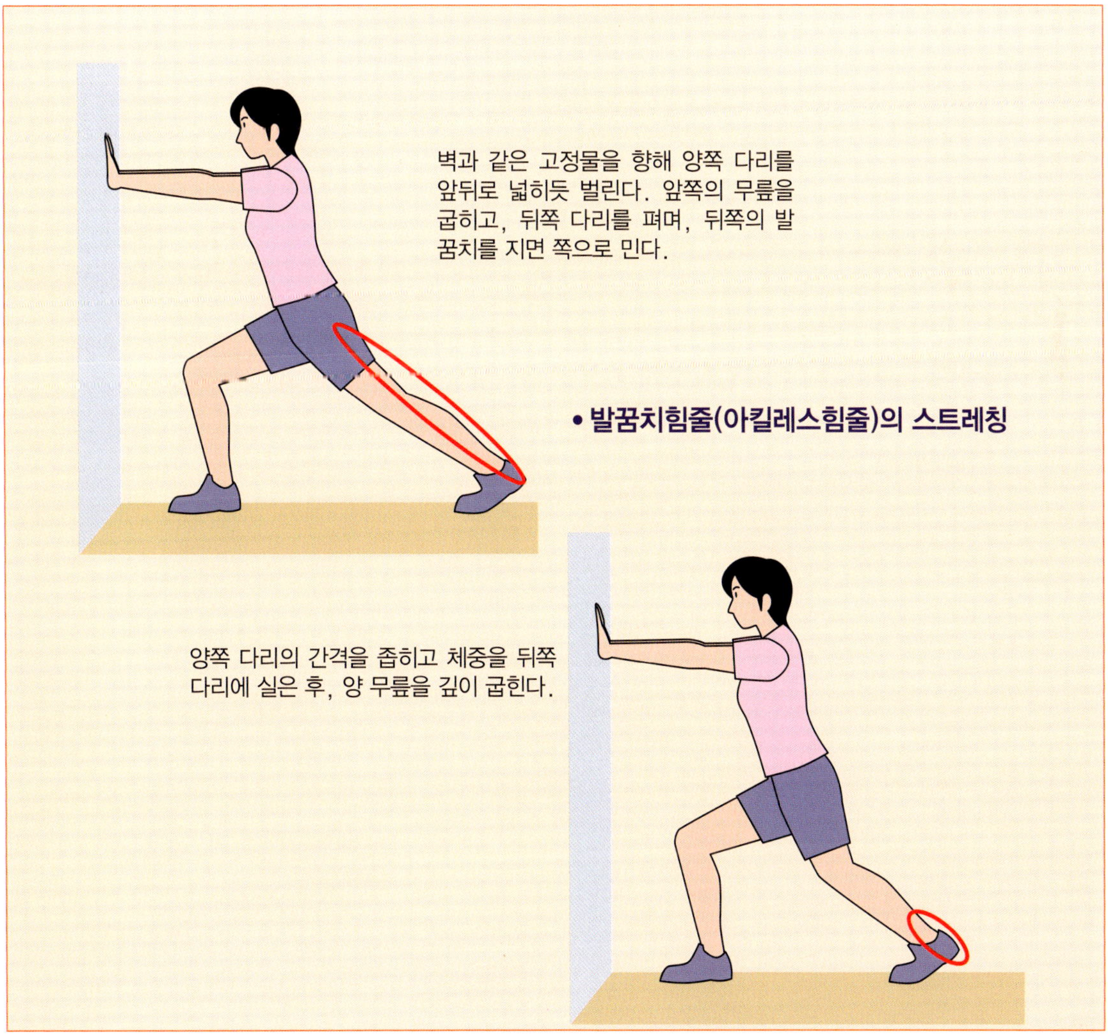

벽과 같은 고정물을 향해 양쪽 다리를 앞뒤로 넓히듯 벌린다. 앞쪽의 무릎을 굽히고, 뒤쪽 다리를 펴며, 뒤쪽의 발꿈치를 지면 쪽으로 민다.
• 발꿈치힘줄(아킬레스힘줄)의 스트레칭
양쪽 다리의 간격을 좁히고 체중을 뒤쪽 다리에 실은 후, 양 무릎을 깊이 굽힌다.

경기 특성과 발생하기 쉬운 손상

투구 동작은 4개의 단계마다 어깨나 팔꿈치에 가해지는 부담이 다르다.

투구 동작의 반복으로 어깨와 팔꿈치에 손상이 발생

야구는 9명의 선수가 한 팀을 이루며 각 팀이 번갈아 수비와 공격을 반복하여 득점을 겨루는 경기로, 미국이나 일본에서 성행하고 있다.

수비 측 투수가 공을 던지고 공격 측 선수가 배트로 치는 등 투구와 타격이 야구의 기본이지만, 수비나 주루 등의 기본 동작도 있어, 다양한 스포츠 손상이 발생한다. 다른 스포츠에 비해 야구는 반복된 투구 동작에 의한 **과사용**(생리적 한계를 넘은 과도한 부하가 거듭되어 생기는 조직의 손상이나 장애)으로 **어깨와 팔꿈치에 손상이 많이 발생한다**는 점이 특징적이다.

투구 동작 1 · 2단계에서 어깨 · 팔꿈치에 주는 부담

투구는 어깨나 팔꿈치에 부담을 주는 동작으로, 야구어깨 · 엘보를 유발하는 원인이다. 투구 동작은 크게 네 단계로 나뉜다(→ p.156). **레이트 코킹(late cocking)**에서는 접시오목의 앞쪽으로 변위되는 힘이 위팔뼈머리에 가해져 앞쪽으로 불완전탈구(아탈구)가 되려고 하기 때문에, 접시테두리나 어깨밑근에 강하고 큰 부담이 가해진다. 이에 따라 어깨밑근의 부착부위에 손상이나 염증이, 앞쪽의 접시테두리, 접시위팔인대에 염증 · 이완 · 파열이 발생한다. 이것이 투구 시 위팔뼈머리의 앞쪽에 불안정을 초래하고, 그 결과 앞쪽으로 불완전탈구가 되려는 경향으로 인해 부리봉우리활이 돌림근띠(회전근개)를 압박하게 한다.

톱포지션(top position)에서는 팔꿈치가 어깨평면(scapular plane)보다 뒤쪽으로 크게 당겨져 최대의 가쪽돌림이 일어나면, 위팔뼈머리는 뒤쪽 위편의 접시테두리에 접촉하듯 각도를 형성한다. 이러한 자세는 **과각형성(hyperangulation)**이라고 불리며, 가시위근힘줄의 깊은층 면이 접시오목의 뒤쪽 위편 모서리와 위팔뼈의 큰결절 사이에 끼인 현상을 볼 수 있다. 이를 **내적 충돌(internal impingement)**이라 하며, 앞쪽의 불안정성과 관련이 있다고 한다. 반면에, 봉우리의 아래에서 일어나는 충돌

용어 해설 ▶ 충돌(impingement)

무언가가 충돌하거나 끼인 현상을 말한다. 보통 어깨관절에서 일어나는 충돌은 외적 충돌(external impingement)을 가리키고, 부리봉우리활(부리돌기-부리봉우리인대-봉우리)과 위팔뼈의 큰결절 사이에 윤활주머니나 가시위근힘줄이 끼인 현상이다.

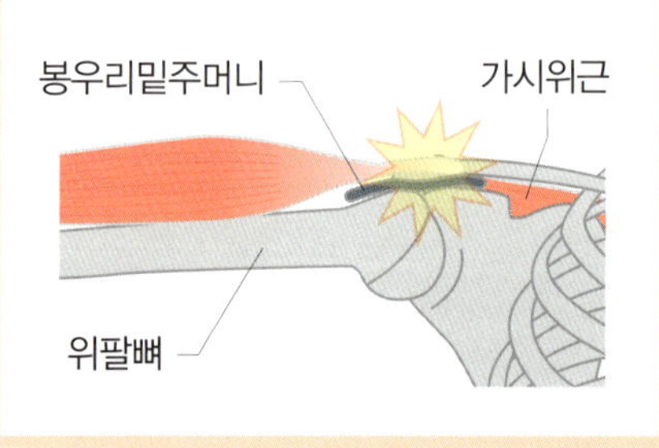

과각형성과 충돌

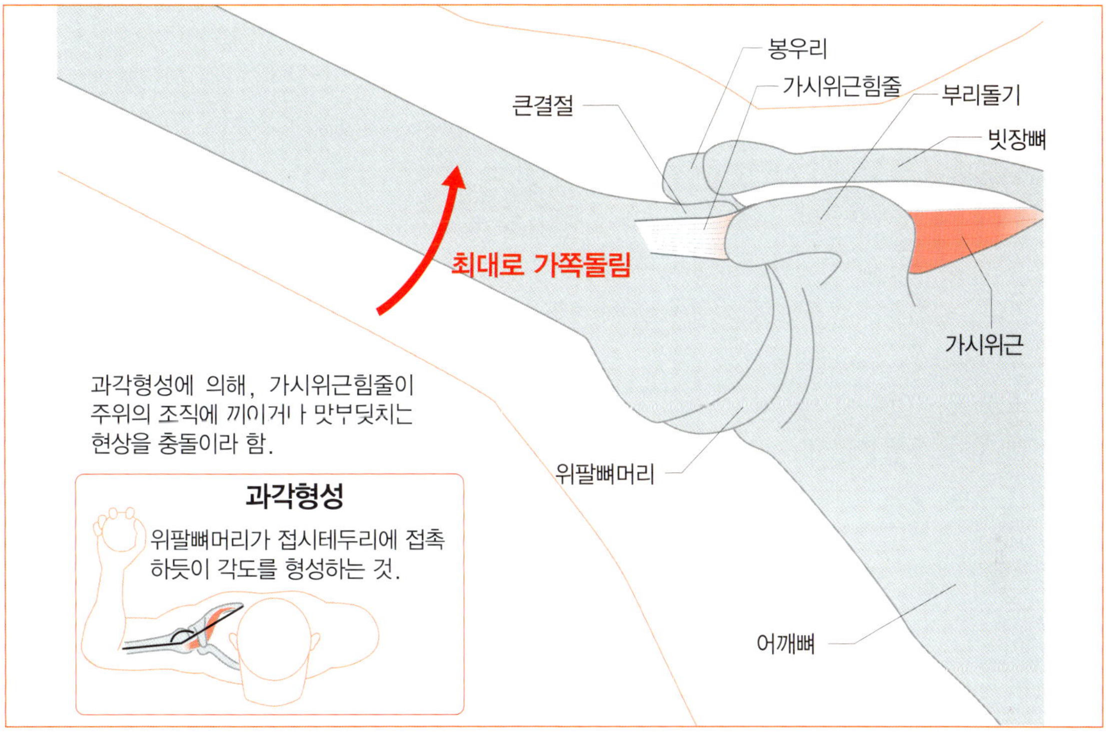

을 **외적 충돌(external impingement)**이라 부른다.

SLAP 병변(상방관절순 손상, superior labrum anterior and posterior lesion)을 포함하는 야구어깨의 경우, 레이트 코킹(late cocking)과 같이 어깨관절이 최대로 벌림 · 가쪽돌림된 상태에서 위팔두갈래근 긴갈래의 힘줄이 뒤쪽으로 이동하면서 돌림하고, 위쪽의 접시테두리를 끌어당기는 현상(**peel-back 현상**)을 보인다. 이를 SLAP 병변을 발생시키는 하나의 요인으로 볼 수 있다.

peel-back 현상

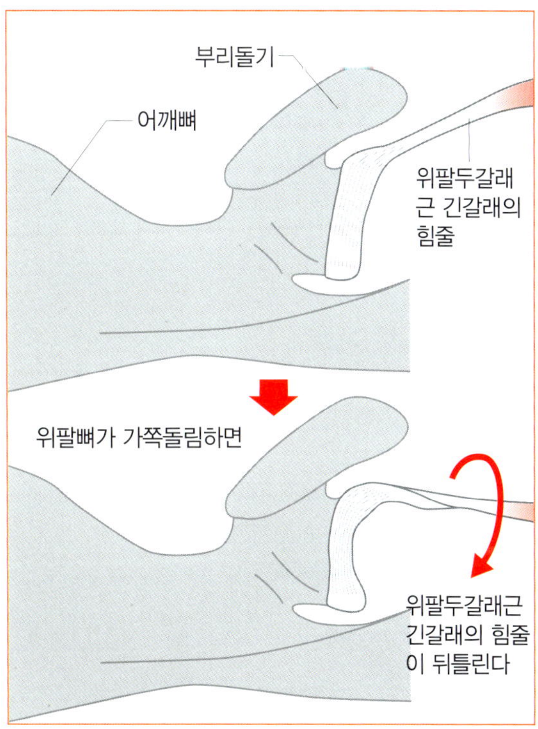

투구 동작 3 · 4단계에서 어깨에 주는 부담

가속 단계(acceleration)에서 돌림근띠(회전근개)의 기능이 저하되면 어깨관절이 수평벌림된 상태에서 재빠르게 모음이, 과도하게 가쪽돌림된 상태에서 안쪽돌림이 일어남에 따라 위팔뼈머리는 접시오목에 의해 보전되지 못하고 불안정한 상태가 된다. 따라서 돌림근띠는 부리봉우리활에 의해 압박 · 마찰을 받아 충혈이나 부종을 일으킨다(**회전근개염**). 이렇게 돌림근띠 및 윤활주머니의 염증이 만성화되면 비가역적인 비후나 유착과 같은 변화가 생기고, 윤활주머니가 미끄러져 움직이는 작용을 충분히 수행하지 않게 된다(**봉우리밑주머니염**). 또한 가속 단계에서는 신체의 무게중심이 앞쪽으로 이동하고, 몸통이 돌림될 때 위팔두갈래근 긴갈래의 힘줄에 부담을 주어 염증이 생긴다.

폴로 스루(follow through)에서는 공이 떠난 직후에 팔의 움직임이 급격하게 감속되기 때문에 어깨관절의 뒤쪽 구성체에 큰 부하가 가해지고, 가시아래근을 중심으로 **회전근개염**이 생기거나 **돌림근띠의 일부가 파열**된다. 또한 위팔두갈래근 긴갈래의 힘줄에도 장력이 가해지므로, **접시테두리가 손상**되기 쉽다. 폴로 스루 후반에는 어깨관절의 안쪽돌림에 더해 위팔뼈머리가 역비틀림되기 때문에, 위팔뼈머리에는 뒤쪽으로 불완전탈구가 되려는 힘이 작용한다. 그 결과, 뒤쪽의 관절주머니나 접

가속 단계와 폴로 스루에서 어깨에 주는 부담

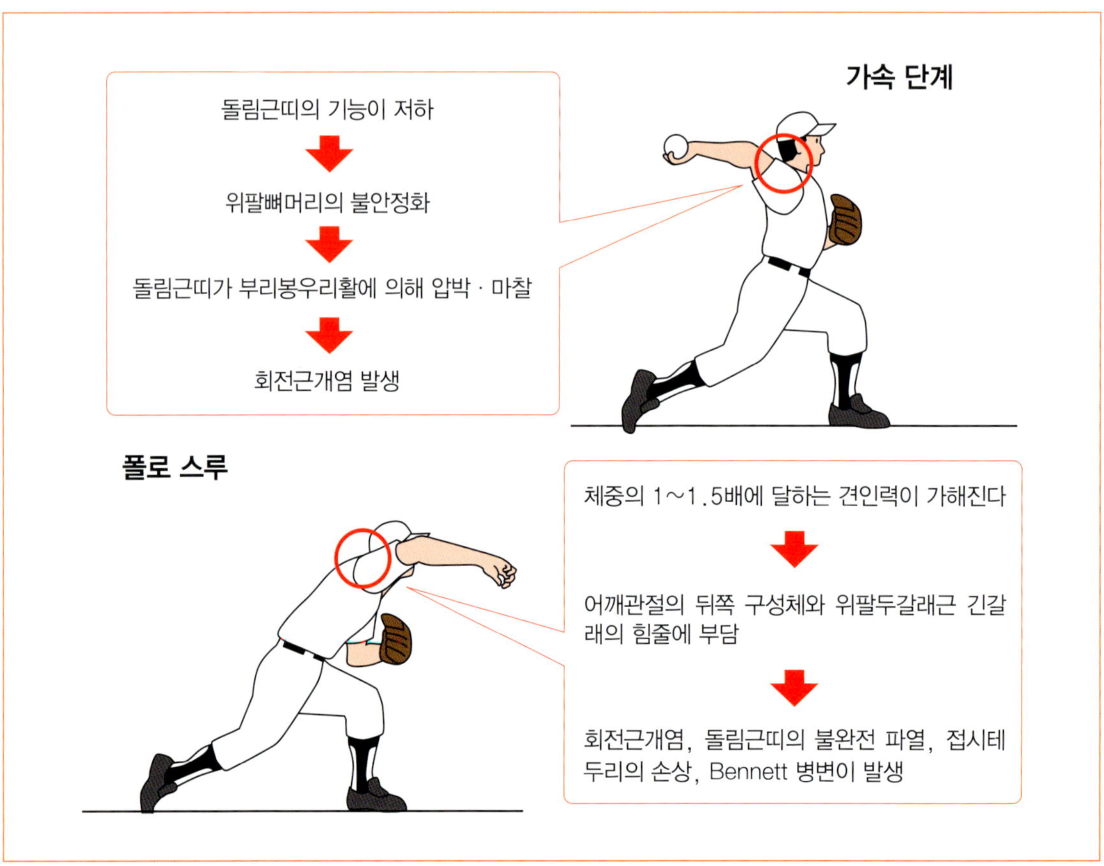

시테두리에 장력이 가해져 동일한 부위에 염증 · 이완 · 파열을 일으키고, 위팔뼈머리의 불안정성이나 접시오목의 뒤쪽 아래모서리에 뼈곁돌기(Bennett 병변)를 초래한다.

투구 동작 3 · 4단계에서 팔꿈치에 주는 부담

4

가속 단계에서는 팔꿉관절에 바깥으로 굽혀지려는 힘(외반력)이 강하게 가해져, 안쪽에서는 견인력이 **안쪽곁인대를 손상**시키는 요인으로 작용하고, 가쪽에서는 위팔노관절에 가해지는 압박력이 위팔뼈작은머리에 **박리뼈연골염**(→ p.204)을 일으키는 요인으로 작용한다.

폴로 스루에서 손목관절은 손등굽힘에서 손바닥굽힘되고 아래팔은 엎침되기 때문에, 아래팔의 굽힘근육, 엎침근육의 부착부위인 위팔뼈 안쪽위관절융기에 스트레스가 가해져 **안쪽위관절융기염**(→ p.204), **찢김골절(견열골절)** 등의 요인이 된다. 또한 팔꿉관절의 폄이 강제됨에 따라 팔꿈치머리와 팔꿈치오목에 충돌 스트레스가 생기고, **뼈돌기**(염증이나 변성, 물리적 자극에 의해 생기는 가시와 같은 뼈곁돌기) **형성, 팔꿈치오목의 유리체**(loose body → p.204), **팔꿈치머리의 피로골절**을 일으킨다.

가속 단계와 폴로 스루에서 팔꿈치에 주는 부담

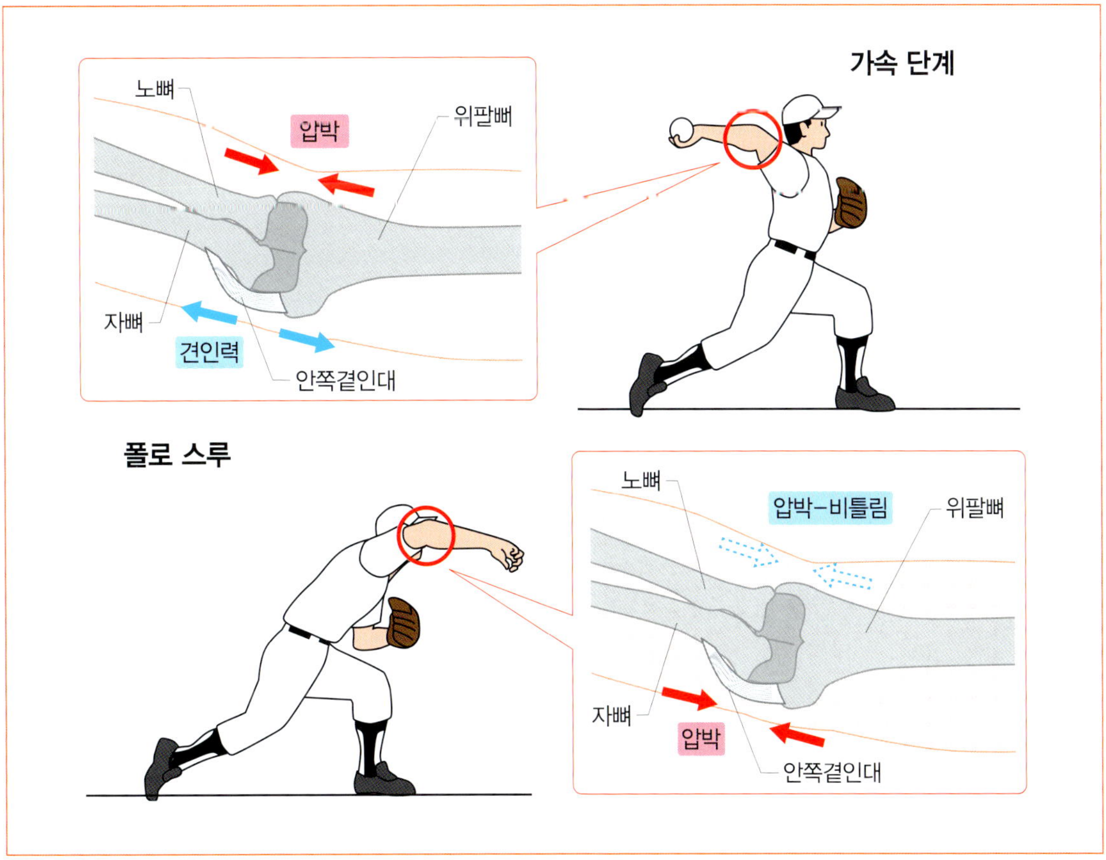

발생 요인에 따른 분류

과사용과 오용은 야구어깨의 주된 요인이다.

팔꿈치를 뒤쪽으로 당겨 형성된 과각 등이 요인

야구어깨(baseball shoulder)란 투구 동작에 따른 통증으로 뜻대로 공을 던질 수 없는 상태를 말하며, 투구를 방해하는 병변이 있는 어깨를 총칭한다. 야구의 투구뿐만 아니라 테니스의 서브나 배구의 어택, 창던지기 등에 의해서도 같은 손상이 발생하고, 이와 같은 어깨 손상도 넓은 의미에서 **'야구어깨'**에 포함된다.

투구 동작은 다리 · 몸통 · 팔과 몸 전체에서 생성된 에너지를 공에 전달하는 운동이므로, 어깨에 상당히 큰 부담이 반복적으로 가해진다.

발생 요인에는 어깨관절의 **과사용**뿐만 아니라, 자세 불량이나 기술 부족으로 인해 어깨관절에 부

오용으로 발생하는 야구어깨

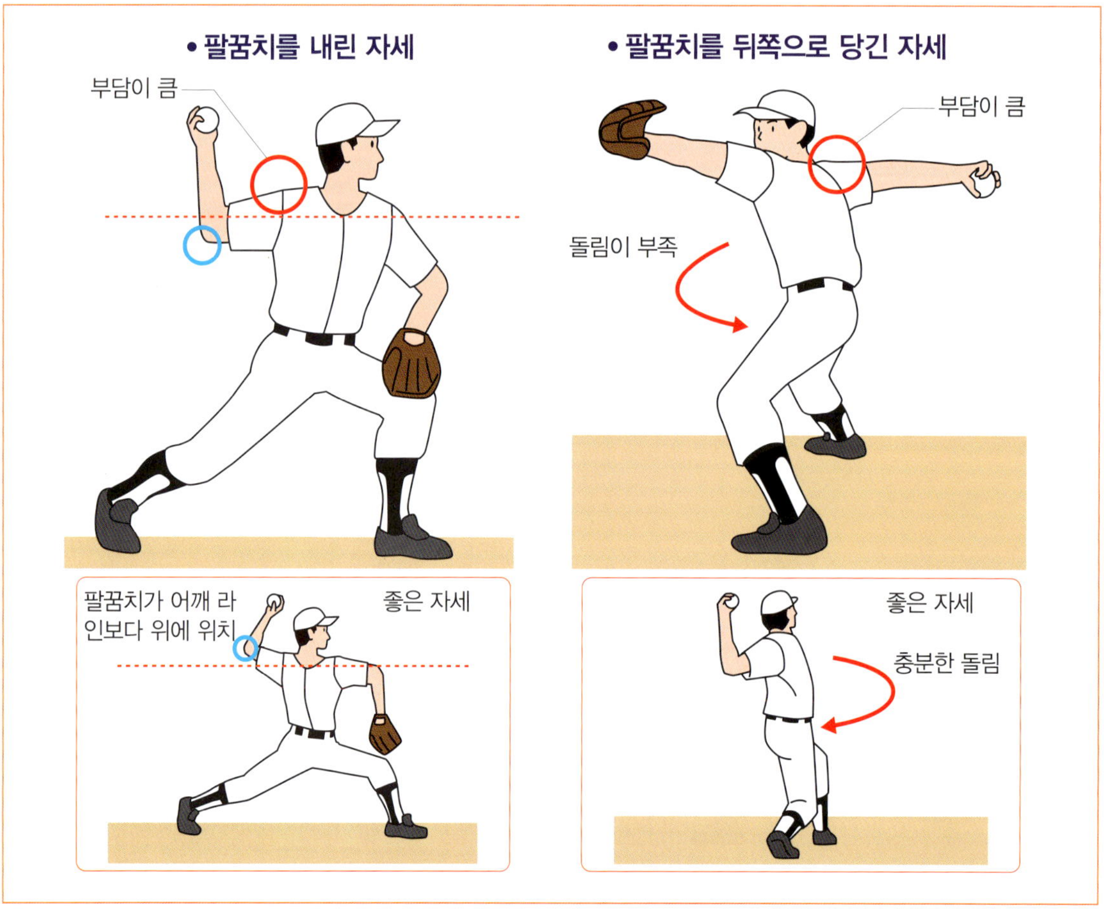

담을 주는 '**오용**'도 있다. 구체적으로는 톱포지션(top position)에서 몸통에 돌림이, 등뼈에 폄, 어깨뼈에 들임이 부족하면, 팔꿈치가 어깨평면(scapular plane)보다 더 뒤쪽으로 당겨진다. 이처럼 **과각형성**(→ p.193)은 야구어깨를 발생시키는 요인으로 작용한다.

어깨 자체에 문제가 없는 경우에도 아래팔의 엎침이나 엉덩관절의 안쪽돌림 · 모음이 제한되면, 가속 단계(acceleration)부터 폴로 스루(follow through)에 걸쳐 어깨위팔관절에 과도한 운동을 강요하게 되는데, 이도 야구어깨의 발생 요인으로 작용한다.

야구어깨를 발생시키는 질환은 다양함

야구어깨를 발생시키는 구체적인 질환은 **봉우리밑주머니염, 회전근개염, 돌림근띠 손상, 접시테두리 손상, 충돌증후군(부딪힘증후군, impingement syndrome)** 등 다양하다. 재활을 할 경우에는 병명에 얽매이지 말고, 환자 개개인이 기능적으로 어떤 문제를 가지고 있는지 파악하고 그 문제를 해결하는 것이 중요하다.

관련 지식 ▶ 야구어깨를 발생시키는 질환

- **봉우리밑주머니염(견봉하활액낭염)**
  어깨관절이 반복적으로 올림되면서, 부리봉우리활과 위팔뼈머리 사이에 있는 봉우리밑주머니가 자극을 받아 염증을 일으키는 병변.
- **회전근개염, 돌림근띠 손상**
  돌림근띠(회전근개)를 구성하는 가시위근 · 가시아래근 · 어깨밑근 · 작은원근의 힘줄에 염증이나 손상을 일으키는 병변
- **접시테두리(관절순) 손상**
  투구 동작의 반복으로, 접시테두리(접시오목 주변에 있는 연골조직)가 손상되는 병변.

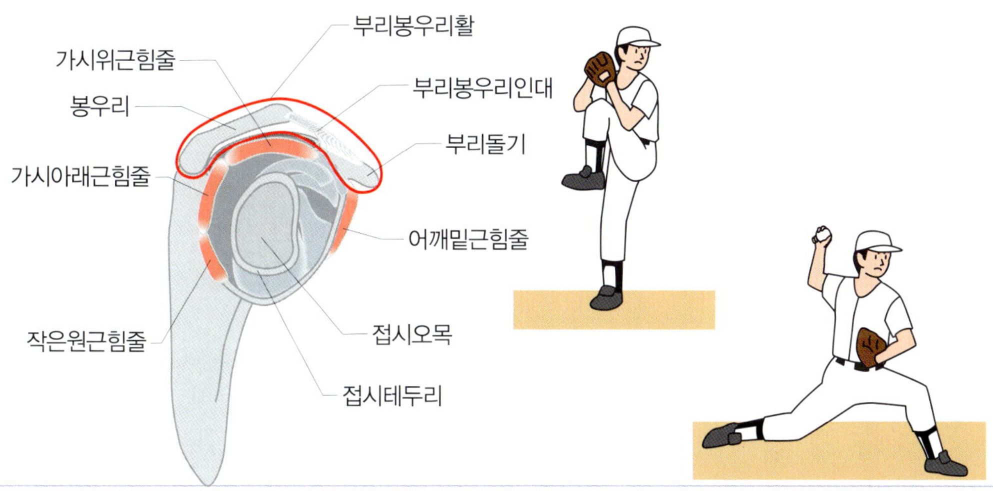

어깨의 체크 포인트

야구어깨는 관절의 경직 또는 근력 저하가 문제가 되는 경우가 있다.

어깨의 가동범위에 대한 체크 포인트

야구어깨를 나타내는 질환은 다양하지만 문제점을 기능적인 측면으로 크게 나누면, **관절의 경직**이 문제가 되는 경우와 **근력의 저하**나 **이완**이 문제가 되는 경우가 있다.

성장기부터 투구 동작을 하면, 어깨관절의 가쪽돌림 가동범위가 커지고, 안쪽돌림 가동범위가 작아지는 경우가 많다. 이러한 현상은 건강한 야구 선수에게서도 볼 수 있는데, 야구어깨 환자는 안쪽돌림 가동범위가 작아지는 정도가 크고, 정상적인 쪽과 비교하면 20° 이상 작아지는 경우도 있다.

안쪽돌림 가동범위를 간단하게 체크하기 위해서는 **엎드려서 양손을 허리에 이동시켰 때 바닥면과 좌우 팔꿈치의 위치를 비교하는 방법**이 있다. 안쪽돌림 가동범위가 감소했다면, 팔꿈치가 바닥면에서 크게 뜬다.

또한 올림 가동범위를 체크하기 위해서는 **천장을 보고 누워 만세 자세를 취하고 진찰대보다 아래로 늘어진 손의 위치를 좌우로 비교**하면 알기 쉽다.

어깨의 근력에 대한 체크 포인트

야구어깨 환자는 통증과 함께 돌림근띠(회전근개)의 근력이 저하되는 경우가 많다. 특히, 가쪽돌림근육(가시아래근 · 작은원근)과 벌림근육(가시위근)에서 돌림근띠의 근력 저하 징후를 흔히 볼 수 있다.

돌림근띠의 근력 저하를 체크하기 위해서는 가쪽돌림근육의 경우, 어깨관절이 90° 벌림된 상태 · 팔꿉관절이 90° 굽힘된 상태에서 테이블에 팔꿈치를 얹어 놓고 2~3kg의 덤벨을 가쪽돌림으로 들어올리는 동작을 반복하면서 좌우의 피로도를 비교하면 알기 쉽다. 벌림근육의 경우에는 마찬가지로 팔을 아래로 늘어뜨린 상태에서 새끼손가락이 위를 향하게 덤벨을 들고, 어깨평면(scapular plane)에서 벌림 동작을 반복하여 좌우의 피로도를 비교한다. 이렇게 운동할 때 위화감이나 통증의 유무도 중요한 체크 포인트이다.

외적 충돌증후군(external impingement syndrome)을 체크하기 위해서는, 어깨관절이 90° 굽힘된 상태에서 수동적으로 어깨관절을 안쪽돌림하는 방법이나 한쪽 손으로 어깨뼈를 고정하고 안쪽돌림한 위팔을 접시오목(관절와)으로 압박하면서 어깨관절을 벌림하는 방법이 있다(**impingement sign**). 이에 따라, 위팔뼈의 큰결절이 부리봉우리인대에 충돌하여 통증이 일어난다.

야구어깨를 체크하는 법

어깨위팔관절의 가동범위 체크

안쪽돌림 가동범위의 체크 팔꿈치가 크게 뜨는 것은 어깨의 안쪽돌림 가동범위가 감소되어 있기 때문이다.

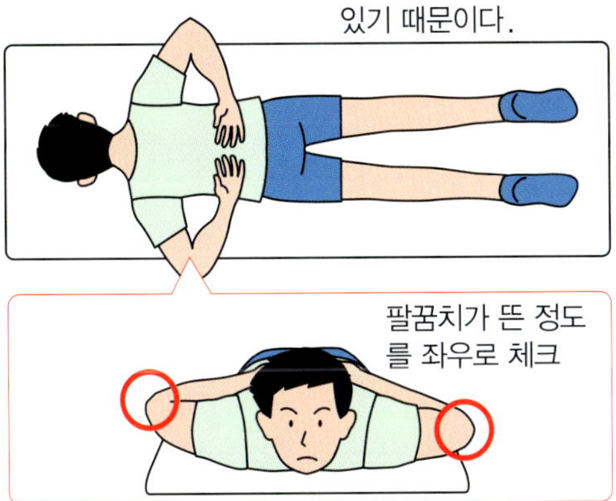

올림 가동범위의 체크 그다지 손이 아래로 늘어지지 않는 것은 어깨의 올림 가동범위가 감소되어 있기 때문이다.

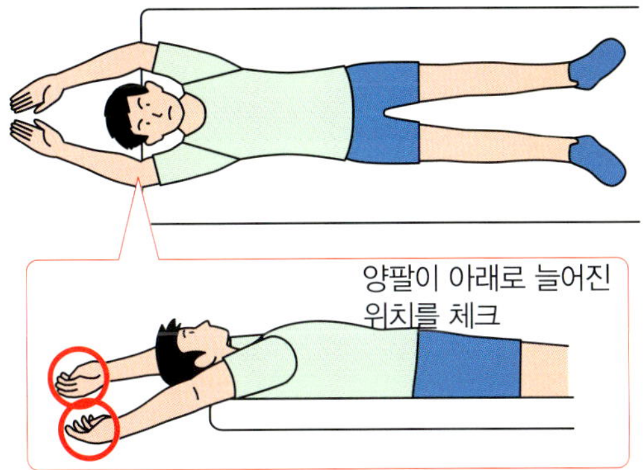

돌림근띠의 근력 저하를 체크하는 법

가쪽돌림근육의 근력 체크 좌우 팔로 가쪽돌림운동을 하고, 피로도를 비교한다.

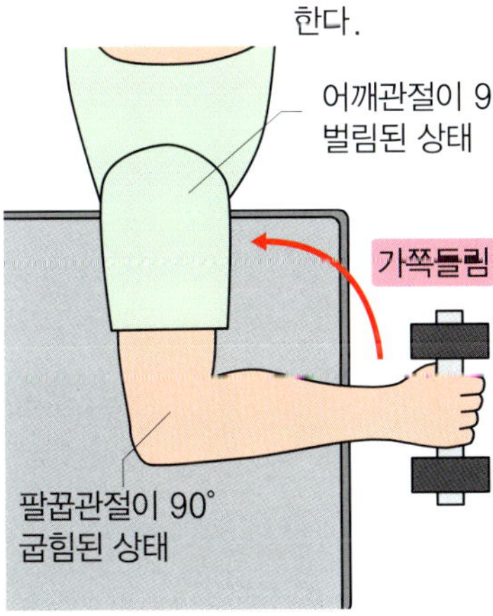

벌림근육의 근력 체크 좌우 팔로 벌림운동을 하고, 피로도를 비교한다.

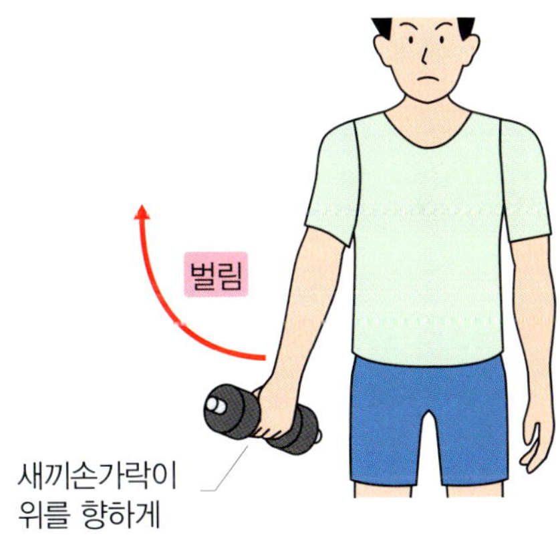

외적 충돌증후군을 체크하는 법

어깨관절의 안쪽돌림

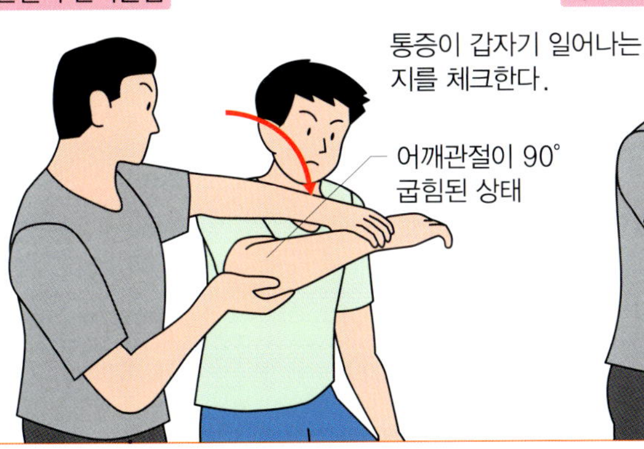

어깨관절을 압박하면서 벌림

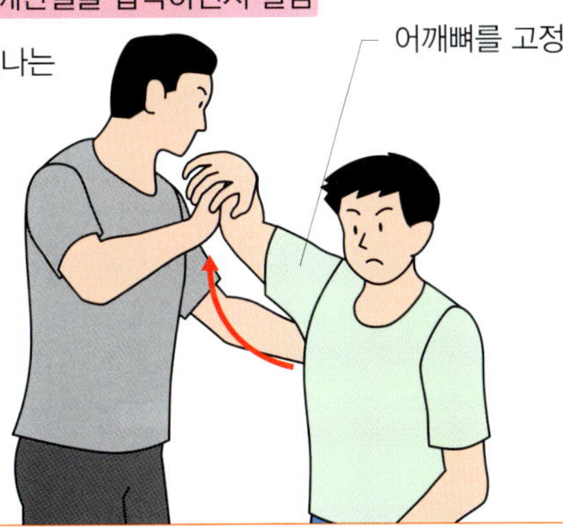

재활하는 방법

어깨의 가동범위를 넓히기 위해서, 문제가 되는 방향으로 스트레칭을 실시한다.

야구어깨를 위한 스트레칭	어깨의 가동범위를 체크하면서 팽팽함이 느껴지면, 그와 같이 문제가 있다고 생각되는 방향을 중점적으로 스트레칭한다. 스트레칭을 할 때 관절 내에서 끼인 듯한 통증이 있을 경우에는 무리하게 시행하지 않는다.

• 수평모음 방향으로 자가 스트레칭하기

선 자세나 앉은 자세에서 어깨관절을 90° 굽힘한다. 그 상태에서 반대쪽 손으로 팔꿈치를 잡고 그 팔꿈치를 다른 쪽 어깨에 가까이 대듯 수평모음한다.

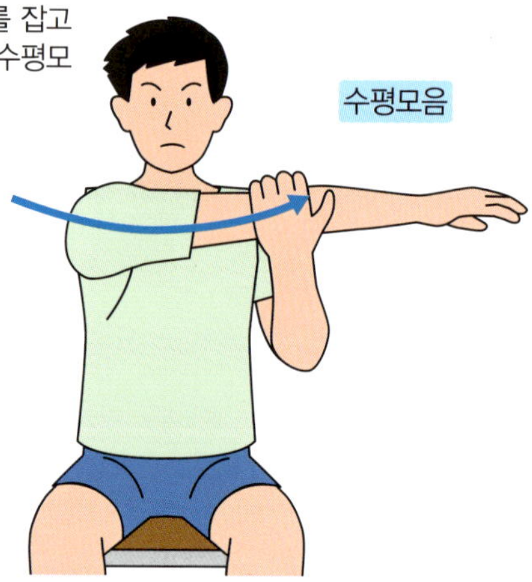

• 안쪽돌림 방향으로 자가 스트레칭하기

벽을 옆에 두고 서서, 어깨관절을 90° 굽힘한 상태로 어깨부터 위팔, 그리고 팔꿈치까지 벽에 댄다. 그리고 반대쪽 손으로 스트레칭하는 쪽의 손을 내리듯 어깨관절을 안쪽돌림한다.

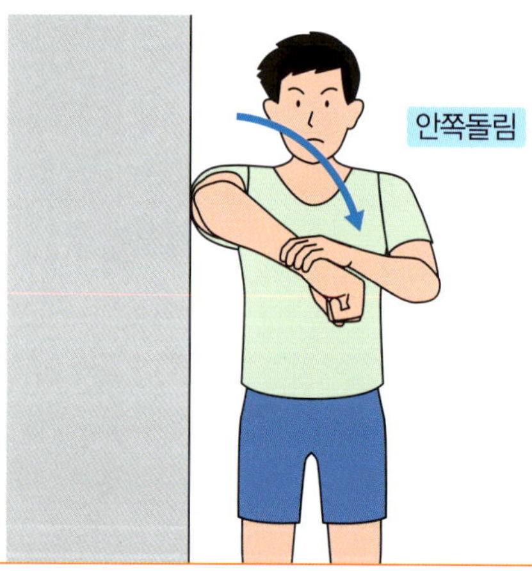

• 톱포지션(top position) 쪽으로 자가 스트레칭하기

어깨관절을 벌림 · 가쪽돌림하여, 뒤로 봉이나 배트를 든다. 반대쪽 손으로 봉의 다른 쪽 끝부분을 잡는다. 그리고 어깨관절을 가쪽돌림하듯 봉을 앞쪽으로 이동시킨다.

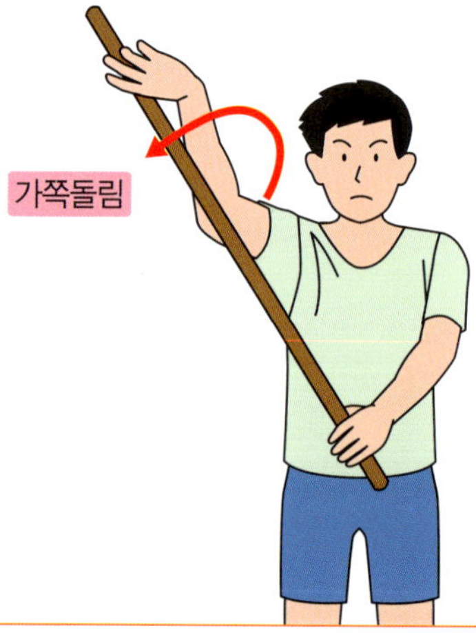

야구어깨를 위한 돌림근띠 훈련	어깨관절의 동적 안정화 기구인 돌림근띠를 강화하는 훈련은 중요하지만, outer muscle (→ p.10)의 근육 트레이닝과 같이 강한 부하를 이용하지 않는다. 덤벨은 2㎏ 정도, 탄력 밴드는 가볍게 당길 수 있는 것을 사용한다.

• 가쪽돌림근육(가쪽돌림 동작)

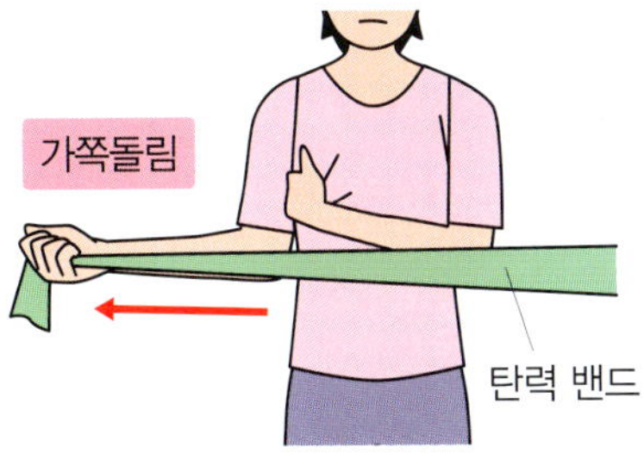

어깨의 가쪽돌림운동

고무 튜브를 문의 손잡이나 가구에 팔꿈치 높이로 묶는다. 손을 수직으로 늘어뜨리고, 겨드랑이를 조인다(또는 겨드랑이와 팔꿈치 사이에 주먹 하나 들어갈 정도로 공간을 둠). 직각이 되도록 팔꿈치를 구부리고, 고무 튜브를 잡는다. 팔꿈치가 움직이지 않도록 주의하면서 튜브를 안쪽에서 가쪽으로 당긴다.

• 안쪽돌림근육(안쪽돌림 동작)

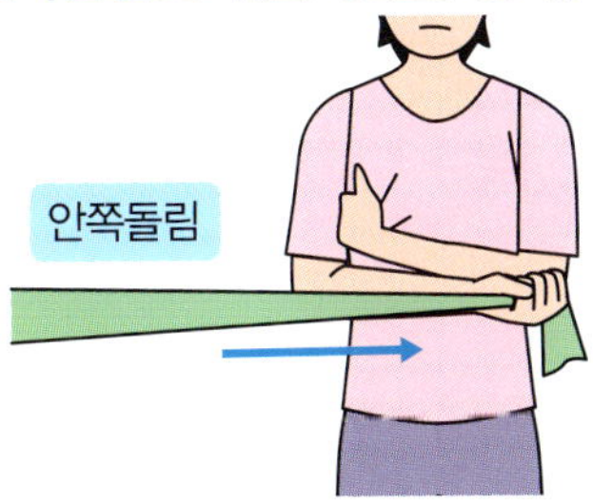

어깨의 안쪽돌림운동

고무 튜브를 묶은 상태에서 반대 방향이 되도록 선다. 직각이 되도록 팔꿈치를 구부리고, 고무 튜브를 잡는다. 팔꿈치가 움직이지 않도록 주의하면서 튜브를 가쪽에서 안쪽으로 당긴다.

• 벌림근육(벌림 동작)

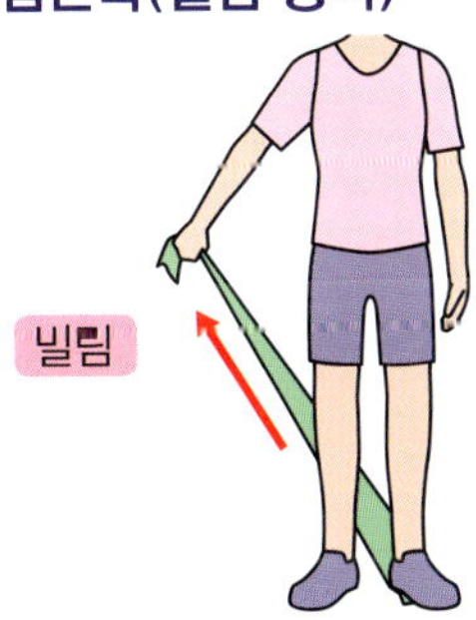

어깨의 벌림운동

선 자세에서 반대쪽 발로 튜브 끝을 밟고, 훈련하는 어깨 쪽 무릎 뒤를 통과시킨다. 팔꿈치를 펴고 새끼손가락이 위를 향하게 튜브를 잡는다. 튜브를 늘이듯 비스듬하게 앞쪽으로 올린다(팔꿈치를 편 채로). 통증이 심한 경우에는 엄지손가락이 위쪽을 향하게 한다.

팔이음부위 주변 근육의 강화운동

돌림근띠를 형성하는 근육의 이는곳은 전부 어깨뼈이기 때문에, 돌림근띠의 근력을 키우려면 어깨가슴관절의 안정성이 중요하다. 야구어깨 환자는 등세모근 아래섬유의 근력이 저하되는 경우가 많으므로, 엎드린 자세(복와위)에서 만세 자세를 취한 후 어깨뼈를 내리는 근력강화운동도 중요하다.

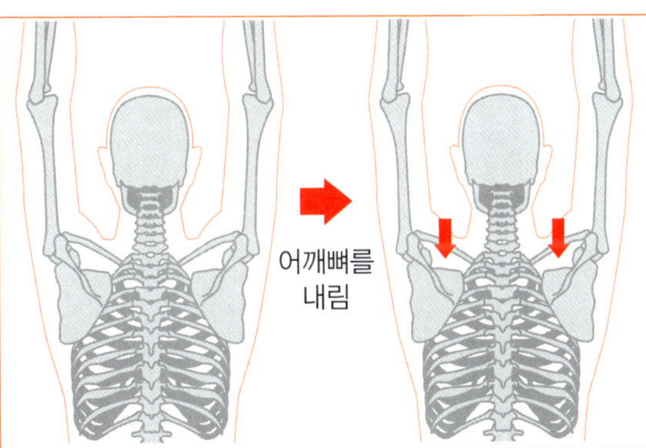

어깨에 부담을 주지 않는 투구에 대한 지도

어깨가 과도하게 안쪽돌림이나 가쪽돌림이 되지 않도록 투구 동작을 지도한다.

언더핸드 스로

소프트볼의 투수처럼 언더핸드 스로로 던지고 아래팔의 엎침 동작을 체크한다. 폴로 스루(follow through) 단계에서 아래팔이 엎침되어 손등이 위를 향하게 하는 것이 좋지만, 불충분한 경우에는 엎침 동작을 의식하면서 던진다.

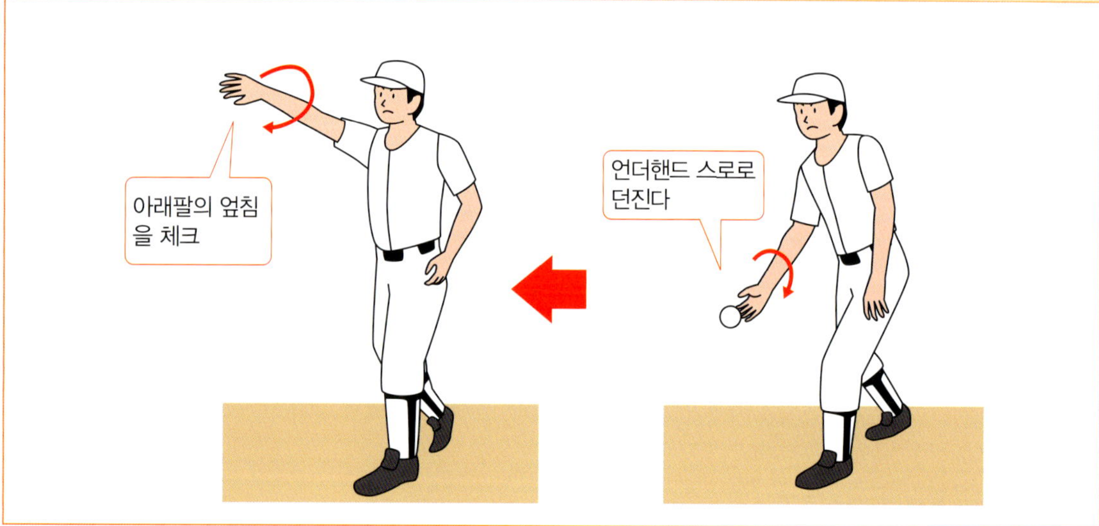

사이드암 스로

선 자세에서 다리를 사용하지 않고 손을 바로 옆으로 하여 공을 던진다. 이때, 어깨뼈의 들임 동작을 의식하면서 던진다. 어깨뼈의 들임 동작이 불충분하면, 팔꿈치를 올리기 어렵다.

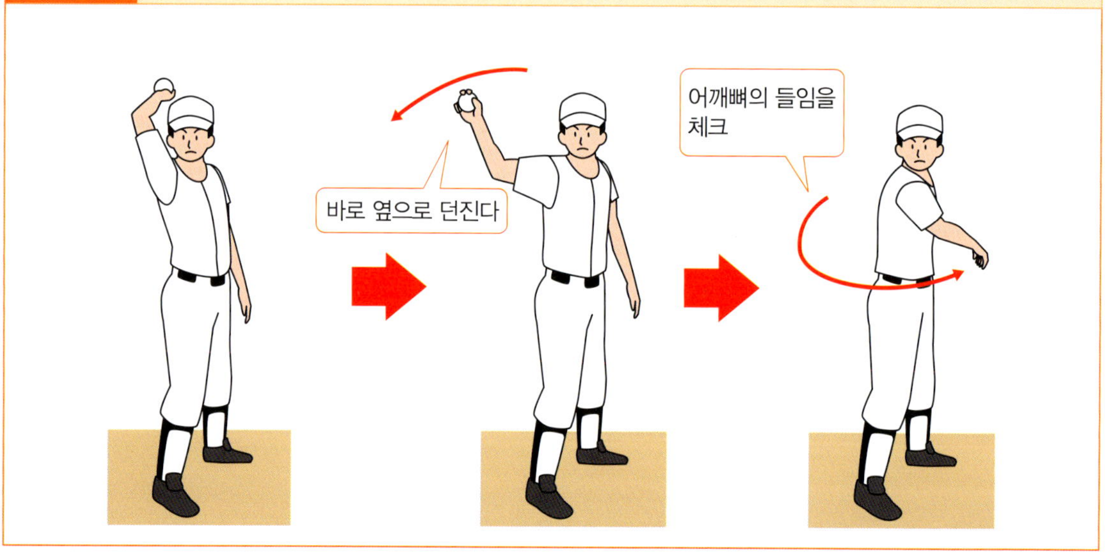

'몸통의 돌림과 아래팔의 엎침 · 뒤침을 사용하는 것'이 포인트

투구 동작은 어깨관절(어깨위팔관절, 봉우리밑관절)에 부담을 가하는 동작이지만, 최대한 부담을 줄이는 투구 동작은 있다. 포인트는 **'어깨의 과도한 안쪽돌림이나 가쪽돌림을 사용하지 않고, 몸통의 돌림과 아래팔의 엎침 · 뒤침을 사용한다'**는 것이다. 이러한 포인트를 염두에 두면서 신체의 각 부위를 체크하고, 네 단계에 걸쳐 지도한다.

4

앉은 자세에서 던지기

등받이가 없는 의자에 앉아 던지고, 충분히 몸통이 돌림되는지 체크한다. 몸통의 돌림이 충분하지 않은 경우에는 폴로 스루 단계에 팔이 몸통의 앞쪽에서 멈춰 버린다. 폴로 스루 단계에서 팔이 반대쪽 겨드랑이 아래까지 오도록 지도하여, 다음 톱포지션에서는 팔이 대각선상의 반대쪽 위치까지 오도록 몸통을 돌림시킨다.

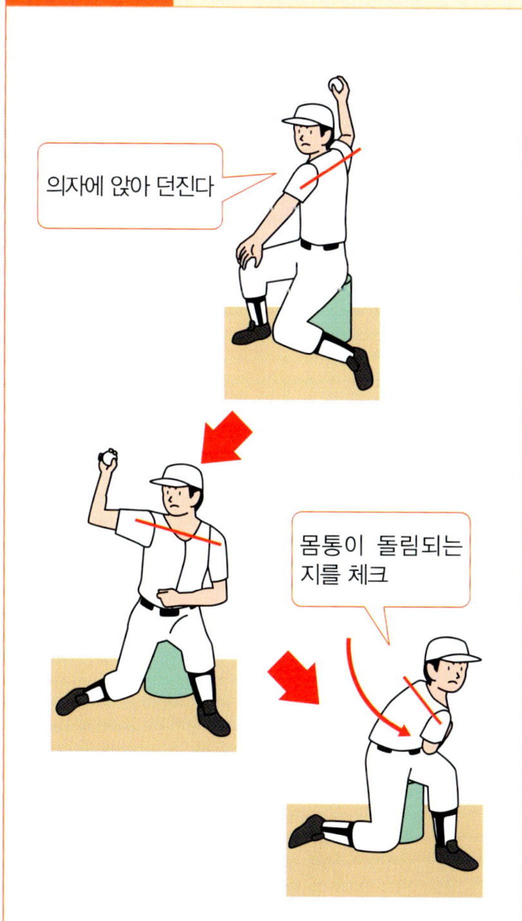

의자에 앉아 던진다
몸통이 돌림되는
지를 체크

투구하지 않는 쪽 발에 체중 실어 던지기

투구하는 쪽의 발을 앞쪽으로 내밀고, 체중을 앞발에서 뒷발로 이동시켜 공을 던짐으로써 하반신에서 시작되는 운동사슬을 본다. 의식적으로 투구하지 않는 쪽 발에 체중을 실어 던진다. 다음에 발을 좌우로 벌리고 의식적으로 같은 체중을 이동시키면서 공을 던진다.

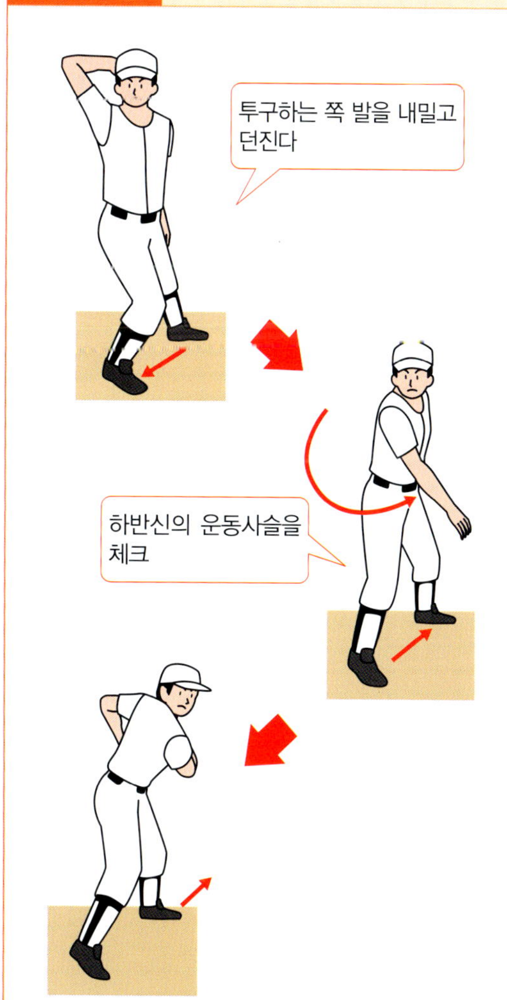

투구하는 쪽 발을 내밀고
던진다
하반신의 운동사슬을
체크

발생 요인에 따른 분류

야구엘보는 투구 동작 시 팔꿈치에 통증이나 위화감이 동반된 상태를 가리킨다.

야구엘보는 안쪽형 · 가쪽형 · 뒤쪽형으로 분류

투구로 인한 팔꿈치의 손상은 일반적으로 '**야구엘보**(baseball elbow)'로 불리고, 투구 동작 시 팔꿈치에 통증이나 위화감이 동반되어 뜻대로 공을 던질 수 없는 상태를 말한다. 야구엘보는 투구를 방해하는 팔꿈치의 병변을 총칭하고, **안쪽형** · **가쪽형** · **뒤쪽형**으로 나눌 수 있다.

구체적으로 안쪽형에는 **안쪽곁인대(내측측부인대) 손상**, 손목관절 및 손가락 굽힘근육의 이는곳에 부착부병증인 **안쪽위관절융기염(내측상과염)**이, 가쪽형에는 위팔뼈작은머리의 연골밑뼈 및 관절연골이 괴사하는 **위팔뼈작은머리의 박리뼈연골염(박리성골연골염)**, 뒤쪽형에는 **팔꿈치머리의 피로골절**, 관절주머니 내 관절 구성체와 연결되어 있지 않은 뼈 · 연골(**관절서**라고도 함)이 존재하는 **팔꿈치오목(주두와)의 유리체** 등이 있다.

또한 손가락의 마비로 투구에 따른 손상을 호소하는 경우가 있다. 아래팔부터 손부위의 자쪽에서 많이 나타나고, 가슴문증후군(흉곽출구증후군)이나 팔꿉굴증후군(주관절터널증후군)과 같은 질환이 원인인 경우가 많다. 진행되면 손가락의 근력이 저하되거나 새끼두덩근육이 위축될 수 있으므로, 전문 의료 기관에 방문하여 진찰받을 것을 권한다.

야구엘보의 종류

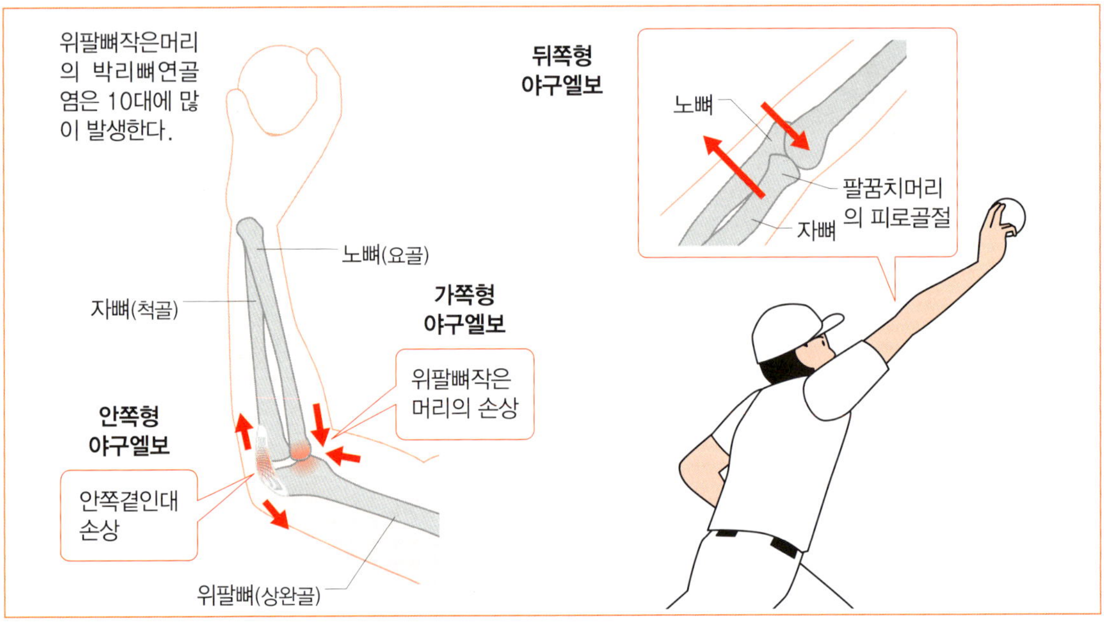

투구가 팔꿈치에 주는 부담

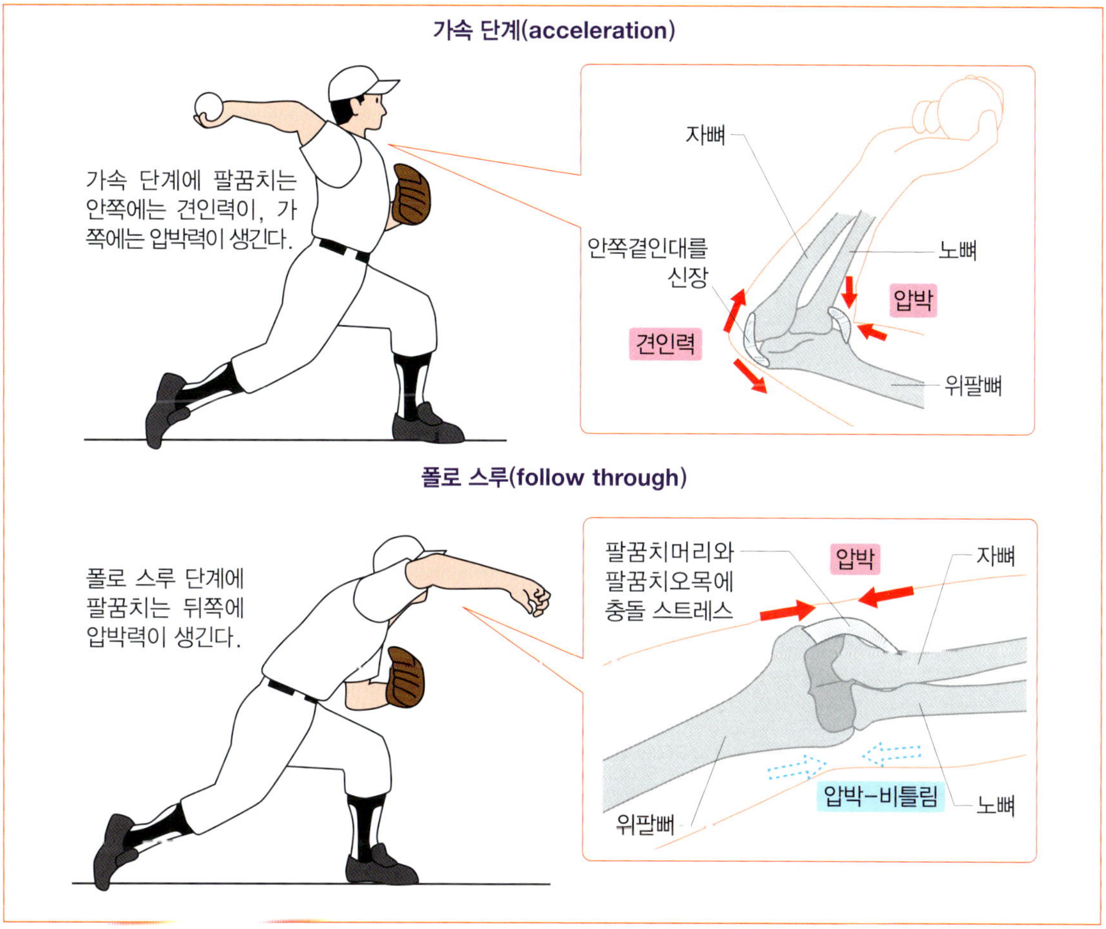

가속 단계	어깨관절은 수평벌림된 상태에서 민첩하게 모음운동이, 과도하게 가쪽돌림된 상태에서 안쪽돌림운동이 일어난다. 이때 공과 어깨관절의 중간에 위치하는 팔꿉관절에는 바깥으로 굽혀지려는 힘(외반력)이 강하게 가해지기 때문에, 팔꿉관절의 안쪽에서는 위팔자관절에 대해 견인력이 발생하고, **안쪽곁인대를 신장**시킨다. 이는 **염증이나 손상을 일으키는 요인**으로 작용한다. 가쪽에서는 위팔노관절에 대해 압박력이 발생하고, 위팔뼈작은머리로 반복해서 압박 자극이 가해진다. 이는 **위팔뼈작은머리의 박리뼈연골염을 일으키는 요인**으로 작용한다.
폴로 스루	팔의 움직임이 급격하게 감속되는데, 팔꿉관절에는 펴되는 힘(신전력)이 강제적으로 가해져 팔꿈치머리와 팔꿈치오목에 충돌 스트레스가 생긴다. 이는 **팔꿈치머리의 피로골절이나 팔꿈치오목의 유리체를 일으키는 요인**으로 작용한다.

팔꿈치의 체크 포인트

팔꿉관절은 약 10°~15°의 밖굽음각(외반각)을 보인다.

안쪽곁인대 (내측측부인대) 손상의 유무를 체크	운반각(carrying angle)을 증가시키고 팔꿉관절이 가볍게 굽힘된 상태에서 수동적으로 팔꿉관절을 바깥쪽으로 구부리면 밖굽음(외반)으로 인한 흔들림이나 안쪽 부분에 통증이 출현할 수 있는데, 이를 안쪽곁인대 손상이라 한다.

• 운반각(carrying angle)

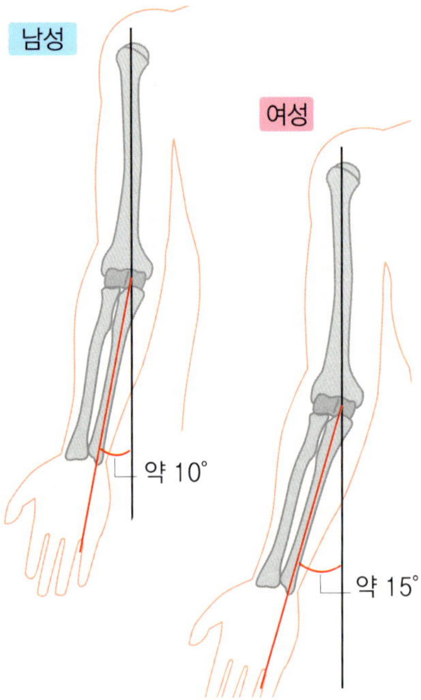

팔꿉관절의 정렬(alignment)은 남성이 약 10°, 여성이 약 15°의 밖굽음각(외반각, valgus angle)을 보인다.

• 팔꿈치의 밖굽음 스트레스 검사 (외반 스트레스 검사, valgus stress test)

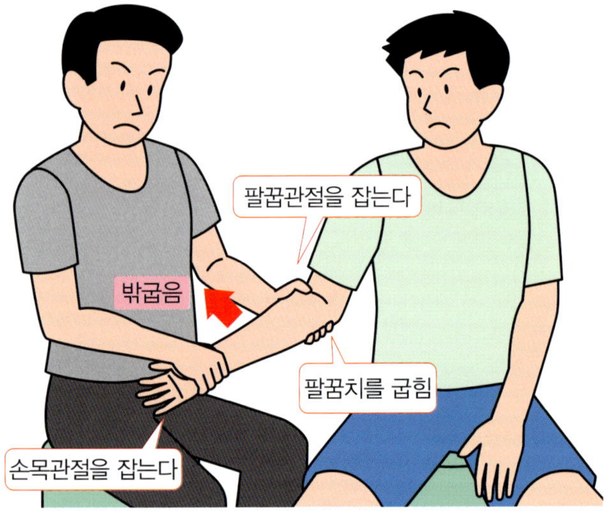

바깥쪽으로 구부릴 때

- 밖굽음으로 인한 흔들림 정도
- 안쪽부분에 통증이 있는지 확인

팔꿉관절의 안쪽에 밖굽음으로 외력을 가하여, 안쪽곁인대 손상의 유무를 체크한다.

어깨관절의 유연성 체크	어깨관절에서 가쪽돌림이 제한되면 가속 단계(acceleration → p.157)에서 팔꿉관절에 주는 밖굽음 스트레스를 증가시키게 되므로, 어깨관절의 유연성을 체크하는 것도 중요하다. 야구엘보가 뒤쪽형인 경우에는 통증과 함께 **팔꿉관절에서 폄이 제한되는 경우를 흔히 볼 수 있으므로**, 좌우를 비교해야 한다.

재활하는 방법

야구엘보는 아래팔근육의 근력 강화와 스트레칭이 중요하다.

팔꿉관절을 통과하는 아래팔근육에 주목

어깨관절의 유연성에 문제가 있는 경우에는 **어깨관절을 스트레칭**(→ p.200)해야 하지만, 팔꿉관절을 통과하는 **아래팔근육의 근력을 강화시키거나 스트레칭**하는 것이 중요하다.

또한 안쪽곁인대(내측측부인대) 손상에는 테이핑이 효과적인 경우도 있다. 위팔 안쪽과 아래팔 안쪽을 따라 팔꿉관절 안쪽에서 교차하듯 테이핑을 실시한다.

아래팔근육의 근력 강화와 스트레칭

• 아래팔의 굽힘근육

근력 강화(wrist curl)

아래팔이 뒤침된 상태에서 1～2kg의 덤벨을 쥐고, 손바닥굽힘 동작을 시행한다.

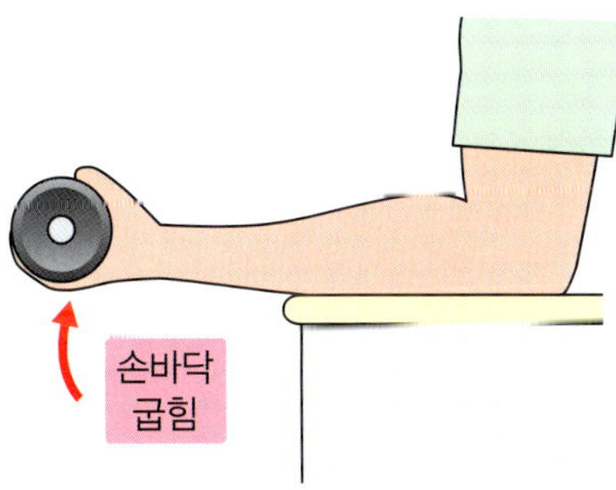

스트레칭

아래팔이 뒤침된 상태에서 다른 쪽 손을 이용하여 손목관절부터 손가락을 수동적으로 손등굽힘시킨다.

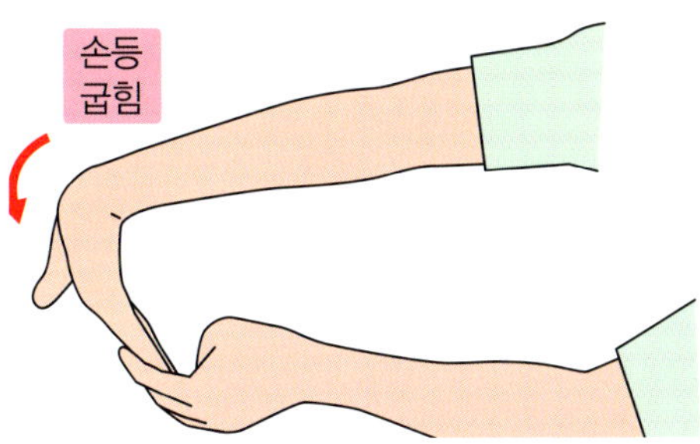

• 아래팔의 폄근육

근력 강화(reverse wrist curl)

아래팔이 엎침된 상태에서 1～2kg의 덤벨을 쥐고, 손등굽힘 동작을 시행한다.

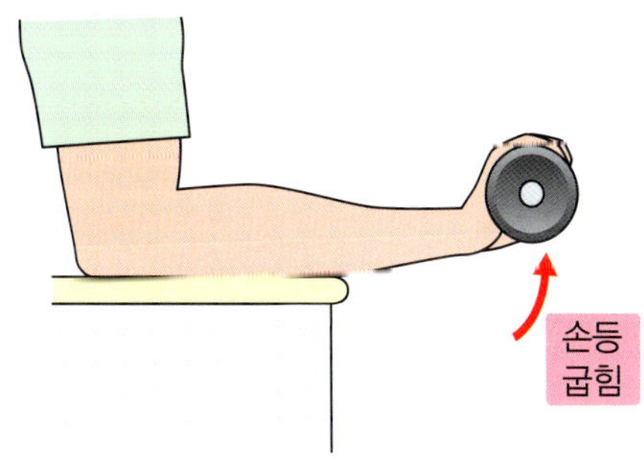

스트레칭

아래팔이 엎침된 상태에서 다른 쪽 손을 이용하여 손목관절부터 손가락을 수동적으로 손바닥굽힘시킨다.

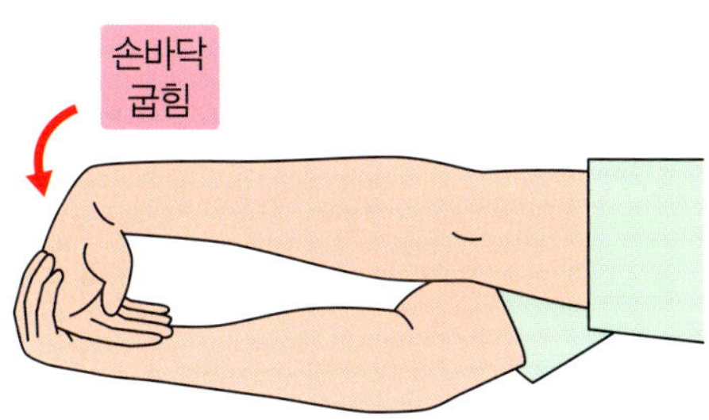

경기 특성과 발생하기 쉬운 손상

경기 특성상 킥을 주로 하기 때문에, 발부위에 부상이 많이 발생한다.

축구에서 많이 발생하는 손상은 발목염좌

축구는 11명의 선수로 이루어진 각각의 한 팀이 상대 팀의 골에 공을 넣어 득점을 겨루는 스포츠이다.

골키퍼 이외에는 기본적으로 팔을 사용해서는 안 되기 때문에, 선수는 공을 움직이기 위해 주로 발을 사용한다. 그러나 팔 이외에 신체 어느 부분을 사용해도 상관이 없고, 이마를 사용하는 헤딩도 경기에서 자주 쓰인다.

축구에서 킥은 **인스텝 킥(instep kick), 인프런트 킥(infront kick), 인사이드 킥(inside kick)** 등으로 분류되는데, 경기 장면에 따라 구분하여 사용할 수 있다(→ p.161). 축구에서 발생하기 쉬운 스포츠 손상은 발부위에 나타나는 부상으로, 특히 **발목염좌(ankle sprain)**가 가장 많다.

발목염좌의 발생과 예후

미국의 대학 스포츠 선수에 대한 조사에 의하면, **발목염좌**는 전체 외상에서 약 15%에 이르며, 스포츠 종목 중에서 가장 발생 빈도가 높은 외상으로 간주되고 있다(앞십자인대 손상의 약 5배에 이르는 발생률). 발목염좌는 발생 빈도가 높은 외상이기 때문에, 경제적인 손실도 커 발목염좌와 관련된 치료비는 미국의 고등학교 축구, 농구 선수만으로 연간 11억 달러라고 한다.

관련 지식 ▶ 염좌에 대한 해석

염좌는 관절에 생리적인 가동범위를 벗어난 운동이 강제되었을 때 일어나는 인대 손상으로, 완전 파열도 이에 포함된다. 그러나 의료 관계자 사이에서도 염좌라는 용어를 '경미한 인대 손상'으로 해석하는 사람이 많다. 따라서 발목염좌(발목관절의 가쪽인대 손상)는 의료적으로 적절한 처치가 이루어지지 않는 경우가 있고, 통증이나 불안정성이 남거나 쉽게 염좌가 일어나는 진구성(오래된)의 가쪽인대 손상으로 이행하는 경우가 있다.

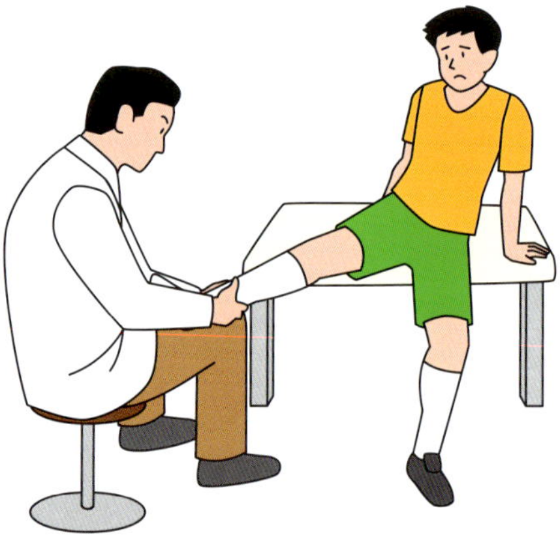

발목염좌의 80% 이상은 **안쪽들림으로 인한 염좌(내번염좌, inversion sprain)**로, 가쪽인대인 **앞목말종아리인대(전거비인대)**·**발꿈치종아리인대(종비인대)를 손상**시킬 가능성이 있다. 구체적으로는 타인의 발 위를 올라타거나 고르지 못한 땅에서 주행 중에 발이 걸려 넘어질 때 발생한다.

안쪽들림으로 인한 염좌는 발생률뿐만 아니라 재발률도 높은데, 그 비율이 70% 이상이라는 보고도 있다. 재발률이 높은 이유는 충분히 치료·재활을 받지 않고 복귀한 선수가 많기 때문이다. 따라서 발목염좌가 원인으로 약 4%의 선수가 은퇴하고, 약 5%의 선수가 경기 종목을 어쩔 수 없이 변경한다는 보고도 있다.

4

염좌가 되는 자세

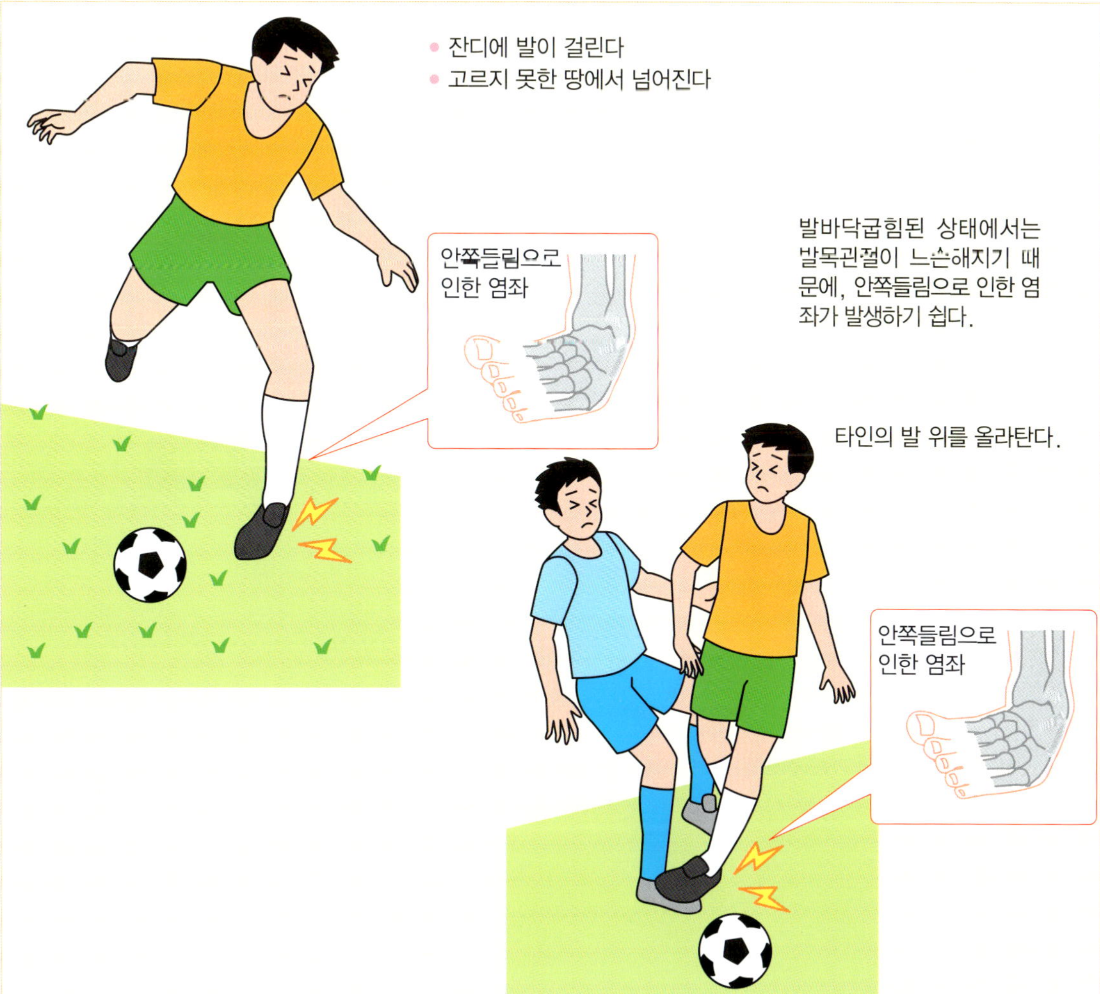
• 잔디에 발이 걸린다
• 고르지 못한 땅에서 넘어진다
안쪽들림으로 인한 염좌
발바닥굽힘된 상태에서는 발목관절이 느슨해지기 때문에, 안쪽들림으로 인한 염좌가 발생하기 쉽다.
타인의 발 위를 올라탄다.
안쪽들림으로 인한 염좌

발목관절에 대한 기능적 해부

발목염좌는 발바닥굽힘 시 과도한 안쪽들림이나 가쪽들림이 강제된 경우에 일어나기 쉽다.

발목관절에 발관절의 움직임이 가해진다

발목관절(거퇴관절)은 발바닥굽힘 · 발등굽힘만 하는 흩축관절지만, 목말밑관절을 비롯하여 발부위에 위치한 각 관절의 움직임이 가해짐으로써 삼차원적인 움직임이 가능하다.

발목관절은 정강뼈의 아래관절면 및 가쪽복사와 안쪽복사로 이루어진 복사격자(ankle mortise), 목말뼈도르래로 구성되어 있다. 목말뼈도르래의 너비는 앞쪽이 뒤쪽보다 넓어, 발목관절을 발등굽힘할 때는 이 앞부분이 딱 들어맞고, 발바닥굽힘할 때는 뒷부분이 딱 들어맞는다. 즉, 목말뼈는 발바닥굽힘하면 너비가 좁은 뒷부분이 딱 들어맞기 때문에, 복사격자 안 움직임에 여유가 생겨 인대성의 지지가 강해진다. 따라서, 발바닥굽힘 시 과도한 안쪽들림(안쪽번짐)이나 가쪽들림(가쪽번짐)이 강제된 경우에는 **인대 손상**(발목염좌)이 일어나기 쉽다고 한다.

가쪽인대는 종아리뼈의 가쪽복사부터 목말뼈의 앞 가쪽을 연결하는 **앞목말종아리인대(전거비인대)**, 종아리뼈의 가쪽복사부터 발꿈치뼈의 가쪽면을 연결하는 **발꿈치종아리인대(종비인대)**, 종아리뼈의 가쪽복사부터 목말뼈 뒤돌기의 가쪽결절을 연결하는 **뒤목말종아리인대(후거비인대)**로 구성된다. **앞목말종아리인대**는 발바닥굽힘이나 뒤침 시에, **발꿈치종아리인대**는 발등굽힘이나 뒤침 시에 긴장된다.

목말뼈도르래와 발바닥굽힘 · 발등굽힘에 따른 정강종아리관절의 움직임

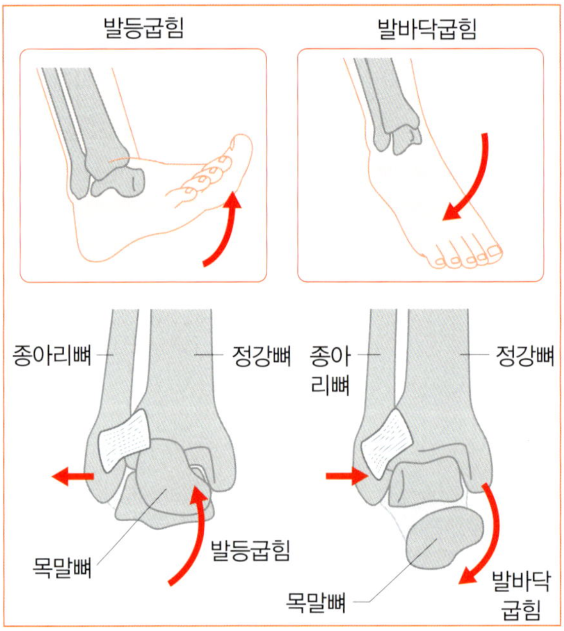

발목관절의 인대

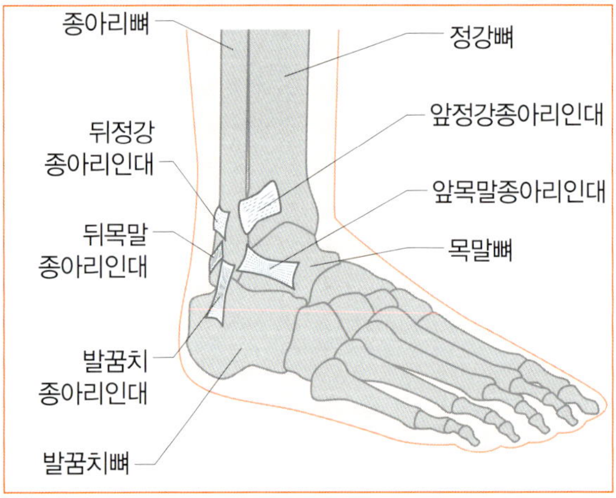

병태와 증상

가쪽인대를 구성하는 앞목말종아리인대는 안쪽들림 상태에서 손상되기 쉽다.

불안정성 평가에서는 다치지 않은 쪽과 비교하여 판단한다

가쪽인대 중에서는 **앞목말종아리인대(전거비인대)**가 가장 잘 손상된다. 이는 발바닥굽힘 시 복사격자(ankle mortise)에 크게 여유가 생기는 데다가, 이 인대는 발바닥굽힘 상태에서 종아리 축과 주행이 일치하므로, 안쪽들림(안쪽번짐) 상태에서 손상되기 쉽기 때문일 것이다.

부상을 입은 직후에는 손상부위를 중심으로 부기, 자발통증, 운동통증, 압통, 불안정성을 보일 수 있다. 또한 환자는 부상 시 '뚝', '우두둑'과 같은 파열음(pop-sign)을 듣는 경우가 많다. 타각적으로는 앞쪽 및 안쪽들림 방향에서 동요를 볼 수 있는데, 경상의 경우에는 흔히 뚜렷한 증상을 보이지 않는다. 만성적인 예로 불안정성이나 통증을 호소하는 경우가 많고, 통증부위는 손상부위뿐만 아니라 발목관절 주위에서도 확인된다.

불안정성 평가에는 **앞당김 검사(전방 전위 검사, anterior drawer test)**와 **안쪽들림 스트레스 검사(내번 스트레스 검사, inversion stress test)** 등이 있으며, 어떤 검사든 다치지 않은 쪽과 비교하는 것이 중요하다.

발목관절의 불안정성 평가

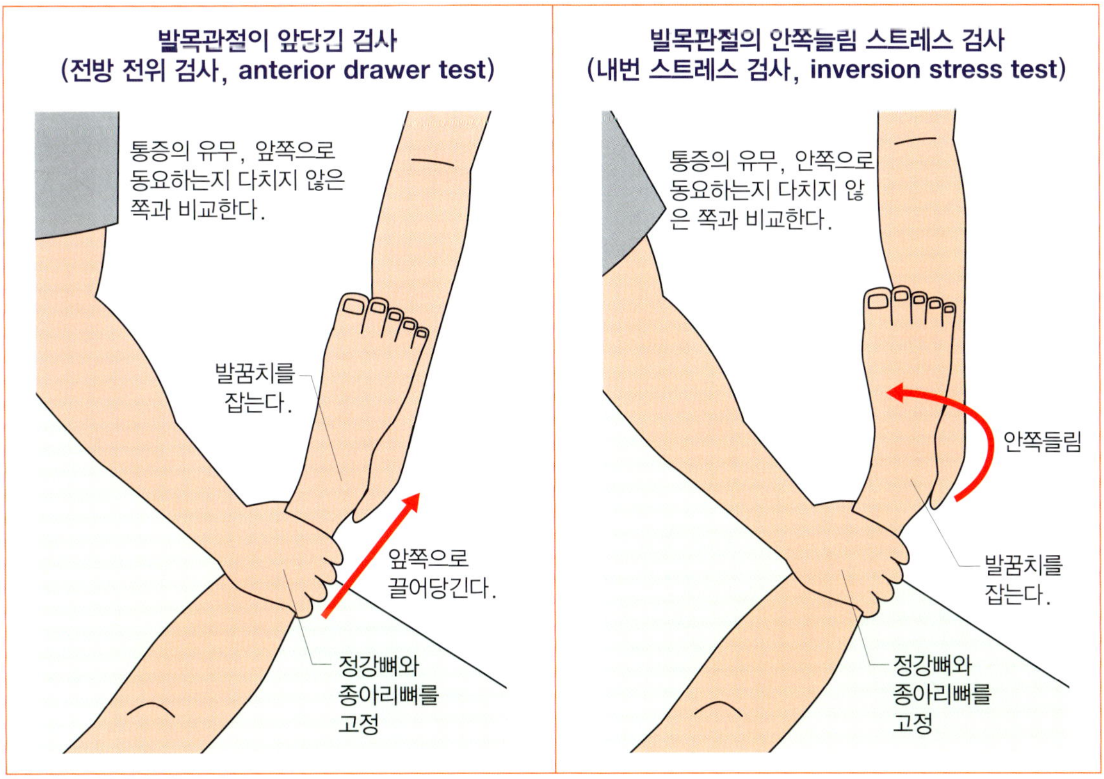

재활하는 방법

관절가동범위 훈련과 신경-근력 트레이닝을 조기에 시작한다.

발목염좌에는 보존치료가 일반적

발목염좌에는 일반적으로 **보존치료**가 행해지는데, 중증인 경우에는 **외과치료**(수술)도 적합하다는 등 의견이 엇갈리고 있다. 보존치료에서 석고붕대의 고정 기간은 서서히 단축되고 있다. 따라서 테이프, 붕대, 보조기 등으로 단기간 보호한 후 조기에 하중을 가하고, 관절가동범위 훈련과 신경-근육 트레이닝을 조기에 시작하는 치료법을 우선적으로 선택해야 한다고 한다.

관절가동범위 훈련과 근력 강화 훈련

중증인 경우에 행해지는 보존치료와 일반적인 재활을 설명한다.

부상 직후에는 철저히 **RICE 처치**(→ p.175)를 시행하고, 조기에 염증 증상을 진정시킨다. 그 후 중증인 경우에는 흔히 무릎 아래부터 발허리발가락관절(MP관절)의 몸쪽까지 석고붕대로 약 2주간 고정한다. 고정 기간 중에는 발가락의 능동운동이나 탄력 밴드를 사용한 근력 강화 훈련을 시행한다. 석고붕대를 제거한 후에는 보조기를 착용하고, 소용돌이목욕과 같은 온열치료와 자동적인 **관절가동범위 훈련**을 시작한다. 안쪽들림 방향으로는 통증이 없는 범위에서 신중하게 시작하지만, 손상된 인대가 늘어나지 않는 운동 방향, 발목뼈사이관절이나 발가락사이관절의 피동운동을 적극적으로 시행한다. 특히 발등굽힘이 여전히 제한된 상태로는 신체가 원활하게 상하운동을 할 수 없으므로, 도수적인 피동운동을 시행할 뿐만 아니라 **스트레칭 보드** 등을 이용하여 충분히 발등굽힘의 가동범위를 확보하도록 한다.

탄력 밴드의 저항을 이용하여, 발목관절 주위 근육의 **근력을** 중점적으로 **강화시키는 훈련**을 시작한다. 특히 가쪽의 동적 안정화 기구인 **종아리근의 근력을 강화시키는 것**이 중요하다. 또한 수건 주름을 이용하여 발가락 굽힘근육의 근력을 강화한다.

하중은 통증을 지표로 가급적 전체 하중을 가하는데, 약 2개월 정도는 보조기를 착용하도록 한다. 전체 하중을 가할 수 있게 되면, 스쿼트(squat)나 카프 레이즈(calf raise) 등의 훈련과 함께 발목염좌의 재발 방지에도 효과가 있다는 **밸런스 보드**(밸런스 쿠션, 밸런스 디스크)를 사용하여 고유감각기 트레이닝(신경-근

관련 지식 **소용돌이목욕(와류욕, whirlpool bath)**

물치료의 일종. 욕조 안에 온수를 채우고, 욕조 안에 설치된 분출구에서 나오는 수압에 환부를 대어, 온수에 의한 온열 효과와 마사지 효과를 기대할 수 있다.

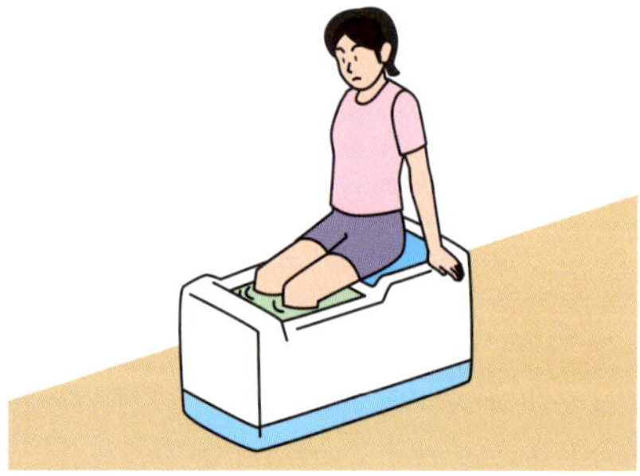

스트레칭 보드를 이용한 관절가동범위 훈련

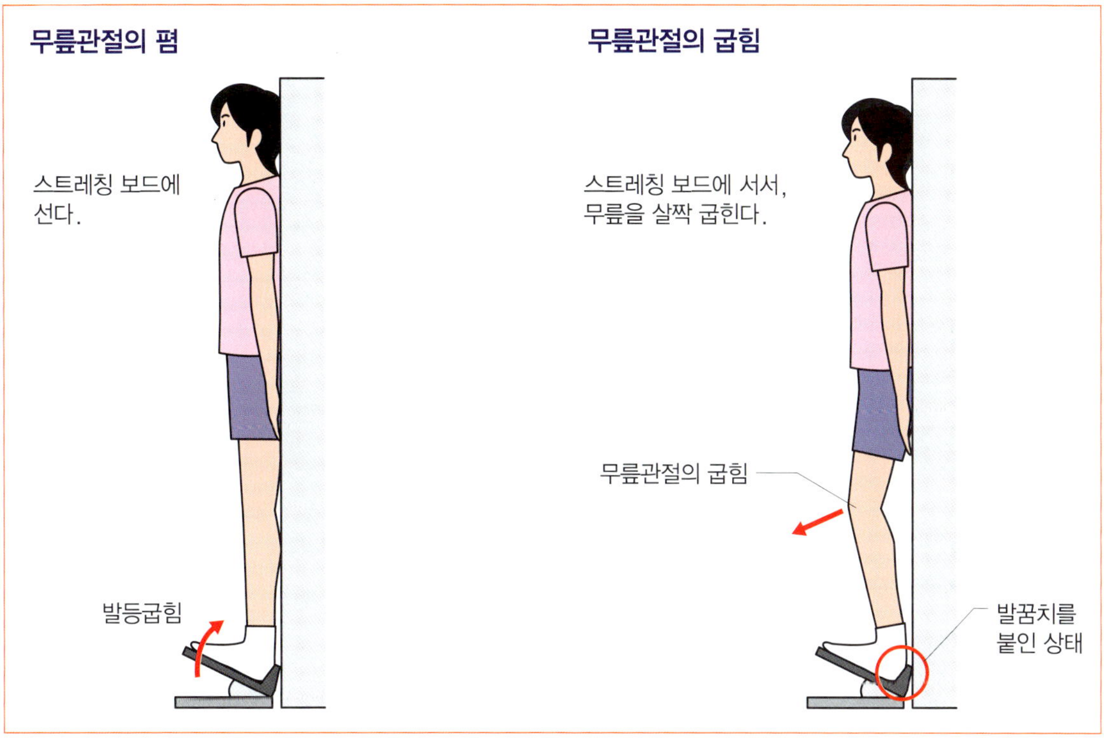

발목관절 주위 근육의 근력 강화

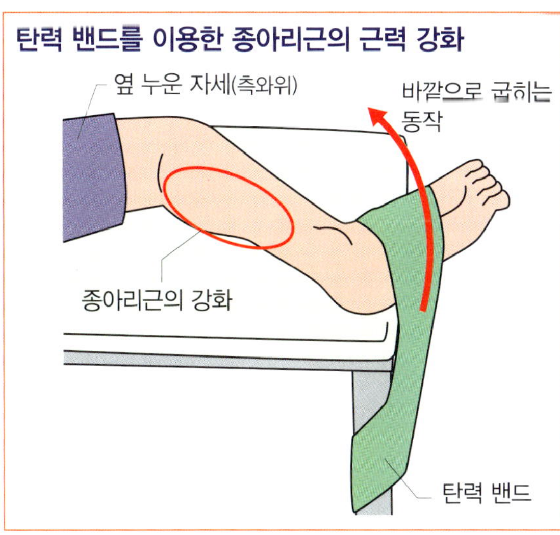

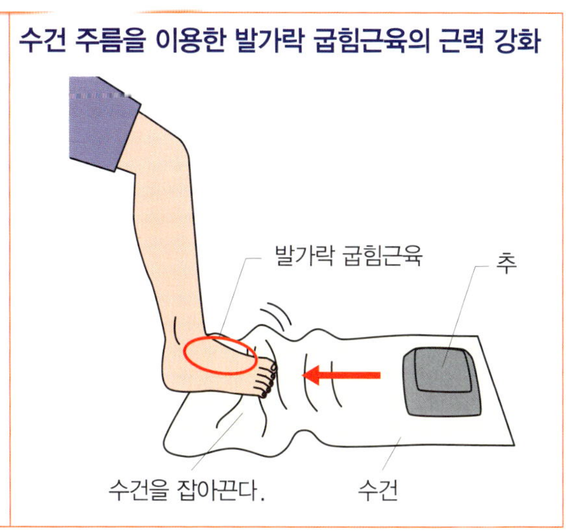

육 트레이닝)을 시작한다. 조깅은 보조기를 착용하고 약 8주 후부터 시작한다. 서서히 달리기나 사이드 스텝(side step)・점프・한발 뛰기 등의 풋워크 트레이닝을 시작하여 스포츠 동작으로 이행해 간다. 보조기를 제거한 후에는 스포츠 활동 시에만 테이핑으로 보호하고, 약 3개월을 목표로 경기에 복귀시킨다.

재발 방지를 위한 트레이닝

재발 방지의 포인트는 균형 훈련의 실시와 보조기 등의 착용이다.

재발 요인에서 큰 부분을 차지하는 것은 관절의 불안정성 잔존

발목염좌는 재발하기 쉬운 스포츠 손상(급성 손상)이므로, **재발을 방지하는 것이 중요**하다. 발목염좌가 재발하는 큰 요인은 **관절의 불안정성이 잔존**하는 것이다. 발목염좌가 반복적으로 일어나고 기능적으로 불안정한 사람은 돌발적인 안쪽들림(안쪽번짐)이 강제됨에 따라 종아리근의 반응 시간이 정상인보다 길다고 한다.

고등학교 축구 선수를 대상으로 한 연구에서도 과거에 발목을 삔 적이 있는 사람은 없는 사람보다 비접촉형 발목염좌의 발생률이 유의하게 높고, **BMI**(body mass index → p.75)가 높은 사람도 표준인 사람보다 비접촉형 발목염좌의 발생률이 높은데, 발목을 전에 삔 적이 있으면서 비만인 사람은 더더욱 발생률이 높다고 보고하고 있다.

균형 훈련과 외부에서 지지 · 고정하는 법

발목염좌의 재발을 방지하는 대책으로, 이전부터 원반 트레이닝(disc training)으로 대표되는 **균형 훈련(balance training)이 추천**되고 있다. 배구 선수에게 균형 훈련을 하게 했다는 보고에 따르면, 균형 훈련이 과거에 발목을 삔 적이 있는 사람의 염좌 재발을 유의하게 저하시켰다고 한다.

발목염좌의 재발을 방지하는 또 한 가지 방법에는 **보조기나 테이핑을 이용하여 외부에서 지지 · 고정**하는 법이 있다. 발목 보조기는 여러 가지 타입이 있는데, 염좌의 재발을 방지하기 위한 보조기로는 발바닥굽힘 · 발등굽힘을 제한하지 않고 안쪽들림 · 가쪽들림을 제지하기 위해 안팎에만 버팀대로 이루어진 **semirigid brace**라는 타입이나 **8자형 스트랩(figure eight strap)으로 된 타입**이 사용되는 경우가 많다. 실제 염좌를 선 자세(입위)에서 모의실험한 연구에 의하면, semirigid brace는 안쪽들림 방향을 방지하는 효과가 인정되었고, 발바닥굽힘 · 발등굽힘 방향의 저항 모멘트는 적었다고 한다.

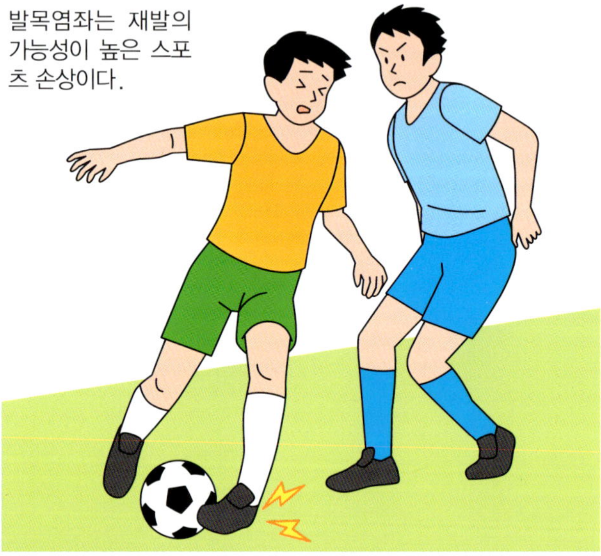
발목염좌는 재발의 가능성이 높은 스포츠 손상이다.

또한 발목 보조기는 물리적으로 제

지하는 효과가 있을 뿐만 아니라, 피부수용기(cutaneous receptor)로부터 피드백을 증가시켜 **관절위치각**(sense of joint position, 관절의 위치를 중추로 전달하고 운동을 조절하는 감각)을 향상시킨다는 보고도 있다.

이처럼 몇몇 보고들을 살펴보아도 스포츠 복귀 후 재발을 방지하기 위한 보조기의 이용 가치는 높다고 볼 수 있으며, 달리기나 각종 풋워크 연습을 시작할 때에는 보조기를 사용하도록 한다.

발목 보조기

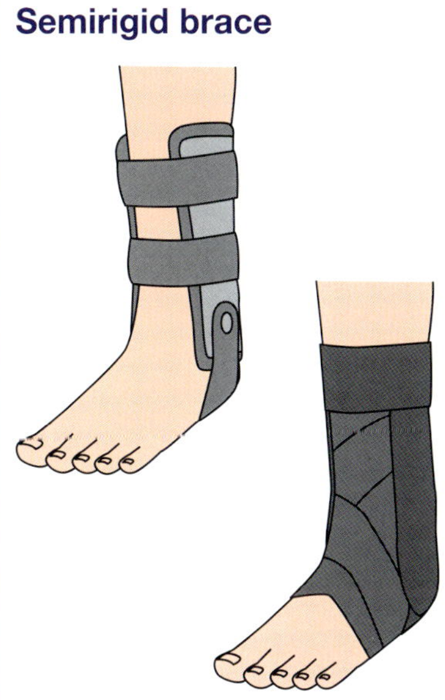

8자형 스트랩(figure eight strap)으로 된 타입

균형 훈련

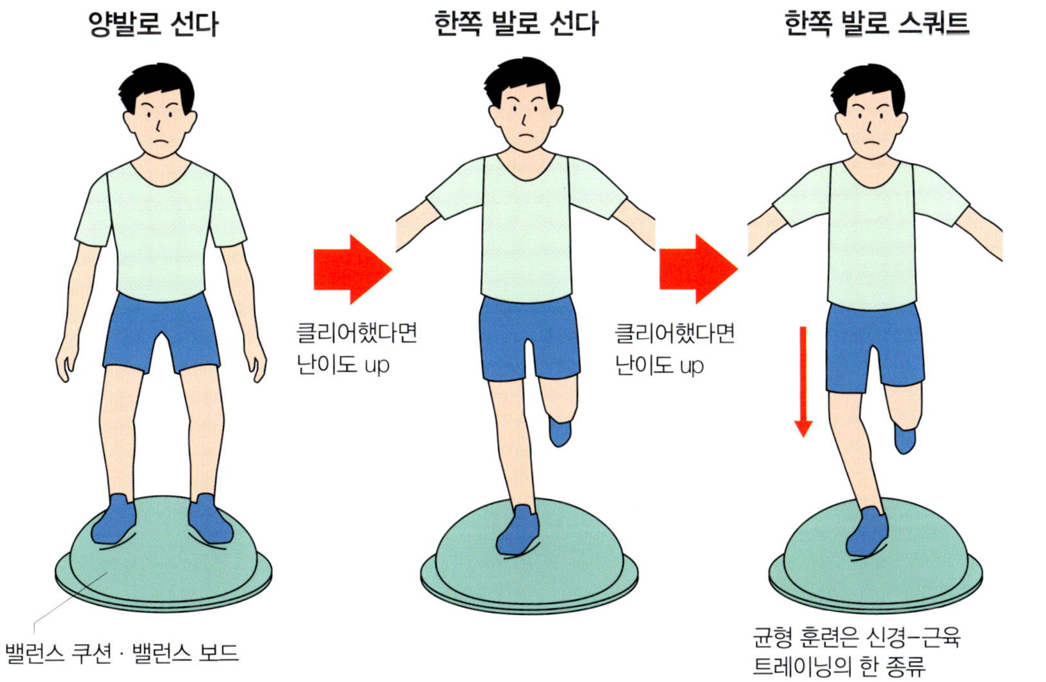

경기 특성과 발생하기 쉬운 손상

다리의 부상이 많고, 무릎관절에서는 안쪽곁인대의 손상이 나타나는 비율이 높다.

경기 특성상 부상부위는 다리가 많다

럭비는 15명의 선수로 이루어진 각각의 한 팀이 공을 가지고 상대편의 인골(in-goal)이라 불리는 공간에 공을 내리찍어(트라이) 득점을 겨루는 스포츠이다.

축구와는 달리 전신 중 어느 곳에 공이 닿아도 문제 되지 않고, 태클, 스크럼, 몰, 럭 등 격렬한 접촉을 반복하면서 공을 쟁탈한다. 따라서 외상의 발생률이 높고, **머리부위의 외상**이나 **뇌진탕**, **목부위의 손상** 등 중증의 손상이 발생할 수도 있다. **다리** 부상이 많고, 무릎관절에서는 **안쪽곁인대(내측측부인대) 손상**이 흔히 일어난다.

안쪽곁인대 손상의 부상 기전과 증상

무릎의 안쪽곁인대 손상은 스포츠의 급성 손상 중에서도 발생 빈도가 높은 질환으로, 무릎관절에 밖굽음(외반, valgus) · 가쪽돌림의 힘이 작용하여 발생한다. 럭비 등과 같이 신체적인 접촉이 많은 스포츠에서는 무릎 가쪽으로 태클이 들어오면서, 무릎관절이 강제적으로 밖굽음 · 가쪽돌림됨으로써 부상을 입는 경우가 많다.

안쪽곁인대 손상의 부상 기전

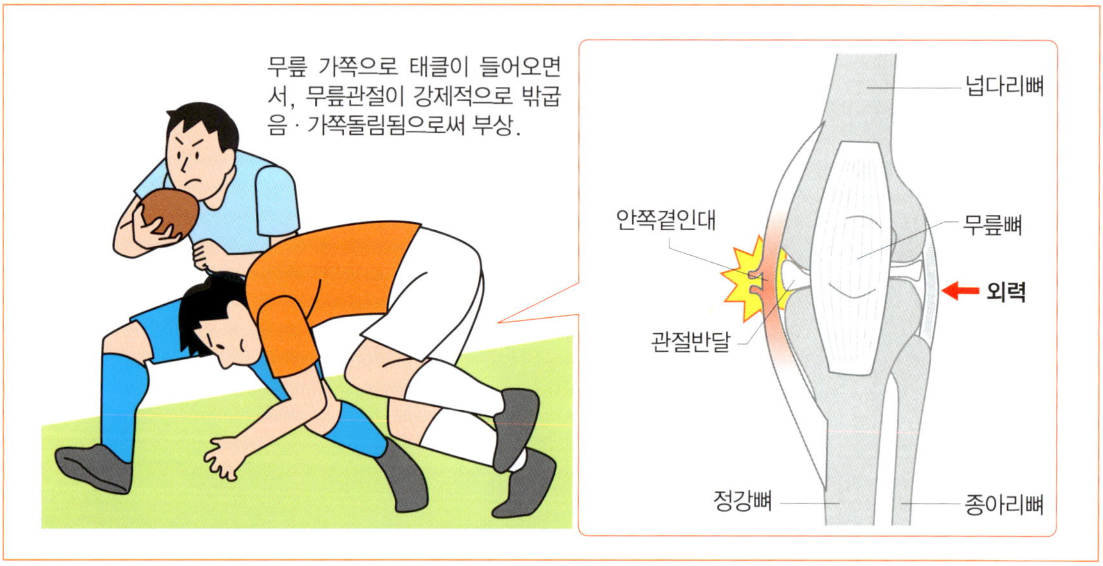

밖굽음 스트레스 검사(외반 스트레스 검사, valgus stress test)

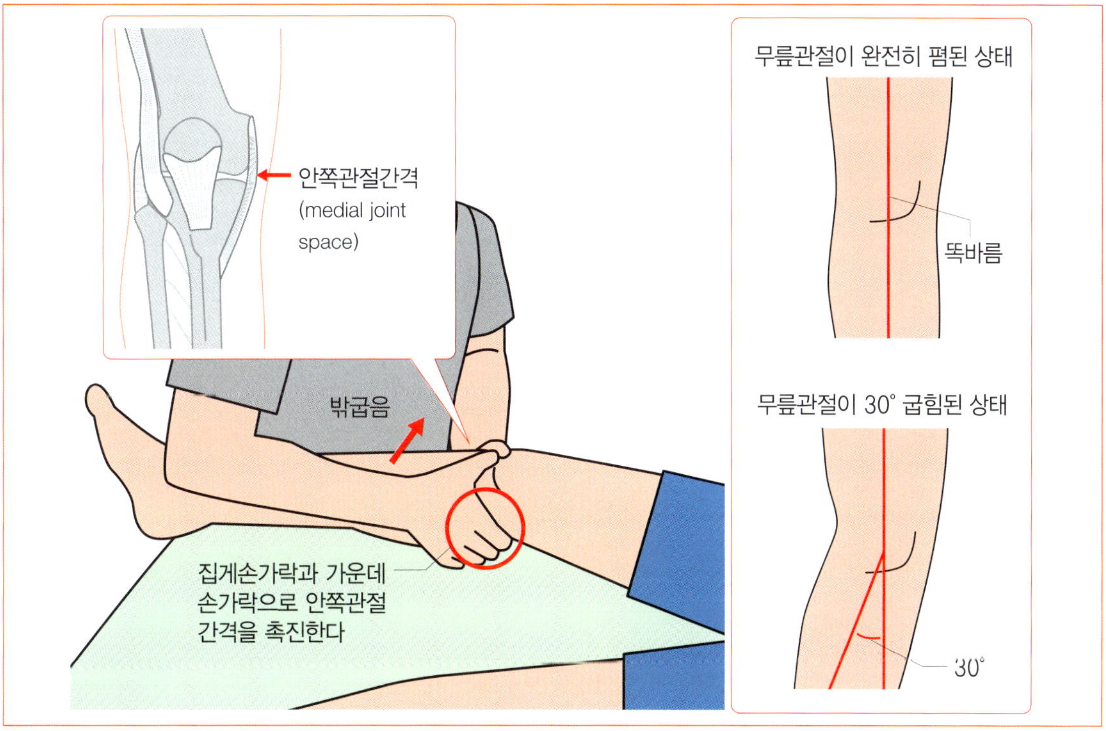

무릎의 안쪽곁인대 손상은 수술보다도 조기에 보조기를 사용하거나 재활을 시행하는 등 보존치료를 하는 편이 다리의 근력을 회복시키는 데 좋다고 하며, 안쪽곁인대가 단독으로 손상된 경우에는 **보존치료**를 하는 것이 치료 원칙이다. 그리고 실험적으로는 안쪽곁인대가 성숙하려면 무릎을 움직여야 한다고 간주되어, 보존치료에서 석고붕대 고정은 그 필요성이 부정되어 왔다.

무릎에서 안쪽곁인대 손상의 주된 임상 증상은 무릎관절 안쪽의 통증과 관절종창이다. 비교적 자각 증상이 미미하고, 넙다리네갈래근의 동적 보상(대상) 기능을 얻기 쉽기 때문에 간과되는 경우도 있다.

무릎의 안쪽곁인대 손상에 대한 불안정성 평가

무릎의 안쪽곁인대 손상으로 생기는 불안정성에 대한 평가에 **밖굽음 스트레스 검사(외반 스트레스 검사, valgus stress test)**가 있다. 바로 누운 자세를 취한 환자의 종아리를 겨드랑이 사이에 두고, 무릎에 밖굽음 스트레스를 준다. 집게손가락과 가운데손가락으로 안쪽관절간격을 촉진하고, 벌어진 정도를 확인한다. 무릎관절이 완전히 펴된 상태와 30° 굽힘된 상태에서 시행하여 정상적인 쪽과 비교한다. 양성인 경우에는 무릎관절에서 밖굽음으로 인한 동요를 보인다. 펴된 상태에서도 뚜렷하게 밖굽음으로 인한 동요를 보이는 경우에는 앞십자인대(전십자인대)와 같은 다른 인대가 손상되는 등 합병이 의심된다.

치료법과 예방법

급성 염증기를 지나면, 무릎 보조기를 착용하여 하중을 가하기 시작한다.

무릎이 바깥으로 휘지 않도록 보조기를 착용한다

앞서 기술한 바와 같이, 무릎의 안쪽곁인대가 단독으로 손상된 경우에는 **보존치료**를 하는 것이 최근 몇 년간의 치료 원칙이다. 염증 증상을 보이는 급성기에는 이를 조기에 진정시키기 위해 냉각(icing)을 주체로 한 **RICE 처치**(→ p.175)를 실시한다. 하중에 따른 통증이 심할 경우에는 목발을 사용하여 비체중부하 보행(체중을 싣지 않는 보행)을 하도록 한다.

급성 염증기가 지나면 무릎이 바깥으로 휘는 것을 방지하기 위해, **넓적다리와 종아리의 가쪽, 무릎관절 안쪽 이 세 군데를 지지하는 스트랩이 달린 무릎 보조기를 착용**하여 하중을 가하기 시작한다. 통증이나 부기를 기준으로, 가급적 부분 하중에서 전체 하중으로 진행한다.

안쪽곁인대 손상용 무릎 보조기

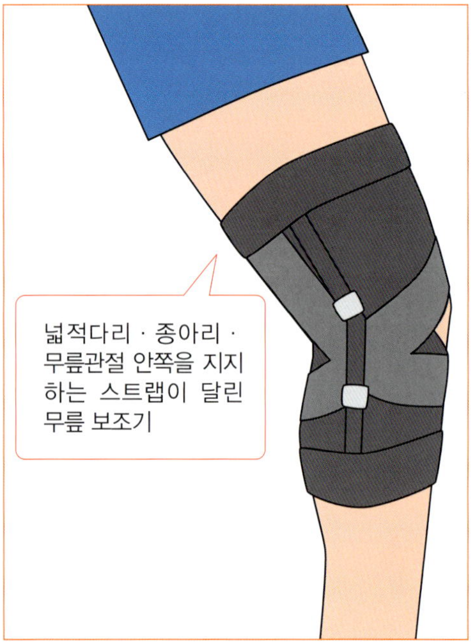

예방에는 안쪽넓은근, 안쪽넓적다리뒤근육의 강화가 중요

무릎의 밖굽음(외반, valgus)으로 인한 불안정성을 예방하려면, **넙다리네갈래근 중 특히 안쪽넓은근의 근력을 강화하는 것이 중요**하다. 무릎관절을 운동할 때 통증이 있는 시기에는 안쪽넓은근에 전기자극을 주거나 안쪽넓은근의 근력을 등척성(→ p.72)으로 강화한다. 통증이 경감되면, 근력의 회복 정도에 따라 **탄력 밴드나 기구를 이용하여** 적극적으로 **레그 익스텐션(leg extension)**을 실시한다. 이때, 무릎관절이 밖굽음 · 가쪽돌림되면서 안쪽곁인대에 줄 수 있는 스트레스를 피하기 위해서는 무릎을 펼 때 의식적으로 엉덩 · 무릎관절이 안쪽돌림되도록 한다.

동적인 안쪽 지지 기구인 **안쪽넓적다리뒤근육을 강화**하는 것도 중요하므로, 통증이 경감되면 종아리를 안쪽돌림시켜 안쪽넓적다리뒤근육의 수축을 의식하면서 레그 컬(leg curl)을 실시한다.

가동범위가 확대되어 자전거를 탈 수 있게 되면, **고정식 자전거로 부하를 거는 훈련**을 시작한다. 이때, 무릎과 발부리의 방향이 일치하도록 주의한다.

하중을 가해도 통증이 없으면, **레그 프레스(leg press)나 스쿼트(squat) 등과 같은 근력 강화**나 **불안정한 보드를 사용한 균형 훈련**을 시작한다.

자각 증상과 근력을 지표로 보조기를 착용하거나 테이핑을 시행한 다음, 조깅부터 풋워크 트레이닝(footwork training)을 시작하여 2~3개월을 목표로 경기에 복귀한다.

안쪽곁인대가 손상된 후 시행하는 근력 강화

넙다리네갈래근의 등척성 근력 강화

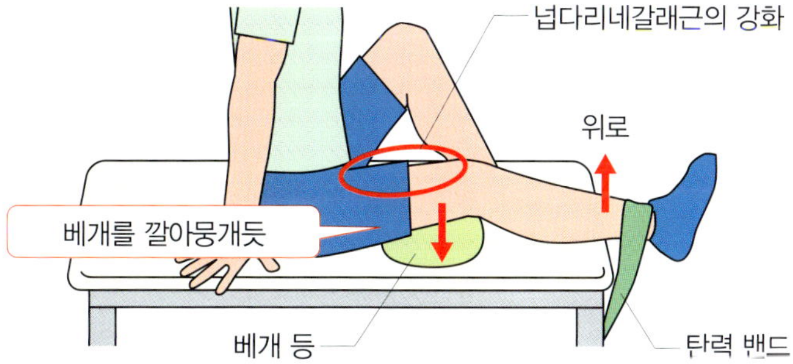

안쪽넓적다리뒤근육의 근력 강화: 무릎관절을 안쪽돌림시키면서 레그 컬(leg curl)

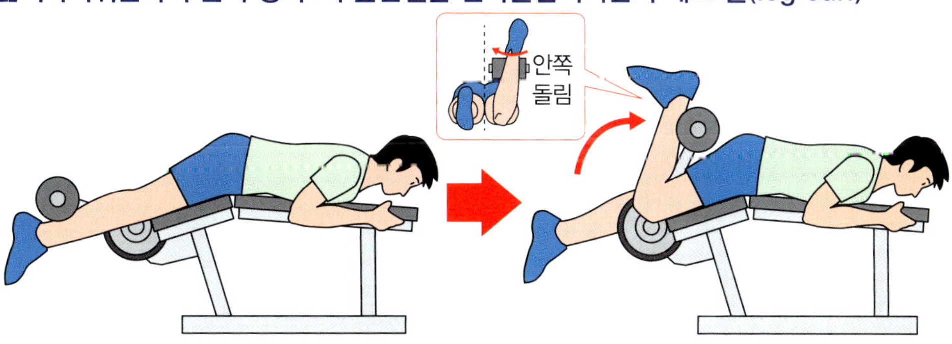

큰볼기근 · 넙다리네갈래근의 강화: 레그 프레스(leg press)

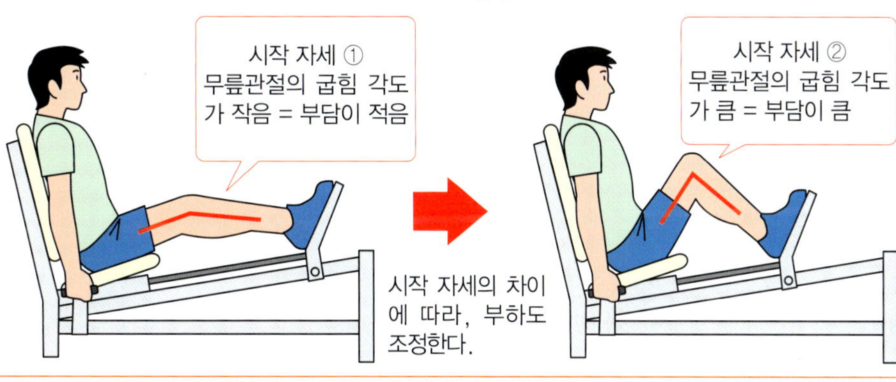
시작 자세 ①
무릎관절의 굽힘 각도
가 작음 = 부담이 적음
시작 자세의 차이
에 따라, 부하도
조정한다.
시작 자세 ②
무릎관절의 굽힘 각도
가 큼 = 부담이 큼

재활하는 방법

봉우리빗장관절이 탈구(중증)된 경우에는 수술적 요법도 쓰인다.

어깨관절을 직접 강타했을 때 발생한다

럭비 등과 같은 신체 접촉이 많은 스포츠나 전도 등으로 어깨관절을 직접 강타하였을 때, 봉우리(견봉) 주변에 통증이 있어 팔을 올리기 어려운 경우에는 **봉우리빗장관절(견봉쇄골관절) 손상**이 의심된다. 특히 어깨관절이 모음된 상태에서 바닥이나 지면에 어깨뼈의 봉우리를 세게 부딪치면 부상을 입는데, 이러한 자세가 손상의 전형적인 예이다. 봉우리빗장관절 손상은 중증도에 따라 **경증(염좌), 중등증(불완전탈구), 중증(탈구)**으로 분류되는 경우가 있고, 6가지 유형으로 한층 더 분류되는 경우가 있다.

증상은 봉우리빗장관절 주변의 통증 · 부기이다. 탈구된 경우에는 빗장뼈의 먼쪽 끝이 들려 올라가는 변형을 볼 수 있고, 들려 올라간 부위를 누르면 튕김을 보인다. 이를 **피아노 건반 징후(piano key sign)**라고 부른다.

어깨뼈의 운동과 진자운동부터 시작

치료법에 대해 다양한 의견이 있지만, 경증부터 중등증에 걸쳐서는 **보존치료**가, 중증에는 **수술적 요법**이 행해지는 것이 일반적이다.

경증인 경우에는 냉각(icing)이나 찜질을 하면서 경과를 보고, 통증이 없어진 시점에서 어깨를 움직이기 시작한다. 1~2주 후에는 스포츠로의 복귀가 가능하다. 중등증인 경우에는 삼각붕대나 보조기를 이용하여 약 3주 동안 고정한 후 재활을 시작한다. 또한 탈구인 경우에 행해지는 수술적 요법으로 **훅 플레이트(hook plate)**라 불리는 기구를 사용하는 고정술이 시행되는 경우가 많다. 이러한 경우에도 2~3주 동안 삼각붕대 등으로 고정한 후 재활을 실시한다.

재활은 어깨뼈의 운동과 함께 **진자운동**부터 시작하여, 서서히 **능동운동**을 시행한다. 통증을 지표로 근력을 강화하는 운동도 시작

빗장뼈의 먼쪽 끝이 들려 올라가는 현상

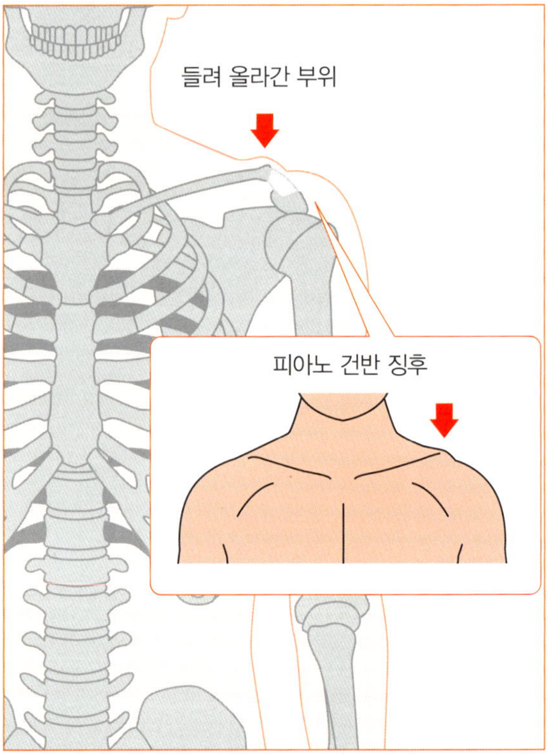

한다. 아래로 늘어진 상태에서 하는 돌림운동은 어깨뼈의 움직임이 적고, 봉우리빗장관절에 주는 부담이 작아 조기에 시행할 수 있다. 다음 단계에서 등세모근(승모근)이나 마름근(능형근) 등 어깨뼈-가슴우리운동에 작용하는 근육을 강화하는 운동을 시작한다.

통증이나 가동범위의 제한이 없고 근력이 회복된 시점에서 스포츠로 복귀하는데, 그 기준은 **보존치료로 1~2개월, 수술적 요법으로 2~3개월 정도**이다.

수술과 움직임을 제한하는 보조기

고정하는 기구

수술 후에는 보조기를 장착하는데, 아래로 늘어진 상태에서 고정한다.

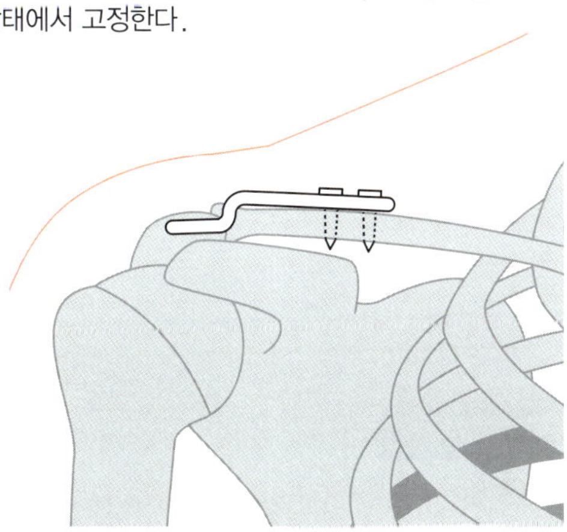

훅 플레이트로 고정한 후에 착용하는 보조기

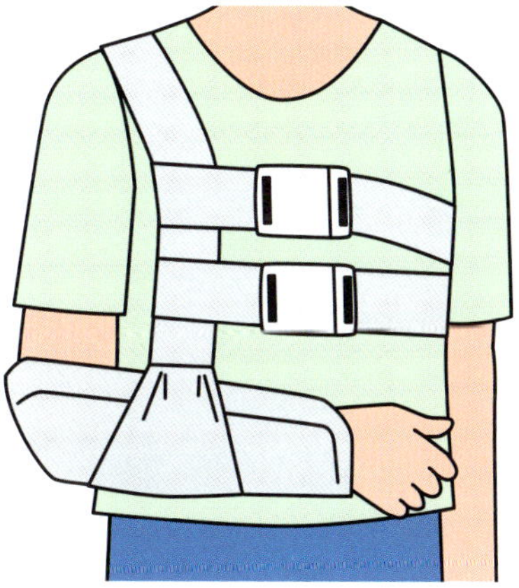

관련 지식 ▶ 진자운동

어깨관절의 능동보조운동(active assistive exercise)이다. 머리를 숙여 인사하듯 상반신을 앞으로 굽히고, 아프지 않은 쪽 손을 튼튼한 물체에 대어 의지한다. 아픈 쪽 팔은 힘을 빼고 아래로 늘어뜨린다. 상반신을 앞뒤·좌우로 움직여 수동적으로 어깨관절을 움직이고, 가동범위를 넓힌다.

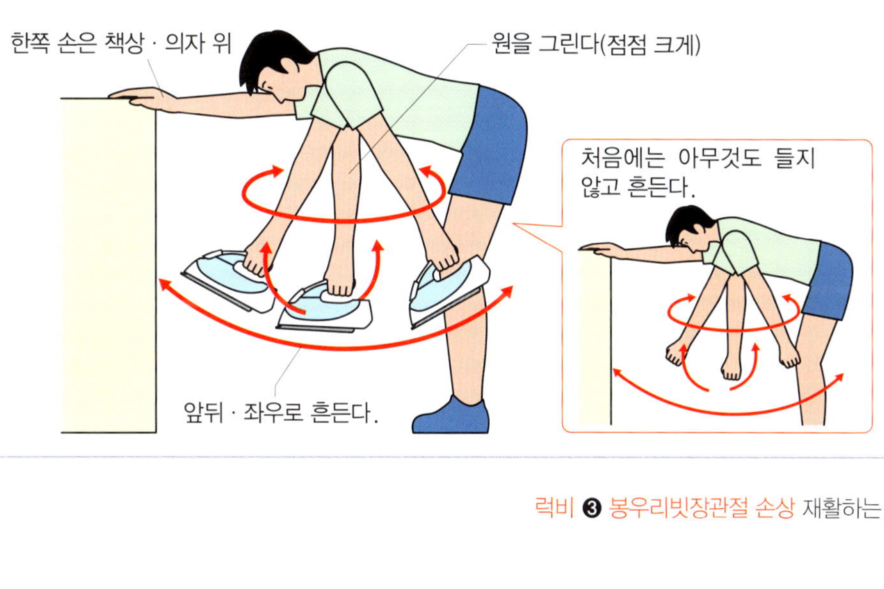

경기 특성과 발생하기 쉬운 손상

테니스의 대표적인 손상에는 발꿈치힘줄 파열과 테니스엘보가 있다.

팔보다 다리 쪽이 손상을 입기 쉽다

테니스는 네트를 사이에 두고 2명(복식 경기에서는 2대 2로 4명)이 라켓을 이용하여 공을 주고받는 스포츠이다.

프로 선수는 1포인트를 획득하기까지 7초 정도로 짧은 시간이 걸리는데, 그 시간 동안에 대시와 턴을 반복한다. 1포인트 중 평균 8.7회의 방향 전환이 있다고도 한다. 또한 시합 시간은 3세트에 평균 1시간 반, 5세트에는 5시간 이상 이어지는 경우도 있다. 즉, 테니스는 **무산소계 파워와 유산소계 지구력을 요하는 스포츠**이다.

발생하기 쉬운 손상부위는 팔보다 다리 쪽이 많고, 다리에는 급성 손상, 팔에는 과사용 손상이 흔히 나타나는 경향이 있다. 다리에서 일어나는 대표적인 급성 손상으로는 발꿈치힘줄 파열(achilles tendon rupture)이, 팔의 과사용 손상으로는 테니스엘보(tennis elbow)가 있다.

발꿈치힘줄 파열의 부상 기전

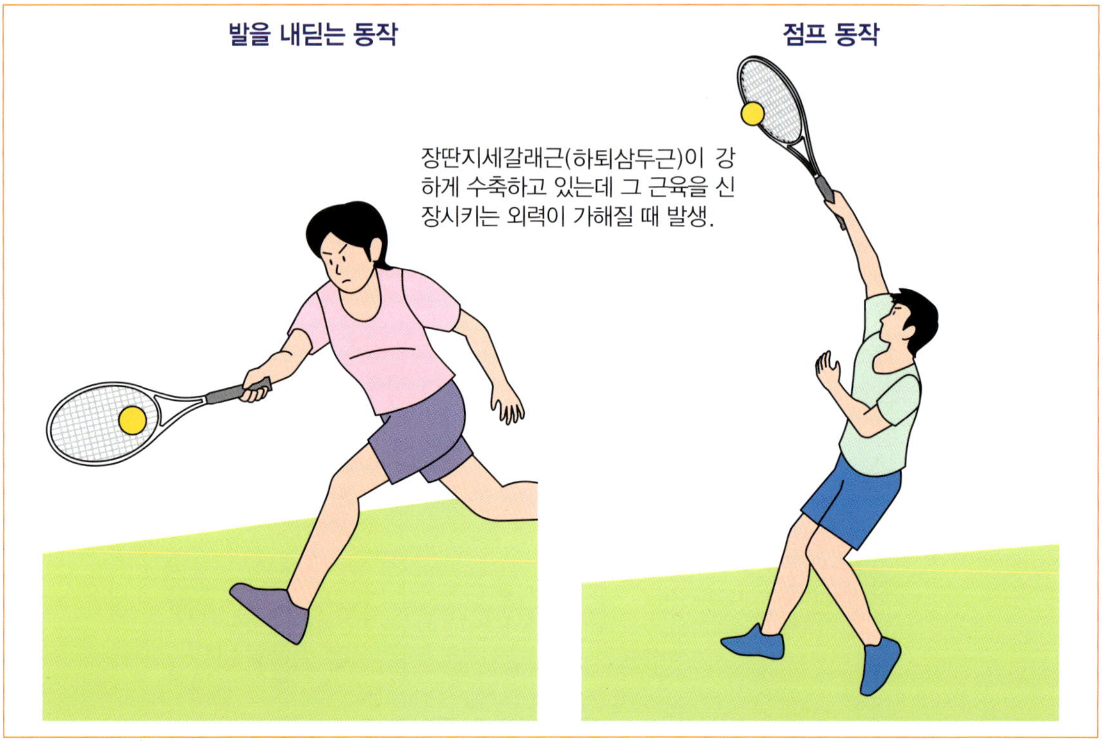
발을 내딛는 동작
점프 동작
장딴지세갈래근(하퇴삼두근)이 강하게 수축하고 있는데 그 근육을 신장시키는 외력이 가해질 때 발생.

발꿈치힘줄 파열의 증상과 치료

발꿈치힘줄(아킬레스힘줄) 파열은 스포츠 손상 중 급성 손상의 대표적인 질환 중 하나이며, 테니스 이외에 농구나 축구 등으로도 흔히 발생한다. 장딴지세갈래근이 강하게 수축하고 있는데 그 근육을 신장시키는 외력이 가해질 때 증상이 나타나는 경우가 많다. 구체적인 부상 기전에는 **점프 동작**과 **발을 내딛는 동작, 백 스텝** 등이 있다.

부상 시 환자는 발꿈치힘줄 주변을 갑자기 차인 듯이, 또는 공에 맞은 듯이 강한 충격을 느끼는데, 그 충격에 비해서는 통증이 심하지 않다고 한다. 또한 부상을 입고 나서 보행은 가능하지만, 발꿈치 들기(calf raise)는 불가능하다. 그리고 부상 후 발꿈치힘줄부위가 움푹 들어간 상태를 보이고, 앞서 기술한 바와 같은 증상을 호소하면 발꿈치힘줄 파열이라는 진단이 내려진다.

치료법은 석고붕대 고정과 같은 **보존치료**와 외과적으로 봉합하는 **수술적 요법**(수술 후에는 석고붕대 고정)으로 나뉜다. 보존치료는 입원할 필요가 없고, 감염의 위험이 없는 등의 이점이 있다. 그러나 수술적 요법보다 재파열이 발생할 위험성이 높다. 따라서 확실성의 측면에서 스포츠 애호가들은 수술적 요법을 선택하는 경우가 많다.

발꿈치힘줄 파열 후 움푹 들어간 상태

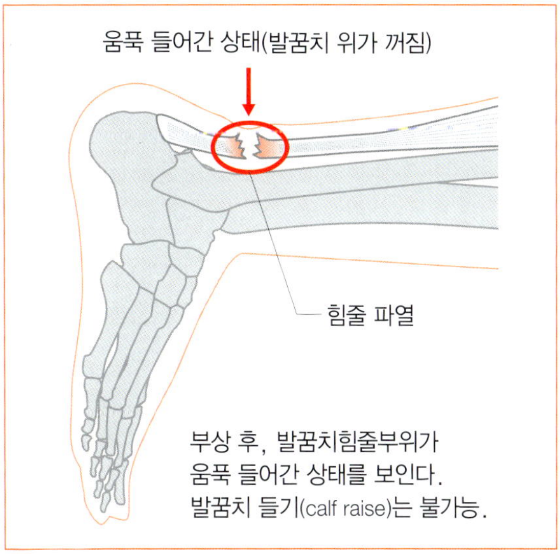

발꿈치힘줄 파열의 재활

발꿈치힘줄봉합술(아킬레스힘줄봉합술)을 시행한 후 재활에 관해서는 시설이나 의사에 따라 약간 차이가 있다.

일반적으로 수술 후 **발목관절이 발바닥굽힘된 상태에서 무릎 아래부터 발허리발가락관절(중족지절관절)의 몸쪽까지 석고붕대**로 수 주간 **고정**한다. 하이힐을 신고 힐로 체중을 지탱하는 보행, 즉 발바닥굽힘된 상태에서 발꿈치부위에만 체중이 실리지만 발꿈치힘줄은 신장되지 않는다. 따라서 힐이 부착된 보행석고붕대(walking cast)를 선택하면, 체중을 실은 보행도 조기에 가능하다. 발목관절이 고정되어 있는 기간에는 환부 이외 부위의 근력이 저하되지 않도록 트레이닝을 실시한다.

수술 후 몇 주가 지난 다음에 석고붕대를 제거하고 **발꿈치힘줄용 보조기**를 착용한다. 이 보조기는 발목관절이 발바닥굽힘되도록 발꿈치부위에 발판(foot plate)이 들어가 있다. 이 발판은 몇 장의 발판을 겹쳐서 제작한 것이다. 수술 후 경과에 따라 그것을 1장씩 빼 **발목관절을 발바닥굽힘한 상태에서 조금씩 발등굽힘한 상태가 되도록 한다**. 즉, 서서히 장딴지세갈래근 · 발꿈치힘줄을 신장해 간다.

보조기를 착용하기 시작할 때 환부 쪽은 하이힐을 신은 듯이 높아진다. 따라서 아프지 않은 쪽 신발의 높이를 조정하여 재활 이외의 일상생활에서 보조기 착용을 용이하게 한다.

발꿈치힘줄용 보조기

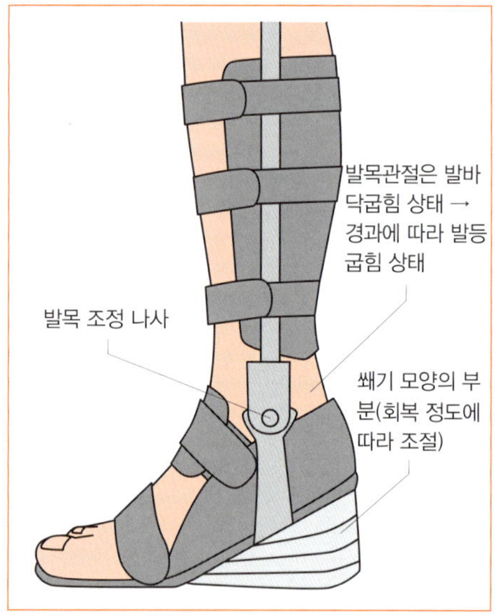

수술 후 약 4주 후부터 소용돌이목욕(→ p.212) 등과 같은 온열치료를 시행한다. 그런 다음에 **발바닥굽힘 · 발등굽힘의 능동운동을 실시하거나 다리를 내리고 의자 등에 앉아 발꿈치로 슬라이드하기** 시작한다. 약 6주 후부터 수동적으로 장딴지세갈래근부터 발꿈치힘줄을 스트레칭하기 시작한다.

장딴지세갈래근의 근력을 강화하려면, **시티드 카프레이즈(seated calf raise)를 실시**하거나 **탄력 밴**

다리를 내리고 의자 등에 앉아 발꿈치로 슬라이드하기

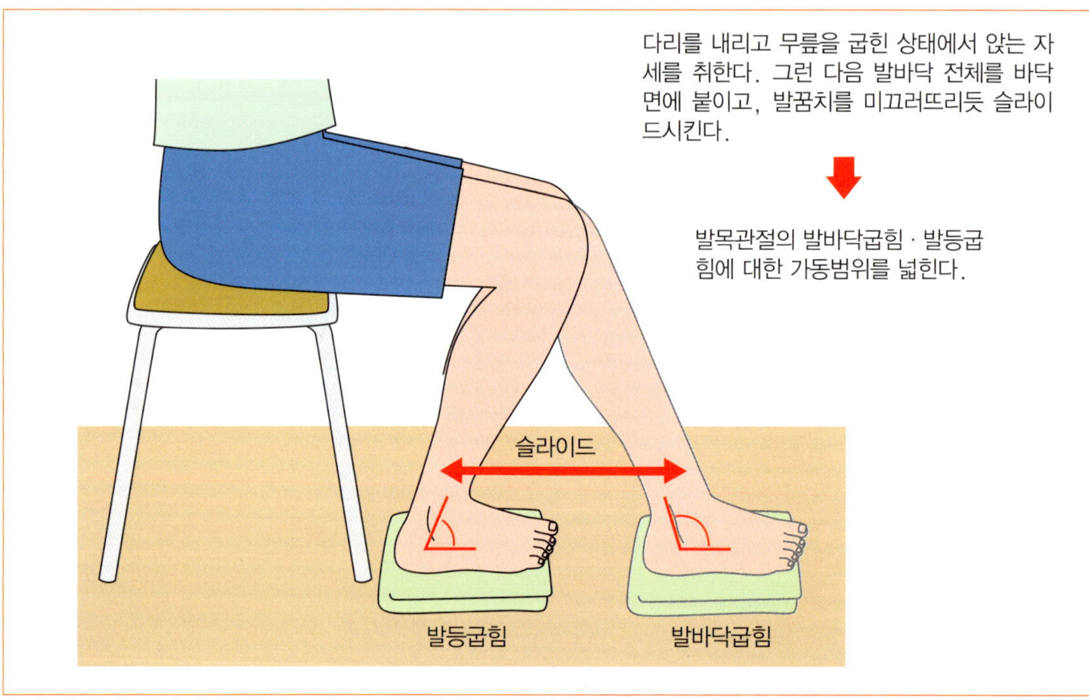

드를 이용하여 발바닥굽힘운동부터 시작한다. 약 6주 후부터 카프 레이즈를 양쪽 다리로 하기 시작하고, 근력에 따라 한쪽 발로 시행하도록 한다. 약 7주 후, 보조기의 발판을 전부 빼어 발바닥굽힘 · 발등굽힘이 0°가 되는 시점에서 보조기를 제거한다.

수술 후 약 12주 이내에 한쪽 발로 카프 레이즈를 할 수 있으면 조깅을 시작하고, 서서히 달리기로 이행한다. 수술 후 약 16주 이내에는 대시, 점프로 이행하고, 20주 이내로 경기에 복귀하도록 한다.

장딴지세갈래근의 근력 강화

• 시티드 카프레이즈 실시하기

다리를 내리고 무릎을 굽힌 상태로 앉는 자세를 취한 다음,
넓적다리에 추를 올리고 바닥면을 누르듯 발바닥굽힘한다.

↓

장딴지세갈래근(장딴지)을 강화한다.

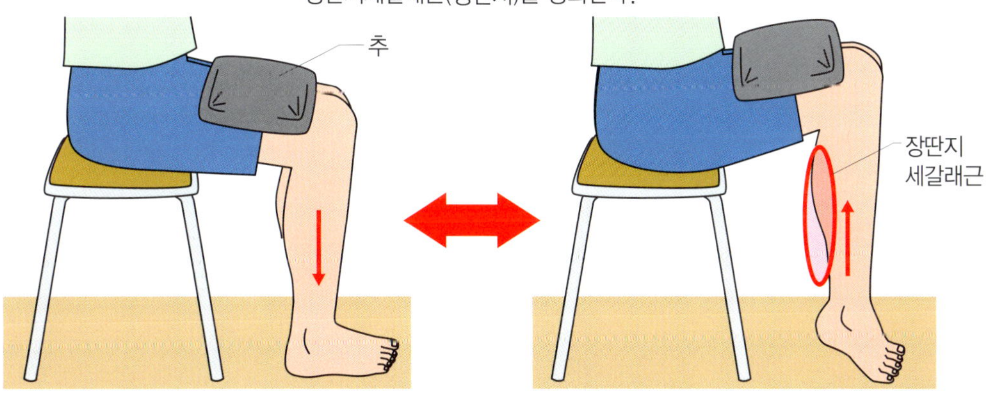

• 양쪽 다리로 카프 레이즈 실시하기

선 자세(입위)에서 바닥면을 누르듯 발바닥굽힘한다.
장딴지세갈래근의 근력에 따라 양발 → 한쪽 발로 부하를 올린다.

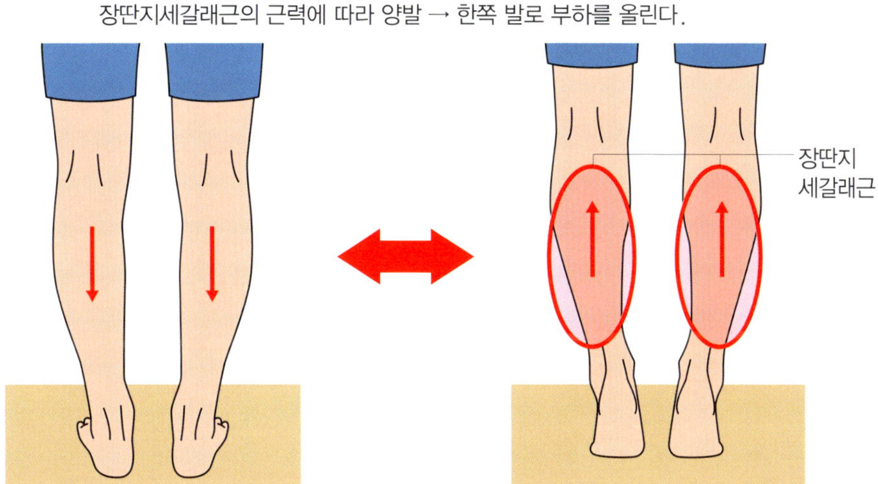

병태와 발생 요인

테니스엘보의 내적 요인에는 나이에 따른 변화와 기술 부족 등이 있다.

가쪽 테니스엘보와 안쪽 테니스엘보

테니스엘보는 위팔뼈의 가쪽위관절융기(외측상과) 주변부터 손목 폄근육의 통증이 주된 증상인 **가쪽 테니스엘보**(**백핸드 테니스엘보**라고 불림)와 위팔뼈의 안쪽위관절융기(내측상과) 주변부터 손목 굽힘근육의 통증이 주된 증상인 **안쪽 테니스엘보**(**포핸드 테니스엘보**라고 불림)로 나뉜다. 테니스뿐만 아니라 골프, 야구, 배구 등 타구 · 투구 동작을 하는 스포츠에서 활동하는 사람에게서 볼 수 있다.

통계적 · 임상적으로는 가쪽형이 많아 일반적으로 **가쪽위관절융기염(외측상과염, lateral epicondylitis)으로 진단**을 받는다. 구체적으로는 짧은노쪽손목폄근의 부착부병증을 가리키며, 대부분 보존적 치료로 치유한다. 그러나 난치성인 경우에는 윤활주름(활막주름) 손상이나 윤활막염과 같은 관절 내 병변도 존재할 수 있다.

테니스엘보의 내적 요인	근육 · 힘줄의 퇴행변성 등 나이가 들어 나타나는 변화	테니스엘보는 35세부터 50세에 많이 발생하고, 스포츠 활동을 하지 않는 주부에게서도 볼 수 있다는 점에서 **근육 · 힘줄의 퇴행변성 등 나이에 따른 변화가 원인**이라 할 수 있다. 가쪽위관절융기염의 증례로는 손목 폄근육 · 굽힘근육의 근력 저하, 특히 폄근육의 내구력 저하를 볼 수 있다.
	한 손 백핸드 스트로크에 따른 충격	손의 강한 손등굽힘운동을 요하며, **손의 폄근육은 모든 스트로크에서 현저히 활동한다.** 따라서 그 근육들의 근력과 유연성의 저하는 테니스엘보의 발생 요인과 관련이 있다고 할 수 있다.
	기술 부족으로 인한 충격	기술이 미숙한 사람일수록 이른바 스위트 스폿(sweet spot)에서 타점이 빗나가기 때문에, 공을 임팩트할 때 진동이 커진다. 상급자는 임팩트할 때만 손목 폄 · 굽힘근육이 크게 수축하는 것에 반해, 초심자는 스윙하는 중간에 양 근육이 작용한다고 한다. 따라서 **초심자일수록 근육이 조기에 피로**해지는데, 이도 발생 요인이 된다고 할 수 있다.
테니스엘보의 외적 요인	연습량 및 시간과 그 빈도	**시간이 길고, 빈도가 높을수록** 발생하기 쉬워진다.
	사용하는 라켓	**라켓의 재질이 딱딱할수록** 공을 임팩트할 때 진동을 빠르게 감소시키지만, 스위트 스폿에서 빗나가면 팔에 가해지는 충격은 크다. 그리고 라켓의 사이즈, 무게, 그립 사이즈, 스트링의 종류나 텐션도 발생 요인에 관여한다고 할 수 있다.

테니스엘보의 요인

• 한 손 백핸드 스트로크(backhand stroke)에 따른 충격

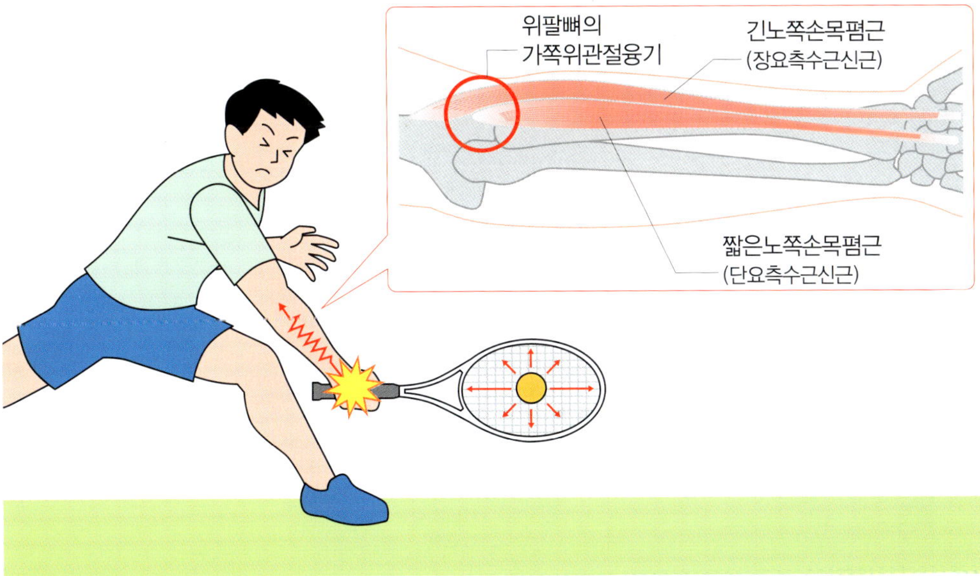

한 손 백핸드 스트로크에서는 손목을 손등굽힘한다. 손등굽힘하는 폄근육이 부착된 위팔뼈의 가쪽위관절융기에 손상을 일으킨다.

• 기술 부족으로 인한 충격

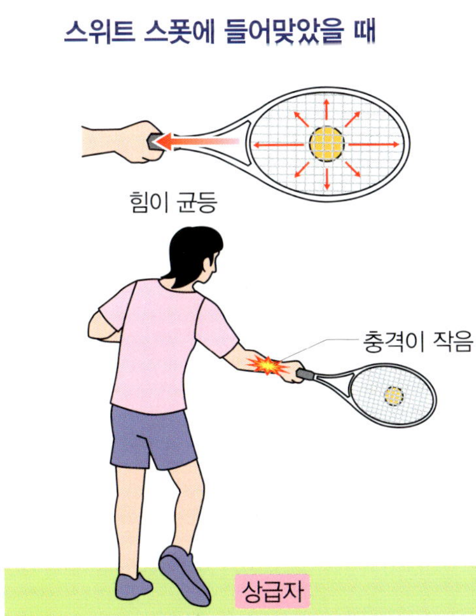

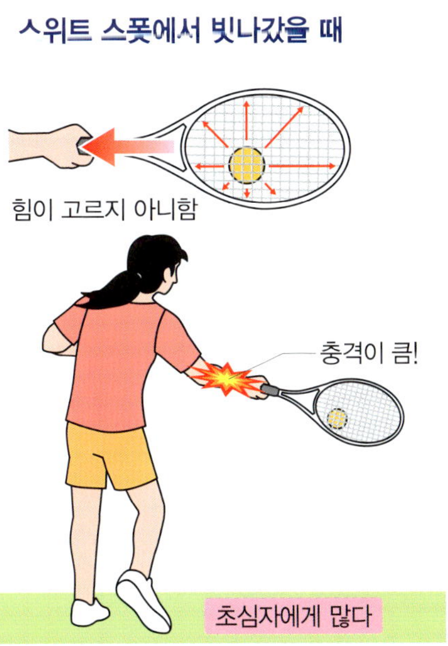

스위트 스폿에서 빗나갔을 때
힘이 고르지 아니함
충격이 큼!
초심자에게 많다

스위트 스폿에서 빗나가면 공을 임팩트할 때 진동이 커져, 테니스엘보의 요인으로 작용한다.

팔꿈치의 체크 포인트

테니스엘보는 가쪽 · 안쪽별로 체크하는 방법이 있다.

안쪽 테니스엘보의 체크 포인트

안쪽 테니스엘보는 손목관절의 손바닥굽힘이나 손가락의 굽힘에 저항을 주었을 때, 위팔뼈의 안쪽위관절융기(내측상과)부터 손목 굽힘근육의 이는곳에 통증을 호소하는 경우가 많다. 또한 팔꿈치의 밖굽음 스트레스 검사(외반 스트레스 검사, valgus stress test)를 실시할 때 팔꿉관절의 안쪽에 통증을 호소하는 경우에는 안쪽곁인대(내측측부인대)의 염증이나 손상을 의심한다. 단, 성장기의 선수에게는 안쪽위관절융기의 뼈끝선(골단선)에 이상을 초래하는 경우가 있으므로 이에 주의한다.

• 팔꿈치의 밖굽음 스트레스 검사(외반 스트레스 검사, valgus stress test)

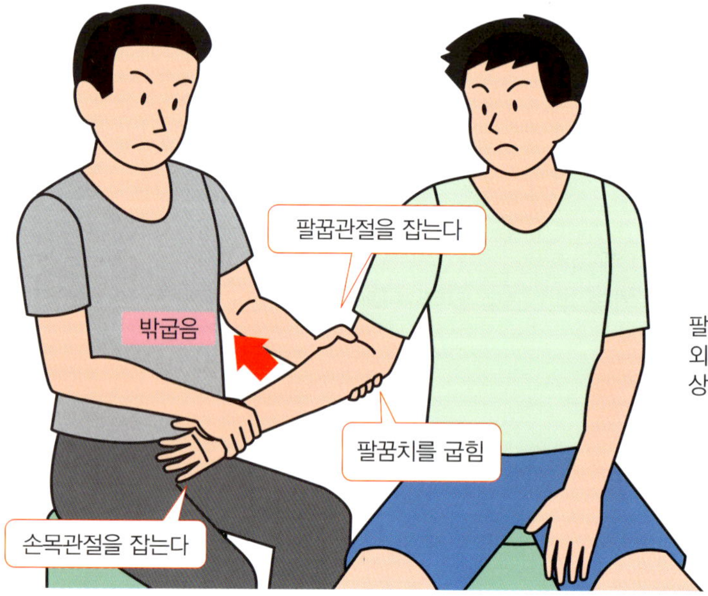

밖굽음했을 때
- 밖굽음으로 인한 흔들림 정도
- 안쪽부분에 통증이 있는지 확인

팔꿉관절의 안쪽에 밖굽음으로 외력을 가하여, 안쪽곁인대 손상의 유무를 체크한다.

유연성 체크	**손가락 · 손목관절의 손바닥굽힘근육 · 손등굽힘근육의 긴장을 체크**하면서, 어깨관절부터 손목관절까지 가동성을 평가한다. 어깨관절의 가쪽돌림 가동범위가 감소하면 테니스에서 서비스할 때 팔꿉관절의 안쪽에 신장 스트레스를 증가시킨다고 할 수 있으므로, 팔꿈치의 밖굽음 스트레스 검사에서 통증을 호소하면 그것을 체크해야 한다.
근력 체크	**손가락부터 손목관절의 손바닥굽힘 · 손등굽힘근육, 아래팔의 엎침근육 · 뒤침근육이 발휘하는 근력을 평가**한다.

가쪽 테니스엘보의 통증 유발 검사

다음과 같이 통증을 유발하는 검사에서 팔꿉관절의 가쪽에 통증이 일어난 경우에는 위팔뼈의 가쪽위관절융기염(외측상과염)이 의심된다.

• 의자 테스트(chair test)

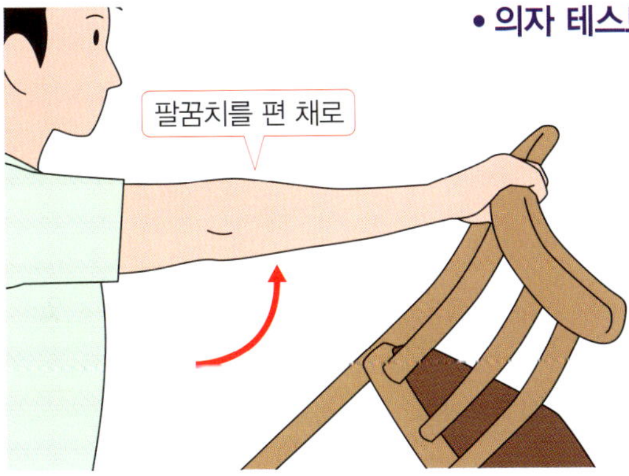

팔꿈치를 편 채로 의자를 들어 올린다.

↓

손목 폄근육의 이는곳에 통증이 있는지 체크!

• 톰슨 테스트(Thompsen test): 테니스엘보 검사

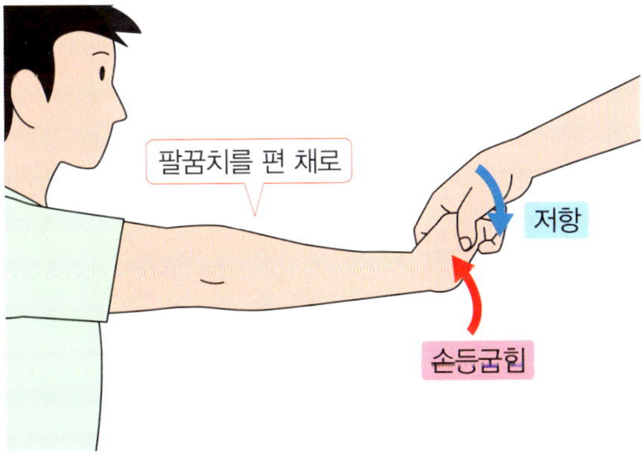

팔꿈치를 편 채로 손목관절의 손등굽힘에 저항을 준다.

↓

손목 폄근육의 이는곳에 통증이 있는지 체크!

테니스엘보는 높은 빈도로 통증이 출현!

• 가운데손가락의 폄 테스트(middle finger extension test)

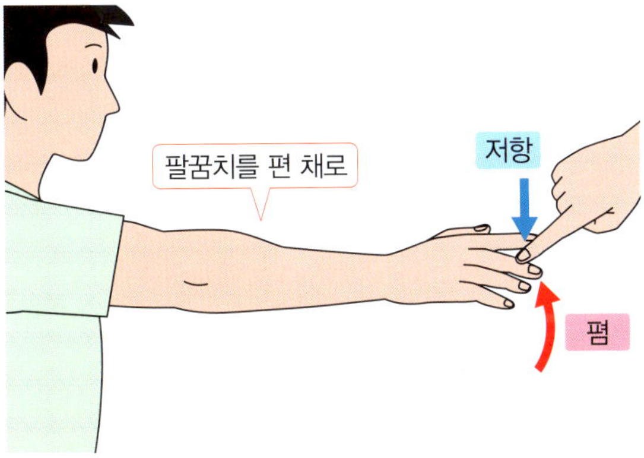

팔꿈치를 편 채로 가운데손가락의 폄에 저항을 준다.

↓

손목 폄근육의 이는곳에 통증이 있는지 체크!

재활하는 방법

테니스엘보를 예방하려면, 테니스 용구나 코트 선택 등도 고려한다.

급성기에도 환부를 완전히 고정할 필요는 없다

통증이 격렬한 급성기에는 통증을 완화시키기 위해 **환부의 안정을 최우선**으로 한다. 그러나 근육 위축이나 고유감각의 저하를 일으킬 가능성도 있으므로, 환부를 완전히 고정할 필요는 없다.

가쪽 테니스엘보의 경우에는 손목 폄근육의 부담을 경감시키기 위해 야간에는 콕업 스플린트(cock-up splint)를 사용하고, 낮에는 탄성 테이프(elastic tape)를 사용하여 손목관절이 손등굽힘하는 데 도움을 주는 테이핑을 시행한다. 급성 염증 증상을 억제하기 위해, 냉각(icing) 등의 물리치료를 시행한다. 환부 외의 문제, 특히 어깨관절의 가동범위가 제한되는 등의 경우에는 이 시기부터 스트레칭 등으로 그런 문제들을 해결한다.

테니스엘보의 발생 요인을 개선하는 방법

1. 기술 향상과 슬라이스 볼의 다용

백핸드 스트로크(backhand stroke)로 통증이 나타나는 가쪽 테니스엘보인 경우, 팔만 사용하여 공을 치지 않도록 몸통의 돌림과 무게중심의 이동을 확실히 하는 올바른 자세에 대해 지도를 받아야 한다. 또한 라켓은 가볍게 쥐고, 공을 임팩트하는 순간에 손잡이를 세게 쥐도록 한다. 톱 스핀(top spin)으로 치면 손목관절은 강한 손등굽힘 동작이 필요하게 되므로, 슬라이스 볼(slice ball)을 쳐 아래팔의 폄근육에 주는 부담을 줄인다.

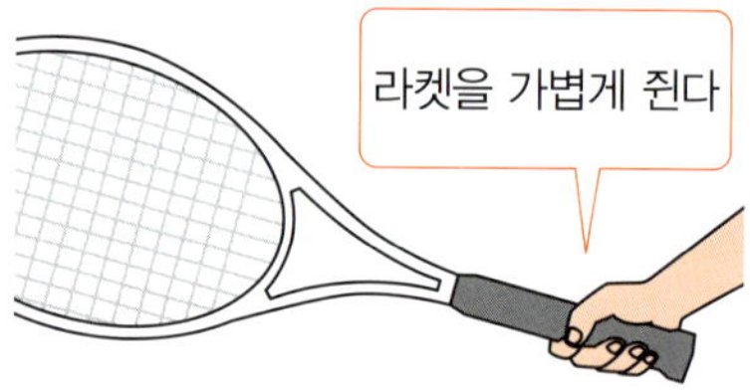

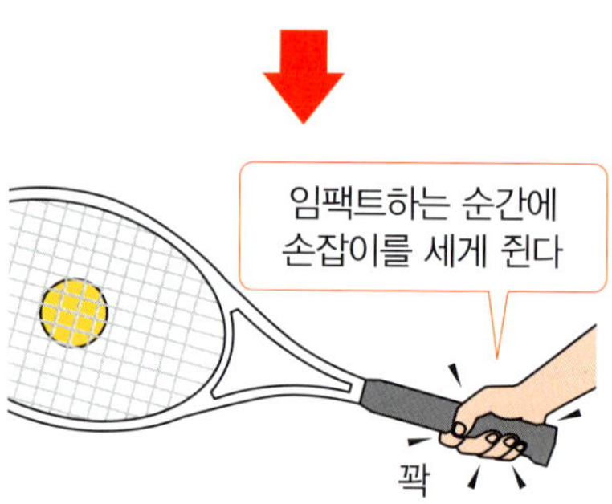

2. 양손 스트로크로 변경

스트로크를 할 때 통증이 좀처럼 경감되지 않는 경우에는 양손 스트로크로 변경할 것을 고려해 본다.

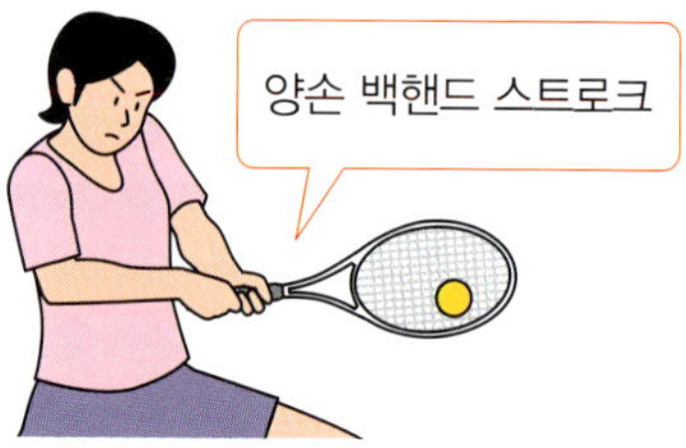

통증을 개선시킨 후, 아래팔근육의 운동을 시작한다

일상생활에서 강한 통증이 사라지면, 아래팔근육의 근력과 유연성을 향상시키기 위해 근력강화운동과 스트레칭을 시작한다. 또한 운동치료를 시행하기 전에 순환 개선, 통증 완화, 유연성 향상을 목표로 뜨거운 찜질, 소용돌이목욕(→ p.212) 등과 같은 온열치료나 초음파요법을 시행한다. 가쪽 테니스엘보에는 손목 폄근육의 신장과 근력 강화를, 안쪽 테니스엘보에는 손목 굽힘근육의 신장과 근력 강화를 중점적으로 한다(→ p.207).

라켓을 쥐고 휘둘러도 통증이 느껴지지 않으면 테니스를 시작한다. 스트레칭이나 근력 강화를 지속하면서, 환경 요인을 포함하여 테니스엘보의 발생 요인을 개선시키도록 노력한다.

4

3. 테니스 용구 · 코트의 선택

라켓의 손잡이는 쥐었을 때 한 손가락 너비 정도의 간격이 있는 굵기이어야 한다. 또한 라켓은 약간 가볍고, 부드러운 재질의 것으로 한다. 스트링은 약간 느슨하게 매고, 엘보링을 사용한다. 정비된 모래가 들어간 인조 잔디로 된 코트는 공이 바운드되는 속도가 느리고 예상 외의 방향으로 튀는 횟수가 적어, 이를 플레이할 코트로 선택한다.

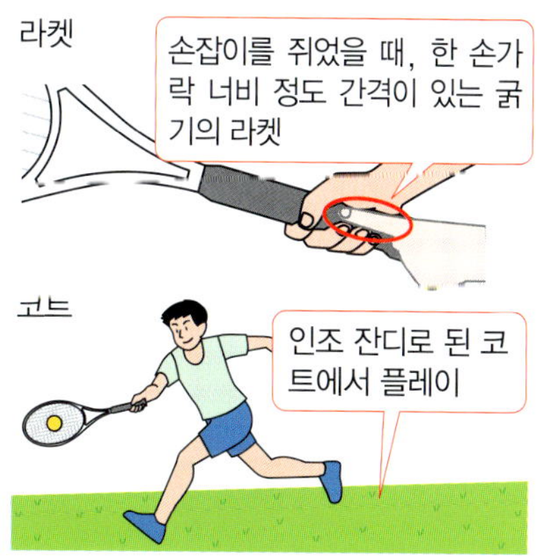
라켓
손잡이를 쥐었을 때, 한 손가락 너비 정도 간격이 있는 굵기의 라켓
코트
인조 잔디로 된 코트에서 플레이

4. 보조기 · 테이핑

테니스엘보용 보조기는 다양한 종류가 판매되고 있다. 가쪽 테니스엘보에는 플레이 중에 손목 폄근육의 수축으로 위팔뼈의 가쪽위관절융기(외측상과)에 주는 스트레스를 경감시키기 위해 손목 폄근육의 이는곳을 압박하는 타입이 많다.

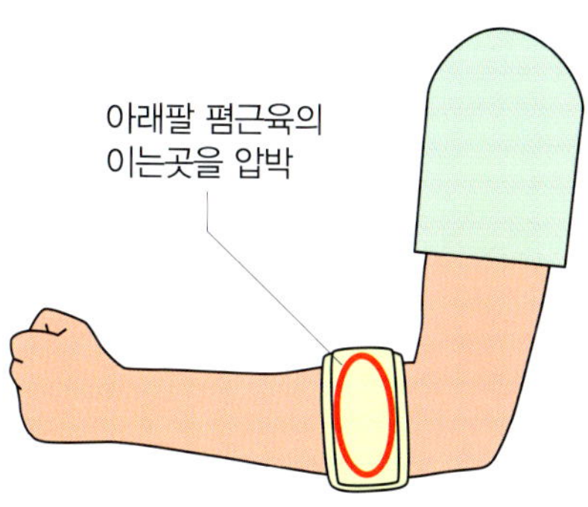

찾아보기

ㅈ

ㅊ~ㅌ

ㅍ~ㅎ

A~B

R

S

T~W

참고문헌

『ぜんぶわかる筋肉･関節の動きとしくみ事典』(栗山節郎監修･川島敏生著･成美堂出版)『プロメテウス解剖学アトラス』(坂井建雄･松村讓兒監訳･医学書院)『グレイ解剖学アトラス』(Richard L.Drake ほか著、塩田浩平訳、エルゼビア・ジャパン)、『ゾボッタ人体解剖学アトラス』(Paulsen Friedrichi・Waschke Jensa 著、Churchill Livingstone)、『新版からだの地図帳』(佐藤達夫監修、講談社)、『ネッター解剖学アトラス』(Frank H.Netter 著、相磯貞和訳、南江堂)、『理学療法第 27 巻第 2 号』(田中幸子、対馬栄輝ほか、長部太勇ほか、徳田有美ほか、勝平純司ほか、西條富美代、メディカルプレス)、『理学療法第 20 巻第 10 号』(潮見泰藏、對馬均、星文彦ほか、メディカルプレス)、『日常生活動作の分析－身体運動学的アプローチ』(藤澤宏幸編、医歯薬出版)、『ゴルフスイング中の筋活動およびキネティックス：プロゴルファーの事例研究、スポーツ科学研究 3 巻』(早稲田大学スポーツ科学学術院)、『バイオメカニクス』(金子公宥・福永哲夫編、杏林書院)、『臨床スポーツ医学第 18 巻第 1 号』(深代千之、文光堂)、『第 11 回世界陸上競技選手権大阪大会、日本陸上競技連盟バイオメカニクス研究報告書』(日本陸上競技連盟)、『ストレングス&コンディショニング第 13 巻第 9 号』サッカースタイル・フリーキックの解剖学的、バイオメカニクス的分析、(R Olsen ほか、日本ストレングス&コンディショニング協会)